肺癌诊断与治疗

Diagnosis and Treatment of Lung Cancer

第 2 版

主 编 王强修 李 钧 朱良明

河南科学技术出版社

·郑州·

内容提要

本书由胸外科、呼吸内科、肿瘤科、医学影像科及病理科等多学科专家共同编写,在第1版的基础上修订而成。作者参考国内外最新肺癌研究资料,结合自己丰富的临床实践经验,系统阐述了肺癌的基础理论、病理组织学诊断和临床诊疗技术。全书共15章,内容包括肺的组织学与解剖、肺癌的流行病学、预防、筛查、早期诊断及标志物检测和诊断手段,肺癌的影像学、分子病理学技术与分子诊断标记物及肺癌病理诊断,肺癌的放疗、化疗、靶向治疗、生物治疗、中医治疗和外科治疗等。本书内容新颖,图文并茂,实用性强,适于胸外科、呼吸内科、肿瘤科、病理科医师和医学院校师生阅读参考。

图书在版编目(CIP)数据

肺癌诊断与治疗/王强修,李钧,朱良明主编. —2版. —郑州:河南科学技术出版社,2018.1
　　ISBN 978-7-5349-9047-2

　　Ⅰ.①肺… 　Ⅱ.①王… ②李… ③朱… 　Ⅲ.①肺癌－诊疗 　Ⅳ.①R734.2

中国版本图书馆 CIP 数据核字(2017)第 280863 号

出版发行:河南科学技术出版社
　　　　　北京名医世纪文化传媒有限公司
　　　　　地址:北京市丰台区丰台北路 18 号院 3 号楼 511 室　　邮编:100073
　　　　　电话:010-53556511　010-53556508
策划编辑:杨磊石
文字编辑:王　璐
责任审读:邓　为
责任校对:龚利霞
封面设计:吴朝洪
版式设计:王新红
责任印制:陈震财
印　　刷:北京盛通印刷股份有限公司
经　　销:全国新华书店、医学书店、网店
幅面尺寸:185 mm×260 mm　　印张:23.75·彩页 21 面　　字数:579 千字
版　　次:2018 年 1 月第 2 版　　2018 年 1 月第 1 次印刷
定　　价:148.00 元

如发现印、装质量问题,影响阅读,请与出版社联系并调换

主编简介

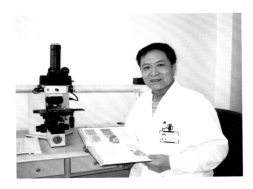

  王强修，主任医师，中共党员，山东省五莲县人。1984 年毕业于山东医学院医疗系医学专业，毕业后分配到山东大学附属省立医院病理科工作至今。现任山东大学附属省立医院病理科副主任，兼任第一、第二届山东省医师协会临床病理科医师分会常务委员，山东省病理质控中心专家组专家，《中国肺癌杂志》审稿专家，济南市和山东省医疗技术事故专家鉴定库成员，国家卫计委远程医学(山东省远程医学中心)会诊专家。

  一直从事外科病理学诊断、教学及研究工作，擅长肿瘤病理诊断，尤其是在乳腺、甲状腺、妇科及消化系统肿瘤病理诊断方面具有丰富的临床实践经验。主持省科技发展计划和省医药卫生科技发展计划课题各一项；承担省部级课题 10 余项。曾获省科技进步二等奖、三等奖各 1 项，省医学科技三等奖 2 项。入选首批"山东省卫生厅专业技术拔尖人才"。发表论文 100 余篇，其中 15 篇被 SCI 收录。曾主编《甲状腺疾病诊断治疗学》《消化道肿瘤内镜活检诊断与治疗》及《肺癌诊断与治疗》等专著 19 部，副主编 3 部，参编 5 部。曾获发明专利 1 项，实用新型专利 5 项。

编著者名单

主　编　王强修　李　钧　朱良明
副主编　王　栋　曹智新　周　军　宋　伟
编　者　(以姓氏笔画为序)

王　舟　山东大学附属省立医院病理科
王　栋　山东大学附属省立医院胸外科
王强修　山东大学附属省立医院病理科
司国民　山东大学附属省立医院中医科
吕玉波　上海嘉会国际医院医学影像中心
朱良明　山东大学附属济南市中心医院胸外科
刘玉波　山东大学附属省立医院医学影像科
刘占锋　山东大学附属省立医院检验科
刘海波　山东大学附属济南市中心医院胸外科
李　钧　山东大学附属省立医院肿瘤中心
李元堂　山东大学附属省立医院检验科
李加美　山东大学附属省立医院病理科
李新功　山东省立医院集团(东营院区)病理科
余小蒙　北京友谊医院病理科
宋　伟　山东大学附属省立医院肿瘤中心
宋英华　山东省千佛山医院呼吸内科
张　慧　济宁医学院组织学与胚胎学教研室
张才擎　山东大学附属千佛山医院呼吸内科
张之芬　山东大学附属省立医院检验科
张炳昌　山东大学附属省立医院检验科
陈海荣　山东省千佛山医院重症医学科
林晓燕　山东大学附属省立医院病理科
周　军　山东大学附属省立医院肿瘤中心
赵　林　山东大学附属省立医院中医科
柳　明　山东省医学影像学研究所 MR 介入
袁茂运　济宁医学院人体解剖学教研室
徐嘉雯　山东大学附属省立医院病理科
郭　岩　济宁医学院组织学与胚胎学教研室
曹智新　山东大学附属省立医院病理科
盛　巍　山东大学附属省立医院肿瘤中心
彭忠民　山东大学附属省立医院胸外科
窦卫涛　山东省医学影像学研究所 CT 介入

序

在国际上,肺癌的诊断和治疗已由过去的胸外科、内科及放疗科等科室分头进行,逐渐形成了由多学科联合组成肺癌单病种专科诊治的发展趋势。近年来,我国各地也陆续成立了肺癌专业委员会,对推动肺癌的综合诊治起到了一定作用。以往出版的肺癌专著并不少,但多以外科或内科专著的形式编写,随着分子生物学和遗传学技术的飞速发展,不仅肺癌的诊断手段不断增多,而且治疗措施也有了根本性的转变。王强修主任医师曾参加过大型医学工具书的编写,并主编过多部肿瘤学专著,临床实践经验丰富,这部由他和李钧及朱良明等组织编写的《肺癌诊断与治疗》内容新颖,图文并茂,是一部非常实用的参考书。

本书共 15 章,配有 200 余幅图片,是一本系统介绍肺癌发生发展、诊断和治疗的专业性著作。其内容全面,突出实用性,并结合肺腺癌最新分类,系统阐述了肺癌的诊断与治疗技术,强调了综合治疗原则的重要性。希望此书的出版能为提高我国的肺癌规范化诊疗水平做出应有的贡献。

王洲

2017 年 8 月于山东大学附属省立医院

第 2 版前言

由于环境因素的影响及吸烟人数和吸烟量的增加,肺癌的患病率和病死率在全球呈急剧上升趋势,我国每年有近 80 万人死于肺癌,其中非小细胞肺癌患者约占 80%。本书第 1 版面世后,我国在肺癌多学科诊治方面有了长足的进步,如何找到最佳的肺癌治疗方法,不仅需要正确诊断肺癌的组织学类型和判断临床病理分期,也应重视患者身体状况的评估。有鉴于此,本书第 2 版的编写侧重于肺癌的组织病理类型和 TNM 分期进展介绍。考虑到肺癌的非手术治疗,尤其是化疗在临床中的重要地位,目前研究显示对于不适于手术或放疗的患者,以及手术或放疗后复发的病例采用化疗或靶向药物治疗可提高患者生存期,并可作为临床术前新辅助化疗及术后和放疗后巩固疗效的手段,本书亦同时兼顾了化疗策略方面的相关进展。

本书共 15 章,约 60 万字,配有 200 余幅图片,内容新颖,图文并茂,突出实用性。强调了多学科综合治疗的重要性。适于胸外科、肿瘤科、病理科和医学院校师生阅读参考。

本书第 1 版受到读者的一致好评,这既是对我们的鼓励和鞭策,也是督促我们进一步完善原著作不足之处的动力。本书作者克服种种困难,结合最新文献资料,对第 1 版相关内容进行了修订。在此对全体作者及河南科技出版社一并表示最衷心的感谢。

本书第 2 版的编写同样遵循内容翔实、特色鲜明、图文并茂、简洁实用的原则。但限于编者的知识水平、编写经验及篇幅限制,对书中存在的错误与不当之处望读者不吝批评指正。

王潜修

2017 年 8 月于山东大学附属省立医院

第 1 版前言

肺癌是全球范围内发病率和病死率最高的恶性肿瘤。据世界卫生组织统计，肺癌占所有新发现癌症数的 12.6%，占癌症死亡数的 17.8%。尽管我国的肺癌发病率和病死率较欧洲国家低，但近年来肺癌已成为我国人群中发病率和病死率上升最快的恶性肿瘤之一。另外，肺癌的一大特点是一经发现，约 80% 为晚期患者，往往已失去手术治疗机会，且预后较差。因此，加强肺癌防治知识的普及，提高肺癌的诊治水平，已成为降低肺癌发病率、提高肺癌治愈率的关键。基于上述原因，我们组织部分在临床一线工作的中年专家，参考国内外最新研究资料，结合自身的临床实践经验，编写了这部《肺癌诊断与治疗》，希望能对提高我国的肺癌诊疗水平有所裨益。

本书是一本系统介绍肺癌发生发展、诊断和治疗的专业性著作。其内容新颖，图文并茂，突出实用性，并结合肺癌最新分类，系统阐述了肺癌的诊断与治疗技术，强调了综合治疗原则的重要性。

在本书编写过程中，我们得到了国内多位专家的指导，笔者所在单位的同事也给予了无私的帮助；山东大学附属千佛山医院呼吸内科张才擎教授、山东大学附属省立医院胸外科王洲教授及彭忠民教授等都对本书的初稿进行了悉心指导，王洲教授还不吝赐序。在此一并表示最衷心的感谢。

本书的编写力求内容翔实，特色鲜明，图文并茂，简洁实用。但限于编者的知识水平及编写经验，书中存在的错误与不当之处还恳请广大读者批评指正。

2012 年 6 月于山东大学附属省立医院

目　　录

第1章 肺的解剖与组织学结构特点

第一节 解 剖 特 点

肺在胸腔内,位于膈肌的上方,纵隔的两侧。肺的表面覆盖脏胸膜,透过胸膜可见许多呈多角形的小区,称为肺小叶。正常肺呈浅红色,质柔软呈海绵状,富有弹性。成人的肺重约为自身体重的 1/50,男性平均为 1 000～1 300g,女性平均为 800～1 000g。健康成年男性两肺的空气容量为 5 000～6 500ml,女性小于男性。

一、肺 的 形 态

1. 肺的外形 两肺外形不同,右肺宽而短,左肺狭而长。肺外形呈圆锥形,包括一尖、一底、三面、三缘。肺尖圆钝,经胸廓上口突入颈部根部,在锁骨中内 1/3 交界处向上伸至锁骨上方达 2.5cm。肺底坐落在膈肌之上,受膈肌压迫肺底呈半月形凹陷。肋面与胸廓的外侧壁及前壁、后壁相毗邻。纵隔面即内侧面,与纵隔相邻,在该面的中央部位为椭圆形凹陷,称为肺门。膈面即肺底,与膈相毗邻。前缘为肋面与纵隔面在前方的移行处,前缘角锐利,左肺前缘下部有心切迹,切迹下方有一突起称为左肺小舌。后缘为肋面与纵隔面在后方的移行处,位于脊柱两侧的肺沟中。下缘为膈面与肋面、纵隔面的移行处,其位置随呼吸运动而显著变化。

(1)肺尖:肺尖钝圆,与胸膜顶紧密相贴。肺尖在锁骨内侧 1/3 段后方突向上 2～3cm,经胸廓上口深入颈根部。有的达第 1 肋软骨上 3～4cm,但一般不超过第 1 肋骨顶的高处。在颈根部,肺尖与上纵隔各结构的毗邻关系密切。右肺尖内侧面前后有头臂静脉、气管和食管,左肺尖内侧有左颈总动脉、左锁骨下动脉、气管和食管。

(2)肺底:肺底又称膈面,位于膈肌顶部上方,由于膈肌的压迫,肺底呈半月形的凹陷,由于肝右叶的位置较高,故右肺的膈面比左肺膈面的凹陷更明显。右肺肺底隔膈肌与肝右叶的上面相邻,左肺肺底隔膈肌与肝左叶的上面、胃底和脾相邻。

(3)肋面:肋面为三个面中最大者,突起,与胸廓的前后和外侧壁相接触。由于肋骨的影响,形成与肋骨数目相等、方向一致的斜行浅沟,称为肋骨压迹。最上方、最显著的一个,由第 1 肋骨压迫而成,称为第 1 肋骨压迹。

(4)纵隔面:纵隔面大部分与纵隔相接触,分前、后两部分。前部与纵隔相接触,故称纵隔部,占内侧面前方的大部分;后部与胸椎体相接触,故称脊柱部,占内侧面的小部分。两肺的纵隔部与心相邻处较为凹陷,形成心压迹,由于心脏偏向左侧,所以左肺的凹陷更明显。肺门在肺的纵隔部,心压迹的后方,是支气管和肺血管等出入肺的门户,临床上称为第一肺门,另外将肺叶支气管、动脉、静脉、淋巴管、神经出入肺叶之处称为第二肺门。肺根为出入肺门各结构的总称,包括主支气管、肺动脉、肺静脉、支气管动静脉、神经、淋巴管及淋巴结等,由疏松结缔组织连接,胸膜包绕组成。两侧肺根的长度均为 10mm 左右。左、右肺根主要由主支气管、肺动脉和肺静脉组成,因为肺的分叶、血管和主支气管的行程不同,它们在肺根内的位置由上而下,两侧不同,左侧依次是肺动脉、左主支气管及下肺静脉,右侧是上叶支气管、肺动脉、右主支气管及下肺静脉。由前向后,两侧排列相同,依次是上肺静脉、肺动脉及主支气管。

(5)肺的3个缘

①前缘:此缘最锐薄,凸向前方,与心包相接,为肋面与内侧面在前方的分界线。右肺的前缘近于垂直位,左肺前缘的上部正对第1肋骨压迹处有一个心前切迹。左肺前缘的下部有一个明显的缺口,称为左肺心切迹,左肺心切迹下方,有一向前内方的突起,称为左肺小舌,也称舌叶,为左肺上叶向前下方的突出部。在左肺心切迹的上方,往往有一小的豁口,称为第一心切迹,它是左肺舌叶的上界。

②后缘:钝圆,位于脊柱两侧的肺沟内,是肋面与内侧面在后方的分界线。

③下缘:为肋面与膈面和膈面与内侧面的分界线。肋面与膈面的分界线位置最低,较锐利,呈开口向内的铁蹄形,位于胸壁与膈肌之间的间隙内,膈面与内侧面的分界线钝圆。下缘的位置随呼吸运动而明显变化。

2.肺的分叶　肺借叶间裂分叶,左肺的叶间裂为斜裂,由后上斜向前下,将左肺分为上、下两叶。右肺的叶间裂包括斜裂和水平裂,它们将右肺分为上、中、下三叶。肺的表面有毗邻器官压迫形成的压迹或沟。如两肺门前下方均有心压迹;右肺门后方有食管压迹,上方是奇静脉沟;左肺门上方毗邻主动脉弓,后方有胸主动脉。

(1)左肺的分叶:左肺被斜裂分成上、下两叶。左肺斜裂较右肺稍近于垂直位,起于肺门的后上方,经过肺的各面而终止于肺门的前下方。

①左肺上叶:位于叶间裂的前上方,较下叶稍小,包括肺尖、肺前缘、肋面的前上部、膈面的一小部分及内侧面前上方的大部分。左上叶额外裂的大部分位于第一心切迹处。左

肺上叶可分5个面,即肋面、前内侧面、后内侧面、斜裂面和膈面。各面的名称标志了它们所邻近或对的部位。

②左肺下叶:呈锥体形,位于叶间裂的后下方,较上叶为大,包括肺底的绝大部分,肋面的大部分,内侧面的一部分及后缘的大部分。左肺下叶可分为4个面,即前面、肋面、椎旁面和膈面。前面的大部分与左肺上叶相接触,称为叶间区;其余部分与心包相接触,称为心区。肋面可分为后、后外侧及外侧3个部分。肋面以叶间线与前面分界,一钝圆的肋椎旁面与椎旁面相分隔。椎旁面与脊椎和胸主动脉相接,借肺根和肺韧带与前面分界。膈面凹陷,与膈肌穹隆的上面邻近。

(2)右肺的分叶:右肺位于气管、食管、心脏及大血管的右侧,居胸腔右侧,由于心脏和膈肌的影响,右肺较短而粗大,右肺大于左肺。除同左肺一样,有斜裂外,右肺还有水平裂,把右肺分为上、中、下三叶。右肺斜裂经过的位置与左肺相似,右肺水平裂,在肋面起于斜裂,约与第4肋骨的经过一致,水平向前内方,至第4肋软骨的胸骨端与肺前缘交叉,然后转向内侧面向后止于肺门前方。

①右肺上叶:位于斜裂的前上方,右肺水平裂的上方,包括肺尖、肺前缘的上方大部分、肋面和内侧面的上部。上叶可分为5个面,即肋面、前内侧面、后内侧面、斜裂面和水平裂面。前缘将肋面与前内侧面分开;裂间缘介于水平裂面与斜裂面之间;下外缘将肋面与水平裂面及斜裂面分开;后缘钝圆,介于肋面和后内侧面之间。

②右肺中叶:为一锥形叶,较小,其底为肋面,锥尖朝向肺门。右肺的中叶和上叶与左肺的上叶类似。中叶包括肋面和内侧面的前下部、前缘的下部及肺底的一部分。中叶分为5个面,即水平裂面、内侧面、斜裂面、膈面和肋面。各面名称标志了它们所邻近或对向的部位。中叶各面的大小变化很大,如膈面大的可以占右肺全膈面的1/3;膈面小的

仅占全膈面的 1/12。肋面和上面等的大小也有很大变化。中叶与上、下叶之间常有肺实质融合现象。

③右肺下叶：与左肺下叶相似。呈锥体形，尖向上，底向下呈凹陷形。下叶位于叶间裂的后下方，包括肺底的绝大部分、肋面的大部分、纵隔面的后下部及后缘的大部分。右肺下叶有个 4 个面，即前面、肋面、椎旁面和膈面。前面有裂间嵴，嵴以上部分与上叶相接，称为上叶面；嵴以下部分与中叶相接，称为中叶面；肋面与胸壁相接；膈面与膈肌相邻，为下叶的底面。分隔各面的缘有，外侧缘为前面与肋面的分界线；肋椎旁缘钝圆而不明显，为肋面与椎旁面的分界线；下缘为膈面与其他 3 个面的分界线；前面与内侧面借肺门和肺韧带分隔。

二、胎儿肺与成人肺的区别

胎儿和未曾呼吸过的新生儿肺内不含空气，比重较大（1.045～1.056），可沉于水底。呼吸后因肺内含空气，比重较小（0.345～0.746），能浮出水面。这在法医鉴定上很有价值，可以帮助确认新生儿是在母体内已经死亡还是出生后死亡。

三、支 气 管 树

在肺门处，左、右主支气管分出 2 级支气管，进入肺叶，称为肺叶支气管。左肺上有上叶和下叶支气管；右肺上有上叶、中叶和下叶支气管。肺叶支气管进入肺叶后，陆续再分出下一级支气管，即肺段支气管。全部各级支气管在肺叶内如此反复分支成树状，称为支气管树。

四、支气管肺段

左、右支气管经肺门入肺。左支气管分两支，右支气管分三支。分别进入肺叶，称为肺叶支气管（第二级支气管）。在肺叶内再分支称为肺段支气管（第三级支气管）。每一支肺段支气管及其所属的肺组织称为支气管肺段，简称肺段，是每一肺段支气管及其分支分布区域的全部肺组织的总称。支气管肺段呈圆锥形，尖端朝向肺门，底朝向肺的表面，构成肺的形态学和功能学的独立单位。通常左、右肺内各有 10 个肺段。有时左肺可出现共干肺段支气管，如后段和尖段。前底段与内侧底段支气管形成共干，则此时左肺只有 8 个支气管肺段。

每一肺段均有一肺段支气管分布，当肺段支气管阻塞时，此段的空气出入将受阻，说明了肺段结构和功能的独立性。因此，临床上也常以肺段为单位进行肺段切除。在肺段内，肺动脉的分支与肺段支气管的分支伴行，但肺静脉的属支却在肺段之间走行，接受相邻两肺段的静脉血。因此，这些段间的静脉又可作为肺叶分段的标志。相邻两肺段之间除表面包有肺胸膜外，还被少量疏松结缔组织相分隔。如果病变仅限于一个肺段内，需做肺切除时，可将肺段支气管和肺动脉结扎切断后，一般很易从肺段之间分开，再切开接连的肺胸膜，即可切除肺段。

（袁茂运 朱良明 王 栋）

第二节 组织学结构特点

肺是机体与外界进行气体交换的器官。支气管、肺血管、淋巴管和神经由肺内侧面的肺门进入肺。脏胸膜（浆膜）覆盖在肺表面，并且在肺门处反折与壁胸膜相连续。肺组织分为实质和间质两部分。肺实质指肺内各级支气管直至终端的肺泡；间质指肺内结缔组织、血管、淋巴管和神经等。主支气管由肺门进入肺内，形成一系列分支管道，形状像一棵倒置的树，称为支气管树。支气管树一般分为 24 级，人肺支气管的分支和分级见表 1-1。

其中,从叶支气管到终末支气管,称为肺导气部;从呼吸细支气管开始,以下各段均出现肺泡,称为肺呼吸部。每个细支气管连同它的分支和肺泡构成一个肺小叶。每叶肺有50～80个肺小叶。肺小叶呈锥形,尖端向肺门,底向肺表面,肺小叶之间有结缔组织间隔,在肺表面可见肺小叶底部轮廓,直径1.0～2.5cm。肺小叶是肺的结构单位,也是肺病理变化的基础,仅累及若干肺小叶的炎症称为小叶性肺炎。

表 1-1　人肺内支气管分支和分级

分支级别	名称	直径(mm)
0	气管	18
1	支气管	12
2	叶支气管	8
3	段支气管	6
4	亚段支气管	5
5～10	小支气管	4
11～13	细支气管	1
14～16	终末细支气管	1～0.5
17～19	呼吸细支气管	0.5
20～22	肺泡管	0.5～0.4
23	肺泡囊	
24	肺泡	$244\mu m$

一、肺 导 气 部

肺导气部包括叶支气管、小支气管、细支气管和终末细支气管。从叶支气管到终末细支气管,管径逐渐变细,管壁逐渐变薄,管壁的结构也逐渐发生规律性的变化。

1. 叶支气管至小支气管　从叶支气管至小支气管,管壁结构与气管及肺外支气管相似,由黏膜、黏膜下层和外膜三层构成。但是,随着管径变细,管壁变薄,三层结构的分界变得不明显。黏膜上皮也是假复层纤毛柱状上皮,由纤毛细胞(占61%)、杯状细胞(占6%)、基细胞(占32%)和小颗粒细胞构成。但是,上皮变薄,上皮内杯状细胞数量逐渐减

少,上皮的基膜反而更明显;固有层变薄,弹性纤维相对比较发达,紧贴在基膜下方;黏膜下层疏松结缔组织内含有的腺泡逐渐减少;支气管从肺门入肺后,外膜内的软骨环变成不规则的软骨片,软骨片也逐渐减少,其间出现环形、斜行或螺旋形排列的平滑肌层。

2. 细支气管　细支气管(bronchiole)的内径约为1mm。其上皮由假复层纤毛柱状上皮逐渐变为单层纤毛柱状上皮,上皮内杯状细胞的数量很少或消失;管壁内腺体和软骨片的数量也很少或消失;平滑肌的数量逐渐增多。

3. 终末细支气管　终末细支气管(terminal bronchiole)的内径为0.5mm。其上皮为单层柱状或立方上皮,上皮内的杯状细胞完全消失;管壁内的腺体和软骨片也均消失;上皮外有完整的环形平滑肌。细支气管和终末细支气管管壁上平滑肌的收缩和舒张受自主神经支配,从而改变细支气管和终末细支气管的管径大小,起到调节气流量的作用。

细支气管和终末细支气管上皮内有两种细胞,即纤毛细胞和无纤毛细胞。无纤毛细胞除了少量基细胞、刷细胞和小颗粒细胞外,大多数为克拉拉细胞(Clara cell),也称细支气管细胞(bronchiole cell);此外,还有神经上皮小体。

克拉拉细胞在小支气管已经出现,在细支气管和终末细支气管较多。细胞是高柱状的,游离面呈圆顶状凸向管腔,胞质染色浅。电镜下,顶部胞质内有许多致密的分泌颗粒,圆形或椭圆形;胞质内有内质网和糖原等细胞器。细胞的功能尚不明确,据推测可能有3种功能:①细胞分泌稀薄的分泌物,覆盖在细支气管等处的腔面,参与构成上皮表面的黏液层。细胞的分泌物主要是蛋白质和水解酶,能分解黏液,防止其堆积于管腔,影响气流的通行;分泌物可能还具有降低表面张力的作用,但与Ⅱ型肺泡细胞分泌的表面活性物质有所不同。②细胞内含有细胞色素 P_{450}

氧化酶系,可对许多药物和外来毒性物质进行生物转化,使其减毒或易于排泄,并能激发某些脂溶性和水溶性化合物的代谢。③当细支气管上皮受损时,克拉拉细胞能够分裂增殖,形成纤毛细胞。

K 细胞(Kulttschizky cell),又称嗜铬和(或)嗜银细胞或 Feyrter 细胞,具有特殊的分泌功能,属于神经内分泌细胞。K 细胞主要分布在肺的细支气管上皮内,胞质内有密集的致密核心小泡。新生儿的 K 细胞数量较少,胞质内含有降钙素(CT)免疫反应阳性颗粒;正常成人肺内较难看到 K 细胞。目前发现,某些肺癌细胞起源于神经内分泌细胞,患者常伴有高降钙素血症。组织病理学研究认为,K 细胞可以发展为肺小细胞癌和肺支气管癌。

在人类肺的发育过程中,神经内分泌细胞呈离心型分化,即从支气管逐渐向周围分支发展变化。在胚胎第 5~12 周,肺内支气管呈单层柱状或单层立方上皮,上皮内神经内分泌细胞主要为 P_1 型;在胚胎第 16 周支气管树完全形成时,肺内的神经内分泌细胞有 3 型,即 P_1 型、P_2 型和 P_3 型;在胚胎第 18~25 周,肺内细支气管末端部分均有神经内分泌细胞存在,细胞的位置通常是在靠近基膜下方的毛细血管或平滑肌。

肺神经内分泌细胞的数量随胚胎生长数量逐渐增多,在胎儿第 20 周时,数量达到最大值,而且细胞也已经发育成熟并出现分泌活动。婴儿出生后 1 个月,细胞数量开始下降,成人时维持在最低水平。在胎肺,神经内分泌细胞分泌的 5-HT 可维持肺内动脉的紧张性;除此之外,它还有旁分泌的作用,能够调节周围上皮细胞的分化和分泌作用。

肺神经内分泌细胞主要分布于支气管分支的上皮(72%)、细支气管上皮(24%,尤其是细支气管末端的上皮)及肺泡管上皮(4%)。正常情况下,肺内神经内分泌细胞的分布不随年龄增长而改变。经常接触烟雾

者,肺内神经内分泌细胞数量增多;产前经常接触尼古丁或烟雾者,其子代肺内神经内分泌细胞数量增加;新生儿的小支气管发育异常或巨噬细胞浸润,也可以引起肺内神经内分泌细胞数量增加。

神经上皮小体是分布在呼吸道上皮内的神经内分泌细胞群,主要分布在支气管远端的各级分支内。在 HE 染色切片上,神经上皮小体细胞呈卵圆形,胞质着色浅,与周围的上皮细胞明显不同。

二、肺呼吸部

肺呼吸部包括呼吸性细支气管、肺泡管、肺泡囊及终端的肺泡。呼吸性细支气管是由终末细支气管分支形成的,每个终末细支气管分支形成 2 支或 3 支以上的呼吸性细支气管。每支呼吸性细支气管又分为 2~3 支肺泡管,肺泡管的末端与肺泡囊和肺泡相连。

1. 呼吸细支气管　呼吸细支气管管壁结构不完整,管壁上有少量肺泡的开口。管壁上皮由单层纤毛柱状上皮逐渐移行为单层柱状或立方上皮,上皮内没有杯状细胞,上皮外有分散的平滑肌、薄层的弹性纤维和胶原纤维。人肺呼吸细支气管近端的上皮有两种类型。一种是支气管型上皮,由纤毛细胞、柱状细胞和基细胞构成,这种类型的上皮靠近肺动脉分支处,与终末细支气管相连续;另一种是肺泡型上皮,以立方形和扁平形细胞为主,其中立方形细胞是 Ⅱ 型肺泡细胞的前身。有人根据上述两种类型上皮的分布差异,将呼吸细支气管的肺泡型上皮部分称为肺泡小管,下接肺泡管、肺泡囊和肺泡。

2. 肺泡管　肺泡管是由呼吸支气管分支形成的,每支呼吸支气管分支形成 2~11 个肺泡管。肺泡管管壁上有大量肺泡开口,故其自身的管壁结构很少,仅在相邻肺泡开口之间存在。在切片上看,呈现为相邻肺泡开口之间的结节状膨大。结节状膨大表面是单层扁平或单层立方上皮,上皮下有弹性纤

维、网状纤维和少量的平滑肌。肌纤维环绕在肺泡开口处,收缩时管腔明显缩小。

3. 肺泡囊　肺泡管分支形成肺泡囊,一支肺泡管分支形成 2~3 个肺泡囊。管壁结构和肺泡管相似,是多个肺泡共同开口的一个区域。与肺泡管不同的是,肺泡开口处没有结节状膨大,仅有少量的结缔组织。

4. 肺泡　肺泡是气道的终端部分。肺泡是半球形的小囊,直径 200μm。肺泡开口于呼吸性细支气管、肺泡管或肺泡囊,是肺进行气体交换的部位。成人肺有 3 亿~4 亿个肺泡。吸气时表面积可达 140m²。肺不同部位的肺泡大小不完全相同,通常肺上部的肺泡较大,下部的肺泡较小。肺泡壁很薄,由表面的肺泡上皮和深部的结缔组织构成。肺泡上皮由两种细胞构成,即Ⅰ型肺泡细胞和Ⅱ型肺泡细胞。

(1) Ⅰ型肺泡细胞(type Ⅰ alveolar cell):细胞形状是扁平的,形态不规则,细胞除含核部位略厚外,其余部分菲薄,只有 0.2μm,故光镜下很难辨认。电镜下,核周胞质内含有少量线粒体、高尔基复合体和内质网;周边部的胞质内细胞器很少,有少量微丝和微管;靠近细胞膜部位有较多的吞饮小泡,吞饮小泡的内容物是空气中的微小尘埃,这些物质将被转运到肺间质中。Ⅰ型肺泡细胞覆盖肺泡表面积的 95% 以上,是肺与血液进行气体交换的结构组成部分。细胞游离面覆盖糖蛋白,基底部附着在基膜上,相邻Ⅰ型肺泡细胞之间及Ⅰ型肺泡细胞与Ⅱ型肺泡细胞形成紧密连接,可以防止组织液向肺泡渗入。Ⅰ型肺泡细胞是高度分化的细胞,没有自我增殖能力,损伤后由Ⅱ型肺泡细胞增殖补充,通常在几天内完成修复过程。

(2) Ⅱ型肺泡细胞(type Ⅱ alveolar cell):Ⅱ型肺泡细胞散在分布于Ⅰ型肺泡细胞之间,约覆盖肺泡表面积的 5%。细胞呈立方形或圆形,表面凸向肺泡腔,细胞核圆形,体积较大;胞质染色较浅。电镜下看,细胞游离面有发达的微绒毛;胞质内有较多的粗面内质网、高尔基复合体、线粒体及溶酶体,核上区有较多高电子密度的分泌颗粒,因为颗粒含同心圆或平行排列的板层状结构,故称板层小体。板层小体的颗粒内容物主要为磷脂。Ⅱ型肺泡细胞通常以胞吐的方式释放颗粒内容物,分泌物在肺泡上皮细胞表面铺展开形成一层薄膜,称为表面活性物质(pulmonary surfactant,PS)。

PS 的主要成分是二棕榈酰卵磷脂。PS 的主要功能是降低肺泡表面张力,稳定肺泡大小。呼气时,肺泡缩小,PS 密度增加,降低了表面张力,可防止肺泡塌陷;吸气时,肺泡扩大,PS 密度降低,肺泡回缩力增加,可防止肺泡过度膨胀。正常情况下,PS 是不断更新的。当肺循环发生障碍时,PS 分泌减少,肺泡表面张力增加,引起肺不张。肺循环恢复正常后,Ⅱ型肺泡细胞可逐渐再合成 PS 并释放到肺泡上皮表面。一般胎儿发育到 30 周,Ⅱ型肺泡细胞开始分泌 PS,而不满 30 周出生的早产儿缺乏 PS,肺泡表面张力增加,血氧不足,肺泡毛细血管通透性增加,血液中的血浆蛋白和液体渗出,在肺泡表面形成一层透明膜样物质,使肺泡难以扩张和进行气体交换,导致进行性呼吸困难,称为新生儿透明膜病(neonatal hyaline membrane disease),也称新生儿呼吸窘迫症(infant respiratory distress syndrome,IRDS)。在妊娠晚期,羊水中 PS 的含量可以反映胎肺成熟的程度,如果羊水中 PS 含量较少或缺乏,胎儿出生后易患新生儿呼吸窘迫症。

三、肺 泡 隔

肺泡隔(alveolar septum)是指相邻肺泡间的薄层结缔组织及丰富的毛细血管。

毛细血管为连续性的,其内皮细胞厚度为 0.1~0.2μm,较Ⅰ型肺泡细胞略厚,游离面有薄层糖衣,基底面有基膜、外膜细胞和肌成纤维细胞等。细胞器大多位于核周,线粒体、粗面内质网、高尔基复合体及吞饮小泡常见,其中吞饮小泡为内皮细胞结构特征之一,胞内大分子物质主要以此种方式转运。内皮细胞之间虽有紧密连接,但仍有一定通透性,如 HRP 和血红蛋白等可通过细胞间隙,静脉端毛细血管通透性更大。

毛细血管紧贴肺泡上皮,两层基膜大部分部位融合,厚度为 $0.1\sim0.2\mu m$;有些部位有间隙,间隙中含弹性纤维、胶原纤维、网状纤维及基质,还有成纤维细胞、浆细胞、巨噬细胞及少量的肥大细胞。吸气后的回缩力主要与弹性纤维有关,老年人弹性纤维退化,弹性消失,故易发肺气肿,吸烟可加速退化进程。

气-血屏障(blood-air barrier)是指肺泡内气体与血液内气体之间进行交换所通过的结构,主要由肺泡表面活性物质层、I 型肺泡细胞、基膜、薄层结缔组织、毛细血管基膜与内皮构成。其总厚度为 $0.2\sim0.5\mu m$,气体弥散的速度与气-血屏障的厚度成反比。气-血屏障的损伤不仅会妨碍气体交换,而且还会因毛细血管通透性改变引起肺水肿或形成透明膜,导致呼吸困难。第 19 周的胎儿肺可辨认气-血屏障结构,第 20~22 周较厚,之后逐渐变薄,至第 27 周时明显较薄,肺气体交换功能基本建立。

四、肺泡孔

肺泡孔(alveolar pore)是指相邻肺泡之间气体流通的小孔。小孔呈圆形或卵圆形,直径 $10\sim15\mu m$,少量弹性纤维及网状纤维环绕其周围,为相邻肺泡之间气体沟通均衡的通道。该结构存在有利有弊,若有某支气管阻塞时,气体可由肺泡孔建立侧支通气;但若有某部位感染,炎症也可由肺泡孔扩散蔓延。

除上述肺泡孔外,导气部细支气管的远端与邻近肺泡之间也有管道相通,直径 $20\sim30\mu m$,称为支气管-肺泡交通支或称 Lam-bert 管道。相邻细支气管之间亦存在孔道相通,直径 $120\mu m$,也有侧支通气作用。

五、肺巨噬细胞

肺巨噬细胞(pulmonary macrophage,PM)来源于骨髓干细胞,单核细胞进入肺间质,分化为巨噬细胞,分布广泛,数量约 10^7 个。根据其存在部位可分为肺泡巨噬细胞(AM)、间质巨噬细胞(IM)、胸膜巨噬细胞和支气管壁巨噬细胞。

肺巨噬细胞体积较大,直径 $20\sim40\mu m$,胞体形态不规则,胞核为卵圆形或肾形,胞质丰富。细胞膜形成明显的突起和微皱褶,胞质含线粒体、内质网和高尔基复合体,还有大量吞饮小泡、溶酶体、空泡、多泡体及中间丝、微丝和微管。肺巨噬细胞吞噬灰尘颗粒之后即称尘细胞(dust cell),于肺泡隔和各级支气管附近常见。心力衰竭的患者,由于肺循环淤血导致肺泡隔毛细血管充血渗出,肺巨噬细胞吞噬红细胞,并将其所含血红蛋白转化为棕黄色含铁血红素颗粒,此时的肺巨噬细胞通常被称为心力衰竭细胞(heart failure cell)。若此种细胞随痰液咳出,则形成铁锈色痰。

肺巨噬细胞的寿命为 1~5 周,有着活跃的吞噬功能,发现细菌、尘埃或细胞碎片等抗原时,细胞会伸出伪足包围并形成吞噬体。吞噬体和初级溶酶体合成次级溶酶体,分泌多种水解酶分解消化所吞噬的异物。肺巨噬细胞属于机体的单核吞噬细胞系统(MPS),是机体防御系统的重要组成部分,具有强大的清除细菌、病毒、异物、衰老细胞及肿瘤细胞的功能。在某些条件也下可产生病理损害,如肺巨噬细胞过度集聚并活化,可释放活性氧、中性蛋白酶类、血纤维蛋白溶酶原激活因子、IL-1、弹性酶和胶原酶等生物活性物质,这些物质与免疫系统、凝血系统和纤维蛋白溶解系统相互作用,损伤肺组织,引发肺气肿及间质纤维化等疾病。

六、肺 的 血 管

肺内有两套血管系统,一为肺循环血管,是肺进行气体交换的功能性血管;二为支气管循环血管,是肺组织的营养血管。

1. 肺循环 肺动脉经肺门入肺,分支和各级支气管分支伴行,末端在肺泡隔形成毛细血管网。肺动脉前 6 级分支为弹性动脉,腔大壁薄,其余分支较多,管径至 1mm 时变为肌性动脉。前毛细血管无明显括约肌,且管壁较体循环同等级血管薄。毛细血管网总面积约为 35m²,有利于肺泡气体与血液气体的迅速交换。肺毛细血管网的血容量约占肺血容量的 50%。肺静脉由呼吸性细支气管、肺泡管、肺泡囊、肺泡及肺胸膜处的毛细血管汇成,小静脉走行于肺小叶之间的结缔组织,引流周围肺小叶的血液,并不与小动脉伴行,较大静脉才与动脉伴行,并终止于肺门处汇合为肺静脉。

2. 支气管循环 支气管动脉起于胸主动脉和锁骨下动脉,位置及数目均有较大个体差异,为肌性动脉,管壁肌层较厚,管径较肺动脉小。动脉由肺门支气管后入肺,分支供应从支气管至呼吸性细支气管管壁及肺动脉、肺静脉、结缔组织、肺门部淋巴结和胸膜等部位。支气管动脉分支穿入支气管分支管壁的外膜,深入平滑肌形成毛细血管网,并向黏膜层发出分支,亦形成毛细血管网。毛细血管为有孔型,通透性大,便于大分子物质转运。每条支气管动脉的分支均可供应 1 个以上的肺小叶,或者说每个肺小叶都可以接受 1 条以上小动脉的血液供应。此种血供特点可以保证当一条支气管动脉分支阻塞时,可以由其他分支供血。但也有研究认为,支气管动脉和肺动脉的分支规律地分布在同一个肺泡壁上,即肺泡一侧接受肺动脉分支供血,对侧接受支气管动脉分支供血。支气管循环内的静脉血一部分汇入肺静脉,另一部分汇入支气管静脉。除此之外,肺组织内还有支气管动脉与肺动脉的交通支(正常状态下关闭)。

七、肺 的 神 经

肺内有内脏神经和感觉神经。神经纤维于肺门形成肺丛,并伴随血管入肺,沿其走行可见神经细胞。内脏神经和感觉神经分布在各级支气管管壁的腺体、平滑肌及血管。内脏神经为副交感神经,属于胆碱能神经,其兴奋可引起腺体分泌,导致各级支气管管壁平滑肌松弛及血管扩张。感觉神经为交感神经,属于肾上腺素能神经,其兴奋可抑制腺体分泌,导致各级支气管管壁平滑肌收缩及血管收缩。神经末梢可分布于肺泡隔内、肺泡管的管壁和Ⅱ型肺泡上皮细胞。

肺组织内除胆碱能神经和肾上腺素能神经外,还有非肾上腺素能非胆碱能(NANC)神经。NANC 神经末梢可释放具有双向作用的肽类神经递质,即可诱导支气管收缩和舒张,分别称为兴奋性(eNANC)神经和抑制性(iNANC)神经。大多数学者认为 iNANC 神经支配是人体唯一的神经源性支气管舒张途径。另外,或许是 iNANC 神经介质之一的血管活性肠肽(VIP)可抑制乙酰胆碱的释放。呼吸道 iNANC 神经对支气管的扩张作用可能主要通过 NO 实现,在 NANC 神经内有 NO 合成酶(NOS)存在,因此可以推断 NO 可能是 NANC 神经内的重要神经递质。神经肽、SP 和降钙素基因相关肽(CGRP)可介导 eNANC 神经反应。

八、肺 的 淋 巴 管

肺的淋巴管由浅丛和深丛组成。浅丛位于肺胸膜中,有数支淋巴管汇入肺门淋巴结。淋巴管壁内膜向腔内突起并反折形成瓣膜,保证淋巴仅向肺门方向流动,防止反流。深丛位于各级支气管管壁内及肺动、静脉周围,亦有数支淋巴管汇入肺门淋巴结。肺癌扩散时,癌细胞常先侵犯支气管周围及血管周围淋巴间隙,沿着淋巴管顺肺段、肺叶向肺门部扩散,进一步流至支气管及气管旁淋巴结。若转移的癌细胞导致肺门部淋巴回流障碍时,淋巴则可反流至肺的浅丛,即胸膜淋巴渗透,可见胸膜上显现出灰白网状细纹。

九、肺的年龄变化

肺的组织学形态结构会随年龄增长发生一定变化,60岁之后更为明显,主要表现为支气管软骨钙化、弹性减弱、管壁变硬、口径增粗等。老年肺的肺泡管、肺泡囊、肺泡腔扩大,管壁弹性退化、毛细血管减少和肺泡孔增多。30岁的肺泡表面积约为$75m^2$,此后每10年递减4%;20岁时肺组织与肺泡腔容积之比为11%,80岁时减少至7%。老年肺的胶原蛋白和弹性蛋白增多,同时胶原纤维亦增多,常于肺泡隔中的毛细血管与肺泡上皮细胞之间出现胶原层和弹性板,弹性蛋白铰链增多,降低弹性纤维伸缩性,并减少其分支。肺弹性回缩力下降还与糖胺多糖、透明质酸和软骨素等减少有关。老年肺的功能改变主要表现在肺活量减小、气体弥散功能减弱、通气反应能力下降及氧饱和度降低。

(郭　岩　张　慧　王　舟)

参 考 文 献

[1] 成令忠,钟翠平,蔡文琴.当代组织学.上海:科学技术文献出版社,2003

[2] 瞿文治,佟瑞伦.老人肺.国外医学·呼吸系统分册,1995,15(1):33

[3] Chichester CH, Philpot RM, Weir AJ, et al. Characterization of the cytochrome P-450 monooxygenase system in nonciliated bronchiolar epithelial (Clara) cells isolated from mouse lung.Am J Respir Cell Mol Biol,1991,4(2):179-186

[4] Becker KL, Monaghan KG, Silva OL.Immunohistochemical localization of calcitonin in kulchitsky cells of human lung. Arch Pathol Lab Med,1980,104(2):196-199

[5] Pelosi G, Zancanaro C, Sbabo L, et al.Development of innumerable neuroendocrine tumorlets in pulmonary lobe scarred by intralobar sequestration.Immunohistochemical and ultrastructural study of an unusual case. Arch Pathol Lab Med,1992,16(11):1167-1174

[6] Singh TK, Abonyo B, Narasaraju TA, et al. Reorganization of cytoskeleton during surfactant secretion in lung type II cells:a role of annexin II.Cell Signal,2004,16(1):63-70

[7] Schmidt R, Markart P, Ruppert C, et al.Pulmonary surfactant in patients with Pneumocystis pneumonia and acquired immunodeficiency syndrome.Crit Care Med,2006,34(9):2370-2376

[8] Barnes PJ, Baraniuk JN, Belvisi MG. Neuropeptides in the respiratory tract.Am Rev Respir Dis, 1991, 145 (5):11878-11882

[9] Kannan MS, Johnson DE. Nitric oxide mediates the neural nonadrenergic relaxation of pig tracheal smooth muscle.Am J Physiol, 1992, 262 (4 pt 1):L511

[10] Jorens PG, Vermeire PA, Herman AG.L-arginine-dependent nitric oxide synthase:a new metabolic pathway in the lung and airways.Eur Respir J, 1993, 6 (2):258

第2章 肺癌的流行病学与预防

第一节 肺癌的流行情况

一、地区分布

1. 国外地区分布特点 肺癌的发病率和死亡率均存在明显的地理差异。多发地区依次为欧洲、俄罗斯、北美、加勒比、温带南美洲、澳大利亚及新西兰、西亚及东南亚。男性肺癌年龄标化发病率分布范围从 2.5/10 万（西非）到 73.6/10 万（北美），说明肺癌标化发病率地区差异较大，最高和最低比值达 29。目前全球肺癌新发病例中 50.1% 发生于发达国家，而在 20 世纪 80 年代，该比例为 69%，说明在过去的 30 年间，发展中国家的肺癌发病率明显增高。欧美国家的肺癌死亡率都有较高水平，亚洲相对低发，发展中国家肺癌死亡率较低。美国的肺癌调整死亡率（世调率）男女分别为 57.2/10 万和 25.4/10 万，我国则为 29.7/10 万和 11.7/10 万。

2. 国内地区分布特点

（1）不同地区肺癌死亡率：20 世纪 90 年代的恶性肿瘤抽样调查显示，中国肺癌的粗死亡率是 17.54/10 万，其中男性为 24.3/10 万，女性为 10.66/10 万，全国各地肺癌死亡率有所不同，肺癌死亡率范围从 7.84/10 万（甘肃）至 43.58/10 万（上海）、女性为 3.54/10 万（海南）至 31.33/10 万（天津）。肺癌死亡率在我国地理位置上有由东北向南、由东向西逐步下降的趋势。

（2）肺癌城乡分布：1994 年全国恶性肿瘤死亡率抽样调查显示，肺癌的城乡差异明显。城市居民中肺癌死亡率为 35.36/10 万，高于农村地区 15.83/10 万，说明城市肺癌死亡率显著高于农村。城市与农村肺癌死亡率之比为 2.23:1。据 1990—1992 年中国城乡肺癌死亡情况调查结果按性别统计，城市男性肺癌死亡率是 38.1/10 万，而农村只为 19.1/10 万，女性城市肺癌死亡率为 16.2/10 万，农村是 8.8/10 万。无论男女，肺癌死亡率城乡均有明显的不同。

（3）肺癌高发死亡地区：1990—1992 年全国恶性肿瘤抽样调查中，男女合计肺癌死亡率最高的 3 个点是重庆市市中区 58.74/10 万，广州市荔湾区 58.21/10 万和个旧市 52.50/10 万。这些肺癌死亡率较高的地区基本分布在天津、东北、内蒙古、山东、江苏、四川、广东等省市。

二、人群分布

1. 性别 几乎所有国家中男性肺癌发病率和死亡率均高于女性。统计资料中，肺癌男女性别比例法国为 6.73:1、俄罗斯为 6.28:1、德国为 4.03:1、美国为 1.85:1。肺癌的发病率从 20 世纪 30 年代开始迅速上升并在 50 年代成为男性癌症死亡的首要原因，近年来在一些发达国家，女性肺癌发病率上升超过了男性。女性肺癌患者在发生率、病理组织学及治疗预后方面与男性存在差异，而且与女性吸烟率增加和被动吸烟等有关。女性肺癌病理类型以腺癌居多，男性吸烟者以鳞癌多见。塞尔维亚 1990 年与 2003 年肺癌流行病学资料分析结果显示，13 年间肺癌的总发病数上升了 64.83%；女性肺癌患病率显著升高，男女性别比 1990 年为 4.6:1，

2003 年为 3.7∶1,组织学分类,2003 年肺腺癌发病率比 1990 年明显增高,其中女性 1990 年为 25%,2003 年为 36.49%;男性腺癌发病率也有所增加,但幅度小于女性。另一项来自西班牙的研究也获得了相似的结果,该研究对 2003 年来自 9 个不同地区 13 所医院的 1 307 例肺癌患者与 1990－1999 年的肺癌患者进行了比较,发现女性发病率上升迅速,从 1990 年的 7.2% 上升到 1999 年的 10.9%,与女性吸烟率改变相平行。我国肺癌男女性别比例为 2.24∶1。男性肺癌死亡率上升早、速度快、幅度大。近几年来发达国家中女性肺癌明显增加,而且增加速度比男性快,致使其性别比例有所下降。

2. 年龄　不同的年龄组肺癌发生情况显著不同,可能与免疫状态不同及不同年龄段暴露于致癌物时间长短的差别有关。肺癌的发病率随年龄的增长而上升,10 岁前罕见,40 岁前迅速上升,70 岁左右达高峰,主要死亡年龄为 35－69 岁,随后有所下降;但近期研究显示,发达国家肺癌发生的年龄段有下移趋势。加州大学洛杉矶分校的一项研究显示,由于发达国家青少年吸烟率上升和人口老年化,50 岁以前和 80 岁以后的肺癌诊断率上升。该研究对 1997－2003 年诊断的 6 407 例肺癌患者的流行病学、临床和生存率进行了分析,并与正常年龄段进行了对比,发现年轻患者与老年患者比例分别为 8.8% 和 6.7%。与正常年龄患者相比,年轻患者具有 6 个特点:①女性高于男性;②诊断时仍在吸烟者较多,吸烟量较少的患者多;③早年因父母吸烟接触较大环境吸烟量者多;④鳞癌较少;⑤之前较少发生其他恶性肿瘤和非癌性肺部疾病;⑥更多接受化疗和(或)放疗。年轻与年老患者中位生存期分别为 1.24 年和 0.68 年,正常年龄组为 1.27 年,老年患者诊断后死亡率比正常年龄组增加了 54%。研究者认为,年轻患者最显著的 2 个特点是存在吸烟父母的吸烟环境暴露史和诊断时肿瘤分期晚、分化程度高;老年患者则是接受治疗的机会减少和诊断后死亡风险增加。美国俄亥俄大学对 1998－2003 年登记的 2 251 例肺癌患者中 80 岁以上老年肺癌患者的特点和治疗方式进行了分析,其结果与上述研究一致。中国肺癌男性和女性年龄组死亡率均是由小到大,逐步上升。男性各年龄组肺癌死亡率无论上升速度和幅度均大于女性。1990－1992 年我国调查资料表明,年龄越大肺癌死亡率越高,到 70 岁后,肺癌死亡率持续在一定水平。

3. 种族和民族　多项遗传流行病学研究显示肺癌具有遗传倾向。Amos 等认为这是由于人群中大部分肺癌由那些高频率的微效基因所致,这也是肺癌易感性具有个体差异的原因。肺癌发病率和死亡率在民族分布上有所不同。女性肺癌中,华人妇女较非华人妇女为多见。有资料表明,女性澳大利亚人肺癌标化死亡率为 11.35/10 万,而女性澳大利亚华人肺癌标化死亡率为 17.38/10 万,两者差异有显著性。新加坡是多民族国家,各民族的肺癌发病率极不相同,华人肺癌发病率较马来人高。肺癌发生还与种族有关。以色列 Tarabeia 等比较了以色列犹太人与阿拉伯人患肺癌的风险,并与美国白种人和黑种人进行对比,结果发现以色列犹太人与阿拉伯人的吸烟率虽高于美国人,但患肺癌的风险却低于美国人,犹太人与美国白种人和黑种人肺癌发病率比分别为 0.7 和 0.4,以色列阿拉伯人分别为 0.5 和 0.3,从而认为地中海类型饮食可能具有保护作用。以色列犹太人肺癌发病率低于阿拉伯人,可能与吸烟(阿拉伯人吸烟率为 41.3%,犹太人为 31.6%)或遗传因素有关。

三、时间趋势

肺癌在时间趋势上的主要特征是其发病率及死亡率有不断增长的趋势。据 Cruz 等统计,自 1985 年以来,全球肺癌病例数增加了 51％,其中男性增幅为 44％,女性为 76％。女性肺癌死亡率的增加幅度无论白种人还是非白种人均大于男性。Siegel 等 2011 年的统计结果表明,女性肺癌发病率在 1975－2006 年总体是下降趋势,而 2006－2008 年则呈上升趋势;1994－2006 年,美国男性肺癌患者死亡率呈每年 2.0％的幅度下降,而在女性,1995－2005 年间肺癌死亡率以每年 0.3％的幅度增加。20 年来,我国肺癌死亡率男女性别均有大幅度上升,自 1973－1992 年肺癌死亡率增长分别为男 158.94％、女 122.55％。1973－1992 年肺癌死亡率在所有癌症死亡率中的增长最明显。从发病率来说,如上海市区男女性肺癌调整发病率已由 1972－1974 年的 51.0/10 万和 18.5/10 万上升至 1982－1984 年的 57.1/10 万和 18.9/10 万。

随着肿瘤检测技术的不断发展,与过去相比,肿瘤的分期和分类可能发生改变,从而影响了患者的预后。荷兰在 1999 年以后采用 ^{18}FDG-PET 对肺癌进行分期。为了了解肺癌分期和治疗的变化,Visser 等对 1989－2001 年荷兰西北地区登记的 17 449 例肺癌患者资料进行了分析,结果显示肺癌分期的分布发生了较大改变,Ⅰ、Ⅱ期比例在 1989－2001 年间从 36％降低至 25％,75 岁以下接受手术的病例从 58％上升为 72％,ⅢA/B 期接受综合治疗的比例从 1989 年的 3％上升为 2001 年的 21％;75 岁以上手术比例从 28％上升为 42％,但ⅢB 期接受综合治疗的

很少,ⅢA 期综合治疗比例则从 3％上升为 16％;Ⅰ～Ⅲ期的 2 年生存率增加,Ⅰ期和Ⅱ期 4 年生存率增加,整个人群的总生存率未上升。研究者认为,随着分期向晚期移行,肺癌患者的分期生存率增高,但总体生存率无改变。目前肺癌病理组织学类型分布的另一个特点是腺癌比例增加、鳞癌比例降低。其中细支气管肺泡癌发病率的上升不可忽视。细支气管肺泡癌(BAC)是肺腺癌的一个重要亚型,与其他的非小细胞肺癌相比,具有独特的临床表现、组织生物学特性、流行病学特点和特殊的治疗反应性和预后。细支气管肺泡癌在 20 世纪初还是一种非常少见的疾病,但最近大量的研究表明,细支气管肺泡癌的发病率明显增加。美国加州大学的 Barsky 等分析了 1955－1990 年在该院就诊的 1 500 例肺癌病例后发现,肺鳞癌的发生率由 56％下降至 22％,同时肺腺癌则由 15％上升为 47％,其中肺腺癌的增加主要归因于细支气管肺泡癌的增加,由最初细支气管肺泡癌占所有肺癌的 5％上升为 24％。我国学者田庆等通过对 1996－2005 年在解放军总医院诊断为肺癌的 4 706 例患者进行分析后发现,细支气管肺泡癌占腺癌病例总数的 30.6％,占所有肺癌病例总数的 10.1％,而且细支气管肺泡癌发生率随时间有升高的趋势。在此需指出的是,目前国际上已将 BAC 归为癌前病变,称为原位腺癌。

(王　栋　朱良明)

第二节　肺癌的病因学

一、吸　烟

几乎所有的研究资料均认为吸烟是肺癌的主要危险因素。有学者估计约有 85％由环境因素引起的肺癌是因吸烟引起的。吸烟者肺癌死亡率约为不吸烟者的 10 倍以上。吸烟量与肺癌有剂量反应关系,戒烟后可以

减少肺癌发生的危险性。吸烟与肺癌危险度的关系与烟草种类、开始吸烟年龄、吸烟年限和吸烟量有关。不同烟草类别中以长期吸香烟最为危险。香烟在点燃过程中局部温度可达 900～1 000℃,从而发生一系列的热分解和热合成化学反应,形成近 4 000 种新的化学物质,其中绝大部分对人体有害。危害最

大的是尼古丁（烟碱）、一氧化碳和烟焦油。烟焦油是致肺癌的元凶。烟焦油含有以多环芳烃和亚硝胺两类为主的多种致癌物及酚类促癌物。香烟含有的一些致癌物质可直接攻击 DNA，引起基因损伤，另一些致癌物（如多环芳烃类和亚硝胺类化合物）则需要代谢激活后才能损伤 DNA。CYP2EI 可激活香烟特有亚硝胺等致癌物，可能涉及吸烟引起的肺癌变过程。吸烟不但危害吸烟者本人的健康，而且由于污染了室内环境还会危害不吸烟者的身体健康。在日本曾进行了一项为期14 年的前瞻性队列研究，发现重度吸烟者的非吸烟妻子患肺癌的危险性较高，而且存在剂量-反应关系。据报道，吸 1 支香烟，主流烟中的强致癌物 N-二甲基亚硝胺为 $4.1\sim31.1\mu g$，而侧流烟中却为 $597\sim735\mu g$。Blot 等将世界上十多次有关被动吸烟的研究资料综合分析，发现非吸烟者的妻子因丈夫吸烟而患肺癌的危险性增加 30%（RR＝1.30），丈夫重度吸烟时 RR 值达 1.70。西班牙的一项研究显示 1999－2003 年西班牙肺癌发生率升高，其中女性和男性 70 岁以上发病率显著上升。男性患者中当前吸烟者占45.9%，过去吸烟者占 51.5%，非吸烟者占2.5%，男性以鳞癌为主；女性患者中吸烟者占 27.2%，腺癌较常见，表明吸烟是导致肺癌发生率升高的原因。白俄罗斯在过去的30 年里肺癌发生率一直呈显著上升趋势，但随着烟草生产量减少，自 1998 年后发病率开始缓慢下降。男性吸烟率（64%）高于女性（20%），男性发病率是女性的 8 倍；乡村烟草消费高于城市，乡村男性肺癌发生率为城市的 2 倍，发病高峰期年龄为 60－74 岁。1990－1999 年印度流行病学资料显示肺癌发生率呈上升趋势，并因吸烟流行程度不同而显示发病率不等。肺癌发生率最高的乡村地区是南方的卡路那卡巴里，男性吸烟率高达60%，男性肺癌年龄调整发病率 19.4/10 万，居癌症首位；女性肺癌占所有癌症的 3.5%，

女性吸烟率虽仅为 0.8%，但女性肺癌发生也与吸烟者增多和被动吸烟有关。肺癌发病率最高的城市德里为 13.34%。吸烟的量与吸烟时间也与肺癌发病相关。来自马其顿的研究显示，对于当前吸烟者，若每天吸烟超过20 支并超过 15 年，其肺癌发病风险显著高于具有同等吸烟量的既往吸烟者。对美国南卡罗来纳一个城市癌症患者的吸烟状况进行观察后发现，开始吸烟的年龄是肺癌分期晚的独立预测因子，吸烟的强度与患癌风险、就诊时肺癌进展程度高度相关。

二、大气和环境污染

大气和环境污染是导致肺癌发生的另一个危险因素。城市大气和环境污染主要来源于机动车辆尾气、采暖及工业燃烧废物等，从污染大气中，已查明的致癌物有多环芳烃、脂肪族巯基化合物和一些镍化合物等。美国伯明翰大学的学者通过分析美国肺腺癌的分布变化，对近 50 年美国肺腺癌发病率不断上升的原因进行了探索，结果显示大气污染增加早在腺癌上升前 10 年就已存在了，当大多数吸烟者转向低焦油香烟时腺癌已经开始上升了，空气污染下降时间比吸烟显著下降的时间晚 10 年，这些数据符合肺腺癌发生率增高比鳞癌发生率下降晚10 年的现象。腺癌显著上升地区的汽车密度很高，非吸烟者腺癌的发生率亦上升。该研究认为目前肺腺癌发生率升高与采用的低焦油含量香烟并不一致，而与空气污染日益严重有关。烹饪时使用的燃料和油烟是女性肺癌发生的危险因素。印度妇女每天花在烹调上的时间平均为 4～6h，采用的燃料包括煤油、Biomass（木材与牛粪、煤等混合制成）、液化石油等，这些燃料的燃烧产物含有多种致癌原。Dalai 等对 90 名女性肺癌和 62 例对照进行研究后观察到，最普遍的病理类型为腺癌，占非吸烟女性患者的绝大多数，吸烟妇女以鳞癌和小细胞肺癌居

多;接触烹饪燃料与肺癌具有确定的相关性,暴露机会比(OR)为6.5,所有燃料中,Biomass 燃料与肺腺癌发生的相关性最强($P<0.001$),机会比为6.5,肺癌患者的烹调指数(每日平均烹调时间乘以烹调年限)显著高于对照组,从而认为 Biomass 是印度非吸烟女性肺癌的重要危险因素,建议烹调应采用通风好的厨房。另一项来自尼泊尔的研究也证实了经常接触室外粉尘和使用煤加热睡床的人患肺癌的风险增加。在我国,1994 年部分县、市恶性肿瘤死亡抽样调查结果显示,大城市居民肺癌死亡率为39.10/10 万,而中小城市和农村分别为22.06/10 万和 15.83/10 万,说明了城市污染与肺癌发生的关系。室内局部污染主要指的是环境烟草烟雾、室内用生活燃料和烹调时油烟所致的污染。如宣威县农民家庭所用的 3 种燃料(烟煤、无烟煤和木柴)中,烟煤燃烧物中含有大量的 B(a)P 为代表的致癌性 PAH 类化合物,且具有致突变性、致癌性较强等特性。当地妇女习惯在室内燃烧烟煤取暖和烹调食物等,在 20 世纪 70 年代宣威县女性肺癌调整死亡率曾高达33.3/10 万。Ko 等研究发现,菜油和豆油高温加热后的凝聚物均有致突变性,烹调时的油烟可使空气中 B(a)P 明显升高。上海市对女性肺癌的病例对照研究发现,烹调时室内烟雾弥漫的女性肺癌危险度比室内无或少烟雾的女性高约 60%。

三、职业暴露

职业和生活环境中接触细小的致癌物质颗粒或烟尘一直被认为是近年来肺腺癌增加的主要原因。巴基斯坦的流行病学资料证实在环境污染(汽车尾气、工业加工、矿石生产等)严重的城市肺癌发生率(4%～9%)显著高于乡村(1%～3%)。长期接触或大量吸入放射性物质(如铀、镭及其衍化物氡等),长期接触煤气、含放射性金属矿及微波辐射等均可诱发肺癌。职业性短期接触二氧化硅、无机砷、石棉、铬、镍、煤焦、焦油、二氯甲醚、氯甲甲醚等,均可使肺癌发病率增高。

四、病毒感染

就目前所知,有 15%～20%的人类肿瘤与病毒感染有关,但尚无明确证据表明肺癌与病毒感染有关,然而细支气管肺泡癌可能是肺癌中的特例。有研究发现,细支气管肺泡癌的发生可能与一种 jaagsiekte 羊反转录病毒(jaagsiekte sheep retrovirus, JSRV)有关。在人类发现细支气管肺泡癌后不久,在南非的绵羊和山羊中发现了一种与人类似、起源于肺泡的肺腺癌,并将其命名为 jaagsiekte 病。经研究发现,这种肺腺癌与人类的细支气管肺泡癌在临床和组织学上有很多相似之处,如肿瘤生长缓慢、沿肺泡壁生长、很少发生转移等。由于这种肺腺癌可通过动物之间的直接接触而传播,于是人们对此进行了深入研究,并最终确定羊肺腺癌是由反转录病毒的感染和传播引起的;同时,人们也开始将羊肺腺癌作为人肺癌的模型,探讨 JSRV 感染与细支气管肺泡癌的关系。大量的基础研究表明,JSRV 能够诱导多种人类细胞转化,与 JSRV 包膜蛋白相连的细胞受体 Hyal-2 广泛存在于人肺泡细胞在内的多种细胞中,而 Hyal-2 基因编码所在的区域 3p21 又是人肺癌中经常缺失的部分,因此有人推断 Hyal-2 是人肺癌形成中潜在的肿瘤抑制基因。Hersa 等用抗 JSRV 包膜蛋白的抗体对肺癌标本进行了免疫组化分析,结果发现阳性样本中 30.2%为细支气管肺泡癌患者,26.2%为腺癌患者,51 例为其他类型肺癌样本阳性率为 0,25 个非癌性组织阳性反应率亦为 0。然而,Yousen 等对 26 例细支气管肺泡癌标本进行 PCR 检测却没有发现 JSRV 的基因序列。可见,虽然 JSRV 感染被高度怀疑与细支气管肺泡癌发病相关,但仍需进一步的研究确证。

五、结缔组织病

结缔组织病是一组累及关节及关节周围软组织的慢性疾病,其病因多为免疫紊乱,主要包括系统性红斑狼疮、类风湿关节炎、多发性肌炎、皮肌炎等。近年来,结缔组织病与肺癌之间的联系逐渐引起人们的注意,Yang 等对 1944－2001 年的相关文献进行了回顾性分析,总结了 153 例与结缔组织病有关的肺癌的情况,结果发现在进行性全身硬化症患者中有着较高的细支气管肺泡癌的发生率。Talbott 等的报道发现全身性硬化症并发肺癌的患者中有 77% 是细支气管肺泡癌。Montgomery 的研究也发现,50% 以上的全身性硬化症患者并发肺癌时病理类型为细支气管肺泡癌。总之,现有的数据都提示进行性全身硬化症与细支气管肺泡癌存在一定联系。由于结缔组织病的病因较为复杂,因此结缔组织病与肺癌之间存在关系的原因可能是多方面的,免疫缺陷、长期肺纤维化及瘢痕形成都可能造成肿瘤的发生。

六、遗传因素

肺癌的发生是个体对环境危险因素的易感性与环境致癌因素相互作用的结果。早在 1960 年 Tokuhata 和 Lilienfeld 就提出了肺癌具有家族聚集现象。这一观点在第 11 届世界肺癌会议上得到了英国学者 Matakidou 等的研究证实。该项研究是目前最大的有关女性肺癌家族聚集性的病例对照研究,对 1999－2004 年的 1 482 例女性肺癌患者和 1 079例对照的一级亲属患肺癌情况进行了对比,结果发现一级亲属患肺癌的人数与肺癌风险具有显著相关性;＜60 岁患病者,肺癌机会比为 2.22,尤其是具有家族史的非吸烟女性患肺癌风险增高更明显。基因不稳定性可以增加非小细胞肺癌的发生。美国纽约 Sloan Kettering 纪念医院的 Orlow 等应用碱性彗星法分析了多发性非小细胞肺癌患者外周血淋巴细胞 DNA 损伤及对苯并[a]芘二醇环氧化物(BPDE)的反应和 BPDE 损伤修复,并以单发性非小细胞肺癌作对照。结果显示多发性非小细胞肺癌的 DNA 损伤显著高于对照组,对 BPDE 的敏感性高于对照组,DNA 损伤修复能力低于对照组。说明 DNA 损伤与修复、对 BPDE 的敏感性与多发性非小细胞肺癌的发生相关。通过分子流行病学研究发现,肺癌患者具有一些明显的基因多态性改变。日本学者 Ohsawa 等应用聚合酶链反应限制片段长度方法(PCR-RFLP)对在吸烟作用下的肺癌癌变基因和药物代谢酶进行单核苷酸多态性(SNPs)分析,对 68 例肺腺癌、35 例鳞癌和 121 例对照的外周血细胞基因组 DNA 的细胞色素 P4501A1(CYP1A1)、MSP1、Ile-Val、谷胱甘肽-s 转移酶 mu(GSTM1)、N-乙酰转移酶 2 (NAT2)和 L-myc 进行检测,结果显示对于吸烟量低(Brinkman 指数＜600)的患者,中等和缓慢发生的 NAT2 SNP 基因型具有显著的患肺癌危险,腺癌的机会比为 2.83,吸烟量低的患者 L-myc SSP SS 基因型也具有显著的危险度,鳞癌机会比为 5.09,而 CYP1A1 和 GSTM1(－)基因型与吸烟作用下发生的肺癌无关联,认为 NAT2 SNP 基因型可以预测与吸烟相关肺腺癌的易感性,而 L-myc SSP SS 基因型可预测肺鳞癌易感性。

七、其　　他

机体免疫功能低下,人体正常细胞中的原癌基因和抑癌基因异常改变,失去对细胞调控的平衡能力,即发生肺癌。如瑞典学者 Askling 等发现类肉瘤病和肺癌发生有关。营养不良、缺乏蔬菜水果、肺部既往病史、肺癌家族史等均可能与肺癌的发生有一定关系。激素水平、心理及精神因素对肺癌发生的影响亦正在越来越被人们重视。

（王　栋　朱良明　李　钧）

第三节　肺癌的预防

肺癌发病因素的多样性使其预防更加复杂化。吸烟是引起肺癌发生的主要病因,而戒烟后肺癌风险有所减少,因此控制吸烟有助于降低肺癌死亡率。全世界的研究者对采用不同干预措施的效果进行了报道,但收效甚微,更有效的干预措施还有待进一步研究。与发达国家对吸烟的认识相比,发展中国家对吸烟控制不够,吸烟是导致肺癌的主要因素。据印度医学研究会统计,目前每 100 例吸烟的青少年中 50 例将在今后死于吸烟相关性疾病,当前在政府和社会支持下采取各种宣传措施,已经并将继续收到成效。此外,西哈萨克斯坦研究的统计数字表明,肺癌发生率和死亡率迅速上升首先与医务人员对吸烟与肺癌发生的关系不够重视有关,医生吸烟率高达 30％以上,多数医生认为停止吸烟的咨询不属于自己的工作范畴。因此,为了减少肺癌发生率,医生应当首先减少吸烟。

目前肺癌发生的另一个特点是吸烟年轻化导致肺癌发病年龄提前。波兰一项关于中学生吸烟状况的调查表明,青少年开始吸烟年龄提前的原因主要受性别、年龄、经济状况、与吸烟者相处的时间长短等影响,严重吸烟与心理压力和饮酒均有关。尼古丁替换治疗可产生短暂的戒烟作用,但长期作用的意义还不确定。日本的研究结果显示,尼古丁贴片置换治疗后停止吸烟的比例很高,但持续时间不长,只有 1/4 吸烟者戒烟维持 12 个月以上。瑞士学者应用尼古丁疫苗 Cy-tos002-NicQb 的Ⅰ期临床试验则显示了一种很有希望的戒烟新途径。除了对致病因素进行控制,研究人员试图通过建立预测模型筛选高风险人群接受预防干预治疗。美国 M. D. Anderson 癌症中心 Etzel 等根据2 768例肺癌患者和对照建立了包括吸烟及营养因素在内的肺癌患病风险模型,其中包括间接吸烟(ETS)模型(患病风险为 2 倍)和 3 种 ETS 相关营养模型,以及蔬菜和饱和脂肪摄入模型。既往吸烟者的模型显示,肺气肿病史、石棉暴露史、家族史、吸烟开始年龄、吸烟时间均是独立的预测因子。该研究说明,肺癌是在吸烟基础上多种病因共同作用发生的,建立肺癌多危险因素预测模型具有重要意义。

意大利 Felletti 等对吸烟者鼻黏膜淋巴细胞和支气管上皮的 DNA 加和物水平及代谢基因多态性进行了比较,结果显示淋巴细胞可以作为替代组织对吸入致癌物进行评价,同时鼻黏膜也可以代替下呼吸道的损伤,淋巴细胞中和鼻黏膜中 DNA 加和物的水平与支气管上皮中 DNA 加和物的水平显著相关,吸烟对鼻黏膜的作用与吸烟量相关。提示这一方法可用于对暴露于致癌原的人群进行生物监测。

药物预防曾被认为是减少肺癌发生的可靠途径。药物预防法最早由 Sporn 等在 1976 年提出,他们设想应用某些天然或合成的药物以防止正常细胞 DNA 的损伤,从而降低正常细胞转化为癌细胞的概率。此前,药物预防曾在预防乳腺癌、前列腺癌、结肠癌的发生中取得了可观的效果,但迄今尚未发现在肺癌预防中的积极作用。维生素 A、β-胡萝卜素、N-乙酰半胱氨酸、微量元素硒等都被应用于此项研究,但均未能证明其有效性。其中,β-胡萝卜素和异维 A 酸还被证明会增加罹患肺癌的风险,尤其是受试者仍在吸烟的情况下。

目前,药物预防等多种研究仍在继续,但在这些研究取得确切的积极结果之前,戒烟仍是肺癌预防的主要途径。

（王　栋　朱良明　李　钧）

参 考 文 献

［1］ 李连弟，鲁凤珠，张思维，等.中国恶性肿瘤
死亡率20年变化趋势和近期预测分析.中华
肿瘤杂志，1997，19(1):3-9

［2］ 田庆，韦立新,曹友俊,等.肺癌中细支气管肺
泡癌构成比的变化分析.中华肿瘤防治杂志，
2007，14(7):497-499

［3］ 李之山，谭文，邵康，等.中国人肺癌易患性与
CYP2EI基因多型性相关.中华肿瘤杂志，
2000，22(1):5-7

［4］ Visser O，Belderbos J，Kwa H，et al.Im-
proved stage-specific survival of NSCLC in
Northern Holland Flevoland，the Netherland
Effect of intensified treatment or stage migra-
tion? Lung Cancer，2005，49(Suppl 2):S198
(P-316)

［5］ Jovanovic D，Pepvic S，Stevic R，et al.Chan-
ges in lung cancer presentation in 13 year in-
terval (comparision of data bases from 1990
and 2003).Lung Cancer，2005，49(Suppl 2):
S191(P-292)

［6］ Yang P，Williams B，Adjei A，et al.Charac-
teristics of lung cancer patients who were di-
agnosed younger than 50 or older than 80
years of age. Lung Cancer，2005，49(Suppl
2):S22(O-58)

［7］ Sellers T A，Elston R C，Stewart C，et al.Fa-
milial risk of cancer among randomly selected
cancer probands. Genetic Epidemiol，1988，5
(6):381-391

［8］ Amos CI，Caporaso NE，Weston A.Host fac-
tors in lung cancer risk:a review of interdisci-
plinary studies. Cancer Epidemiol Biomarkers
Prev，1992，1(6):505-513

［9］ Tarabeia J，Nitzan-Kaluski D，Green MS.The
paradox of low lung cancer incidence and high
prevalence of smoking among Arab men and
Isreal.Lung Cancer，2005，49(Suppl 2):S198
(P-314)

［10］ CS Dela Cruz，LT Tanoue，RA Matthay.Lung

cancer: epidemiology，etiology，and preven-
tion.Clin Chest Med，2011，32(4):605-644

［11］ Siegel R，Ward E，Brawley O，et al.Cancer
statis-tics，2011:the impact of eliminating so-
cioeconomic and racial disparities on prema-
ture cancer deaths.CA Cancer J Clin，2011，61
(4):212-236

［12］ Barsky SH，Cameron R，Osann KE，et al.
Rising incidence of bronchioloalveolar lung
carcinoma and its unique clinicopathologic fea-
tures.Cancer，1994，73:1163-1170

［13］ Sanchez de Cos J，Miravet L，Nunez A，et al.
Lung cancer in Spain. Last epidemiological
trends concerning age，gender，smoking pre-
velance and histological types. Lung Cancer，
2005，49(Suppl 2):S197(P-309)

［14］ Kazakevich D，Vdovichenko V,Zaborovsky G.
Epidemiology of lung cancer in Belarus. Lung
Cancer，2005，49(Suppl 2):S384(P-23)

［15］ Mathur KC.Epidemiology of lung cancer in In-
dia.Lung Cancer，2005，49(Suppl 2):S385(P-
25)

［16］ Pavlovska I，Orovcanec N，Zafirova B.Some
risk factors and lung cancer-a case-control
study.Lung Cancer，2005，49(Suppl 2):S195
(P-305)

［17］ Patel M，Welsh J，Gor A，et al.Effects of age
at a smoking，length and intensity of smoking
on cancer stage and outcome in patients with
cancer.Lung Cancer，2005，49(Suppl 2):S194
(P-302)

［18］ Chen F，Cole P.Air pollution and adenocarci-
noma of the lung. Lung Cancer，2005，49
(Suppl 2):S189(P-285)

［19］ Dalai R，Behera D，et al.Assessment of do-
mestic cooking as a risk factor for the develop-
ment of lung cancer in non-smoking Indian
women. Lung Cancer，2005，49(Suppl 2):
S190(P-287)

[20] Ko YC, Cheng LS, Lee CH, et al. Chinese food cooking and lung cancer in women non-smokers. Am J Epidemiol, 2000, 151(2):140-147

[21] De las Heras M, Barsky SH, Hasleton P, et al. Evidence for a protein related immunologically to the jaagsiekte sheep retrovirus in some human lung tumors. Eur Respir J, 2000, 16:330-332

[22] Yousen SA, Finkelstein SD, Swalsky PA, et al. Absence of jaagsiekte sheep retrovirus DNA and RNA in bronchioloalveolar and conventional human pulmonary adenocarcinoma by PCR and RT-PCR analysis. Hum Pathol, 2001, 32:1039-1042

[23] Yang Y, Fujita J, Tokuda M, et al. Lung cancer associated with several connective tissue disease: with a review of literature. Rheumatol Int, 2001, 21:106-111

[24] Talbott JH, Barrocas M. Carcinoma of the lung in progressive systemic sclerosis: a tabular review of the literature and a detailed report of the roentgenographic changes in two cases. Semin Arthritis Rheum, 1980, 9:191-217

[25] Matakidou A, Eisen T, Bridle H, et al. A case-control study of familial lung cancer risks in UK women. Lung Cancer, 2005, 49(Suppl 2):S193(P-297)

[26] Orlow I, Park B, Clas B, et al. Genetic instability, response to DNA damage, and repair capacity in individuals with multiple primary non-small cell lung cancers. Lung Cancer, 2005, 49(Suppl 2):S21(O-054)

[27] Ohsawa Y, Takahashi J, Inoue N, et al. Genetic polymorphisms of N-acetyltransferase 2 (NAT2) and L-myc can evaluate lung cancer susceptibility by smoking. Lung Cancer, 2005, 49(Suppl 2):S194(P-300)

[28] Askling J, Grunewald J, Eklund A, et al. Increased risk for cancer following sarcoidosis. Am J Respir Crit Care Med, 1999, 160(5):1668-1672

[29] Etzel C, Zhang Q, Schabath M, et al. Building a comprehensive quantitative risk assessment model for lung cancer. Lung Cancer, 2005, 49(Suppl 2):S21(O-053)

[30] Felletti R, Verna A, Quaglia A, et al. Comparision of DNA adducts levels in nasal mucosa lymphocytes and bronchial mucosa of cigaretters smokers and interaction with metabolic gene polymorphisms. Lung Cancer, 2005, 49(Suppl 2):S191(P-289)

第 3 章 肺癌的筛查与早期诊断

第一节 常用的筛查方法及评价

在我国,随着工业化进程的推进,肺癌的发病率亦呈上升趋势,而肺癌有症状就诊者大多已是晚期,且从总体上来说,肺癌的预后仍然很差。肺癌患者的预后取决于能否早期诊断、早期治疗,早期发现对肺癌的诊断、治疗和预后都有重要意义,所以不断有学者探索在尚未出现症状时即给予确诊,这就是肺癌的筛查。而评估一个筛查方案的优劣通常参考以下 2 个标准:①必须给筛查出的患者带来益处,主要体现在延长生命。由于早期肺癌的生存率高于晚期肺癌,因此早期发现、积极治疗能改变其病程并降低死亡率。②筛查不应有危险和痛苦,也不能有较高的假阳性,避免引起焦虑或带来有创的后续检查。从社会和经济的角度要求不消耗大量资源。肺癌的筛查手段主要有以下几种。

一、胸部 X 线片

由于肺是含气的器官,可在胸部 X 线平片上产生良好的自然对比。中心型肺癌早期 X 线胸片可无异常征象。当肿瘤阻塞支气管,排痰不畅,远端肺组织发生感染时,受累的肺段或肺叶出现肺炎征象。若支气管管腔被肿瘤完全阻塞,可产生相应的肺叶不张或一侧全肺不张。当肿瘤发展到一定大小,可出现肺门阴影,由于肿块阴影常被纵隔组织影遮盖,常需做胸部 X 线断层摄影才能显示清楚,而且 X 线摄片可发现直径仅 1～2cm 的周围型肺癌。

X 线表现为肺野内孤立性圆形或椭圆形块影,轮廓不规则,可呈现小的分叶或切迹,边缘模糊毛糙,常显示细短的毛刺影。中心型肺癌长大阻塞支气管管腔后,可出现节段性肺炎或肺不张。肿瘤中心部分坏死液化,可示厚壁偏心性空洞内壁凹凸不平,很少有明显的液平面。

虽然胸部 X 线检查在肺癌筛查中存在一些不足,但作为一种简单、价廉的影像学检查方法,X 线检查仍具有较高的实际应用价值。其优点是能观察胸部各种结构的全貌(包括心脏、肺、胸膜、纵隔、横膈和肺门),经济方便,因此胸部 X 线片已成为肺癌筛查的重要方法。

1. 常规胸部 X 线检查 常规胸部 X 线检查(chest X-Ray,CXR)与传统痰细胞学检查一样曾是肺癌筛查的首选检查手段,其对周围型肺癌和中央型肺癌的敏感性分别为 33.3% 和 20.2%;特异性分别为 99.2%、99.2%。但由于肺组织与肋骨、纵隔、横膈等组织重叠,使得 CXR 只对直径>10mm 的结节有较好的检出率,对早期诊断的价值有一定的局限性,且对改善远期生存率的意义不大,在发达国家已有被低剂量 CT 检查取代的趋势。

2. 胸部数字化摄片检查 胸部数字化摄片(digital radiography,DR)其图像质量比传统 CXR 更优越,具有成像速度快、分辨率高、操作流程简化及曝光宽容度大等优点,已被广泛应用于临床。

早在 20 世纪 70 年代,已有大量的随机试验采用痰细胞学和胸部摄片筛查肺癌。正、侧位胸片是筛查、诊断肺癌最基本的检查方法,用于高危人群筛查,有效地提高了早期肺癌的检出率。然而,胸片密度分辨率低,对密度低的小病灶及隐蔽区病灶易漏诊。一组5 483例的X线与CT肺癌普查对照研究显示,CT发现的阳性病灶是X线片的8倍,也就是说CT发现的病灶,87%在X线片上无法发现,所以X线片的应用价值是有限的。国内研究表明X线胸片不能发现的隐蔽区肺癌占8.1%～19.0%。国外资料也显示,同时用痰细胞学和胸部摄片来筛查肺癌,对提高早期肺癌检出率,降低肺癌死亡率收效甚微,主要原因是胸部平片对小病变的不敏感性。它需结合痰细胞学检查,用于大宗肺癌高危人群的初步筛查。

二、胸部 CT

CT可显示薄层横断面结构图像,避免病变与正常组织互相重叠,密度分辨率很高,可发现一般X线检查隐蔽区(如肺尖、膈上、脊椎旁、心后、纵隔等处)的早期肺癌,尤其对中央型肺癌的诊断有重要价值。CT可显示位于纵隔内的肿瘤阴影、支气管受侵的范围、肿瘤的淋巴结转移及对肺血管和纵隔内器官组织侵犯的程度,并可作为制订中心型肺癌治疗方案的重要依据。

CT分辨率高,可清楚显示肺野中直径<1cm的肿块阴影,因此可以发现一般胸部X线平片容易漏诊的较早期周围型肺癌。同时,也可帮助了解肺门及纵隔淋巴结转移情况,是否侵犯胸膜、胸壁及其他脏器,以及有无胸膜腔积液和肿瘤内部的空洞情况等。

目前多数研究支持CT检查在肺癌早期诊断的作用是肯定的。CT显示的<10 mm的肺结节中,约有50%在胸部X线检查时不能显示,且最新的临床试验结果显示,与CXR相比,CT可提早1年诊断肺癌,每次CT检查可多获得0.019年的生存时间,总体上降低15%的死亡率,而年度CT筛查可降低23%的肺癌死亡率。因此,肺癌筛查中

CT可以发现早期肺癌,从而降低肺癌死亡率。

1. 螺旋 CT   螺旋CT(spiral CT,SCT)的出现在影像学上把肺癌早期诊断向前推进了一步。它采用螺旋扫描,扫描速度快,整个扫描过程仅需15～30s,一次屏气即可以完成,消除了呼吸运动伪影,减少心脏搏动对邻近组织结构的影响,可以任意层厚重建,尤其是对直径<15mm小结节的检出率较CXR明显提高,而辐射量仅相当于一张平片所接受的剂量。Swensen等研究发现SCT比痰检在早期肺癌的诊断中起的作用更大,SCT发现NSCLC的平均大小为17 mm,且62%是Ⅰ期肺癌。Kaneko等研究发现对吸烟指数≥400的高危人群进行了每年2次的SCT可使Ⅰ期肺癌的发现率达到93%。因此,SCT筛查用于肺癌早期诊断有重要的意义。

应用薄层扫描技术及三维重建,可更好显示气管、主支气管、叶支气管甚至段支气管,对早期诊断中央型肺癌具有一定价值。薄层高分辨率CT检查对肿瘤的边缘、内部结构可提供更多的信息,这无疑增加了病灶定性诊断的准确性和可靠性。总之,螺旋CT对肺内孤立结节、小病变的筛出率及定性诊断能力明显优于胸部平片。

2. 低剂量螺旋 CT   低剂量螺旋CT(low does spiral CT,LDSCT)是目前最有希望成为筛查早期肺癌的新技术,也是近几年国内外研究的热点。其放射剂量仅是常规CT的1/6,可以检出直径2mm的肺部结节,并可以利用计算机技术进行三维重建随访患者病情的发展,既降低了受检者在放射线下暴露时间和水平,又获得了足够的胸部图像。因此,该技术应用于肺癌高危人群筛查,能使筛查能力有很大提高。

日本、美国、加拿大等发达国家,于20世纪90年代就开始利用LDSCT进行肺癌筛查的研究,并与以前的结果进行比较,LDSCT筛选能提高无症状人群早期肺癌的检

出率,对高危、低危人群均有显著意义。Tsushima 等报道了 LDSCT 在肺癌筛查中在结节阳性率方面的敏感性和特异性分别为 100% 和 97%。

作为影像学手段,LDSCT 在筛查的同时不仅可以对病变位置做出准确定位,而且有很高的敏感性和特异性。虽然 LDSCT 筛查早期肺癌存在争议,但大多数学者认为,大规模随机对照试验的经验积累和筛查方案的设计,以及在人群选择上的更加科学和规范,LDSCT 已显示出良好的临床应用前景。

3. PET-CT 正电子发射型计算机断层(positron emission computed tomography,PET)有助于对胸部 X 线片或 CT 检查所发现的病变进行定性诊断,并评估肺癌治疗的疗效。PET-CT 是将 PET 和 CT 两种先进的影像技术有机结合在一起的新型影像检查技术,其融合了 PET 能反映肿瘤代谢能力和 CT 的高分辨率两方面的优点,使其优势互补。一次 PET-CT 检查即可完成全身扫描,集合了断层图像和全身显像的特点,可获得冠状面、矢状面、横断面三个方向的全身断层融合图,两者的结合可获得"1+1>2"的效应。Goerres 等对 75 例平均肿瘤大小为10～30mm 的非小细胞肺癌患者进行 PET-CT 检查,其诊断准确性也明显高于单纯的 CT 或 PET。Lardinois 等报道了 409 例非小细胞肺癌患者病灶,用整合型 PET-CT 诊断的准确率为 88%,而 CT、PET 及 PET-CT 联合诊断的准确率分别为 58%、40% 及 65%,同时还发现 PET-CT 对胸壁和纵隔受侵犯情况检测也优于其他三种方法。阮征等对 61 例肺部肿块患者进行[18]F-FDG-SPECT/CT 检查,首先对病灶、淋巴结或其他感兴趣的部位进行了精确定位,然后进行 FDG 代谢的测定,并与胸部 CT 进行比较。[18]F-FDG-SPECT/CT 检查肺癌的准确率为 84%,敏感性为 82%,特异性为 87%;胸部 CT 对肺癌诊断的准确率为 72%,敏感性为 74%,特

异性为 70%。研究显示,PET-CT 可以明显降低肺癌检查的假阳性和假阴性,使肺内小结节的诊断更为准确。

三、磁 共 振

磁共振(MRI)由于其独特的成像特点,除反映病变形态学特征外,还可在一定程度上反映受检组织的病理生理学特征。T_1WI 可较好地显示解剖关系,而 T_2WI 则可更好地区分病变的病理情况。如癌灶信号高欠均匀,T_2WI 呈小结节状高信号者,提示病理改变为结节状癌灶被增生粗大的纤维组织包绕;癌灶信号不均匀,T_2WI 可见散在高信号点状灶者,提示病理改变为肿瘤内的坏死。MRI 用于肺部疾病检查时无需对比剂即可获得良好的血管成像,具有较好的软组织分辨率,能够多方位无衰减地观察肿块的形态和毗邻关系。MRI 亦能了解肺门肿块、肺尖肿瘤侵犯,纵隔心包、大血管受累情况。但由于 MRI 扫描时间长,肺部氢质子含量少,信号较差,以及易受呼吸、心搏等运动和胸部大血管血流的影响,MRI 肺部扫描伪影多,分辨率较低,不能显示肺部的细微解剖结构或早期肺癌病灶的内部结构、癌周情况及局部浸润程度、肋骨破坏与否、有无钙化等,因此 MRI 不适用于肺癌的筛查。

四、痰细胞学检查

肺癌表面脱落的癌细胞可随痰液咳出。痰细胞学检查找到癌细胞则可以明确诊断,多数病例还可判别肺癌的病理类型(彩图 3-1)。痰细胞学检查的准确率为 80% 以上。起源于较大支气管的中心型肺癌,特别是伴有血痰的病例,痰中找到癌细胞的机会更多。临床上对肺癌可能性较大者,应连续数日重复送痰液进行检查。

1. 常规痰脱落细胞学检查 痰脱落细胞学检查对肺癌的阳性检出率约为 50%,对起源于大气管的中心型肺癌,如鳞癌和小细

胞癌的阳性检出率较高,因为肿瘤向管腔内生长,表层癌细胞易脱落因而痰检阳性率高;周围型肺腺癌的阳性率较低,痰脱落细胞学检查筛查早期肺癌的敏感性仅为20%～30%。有关于痰可靠性的结果不一,在13%～82%之间。在1951－1975年,世界各国共有10项应用X线胸片和(或)痰细胞学检查对肺癌进行筛查的前瞻性研究,其中只有4项是前瞻性随机对照研究(randomized controlled trial,RCT),共有38 000例患者纳入这四项研究,其中3项由美国NCI资助完成,另一项在捷克斯洛伐克完成。该四项研究结果显示,密切筛查(每年2～3次胸片和3次痰细胞检查)可明显提高早期诊断率,提高肺癌的5年生存率,但死亡率却没有下降,而死亡率是检验肿瘤筛查效率的"金标准"。

2. 痰液基细胞学检查 常规痰脱落细胞学检查阳性率不高的一个重要因素是制片误差。1996年,美国FDA批准了改善的制片技术——薄层液基细胞学技术。这是制片技术的重大革新,即通过技术处理去掉图片上的杂质,直接制成便于观察的清晰薄层涂片,使阅片者更容易观察,其诊断准确性比传统细胞学涂片法高。目前有ThinPrep检测系统和AutoCyte Prep检测系统,两者基本原理类似。Rana等报道对207份肺癌痰标本进行细胞学检测,结果ThinPrep的阳性检出率与传统细胞学涂片接近,但ThinPrep对2例经常规痰脱落细胞学检查阴性者,确诊为肺癌。在取材细胞分离、涂片的厚薄、背景及细胞结构观察上都较传统细胞学涂片法有很大改进。

国外一项研究对10例恶性病变和10例良性病变做常规痰脱落细胞学检查和痰液基细胞学检查,其检测结果与最后的病例结果完全一致,而常规痰脱落细胞学检查使1例良性病变误诊为恶性,1例恶性病变误诊为良性。Leung等对230份标本分别进行常规痰脱落细胞学检查和痰液基细胞学检查,痰

液基细胞学检查的敏感性为97.6%,特异性为92.9%,阳性预测值为93%。结果显示痰液基细胞学检查对于诊断早期和疑似肺癌病例,明显优于常规痰脱落细胞学检查。

五、纤维支气管镜、荧光纤维支气管镜及电磁导航支气管镜检查

纤维支气管镜(纤支镜)检查主要用于早期中心型肺癌的筛查和早诊。纤支镜检查可以获得细胞学、组织学检查标本。对于周围型肺癌,可通过支气管肺泡灌洗或跨支气管壁针吸活检获得细胞学或组织学标本。对于中心型肺癌,纤支镜检查的阳性率可达95%,周围型肺癌阳性率可达50%左右。20世纪80年代,荧光纤维支气管镜的诞生是高分辨率照相机、计算机和支气管镜等多项技术交叉结合的产物。目前世界上临床应用最普遍的是荧光纤维支气管镜(lung imaging fluorescence endoscope,LIFE)。LIFE系统的工作原理是用波长为400～440nm的蓝色光照射支气管树,支气管镜连接高分辨率照相机,将观察部位的荧光图像通过数据转换器输入计算机,最后将观察部位的图像反映至荧光屏幕上。Lam等用LIFE及白光纤支镜检查233例肺癌或有肺癌危险因素者。共取活检717处,病理结果显示338处为正常组织或炎症,203处为上皮化生或轻度不典型增生,78处为中重度不典型增生,35处为原位癌,63处为浸润癌。诊断中重度不典型增生、原位癌、浸润癌的敏感性及正常组织的特异性,白光纤支镜分别为38.5%、40%、98.4%和91.1%,而LIFE则分别为73.1%、91.4%、100%和86.7%。可见LIFE对癌前病变和原位癌的敏感性有明显提高。电磁导航支气管镜(ENB)是以电磁定位技术为基础,结合计算机虚拟支气管镜与高分辨率螺旋CT,经支气管镜诊断的新技术,可精准地到达常规支气管镜无法到达的肺外周病变部位或进行纵隔淋巴结定位,

获取病变组织进行病理检查,并可应用于肺部小结节的术中定位。在肺结节的诊治中发挥着重要的作用。

六、肺癌筛查的分子病理学技术

1. 端粒酶　端粒酶在恶性肿瘤中的检出率高达 84%～95%,是目前公认的最广泛的肿瘤标志物。李勃等在研究中发现,肺癌患者诱导痰和自然痰中端粒酶阳性率分别为 77.5% 和 52.5%,而肺良性病变中只有 12%;对肺癌诊断敏感性、特异性、准确率分别为 77.5%、88.0% 和 81.5%。因此,检测端粒酶活性对肺癌筛查和早期诊断有重要的临床价值。

端粒酶反转录酶(human telomerase revere transcriptase,HTERT)是端粒酶活性调节的主要部分,它在正常组织的增生和肿瘤的发生中起着至关重要的作用。Kolquist 等发现 HTERT 的表达始于肿瘤发生的早期,在癌变过程中表达逐渐增加。Chen 等在对肺癌组织和非癌肺组织的端粒酶和 HTERT 测定中发现,前者的二项阳性率为 79% 和 91.2%,而后者只有 0 和 10.3%。

2. P53 抑癌基因　P53 抑癌基因在众多肿瘤中突变率高,已成为常用的肿瘤分子标志物之一,已有大量研究报道 P53 基因突变在肺癌癌组织中十分常见。Gessner 等研究发现 100% 的 NSCLC 患者中检测到 P53 基因突变,而正常志愿者中无一人检测到。

有研究通过检测肺癌患者痰液标本中 P53 基因突变情况,得出以下结论:以 P53 基因发生突变诊断肺癌的敏感度为 45.2%,特异度为 96.8%;良性肺病患者痰液标本中未发现突变。因此,P53 基因突变的检测可以作为一种理想的早期检测肺癌的指标。

3. 血清肿瘤标志物　肿瘤标志物是细胞癌变时发生、发展、浸润及转移过程中分泌的一些活性物质,存在于癌组织及宿主体液内,在肺癌早期诊断方面有重要意义。单一的肿瘤标志物因灵敏度低难以作为筛查工具使用,但联合肿瘤标志物的筛查可以大大增加早期肺癌的检出率。

癌胚抗原(CEA)、神经元特异性烯醇化酶(NSE)和细胞角蛋白 19 片段(CYFRA21-1)是目前最有价值的肺癌标志物。魏文启等为表明单项检测具有一定的局限性,以肺癌组与良性肺病组和正常对照组做对比,肺癌患者血清 CEA、NSE 及 CYFRA21-1 的含量有明显增高($P<0.01$),3 项指标联合检测的阳性率为 92.9%,明显高于 CEA 的 53.1%、NSE 的 40.8%、CYFRA21-1 的 63.3% 及 NSE、CYFRA21-1 联合检测的 83.7%。血清 CEA、NSE 及 CYFRA21-1 联合检测可显著提高肺癌诊断的阳性率,对肺癌的早期诊断具有极其重要的临床意义。

4. P16 基因　P16 基因是迄今为止人类发现的第一个最直接的抑制肿瘤发生的基因,与许多肿瘤的发生、发展密切相关。由于其分子量小,易于操作,是采用基因工程技术诊断的理想基因。Marx 的研究认为,P16 基因在肺癌发生发展中的作用可能比任何其他基因都重要。

Belinsky 对肺癌中 P16 基因甲基化的改变做了较为系统的研究,在肺癌患者的痰中检出 43%(3/7)的样品存在 P16 基因甲基化改变,而在没有肺癌的吸烟者痰中只检出 19.2%(5/26)的样品存在 P16 基因甲基化改变。腺癌样本中,94% 发生了 P16 基因甲基化改变,而且在重度增生阶段常检测到 P16 基因的甲基化,说明它是癌症发生过程中的早期改变。鳞癌样本中,基底细胞增生、鳞状化生和原位癌中 P16 基因甲基化的检出率分别是 17%、24% 和 50%。因此,P16 基因甲基化在肺癌发生中是一个早期事件,有可能成为肺癌早期检测和评价预防措施效果的新标志物。

(张才擎　朱良明　李　钧)

第二节　筛查及早期诊断方案

一、筛查方案

1. 筛查对象　①年龄 40 岁以上的人群;②每天吸烟 20 支以上,吸烟史 20 年以上者;③有毒、有害职业接触史 10 年以上者;④有癌症家族史者;⑤有慢性呼吸系统疾病者及痰中带血者。

2. 筛查最佳起始和终止年龄　尽管原发性肺癌可发生在 20 岁左右,甚至 15 岁以下的人群,但最常见于 40 岁以上的人群。现有的研究表明,从支气管上皮增生至发展为肺癌,约需要 10 年时间。对于吸烟和环境致癌物暴露者,35－40 岁是癌前病变的高峰期。因此,在我国经济发达的大中城市,对于一般人群的筛查起始年龄可定在 40－45 岁;对于肺癌职业性和非职业性高发人群,筛查起始年龄可定在 35－40 岁。对于经济欠发达地区,对于一般人群的筛查起始年龄可定在 45 岁;而对于肺癌高危人群和高发区人群的筛查起始年龄则应定在 40 岁。肺癌随年龄增长,其发病率和死亡率均逐渐升高,而 75 岁之后则明显下降,故可把大于 75 岁作为筛查的终止年龄。

3. 筛查间隔　①对所有筛查对象都应定期筛查,尤其是高危人群。②胸部 X 线片和痰细胞学均正常者,每年筛查 1 次。③胸部 X 线片正常、痰细胞学检查有重度上皮增生和肺癌易感基因检测可疑异常者,每 6 个月筛查 1 次。④胸部 X 线片正常,痰细胞学检查可疑、肺癌易感基因检测异常者,应行胸部 CT 和(或)纤维支气管镜检查,如纤维支气管镜和胸部 CT 均正常者,应每 2～3 个月筛查 1 次。⑤痰细胞学检查和肺癌易感基因检测阳性,胸部 CT 和纤维支气管镜检查正常者,应每 1～2 个月筛查 1 次,直到确诊或排除肺癌。⑥痰细胞学、肺癌易感基因检测正常,胸部 CT 异常,而纤维支气管镜检查阴性者,应每月筛查 1 次,直到排除或确诊肺癌。

4. 随访对象　①细胞学检查或组织学检查为重度支气管上皮增生者;②肺癌易感基因异常者;③有肺癌家族史,同时伴支气管上皮中度增生和肺癌易感基因异常者。

肺癌的治疗效果与预后取决于肺癌能否早期诊断。要做到早期诊断肺癌取决于两方面的重要因素:①患者对肺癌防治知识的了解,一旦出现任何可能与肺癌有关的症状应及时就诊;②医务人员对肺癌早期征象的警惕性,应避免漏诊、误诊。尤其在肺癌与某些肺部疾病共存或其影像学表现与某些疾病相类似时,应及时进行鉴别,以利于早期诊断。

二、肺癌分类

肺癌按解剖学部位、组织病理学可分为不同类型。

1. 按解剖学部位分类

(1)中央型肺癌(central bronchogenic carcinoma):指发生于肺叶或肺段以上的支气管,主要为鳞状细胞癌、小细胞癌和大细胞癌(彩图 3-2A),其可导致多种气道阻塞性改变,如:①阻塞性肺气肿,为支气管活瓣性阻塞的结果;②阻塞性肺炎,是因支气管狭窄而继发的肺感染;③阻塞性支气管扩张,为肿瘤远端支气管内黏液潴留及内径增宽;④阻塞性肺不张,为支气管阻塞后肺内气体吸收所致。

(2)周围型肺癌(peripheral bronchogenic carcinoma):指发生于肺段以下的支气管,见于各种组织学类型的肺癌(彩图 3-2B)。

(3)弥漫型肺癌(diffuse bronchogenic carcinoma):癌组织沿肺泡管、肺泡弥漫性生长,主要为细支气管肺泡癌及腺癌。大体病理形态可为多发结节、斑片，或为一叶、数叶及两肺多发的肺实变（彩图 3-2C）。

2. 按组织病理学分类

(1) 非小细胞肺癌（non-small cell lung cancer，NSCLC）

①鳞状细胞癌（squamous carcinoma）：包括乳头状型、透明细胞型、小细胞型和基底细胞样型。典型的鳞癌细胞大，呈多角形，胞质丰富，有角化倾向，核畸形、染色深，细胞间桥多见，常呈鳞状上皮样排列（彩图 3-3A）。电镜检查癌细胞间有大量桥粒和张力纤维束相连接。以中央型肺癌多见，并有向管腔内生长的倾向，早期常引起支气管狭窄导致肺不张或阻塞性肺炎。癌组织易变性、坏死，形成空洞或癌性肺脓肿。鳞癌最易发生于主支气管腔，发展成息肉或无蒂肿块，阻塞管腔引起阻塞性肺炎。有时也可发展成周围型，倾向于形成中央性坏死和空洞。

②腺癌（adenocarcinoma）：包括腺泡状腺癌、乳头状腺癌、细支气管-肺泡细胞癌、实体癌黏液形成。典型的腺癌呈腺管或乳头状结构，细胞大小比较一致，圆形或椭圆形，胞质丰富，常含有黏液，核大，染色深，常有核仁，核膜比较清楚（彩图 3-3B）。腺癌倾向于管外生长，但也可循泡壁蔓延，常在肺边缘部形成直径 2~4cm 的肿块。腺癌早期即可侵犯血管、淋巴管，常在原发瘤引起症状前即已转移。

③大细胞癌（large cell carcinoma）：包括大细胞神经内分泌癌、复合性大细胞神经内分泌癌、基底细胞样癌、淋巴上皮瘤样癌、透明细胞癌、伴横纹肌样表型的大细胞癌。可发生在肺门附近或肺边缘的支气管。细胞较大，但大小不一，常呈多角形或不规则形，呈实性巢状排列，常见大片出血性坏死；癌细胞核大，核仁明显，核分裂象常见，胞质丰富，可分巨细胞型和透明细胞型，透明细胞型易被误诊为转移性肾腺癌（彩图 3-3C）。其诊断准确率与送检标本是否得当及病理学检查是

否全面有关，电镜研究常会提供帮助。大细胞癌的转移较小细胞未分化癌晚，手术切除机会较大。

④其他：腺鳞癌、类癌、肉瘤样癌、唾液腺型癌（腺样囊性癌、黏液表皮样癌）等。

(2) 小细胞肺癌（small cell lung cancer，SCLC）：包括燕麦细胞型、中间细胞型、复合燕麦细胞型。癌细胞多为类圆形或菱形，胞质少，类似淋巴细胞。燕麦细胞型和中间型可能起源于神经外胚层的 Kulchitsky 细胞或嗜银细胞（彩图 3-3D）。胞质内含有神经内分泌颗粒，具有内分泌和化学受体功能，能分泌 5-羟色胺、儿茶酚胺、组胺、激肽等肽类物质，可引起类癌综合征（carcinoid syndrome）。在其发生、发展的早期多已转移至肺门和纵隔淋巴结，并由于其易侵犯血管，在诊断时大多已有肺外转移。

三、影像学检查进行早期筛查与诊断

1. 中央型肺癌（central bronchogenic carcinoma）　其 X 线、CT 及 MRI 可见以下表现。

(1) 早期中央型肺癌：X 线胸片常无异常表现，胸部 CT 能够显示支气管管腔或管壁的异常。

(2) 阻塞性改变：不具有特征性。X 线胸片及胸部 CT 能够显示阻塞性肺气肿、阻塞性肺炎、阻塞性肺膨胀不全或不张等，而胸部 MRI 显示不佳。

(3) 肺门肿块：肿瘤向管壁外生长，与转移的肺门淋巴结均可在肺门区形成肿块。X 线、胸部 CT 及 MRI 均能够显示。X 线胸片上，右肺门肿块与右上叶不张相连构成反"S"征（inverted S curve sign），见于右上叶支气管肺癌（图 3-4）。

(4) 支气管管腔内肿块、管壁增厚、壁外肿块、管腔狭窄或闭塞：胸部 CT 显示清晰，而 X 线胸片、胸部 MRI 显示不佳。

(5) 纵隔淋巴结转移与纵隔结构浸润：纵

隔淋巴结＞15mm常提示转移。纵隔结构浸润的胸部CT显示为肿瘤与纵隔间脂肪间隙消失、肿瘤与纵隔结构分界不清，胸部MRI显示为纵隔结构周围薄层高信号带消失。腔静脉瘤栓的胸部MRI显示为结节状中等信号。

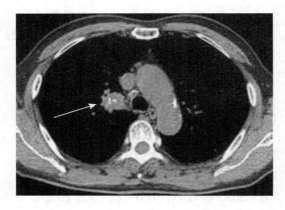

图 3-4　右中央型肺癌

右肺门肿块影边缘不规则，其间见钙化影

2. 周围型肺癌（peripheral bronchogenic carcinoma）　周围型肺癌多表现为肺内结节或肿块，部分结节呈磨玻璃样不透光区，少数表现为浸润阴影或条索状阴影。常合并肺门、纵隔淋巴结肿大。肺内结节、肿块可部分具有以下征象，但这些征象不一定是肺癌特有的。

（1）形态（shape）：类圆形或不规则形。

（2）边缘（margin）：细小深分叶、浓密的细短毛刺常可见（图 3-5A）。

（3）月晕征（halo sign）：结节周围环以磨玻璃样影。病理为出血性肺梗死、肿瘤细胞浸润。

（4）支气管充气征。

（5）癌性空洞：可见壁结节（mural nodule）（图 3-5B）。

（6）钙化：1%～14%的肺结节出现。

（7）血管集束征（convergence of bronchovascular structures）。

（8）病灶的胸壁侧小片状浸润。

（9）胸膜凹陷征：腺癌和细支气管肺泡癌多见。

（10）CT 及 MRI 增强后，肺结节呈轻、中度均匀或不均匀强化（增强后密度比平扫时增加 15～20HU），部分结节呈内缘不规则的环状强化（circular enhancement）。

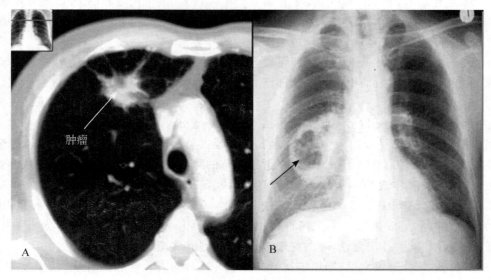

肿瘤

图 3-5　周围型肺癌

A. 毛刺征；B. 癌性空洞

（张才擎）

参 考 文 献

［1］ 杨永波,李志刚.国际肺癌研究会分期项目采用外科治疗的非小细胞肺癌的预后因素和病理 TNM 分期.中国肺癌杂志,2010,13(1):9-17

［2］ 阮征,郑健,黄海龙.^{18}F-FDG-SPECT/CT 显像在肺癌诊断中的临床价值.中国肺癌杂志,2005,8(2):1200-1203

［3］ 李元堂,张炳昌.临床脱落细胞学图谱分析及诊断.济南:山东大学出版社,2008

［4］ 李勃.端粒酶活性在肺癌患者诱导痰中的表达及临床价值.中国冶金工业医学杂志,2009,26(2):239-240

［5］ 魏文启.肺癌标志物联合检测临床意义讨论.医药论坛杂志,2009,30(12):100-101

［6］ Alberg AJ,Samet JM.Epidemiology of lung cancer.Chest,2003,123(1):21S-49S

［7］ Bach PB,Niewoehner DE,Black WC.Screening for lung cancer:the guidelines. Chest,2003,123(1):83S-88S

［8］ Swensen SJ,Jett JR,Sloan JA,et al.Screening for lung cancer with low-dose spiral computed tomography. Am J Respir Crit Care Med,2002,165(4):508-513

［9］ Kaneko M,Kusumoto M,Kobayashi T,et al.Computed tomography screening for lung carcinoma in Japan.Cancer,2000,89(11 Suppl):2485-2488

［10］ Tsushima K,Sone S,Hanaoka T,et al.Radiological diagnosis of small pulmonary nodules detected on low-dose screening computed tomography. Respirology,2008,13(6):817-824

［11］ Goerres GW,Kamel E,Seifert B,et al.Accuracy of image coregistration of pulmonary lesions in patients with non-small cell lung cancer using an integrated PET/CT system.J Nucl Med,2002,43(11):1469-1475

［12］ Lardinois D,Weder W,Hany TF,et al.Staging of non-small-cell lung cancer with integrated positron-emission tomography and computed tomography. N Engl J Med,2003,348(25):2500-2507

［13］ Rana DN,O'Donnell M,Malkin A,et al. A comparative study:conventional preparation and ThinPrep 2000 in respiratory cytology.Cytopathology,2001,12(6):390-398

［14］ Leung CS,Chiu B,Bell V.Comparison of ThinPrep and conventional preparations:nongynecologic cytology evaluation.Diagn Cytopathol,1997,16(4):368-371

［15］ Lam S,Macaulay C,Leriche JC,et al.Early localization of bronchogenic carcinoma. Diagn Ther Endosc,1994,1(2):75-78

［16］ Kolquist KA,Ellisen LW,Couter CM,et al. Expression of hTERT in early malignant lesions and a subset of cells in normal tissues. Nat Gnent,1998,18(2):182-186

［17］ Chen W,Xiong X,Zhou H,et al.Expression of telomerase activity,telomerase RNA component and telomerase catalytic subunit gene in lung cancer.Chin Med J(Engl),2002,115(2):290-292

［18］ Gessner C,Woischwill C,Schumacher A,et al.Nuclear YB-1 expression as a negative prognostic marker in nonsmall cell lung cancer.Eur Respir J,2004,23(1):14-19

［19］ Marx J.New tumor suppressor may rival p53. Science,1994,264:343-345

［20］ Belinsky SA,Nikula KJ,Palmisano WA,et al. berrant methylation of p16(INK4a)is an early event in lung cancer and a potential biomarker for early diagnosis.Proc Natl Acad Sci,1998,95(20):11891-11896

第4章 肺癌标志物的检测

第一节 概 述

肿瘤标志物是可以在血清、血浆、其他体液、组织提取物或石蜡固定的组织中检测到的自然生长的分子,有的只存在于胚胎,有的只在肿瘤患者体内出现,还有一些在正常人和肿瘤患者体内均存在但肿瘤患者体内含量明显增高。肿瘤标志物存在于细胞质和细胞核中,与细胞表面膜相连,在血液中进行循环,可以通过化学、免疫学及基因组学等方法检测其存在或测定其含量,用于确定肿瘤存在、评价患者预后及监测治疗效果。根据肿瘤标志物在不同带瘤个体和不同组织学类型肿瘤中的分布差异,可分为以下几类。

1. 只存在于某一个体的某一肿瘤而不存在于其他个体的同组织学类型肿瘤和正常组织,也不见于同一个体的其他肿瘤,这类肿瘤抗原的研究尚无明显突破。

2. 存在于同一组织学类型不同个体肿瘤中,如黑色素瘤相关排斥抗原(melanoma-associated rejection antigen,MARA),可见于不同个体的恶性黑色素瘤细胞,但正常黑色素细胞不表达此类抗原。

3. 不同组织学类型的肿瘤共有,如突变的 ras 癌基因产物,可见于消化道癌、肺癌等肿瘤细胞,但与正常原癌基因 ras 表达产物在氨基酸顺序等方面有差异,并能被机体免疫系统所识别。

另外,还有一类肿瘤标志物是肿瘤相关抗原,这些抗原既存在于肿瘤细胞,也存在于非肿瘤细胞,只是其含量在发生肿瘤时明显增加。此类抗原往往只表现为量的变化而无严格的肿瘤特异性,故称肿瘤相关抗原。其中一部分属于正常胚胎组织的特异性抗原,成年后这些抗原会消失,但在肿瘤组织中再次表达,称为胚胎性癌抗原。

目前为弥补单一检测指标的不足,多种标志物联合检测可以相互取长补短,提高肿瘤检测的灵敏度和特异性,再结合临床和动态观察对恶性肿瘤的诊断具有重要价值。

(刘占锋 周 军)

第二节 常用免疫学检查方法

一、免疫组织化学检查方法

免疫组织化学(immunohistochemistry)简称免疫组化,是应用免疫学基本原理中的抗原抗体特异性反应,对组织或细胞内的抗原或抗体物质进行定性和定位的一种组织学技术。

免疫组化中抗体的标记方法很多,主要有荧光物质、放射性核素、胶体金属、酶类等标记法。免疫荧光法必须有荧光显微镜,且存在荧光强度随时间延长而逐渐消退、阳性部位定位不准确等缺点,使其应用受到一定限制。

放射性核素(如 ^{32}P、^{35}S、^{14}C、^{3}H 等)均可作为抗体的标记物,但由于其操作需要有一定的技术设备,且存在放射性污染、操作复杂等缺点,故已逐渐被酶标记法取代。

胶体金属标记法主要采用胶体金标记,胶体金是分散相粒子的金溶胶,常用直径为 5～15nm 的胶体金粒子。金溶胶颗粒表面带有较多电荷,能与蛋白质分子吸附结合,利用此作用使抗体吸附于金溶胶粒子表面,即金标记抗体,可识别组织或细胞中相应的抗原。也可用金催化还原银离子的原理,结合摄影技术以银来增强金标记抗体的可见性,即免疫金银法(IGSS)。由于在电镜下金溶胶能呈现高电子密度,对比度强,故可用免疫电镜进行细胞超微结构的抗原定位、定性及定量研究。

酶标记的抗体与相应抗原特异结合后,加入酶的底物,在酶的催化下引起底物水解、氧化或还原反应而显色。常用的酶有辣根过氧化物酶(horseradish peroxidase, HRP)、碱性磷酸酶(alkaline phosphatase, AP)、葡萄糖氧化酶(glucose oxidase, GO)等。HRP 具有制备方法简便、价格低廉、易于与其他蛋白质偶联、呈色反应好等优点,是应用最广泛的酶,其显色剂为二氨基联苯胺四盐酸盐(DAB),反应后可在细胞内形成稳定的褐色沉淀;AP 的显色剂为坚固蓝(BB)或坚固红(TR),与萘酚(AS-MX 或 AS-TR)磷酸钠盐反应后分别产生蓝色或红色产物。为消除内源性 HRP 或 AP,在加抗体前需要分别用 0.3% 过氧化氢溶液或左旋咪唑封闭。葡萄糖氧化酶及 α_2-半乳糖苷酶也是近年来常用的酶类,由于人体组织不含这两种酶,因此不存在内源性酶活性干扰的问题,不需封闭。

免疫酶标法的基本方法有直接法、间接法、间桥法、PAP 法、A 蛋白-PAP 法及 ABC 法。

二、血清免疫学检查方法

血清免疫学检查方法是肿瘤标志物检测一类最常用方法的总称,这类方法灵敏度高、特异性强、稳定性好,大部分属于第三代超微

量检查方法,常用的检查方法包括放射免疫技术(包括 RIA 及 IRMA)、化学发光免疫分析技术(包括 CLIA 及 ECLIA)、时间分辨荧光免疫分析技术(TrFIA)、酶免疫分析技术(EIA)、荧光偏振免疫分析技术(FPIA)、二维电泳技术和免疫芯片技术等。

1. 放射免疫技术 放射免疫技术是利用放射性核素的可探测性、高灵敏性、高准确性与抗原抗体反应的高特异性相结合而建立的一类免疫测定技术。该技术是测量微量及超微量生物活性物质常用的一种技术手段,具有灵敏度高(可达 10^{-15}～10^{-9} g/L 水平)、特异性强、重复性好、操作简便、易于标准化等特点,已被广泛应用于生物医学研究和临床诊断领域中各种微量蛋白质、激素、小分子药物和肿瘤标志物的定量分析。

按照放射免疫技术的原理与方法,主要分为两种技术类型,即放射免疫分析(radio immunoassay, RIA)和免疫放射分析(immunoradiometric assay, IRMA)。

放射免疫分析(RIA)是放射免疫技术中最早创立的、也是最经典的一种模式,它以放射性核素标记的抗原(Ag*)与反应体系中待测样品内的未标记抗原(Ag)竞争结合有限数量的特异性抗体(Ab),根据剂量-反应曲线,可以计算出待测抗原的含量。

免疫放射分析(IRMA)是在 RIA 的基础上发展起来的一种超微量分析技术,与 RIA 不同的是,它以过量的标记抗体(Ab*)与待测抗原进行非竞争性结合反应,其灵敏度、重复性和可测范围均优于 RIA,操作程序也更简便。

目前临床应用的绝大多数肿瘤标志物属于大分子蛋白质,适用于标记抗体的非竞争性结合分析,因此在肿瘤标志物检测方面,IRMA 技术被广泛采用。

2. 化学发光免疫分析技术 化学发光免疫分析技术是利用在化学反应中释放大量自由能产生激发态中间体,激发态不稳定,当

中间体回到稳定的基态时会发射出光子（hγ），利用发光信号测量仪器对发出光子的量进行定量测定，即可测定出待测物质的含量。化学发光免疫分析技术的灵敏度与放射免疫技术基本上处于相同水平，它克服了放射免疫技术试剂有效期短、存在放射性污染等缺点，同时实现了全自动化，为临床上大批量样品的常规检测提供了便利条件。根据反应原理的不同，化学发光免疫分析技术主要有两种类型，即化学发光免疫分析（chemiluminescence immunoassay，CLIA）和电化学发光免疫分析（electrochemiluminescence immunoassay，ECLIA）。

CLIA 的原理是将发光物质（或触发产生发光的物质）直接标记在抗原或抗体上，或经过酶促放大发光底物的发光反应，先进行抗原抗体的免疫反应，再启动化学发光反应，通过定量测定光子的量多少，可以计算出待测抗体或抗原的含量。

ECLIA 是一种在电极表面由电化学引发的特异性化学发光反应，包括了电化学和化学发光两个过程。ECLIA 与 CLIA 的差异主要在于 ECLIA 是由电启动发光反应，而 CLIA 则是通过化合物混合启动发光反应。ECLIA 的基本原理是三联吡啶钌[Ru(bpy)$_3$]$^{2+}$ 和三丙胺（TPA）在电场作用下通过氧化还原反应产生化学发光，TPA 起传递电子体的作用。其优点是发光时间长、强度高、可循环利用，使发光更易测定，灵敏度高（可达 pg/ml 水平），反应时间短，试剂稳定性好。

3. 时间分辨荧光免疫分析技术　时间分辨荧光免疫分析（time-resolved fluorescence immunoassay，TrFIA）又称解离-增强镧系荧光免疫分析（dissociation-enhancement lanthanide fluoroimmunoassay，DELFIA），是对以往荧光免疫测定中不易克服的本底荧光干扰加以改进而建立起来的一种超微量检测技术。其基本原理是以镧系元素螯合物进行荧光标记，利用这类荧光物质有长荧光寿命的特点，延长荧光测量时间，待寿命较短的本底荧光完全衰退后再进行测定，则所测得的荧光信号完全为长寿命镧系螯合物的荧光，从而可以有效地消除非特异性本底荧光的干扰。该技术具有超灵敏、动态范围宽、稳定性好、易于自动化、不损害样品、可同时测定两种或两种以上抗原等特点。

4. 酶免疫分析技术　酶免疫分析（enzyme immunoassay，EIA）是用酶标记抗原或抗体来进行免疫反应的一类超微量分析技术，其原理与放射免疫技术相似。待反应结束后，加入底物显色，根据显色的程度不同可以计算出待测抗体或抗原的含量。EIA 中目前应用最多的是酶联免疫吸附分析（enzyme linked immunosorbent assay，ELISA）。

ELISA 法既可标记抗体又可标记抗原，可以定量测定抗体的效价或可溶性抗原的含量。ELISA 的基础是抗原或抗体的固相化及抗原或抗体的酶标记。ELISA 法灵敏度高、特异性强、试剂有效期长，可广泛用于肿瘤标志物的临床检测，其主要方法有以下几种。

（1）间接法：是检测抗体最常用的方法。其原理是将已知可溶性抗原吸附于固相载体（聚苯乙烯板或管、琼脂糖小珠），洗涤后加入待检血清，若其中含有特异性抗体，则与固相抗原结合；洗涤，加入酶标记抗抗体，与附着在固相上的免疫复合物结合，洗涤，最后加入底物显色，测定显色程度以计算待测抗体量。本法只要更换不同的固相抗原，就可以用一种酶标记抗体检测各种与抗原相应的抗体。

（2）双抗体夹心法：是检测抗原最常用的方法。其原理是将已知特异性抗体吸附于固相载体，洗涤后加入待检标本，使待测抗原与固相抗体结合，洗涤，加入酶标记第二抗体，洗涤，加入底物显色，通过检测显色的程度计算出待测抗原的含量。根据同样原理，用大分子抗原分别制备固相抗原及酶标记抗原，可以用双抗原夹心法测定标本中的抗体。

（3）竞争法：是检测小分子抗原常用的方法，此法也可用于测定抗体。以测定抗原为例，其原理是将已知抗体吸附于固相载体上，加入酶标记抗原和待检抗原，竞争结合固相抗体，洗涤，加入底物显色，通过与只加入酶标记抗原未参与竞争的显色程度相比较，即可计算出待测抗原含量。

5. 荧光偏振免疫分析技术 荧光偏振的原理是荧光物质经单一平面的偏振光（波长 485nm）照射后，可吸收光能跃入激发态，回到基态时释放能量并发射出单一平面的偏振荧光（波长 525nm），偏振荧光的强度与荧光物质受激发时分子转动的速度成反比。荧光标记的小分子抗原在溶液中旋转速度快，其荧光偏振光强度小，当荧光标记的小分子抗原与其相应抗体结合成免疫复合物后，形成的大分子在溶液中旋转速度变慢，荧光偏振光强度增大。荧光偏振免疫分析（fluorescence polarization immunoassay，FPIA）就是依据荧光标记抗原与其抗原抗体复合物之间荧光偏振程度的差异，用竞争法测定出溶液中小分子抗原的含量。

6. 二维电泳技术 第一维电泳是等电聚焦，在细管（直径 1～3mm）中加入含两性电解质、8mol/L 的脲及非离子型去污剂聚丙烯酰胺凝胶进行等电聚焦电泳，蛋白质根据其等电点的不同在细管中移动不同的距离，从而达到分离的目的。然后将凝胶从管中取出，用 SDS 缓冲液处理 30min 后，将凝胶条放在 SDS-聚丙烯酰胺凝胶电泳浓缩胶上，加入丙烯酰胺溶液或融化的琼脂糖溶液使其固定并与浓缩胶连接。在第二维电泳过程中，结合了 SDS 的蛋白质从等电聚焦凝胶中进入 SDS-聚丙烯酰胺凝胶，在浓缩胶中被浓缩，在分离胶中依据其相对分子质量的不同而被分离并分布在二维图谱上。

二维电泳可分离等电点相差不足 0.01 个 pH 单位的蛋白质，分离度极高，在分离蛋白混合样品、比较差异方面具有不可替代的作用，但其一次所能处理的样品量较小，只适用于分离微量的高纯度产物。对细胞提取液进行二维电泳，可分辨出 1 000～2 000 个蛋白质，有的甚至高达数千乃至上万，具有很高的分辨率。因此，通过二维电泳技术，可分离出正常组织细胞与肿瘤细胞之间具有差异的蛋白质组分，这在肿瘤研究的多个领域中发挥了重要作用。

7. 免疫芯片技术 免疫芯片（immuno-chip）又称抗体芯片（antibody-chip），是最重要的蛋白质芯片，是将抗原抗体反应的特异性与电子芯片的高密度聚成原理相结合而建立的一种生物芯片检测技术。其原理是将几个、几十个，甚至几万个抗原或抗体高密度排列在一个芯片上，与待检样品进行反应，可一次性获得芯片中所有已知抗原或抗体的检测结果，其优点是信息量大、速度快、操作简便、成本较低、用途广泛、自动化程度高等。

免疫芯片除可在基因组计划和生物医学领域对重要的蛋白质进行功能鉴定及诊断疾病外，还可在高通量药物筛选、环境及农业检测、食品卫生、生物武器等方面发挥重要作用。

（刘占锋 李 钧）

第三节 肺部肿瘤的主要标志物

一、肿瘤相关抗原及分化抗原

1. 癌胚抗原（carcinoembryonic anti-gen，CEA） CEA 是 1965 年由加拿大学者 Gold 和 Freedman 从结肠腺癌和胎儿肠中提取的一种胚胎抗原，是一种糖蛋白，由胎儿体内能分泌多糖-蛋白质复合物的腺管上皮细胞合成,等电点4.8,沉降系数7~8S,电泳位于β-球蛋白区。胎儿胃肠管及某些组织细胞具有合成CEA能力,存在于细胞表面。通常在妊娠6个月内CEA含量升高,出生后血清中含量已很低了。偶见于正常成人细胞及良性上皮性肿瘤组织,健康成人血清中CEA浓度小于2.5ng/ml。CEA基因位于第19对染色体,其基因产物的部分结构与免疫球蛋白十分类似,因此属于免疫球蛋白超家族的一员,该家族至少含有10个基因,36种糖蛋白,其代表即为CEA及非特异性交叉免疫蛋白(NCA)。

正常细胞分泌的CEA进入胃肠道,因而正常成人血清中CEA含量极低,而失去极性的癌细胞分泌的CEA则进入血液和淋巴液,导致部分癌症患者血清CEA水平升高。CEA是最具特异性的癌胚蛋白之一,也是最早用于NSCLC的肿瘤标志物之一,目前认为CEA的增高与肺癌的病理分型有关,对肺腺癌的阳性预测率为58%,在SCLC中有10%~30%的患者CEA阳性。在癌性胸腔积液中测定CEA几乎无假阳性。50%~80%的结肠癌、卵巢癌(尤其是黏液性腺癌)患者血中CEA水平升高,手术切除2周后血中CEA开始减少,1个月左右恢复至正常水平。癌复发的患者,血中CEA水平会再次升高。体内有肿瘤残余时,CEA可维持在较高水平。所以,消化道癌及妇科癌症患者定期复查血CEA水平,对观察疗效、监视复发、估计预后具有重要临床意义。

约有2/3的NSCLC患者和1/3的SCLC患者血清中CEA含量升高,且与临床分期有关,越接近晚期阳性率越高。其他肿瘤,如胰腺癌、乳腺癌晚期、甲状腺癌、胃癌和其他一些腺上皮来源的恶性肿瘤,均可出现不同程度的CEA水平升高,乳腺癌患者的CEA水平与肿瘤分期、有无转移相关,还可用于化疗及复发的监测。此外,一些良性疾病,如肺脓肿、肝硬化、肝炎、直肠息肉、溃疡性结肠炎、胆囊炎、胰腺炎、肝外胆管阻塞和重度吸烟者等亦呈现CEA水平升高。

2. 糖类抗原19-9(carbohydrate antigen 19-9,CA19-9) 1979年,Koprowski利用人大肠癌细胞株SW1116免疫BALB/C纯种小鼠获得了单克隆抗体1116NS19-9,与此抗体相应的抗原称为CA19-9。CA19-9相对分子质量为20万~100万,在血液中以唾液酸黏液形式存在,抗原决定簇为唾液酸化Ⅱ型乳酸岩戊糖,其结构与lea血型抗原相似。

现已证实CA19-9是一种非特异的肿瘤抗原,除胰腺癌外,大肠癌、乳腺癌、肺癌、子宫癌、前列腺癌、胆囊癌等其他恶性肿瘤患者血清CA19-9亦可明显升高。有研究报道,肺腺癌细胞可直接产生CA19-9,其敏感性达31%~60%,特异性达60%~92%。CA19-9在有肺内转移的患者中升高幅度最大,敏感性为50%。一般CA19-9的升高可作为肿瘤复发转移的亚临床诊断或重要的辅助诊断指标。

3. 糖类抗原242(carbohydrate antigen 242,CA242) CA242是从人结肠直肠细胞系Colo-205单克隆抗体发现并识别,不同于CA19-9、CA50、CA125等肿瘤相关抗原的一种鞘糖脂抗原,以唾液酸糖蛋白和唾液酸脂质为主要成分,能识别CA50和CA19-9的抗原决定簇。

CA242存在于正常胰腺、结肠黏膜,但含量很低,在胰腺癌、直肠癌、肺癌和胃癌等患者中CA242浓度升高。Pujol等对NSCLC患者血清CA242水平的研究发现,CA242的敏感性为28.5%,特异性为95.6%,腺癌及大细胞癌患者血清CA242水平明显高于鳞癌,且其浓度与疾病状态有关,发生远处转移者其CA242水平高于未转移者,与随TNM分期的Ⅰ~Ⅳ期CA242浓度逐渐增高。该研究还发现,CA242可用于疗效观察,未接受化疗、对化疗无反应或病情未控制者的 CA242 水平明显高于对化疗有反应者。

由于 CA242 敏感性较低,对 NSCLC 的诊断意义不大,但其浓度水平与 NSCLC 的分期密切相关,且能预测化疗反应,但还应该注意一些良性疾病,如胰腺炎、肝硬化、肝炎及腹水等,也可出现 CA242 的轻微升高。

4. 细胞角蛋白 21-1 片段(CYFRA21-1)

细胞角蛋白是细胞体的中间丝,根据其相对分子质量和双向二维电泳中等电点的不同,可将细胞角蛋白分为 20 种不同类型,其中 CYFRA21-1 存在于肺癌、食管癌等上皮性起源的肿瘤细胞胞质中,当肿瘤细胞溶解或坏死后,CYFRA21-1 可释放至血清中,从而可作为肺癌的一种肿瘤标志物。Niklinski 等研究发现,CYFRA21-1 对鳞癌的敏感性(76.5%)比腺癌(47.8%)和 SCLC(42.1%)高($P<0.01$ 和 $P<0.05$),对鳞癌 Ⅰ~Ⅳ 期的敏感性分别为 60.0%、88.8%、80.0% 和 100%。而且,CYFRA21-1 对鳞癌的敏感性要显著高于 SCC(47.1%,$P<0.05$),因此 CYFRA21-1 对鳞癌的诊断价值要高于 SCC,提示 CYFRA21-1 有可能成为肺鳞癌的首选肿瘤标志物。该研究还显示,CYFRA21-1 在血清中的水平与淋巴结转移的数目成正相关,且随病情进展而升高,在 Ⅰ、Ⅱ 期肺癌患者中 CYFRA21-1 的水平增高提示有微小转移灶的存在。

CYFRA21-1 还是手术后肺癌患者判断预后的一项独立因素。术后 2 周,肿瘤切除彻底的患者其血清 CYFRA21-1 的水平可降至正常,而 CYFRA21-1 水平下降幅度较低者提示预后较差;CYFRA21-1 水平不降反而升高者,其无病生存期短于 CYFRA21-1 水平正常者。因此,术后定期复查 CYFRA21-1 有助于较早地发现肺癌的复发、转移。

CYFRA21-1 的器官特异性不强,在多个系统、多种器官的疾病中均有不同程度的升高,如脑梗死、肾功能不全、冠心病等,而且 CYFRA21-1 在胸腔积液、腹水中的浓度水平要明显高于血清。因此,在临床应用中,对 CYFRA21-1 的价值要客观分析,采用多项标志物联合检测,以提高对肺癌诊断的敏感性和特异性。

5. 鳞状细胞癌相关抗原(squamous cell carcinoma antigen,SCC-Ag)　SCC-Ag 是肿瘤抗原 TA4 的一个组分,最早由 Kato 和 Torigoe 从宫颈鳞癌中分离得到,最初用作宫颈癌的肿瘤标志物,后来发现 SCC-Ag 也存在于肺、咽、食管、口腔等多个部位的肿瘤组织中,尤其是鳞状细胞癌。肺鳞癌患者的 SCC-Ag 阳性率为 40%~60%,而其他类型的肺癌中 SCC-Ag 的阳性率极低,因此,SCC-Ag 是肺鳞癌比较特异的肿瘤标志物。

SCC-Ag 有助于肺癌的诊断和分型,尽管其敏感性为 30%~50%,低于 CEA,但其特异性高于 CEA。有研究表明,SCC-Ag 的水平升高与肿瘤的 TNM 分期无明确关系,但可提示预后不良。SCC-Ag 可用于临床疗效的观察,在肺鳞癌患者手术前后动态观察中发现,行根治手术的患者 SCC-Ag 在术后 72h 内转阴,而行姑息切除或探查术的患者 SCC-Ag 则仍高于正常,且 SCC-Ag 血清水平的高低不受吸烟的影响。此外,SCC-Ag 在观察肿瘤的复发及转移中亦有一定意义,当出现复发及转移时,SCC-Ag 血清水平的升高要早于临床。

6. 糖类抗原 125(carbohydrate antigen 125,CA125)　CA125 最初是用卵巢癌细胞作为免疫原而制备的单抗 OC125 的相应抗原,故命名为 CA125,后来发现其在肺癌中亦有较高的阳性率。据报道,CA125 对肺癌的敏感性为 30%~61%,特异性为 34%~67%。CA125 可用作肺癌患者的独立预后指标,且不受肿瘤大小、TNM 分期、组织类型及患者年龄的影响。研究表明,肺癌根治术前 CA125 高于正常的患者,其术后 30 个月的生存率明显低于 CA125 正常者（30%~68%）；CA125 升高的 NSCLC 患者其 36 个月生存率明显低于 CA125 水平正常者（20%~67%，$P<0.01$），与其是否手术无明显关系，且其 36 个月无病生存率也相应低于 CA125 水平正常者（13%~64%）。

由于 CA125 最初是从卵巢癌中发现的，故其在妇科肿瘤中有较多应用。随着临床认识的逐步深入，发现 CA125 在妇科良性疾病如盆腔炎、子宫内膜异位症、子宫肌瘤、子宫腺肌病、卵巢囊肿等中均有一定程度的升高，其中子宫腺肌病患者 CA125 的阳性率可达 80%。此外，CA125 在其他系统的良性疾病中或特殊生理时期也有一定的阳性率，最常见的是肝硬化、心功能减退及妊娠 3 个月内。因此，在解释 CA125 的结果时，应该综合分析。

7. 糖类抗原 15-3（carbohydrate antigen 15-3，CA15-3）　CA15-3 是一种由腺体分泌的黏蛋白，于 1984 年由 Hilkens 等自人乳脂肪球膜上糖蛋白 MAM-6 制备出的小鼠单抗 115-DB 及 Kufu 等自肝转移乳腺癌细胞膜制备出的单抗 DF-3 所识别的一种糖类抗原，可以存在于多种腺癌组织内，如乳腺癌、卵巢癌、胰腺癌等，故临床上常用于乳腺癌及卵巢癌的检测，近年来对 CA15-3 在肺癌诊断中的作用已有了一定的认识，发现 CA15-3 对肺癌的诊断、疗效监测及预后判断等有较高的临床价值。研究显示，肺癌患者的 CA15-3 水平升高，以肺腺癌升高最明显，SCLC 次之；当 CA15-3 特异性为 92% 时，其对肺癌诊断的敏感性为 58.8%，其中肺腺癌敏感性为 74.0%，SCLC 为 46.4%；研究还发现，CA15-3 的血清水平具有随肺癌 TNM 分期而增高的趋势。

8. 组织多肽抗原（tissue polypeptide antigen，TPA）　TPA 是瑞典学者 Bjorklund 于 1957 年发现的一种多肽类肿瘤标志物，无器官特异性，可被细胞角蛋白 8、18 和 19 的抗体所识别，分子量为 20~45kD。TPA 与某些细胞分裂素、细胞骨架蛋白有广泛的同源性，当细胞分裂时，其浓度增高。TPA 在上皮性肿瘤中表达增加，由增殖细胞产生和释放，因此，TPA 的水平直接反映了细胞增殖、分化率和肿瘤的浸润程度。国内外研究表明，肺癌患者血清及胸腔积液中的 TPA 水平升高，对肺癌具有辅助诊断价值。与肺良性病变相比，肺癌患者的 TPA 水平均增高，尤以肺鳞癌升高最明显。Paone 等研究发现 TPA 对 NSCLC 与 SCLC 的分类准确率达 92%，未经治疗的肺癌患者血清中 TPA 浓度与原发肿瘤、局部区域型淋巴结转移具有一定的相关性。一般认为，肿瘤越大 TPA 水平越高，治疗后 TPA 水平的变化与病情相一致。

需要注意的是，血清 TPA 水平的升高也可见于一些非肿瘤性疾病，如肺气肿、支气管炎、肝良性疾病、消化性溃疡、胰腺炎、胃炎、前列腺炎、前列腺增生及妊娠等。

9. 铁蛋白（serum ferritin，SF）　SF 是 1884 年由 Schmiedeburg 发现的水溶性铁储存蛋白，1937 年由 Laufberger 定名为铁蛋白，1965 年 Richter 等从恶性肿瘤细胞株中分离出铁蛋白。SF 是由脱铁蛋白组成的具有大分子结构的糖蛋白，由 24 个亚单位聚合而成，每个分子可储存 4 500 个铁原子，在体内铁的储存和代谢方面具有重要作用。由于 SF 在人体组织内分布广泛，多种恶性肿瘤及急性感染、活动性结核等情况下血清 SF 水平均可升高，一般认为 SF 不是一种特异性的肿瘤标志物，在肺部疾病的鉴别诊断中意义不大，也无助于肺癌的早期诊断，但其在肺癌的病情监测、肿瘤的消长及转移方面具有一定的临床价值。通过观察发现，约有 34% 的肺癌患者 SF 增高，在各病理类型间 SF 水平无明显差别，但其浓度可随肺癌病期的进展而增高。对肺癌患者 SF 的动态观察发现，在肺癌病情较轻及稳定期，SF 水平较低，而在肺癌进展或病情加重时 SF 则明显升高。

二、酶 类

1. 神经元特异性烯醇化酶（neuron specific enolase，NSE） NSE 是一个具有高度特异性和高灵敏性的肿瘤标志物，可用于 SCLC 的辅助诊断。NSE 是一种普遍存在于哺乳动物组织中的糖酵解酶，由 α、β、γ 三种亚基构成，存在于神经内分泌细胞和神经源性肿瘤中，如 APUD（amine precursor uptake decarboxylase）细胞系。SCLC 是一种神经内分泌起源肿瘤，可表现出神经内分泌 APUD 细胞系的某些特征，患 SCLC 的患者大多数血清 NSE 水平明显升高，因此，NSE 是 SCLC 最有价值的血清肿瘤标志物之一，敏感性可达 40%～70%，特异性可达 65%～80%，在局限期有 40%～70% 的 SCLC 患者 NSE 增高，在广泛期则有 83%～98% 的 SCLC 患者 NSE 增高。研究表明，早期 SCLC 患者血清 NSE 活性升高率明显低于晚期 SCLC 患者，说明 NSE 并不能作为 SCLC 的早期诊断指标，但血清 NSE 的活性改变与 SCLC 的临床过程有很好的相关性，可作为疗效观察、判断预后、监测病情的指标。有报道称，NSE 水平与 SCLC 转移程度相关，但与转移的部位无关，NSE 水平与其对治疗的反应性有较好的相关性。

NSE 是鉴别 SCLC 与 NSCLC 比较有用的肿瘤标志物，如以 20ng/ml 作为限值，SCLC 的阳性率为 91.8%，而 NSCLC 的阳性率仅为 12.4%。NSE 还可作为 SCLC 与其他肺部良性疾病的鉴别指标，肺部良性疾病的阳性率仅为 3.3%，血清平均水平为（7.9±6.5）ng/ml。

NSE 提示肿瘤复发通常要比临床发现早 4～12 周，Johnson 等发现 SCLC 复发时 NSE 会再次升高，而此时影像学检查尚不能发现肿瘤复发的 SCLC 患者。当再次进行化疗时，NSE 水平则第二次降低。

研究表明，NSE 是判断 SCLC 生存率的最佳指标，单独一项 NSE 的水平变化即可判定患者的预后，随后的一些研究也进一步证实了上述观点。因此，目前已公认 NSE 可作为 SCLC 的一种高特异性、高灵敏性的肿瘤标志物。

由于 NSE 在人脑组织中含量最高，因此，对于缺血性脑血管病及脑外伤等可引起脑部缺血缺氧的疾病，均可导致神经元的坏死，致使神经元胞质中的 NSE 进入脑脊液，通过血-脑屏障使血液中的 NSE 水平增高。此外，NSE 存在于正常红细胞中，因此溶血也会导致 NSE 的检测结果偏高。

2. 胸苷激酶（thymidine kinase，TK）TK 可催化脱氧胸苷（dT）转变为 dTMP，是嘧啶（pyridine）代谢中的关键酶之一，又称补救酶，有 4 种同工酶，以 TK_1 和 TK_2 较为重要，TK_1（细胞质 TK）和 TK_2（线粒体 TK）是具有不同遗传起源的同工酶，受 2 个不同的基因编码，其细胞定位、组织分布、动力学及底物特异性均不同。TK_1 在胎儿期合成，可控制人体细胞内 DNA 合成前期至 DNA 合成期的增殖，主要存在于迅速增殖的细胞中，其活性水平与增殖速度呈正相关，静息组织或血清中其活性几乎检测不到。TK_2 在增殖细胞中也存在，但活性较低。因此，TK_1 被认为是一种肿瘤标志酶，在 SCLC 中 TK 的水平与肿瘤的 TNM 分期和分级呈正相关，但与病理分级关系更密切，提示 TK 水平较低的患者其预后较好。资料显示，TK 分析有助于 SCLC 的诊断，CEA 次之，TK 可作为 SCLC 患者判断预后和随访的指标之一。

其他 TK 活性增高的情况，主要见于单纯疱疹、带状疱疹、巨细胞病毒感染及维生素 B_{12} 缺乏症等。

三、激 素 类

1. 胃泌素释放肽前体（progastrin-relea-

sing peptide,ProGRP）　神经内分泌组织的异常分化可使 ProGRP 水平增高,ProGRP 与肺癌的病理类型呈良好的相关性,对 SCLC 具有较高的敏感性。ProGRP 是 SCLC 的自主生长因子,大多数 SCLC 均可产生 ProGRP。Yonemori 等报道,ProGRP 可预测接受预防性脑照射的局限性 SCLC 患者的脑转移,通过观察发现放疗前 ProGRP 水平升高是影响脑转移及生存的因素。Pro-GRP 可用于 SCLC 患者的鉴别诊断、疗效观察及复发监测。需要注意的是,部分慢性肾衰竭患者血清 ProGRP 也可升高,故临床上在检测 ProGRP 的同时应检查患者的肾功能。

2. 促肾上腺皮质激素（adrenocorticotropic hormone，ACTH）　ACTH 是腺垂体分泌的激素之一,其分子结构为由 39 个氨基酸组成的直链多肽,相对分子量约为 4 500,半衰期 7～12min,生物活性主要在 N-末端的 26 个氨基酸,C-末端的 13 个氨基酸对其生物活性无影响,但可起到分子结构稳定作用。ACTH 的分泌不仅受下丘脑的促肾上腺皮质激素释放激素（CRH）的影响,而且各种应激反应皆可刺激 ACTH 的分泌。此外,糖皮质类固醇对 ACTH 的分泌呈负反馈性抑制。ACTH 是肾上腺皮质生长和分泌的主要调节因素,其分泌呈现昼夜节律变化,一般上午 6－8 时达高峰,下午 6－11 时最低。ACTH 作为肿瘤标志物,主要应用于 SCLC 的辅助诊断,患者血清 ACTH ＞ 200ng/L 时提示有 ACTH 异位分泌现象,其中约 50％ 为 SCLC 所致,其他则为胸腺瘤、胰岛细胞瘤、甲状腺髓样癌等。

3. 降钙素（calcitonin，CT）　CT 是 Copp 等于 1962 年发现的一种具有降低血钙作用的激素,由甲状腺 C 细胞产生,它是由 32 个氨基酸组成的多肽,相对分子量 3 500,它具有调节血钙平衡作用,与骨代谢密切相关。血中钙、磷、镁升高可刺激 C 细胞分泌 CT,促胃液素、胰高糖素、肠促胰酶素也可促进其分泌。CT 的主要生理作用是抑制破骨细胞活性,减少溶骨作用,从而降低血钙、磷的浓度,影响骨质代谢。CT 作为一种肿瘤标志物,对甲状腺髓样癌具有特异性诊断价值,甲状腺髓样癌患者血清 CT 水平可达 2 000～5 000ng/L,其他部位肿瘤（如乳腺癌、肺癌、胃肠道癌、胰腺癌、嗜铬细胞瘤等）患者的血清 CT 水平也均有升高。肺癌时 CT 可达 1 342ng/L,局限性 SCLC 时 CT 平均水平近 200ng/L,病变浸润广泛时可达 1 346ng/L,CT 水平持续剧烈升高表明有癌症转移,肺癌转移时,CT 水平增高可比其他诊断提前 4～5 个月给予提示。

（刘占锋　陈海荣　周　军）

第四节　肺癌血清肿瘤标志物的联合检测

血清肿瘤标志物的应用,对肺癌的早期诊断、临床分期、预后判断及疗效观察等起到了很大的帮助作用,但迄今为止,尚未有一种肿瘤标志物能够特异性地诊断肺癌,上述各种肿瘤标志物在单独检测时均存在着敏感性和特异性方面的局限性,因此,联合检测多项标志物可以大大提高诊断的敏感性及特异性。

不同研究提示,联合检测 CEA ＋ CY-FRA21-1 对肺癌的敏感性为 66％～80％,特异性为 69％～82％;CYFRA21-1 ＋ NSE 的敏感性为 44％～72.4％,特异性为 52％～75％;CEA ＋ CA125 ＋ CA15-3 ＋ CA19-9 的敏感性为 77.6％,特异性为 82.4％;CEA ＋ CA125 对敏感性为 72％,特异性为 79％;CEA ＋ CA125 ＋ NSE 的敏感性为 82％,特异性为 78％;CEA ＋ NSE 的敏感性为 76％,特异性为 79％;CA15-3 ＋ CYFRA21-1 的敏感

性为 84.9％,特异性为 84％;而联合检测 CEA＋CYFRA21-1＋NSE 对晚期 NSCLC 和 SCLC 患者的阳性率可达 95％以上;CEA ＋CYFRA21-1＋SCC-Ag 对所有肺癌患者的阳性率超过 90％,CEA＋NSE＋SCC-Ag 的阳性率为 80％～85％。各组不同的研究得到的结果虽然有一定差异,但各组多种肿瘤标志物联合检测结果的敏感性和特异性均高于单独一种标志物的检测结果。

研究表明,SCLC 患者的血清 NSE 水平要明显高于肺鳞癌和肺腺癌,而 CEA 水平则低于肺鳞癌和肺腺癌,肺鳞癌患者的 CY-FRA21-1 水平要明显高于 SCLC 和肺腺癌。根据这一特点,可通过 NSE 与 CYFRA21-1 的比值(N/C)来预测患者的病理类型,通过比较发现设定 N/C 的界限为 4 时区分 SCLC 及 NSCLC 的效率最佳。SCLC 中 81.8％的患者 N/C≥4,NSCLC 中有 77.2％的患者 N/C＜4,区别的总符合率为 78.5％。

不同的研究提示,NSE＋ProGRP 可作为 SCLC 的首选标志物检测方案,CY-FRA21-1＋CEA＋p53 抗体可作为 NSCLC 的首选方案,p53 抗体对肺癌的辅助诊断有很高的特异性,CYFRA21-1 对鳞癌的辅助诊断有一定作用。不同病理类型的肺癌有其各自的优势指标,可用于诊断及初步判断其病理类型,如 CEA、CA15-3 在肺腺癌中升高最明显,SCC-Ag、CYFRA21-1 在肺鳞癌中升高最明显,NSE、ProGRP 对 SCLC 应用价值较高,TPA 在各种类型的肺癌中均有升高且无明显的组织特异性,肺癌发生转移的患者 CA15-3、CA19-9 升高比较明显且其在有效治疗时变化比较明显,因此,通过使用不同的标志物联合检测有助于对肺癌的诊断、病理分期、疗效观察及预后判断。

由于各种肿瘤标志物本身的局限性,在临床应用过程中,应综合考虑检测结果及良性病变、吸烟、妊娠、年龄等因素,以做出一个合理的评判。

(刘占锋　张炳昌)

参 考 文 献

[1] Jemal A，Siegel R，Ward E，et al.Cancer statistics，2006.CA Cancer J Clin，2006，56(2)：106-130

[2] Gold P，Clost G，Rolli Y，et al.Demonstration of tumor specific antigen in human colonic cacinomata by immunological tolerance and absorption technique. J Exp Med，1965，121(2)：439-443

[3] Pujol JL，Greiner J，Boher JM，et al.New data regarding serum markers in lung cancer.Rev Mal Res，2000，17(1)：389-398

[4] Niklinski J，Furman M，Jaroszewicz E. Cyfra21-1：new marker for non-small cell lung cancer.Pneumonol Alergol Pol，1994，62(1)：227-232

[5] Pujol JL，Boher JM，Quantin X，et al.Markov model as an alternate way to analyse the prognostic information related to tumor markers：Appraisal of CYFRA 21-1 and prognosis of non-small cell lung cancer patients treated by chemotherapy.J TUMOR M，2001，16(1)：23-38

[6] Muley T，Dienemann H，Ebert W.CYFRA21-1 and CEA are independent prognostic factors in 153 oprated stage I NSCLC patients. Anticancer Res，2004，24(3b)：1953-1956

[7] Kulpa J，Wojcik E，Radkowski A，et al.CYFRA 21-1，TPA-M，TPS，SCC-Ag and CEA in patients with squamous cell lung cancer and in chemical industry workers as a reference group. Anticancer Res，2000，20(6d)：5035-5040

[8] Lee YC，Yang PC，Kuo SH，et al.Tissue polypeptide antigen and carcinoembryonic antigen

as tumor markers in lung cancer. J Formos Med Assoc, 1991, 90(7):631-636

[9] Paone G, De Angelis G, Greco S, et al.Carcinoembryonic antigen, tissue polypeptide antigen and neuron-specific enolase pleural levels used to classify small-cell and non-small-cell lung cancer patients by discriminant analysis.J Cancer Res Clin Oncol, 1996, 122(8):499-503

[10] Zaleska M, Szturmowicz M, Zych J, et al.Elevated serum NSE level in locally advanced and metastatic NSCLC predispose to better response to chemotherapy but worse survival. Pneumonol Alergol Pol, 2010, 78(1):14-20

[11] Wojcik E, Kulpa JK, Sas-Korczynska B, et al. ProGRP and NSE in therapy monitoring in pa-

tients with small cell lung cancer. Anticancer res, 2008, 28(5B):3027-3033

[12] Jan K, Ewa W, Marian R, et al.CEA, SCC, CYFRA21-1 and Nse in squamous cell lung cancer patients. Clinical Chemistry, 2002, 48 (11):1931-1937

[13] Alatas F, Alatas O, Metintas M. Diagnostic value of CEA, CA15-3, CA19-9, CYFRA21-1, NSE and TSA assay in pleral effusions. Lung Cancer, 2001, 31(1):9-16

[14] Mitsuhashi N, Takahshi T, Sakurai H, et al. Establishment and characterization of a new human lung poorly differentiated adenocarcinoma cell line, GLL-1, CEA and CA19-9. Lung Cancer, 1995, 12(1-2):13-24

第5章　肺癌的诊断手段

随着医疗技术的不断提高和改进,许多肺部疾病被认识、被发现,而随着纤维支气管镜、胸腔镜、电子计算机X线及CT扫描技术的发展,肺部疾病的诊断与治疗取得了进一步的改善,根据肺癌患者的临床表现及各种相关检验、检查方法的合理利用,有80%～90%的肺癌患者可以得到明确诊断。

第一节　支气管镜检查术

一、适应证与禁忌证

1. 适应证　纤维支气管镜技术应用于临床以来,由于其可视范围大,患者耐受性好,对肺疾病的诊疗效用高且安全,并发症少,适应证越来越广泛。

(1)诊断方面的适应证

①肺部占位病变的定性诊断:胸部影像学检查对肺部肿块的大小、形态、部位多能够做出明确诊断,但对肿块的定性诊断较为困难,而定性诊断对临床治疗方案的制订是非常重要的。应用可弯曲的纤维支气管镜(纤支镜)可观测到气管至4～5级支气管,位于该范围内的肺癌多可直接镜检到,在内镜直视下利用双关节活检钳取得病理学诊断标本。Zavdla报道,对可见肿瘤活检阳性率高达97%,国内学者报道所见肿瘤活检的阳性率与肿瘤生长方式有关。增殖型病变活检阳性率最高,浸润型较低。对弥漫性病变经纤支镜盲检阳性率接近90%,对周围型肺癌在X线导引下行纤支镜肺活检可获得60%～90%的阳性率。联合应用活检、刷检针吸可进一步提高阳性率(彩图5-1)。

②咳嗽:咳嗽为机体一种重要的防御机制,可清除呼吸道内的分泌物或异物,也是多种肺部疾病常见的临床症状,如呼吸道感染、急慢性支气管炎、肺炎、肺-支气管结核、肺内肿块、胸膜疾病等,但在慢性咳嗽基础上出现咳嗽性质的变化及咳嗽频率的改变、咳嗽症状加重、常规治疗无效时,则需要进行纤维支气管镜检查,以明确引起咳嗽的原因。

③咯血:咯血是较常见的临床症状,气管、支气管病变及肺部病变均可引起咯血。其中肺部肿瘤是高龄患者咯血的主要原因,其次为支气管炎、肺脓肿、肺结核、支气管扩张。有一组5 488例咯血病例病因分析中,肺恶性肿瘤占44.6%,非特异性炎症(包括支气管炎、肺炎、肺脓肿)占35.3%,肺结核占5.8%,支气管扩张占4.3%。对高龄患者首次咯血的病因分析中肺部肿瘤的比率更高,所以对有长期吸烟史,年龄大于40岁的患者出现咯血症状时,即使X线检查阴性,也应行纤支镜检查。对大咯血的纤支镜诊断价值,目前尚无统一意见。有学者反对将纤支镜检查用于大咯血的病因诊断,认为纤支镜检查虽是一种微创技术,但对咽喉部位及气管黏膜的刺激不可避免,易刺激患者因咳嗽诱发更严重的咯血,甚至窒息死亡,而且由于纤支镜吸引孔道直径较小,易被血凝块堵住。另外,由于支气管内较多的血迹可造成镜面的严重污染影响视野,给病因诊断造成困难。但也有学者认为,在大咯血期间纤支镜检查不仅能够明确出血的部位和病变性质,还可以在镜下进行局部止血治疗。总之,

对大咯血患者的纤支镜检查要根据患者的具体情况进行综合考虑来做决定。

④支气管腔内阻塞性病变:对肺不张、阻塞性肺炎、局限性肺气肿的病因诊断,纤支镜检查是最好的诊断手段之一,任何引起支气管腔内阻塞的原因均可导致阻塞性肺部病变。当管腔完全阻塞时表现为阻塞性肺不张(彩图5-2)或阻塞性肺炎;当管腔部分阻塞形成吸气性单向阻塞时则表现为阻塞性肺气肿。常见的阻塞病因有肿瘤、炎症、结核、血块、异物、痰栓及外伤等。其中肿瘤引起的阻塞最为常见,占50%以上,但中叶不张的病因分析则以炎症居多。纤支镜检查不仅能够明确阻塞的具体部位及病变性质,而且可以对阻塞的病因进行相应的介入治疗。

⑤双肺弥漫性病变:双肺弥漫性病变的诊断是临床上常遇到的难题,经纤支镜活检病理学检查,以及经纤支镜毛刷肺泡灌洗细胞学微生物学及酶学检查,对部分弥漫性病变能够明确诊断,但对肺间质性纤维化病因诊断的价值有限。

⑥肺部感染的病原学诊断:痰培养是临床常用的获取肺部感染病原学的一种方法,但痰液咳出时受到口咽部微生物的严重污染,较难反映下部呼吸道的菌群情况,对临床指导意义不尽满意。经纤支镜获取下呼吸道标本进行病原学检查是一种很好的方法(彩图5-3,彩图5-4)。应用纤支镜的单、双套管保护毛刷技术及保护性肺泡灌洗技术可以获取几乎没有被污染的标本,得到的病原学检查结果对临床治疗有重要的指导作用。

⑦肺癌的分期:纤支镜对肺癌的诊断作用不容置疑,同时还可以协助确定肺癌的分期。通过纤支镜直接观察中心型肺癌的部位及病变范围,确定病变与隆凸的距离,同时经纤支镜针吸技术还能对肺癌引起的纵隔淋巴结转移情况进行判断,确定支气管和肺的切除范围(彩图5-5)。

⑧其他:纤支镜检查可用于不明原因的喉返神经或膈神经麻痹者的病因诊断及气管、食管瘘的诊断。经纤支针活检毛刷肺泡灌洗等技术还可用于肺部少见疾病的诊断。纤支镜也可以代替胸腔镜对各种胸膜疾病做出判断。

(2)治疗方面的适应证

用于支气管肺癌的治疗:纤维支气管镜对肺癌的诊断作用已被广大临床工作者所接受并普及应用,但经纤支镜对肺癌的介入性治疗因设备条件及技术因素等影响尚未得到普遍开展。经纤支镜介入治疗肺癌的方法主要有:①激光治疗。CO_2 激光虽有优异的切割功能,但不能通过光纤维传导且光凝固作用不强,因此通过纤支镜的应用受到限制。临床上多选用 YAG 激光。Nd-YAG 激光比 CO_2 激光具有更强的凝固作用,在气道恶性疾病的治疗方面有重要价值。②腔内放射治疗。经支气管镜支气管腔内后装机放射治疗,多选用 ^{192}Ir 借助气管镜用导丝或导管将放射性核素置入肿瘤组织中。③光动力学治疗,如应用氩等离子由石英光导纤维经支气管镜引入靶组织引起组织坏死,达到治疗肿瘤的作用。④支气管支架置入治疗可用于癌性气管、支气管狭窄。⑤经纤支镜微波治疗。⑥经纤支镜高频电刀治疗。⑦经纤支镜冷冻治疗。⑧其他,经纤支镜局部化疗或瘤体内注射无水乙醇等硬化剂治疗。

肺内感染性疾病的治疗:①特异性感染。主要用于结核咯血时经纤支镜介入止血治疗及治疗由肺结核引起的支气管腔内阻塞性病变。近年来有学者应用经纤支镜介入局部注入抗结核药物的疗法,但尚未得到公认,故治疗肺结核仍要以全身化疗为主。②非特异性感染。肺脓肿,经纤支镜细导管导入脓腔内冲洗脓腔或向脓腔内滴注抗生素可提高治愈率,缩短治愈时间。其他局限性肺化脓性感染,如化脓性肺炎、支气管扩张等,经纤支镜吸痰并冲洗局部感染肺段。经纤支镜吸引痰液,用于外科手术后患者或无力咳痰患者(彩

图 5-6,彩图 5-7)。

(3)支气管狭窄性疾病的治疗:应用纤支镜不仅能对支气管狭窄的部位、范围、程度和病因做出诊断,同时还可以用于支气管狭窄的治疗。应用经纤维支气管镜介入技术,如激光、冷冻、高频电刀、球囊扩张、支架置入等,对狭窄部位进行治疗,已收到很好的近期疗效(彩图 5-8)。对良性狭窄的支架置入治疗方法,目前尚无统一意见,不应作为首选的治疗方法。

(4)咯血的治疗作用:纤维支气管镜对引起咯血的原因有重要的诊断价值,同时可以对咯血进行治疗。通过纤支镜介入局部止血措施包括注入冰盐水、血管收缩药(如垂体后叶素和肾上腺素等)、凝血药物(如凝血酶、纤维蛋白凝血酶等),以及气囊阻塞压迫治疗咯血。

(5)取异物及支气管结石:经纤支镜联合应用取异物钳、取异物网篮等器械对气管、支气管内较小异物的取出有很高的成功率,对周围肉芽组织少、与管壁粘连轻的腔内型结石,经纤支镜钳取易取得成功(彩图 5-9)。

(6)气管插管中的应用:气管插管可分为经口腔和经鼻腔两种途径,以经鼻腔途径为最好,不仅利于固定,而且刺激性小,患者耐受性高。用纤支镜导入的方法经鼻腔途径气管插管,安全且迅速,是很理想的插管方法。

(7)其他治疗应用:经纤支镜冲洗治疗肺泡蛋白沉积症,用纤支镜代胸腔镜治疗部分胸膜疾病、支气管胸膜瘘等。

2. 禁忌证　纤维支气管镜术是一种相对安全但有一定创伤性的诊疗手段。随着应用技术的熟练,纤维支气管镜术的禁忌证较少,但高危疾病的患者应视为纤维支气管镜检查的禁忌对象。

(1)纤维支气管镜术检查的禁忌证:①肺功能严重损害,$PaO_2 < 6.67kPa(50mmHg)$。因为即使肺功能正常患者行单纯纤支镜检查也可引起 FEV_1、$FEV_1\%$、PEF、V_{75}、V_{50}、V_{25}

及 MEF 明显下降,PaO_2 平均下降$(1.19 \pm 0.45)kPa[(8.92 \pm 3.38)mmHg]$,经纤支镜进行肺泡灌洗,对肺功能影响更大,$PaO_2$ 可以降低 $1.33 \sim 4.00kPa(10 \sim 30mmHg)$,降低的程度与灌洗液温度相关。②严重心功能不全和心律失常。纤支镜检查可引起低氧血症,缺 O_2 又可导致各种心律失常。在纤支镜检查中,各种心律失常可达 $24\% \sim 81\%$,表现为窦性心动过速或过缓、室性期前收缩、心搏骤停,在纤支镜检查中死亡的病例大部分死于心血管意外。③不稳定型心绞痛或近期的心肌梗死。纤支镜检查所造成的低氧血症及刺激,可加重心肌缺血,诱发心肌梗死或使梗死面积扩大。④一般情况差,多脏器功能不全,体质虚弱不能耐受检查者。⑤主动脉瘤有破裂危险者或严重高血压,血压高于 $21.3/13.34 kPa(160/100 mmHg)$。⑥麻醉药物过敏,无法用其他药物替代者。⑦精神极度紧张或精神异常不能配合检查者。

(2)纤支镜活检的禁忌证:①严重的出血倾向、凝血机制障碍者;②尿毒症患者;③肺动脉高压;④严重贫血;⑤妊娠期妇女。

二、操 作 方 法

1. 术前准备　术前准备按支气管镜检查常规测定凝血功能、心电图、血常规。摄胸部正侧位 X 线片或胸部 CT 扫描确定病变位置。检查前禁食 6 h,肌内注射地西泮 10mg 及阿托品 0.5mg,用 2% 利多卡因喷雾麻醉咽部及鼻腔。

2. 患者体位与内镜插入

(1)患者体位:一般采用仰卧位,患者仰卧于检查床上,肩稍抬高,使头略后仰,操作者位于患者头侧进行操作。对于有呼吸困难或胸部畸形等不能平卧的患者可采用坐位或半坐卧位,要使患者头部后仰,操作者位于患者对面也可位于背后,要注意位于患者对面操作时,镜下所见病变方向与仰卧相反。

(2)插入途径

①经鼻腔插入：经鼻腔插入是临床上最常用的纤维支气管镜插入途径，操作简便且容易插入，不影响患者咳痰，痛苦较少，经鼻腔插入的同时可对鼻咽腔进行全面的检查，经鼻腔插入途径另一重要优点是能避免纤支镜被牙齿咬损的危险。经鼻腔插入对初学者有一定困难，且容易造成鼻黏膜出血。

②经口腔插入：鼻腔狭窄或双侧鼻息肉、出血、鼻甲肥大等原因不能从鼻腔插入者，可选用经口腔插入。经口腔能插入较粗支气管镜，便于反复插入，能有效吸引支气管腔内黏稠分泌物或血液。但经口腔插入对咽部刺激较大，易引起恶心及舌翻动，导致插入困难，且使分泌物无法咳出，容易造成纤支镜咬损。

③经气管套管或气管切口插入：该插入途径应用较少，主要用于危重患者的抢救治疗。操作时应注意套管内径与纤支镜外径比例，动作迅速，应在心电图、心电监护下进行。

3. 操作步骤

（1）纤支镜检查步骤：开启纤支镜冷光源，调节光源亮度，固定纤支镜前端并对准参照物调节屈光调节环，使视野达到最好的清晰度。

术者根据患者不同体位，处于合适操作位置，左手握住纤支镜操作部位，左手拇指放置于角度调节钮上，示指放于吸引按钮上，中指、环指及小指紧握手持部，右手持纤支镜可弯曲部分远侧，距端口约8cm，左手拇指向上拨动角度调节钮，使纤支镜远端可调部分向后向上翘起，右手将其送入患者鼻腔，沿下鼻道缓送入后鼻腔，左手拇指将角度调节钮回复原位并稍向下拨动。经鼻咽部向下进入咽喉部，窥视会厌，部分患者会厌有变形或紧贴咽喉后壁，需挑起会厌才能直视声门，挑起困难时可经会厌侧方接近声门，应仔细观察声带活动情况，必要时可让患者拉长声音说"一咿一"。对未做气管局麻的患者，可经纤支镜操作孔插入细导管，通过声门，滴入气管利多卡因1~2ml，3~5min后，在患者声门张开

时，迅速将纤支镜远端送入气管。此时，多数患者会因刺激而咳嗽，是严重气管痉挛最易发生的时间。若患者不能耐受，需立即退出声门。该情况多发生于极度紧张或气管局麻不彻底的患者，多数患者能够继续接受检查。操作者要尽量保持纤支镜远端在气管腔的中央，避免镜体对气管壁黏膜的刺激，并在直视下一面推入纤支镜，一面观察气管内腔，直到气管隆嵴。当气管腔因各种原因有明显狭窄时，不要贸然强行通过狭窄部位以防引起患者窒息。观察气管隆嵴要注意其随呼吸的活动程度、有无增宽，以及黏膜是否光滑等。插入左、右侧主支气管前应经活检孔追加注入局麻药物，充分麻醉隆凸部位。检查双肺支气管一般按照先健侧后患侧、先上后下的原则。检查右肺支气管时，将左手腕部内屈，使镜体右旋，结合调节角度钮，将纤支镜沿支气管外侧壁插入右总支气管，可见第一个支气管开口即为右肺上叶支气管开口，左手拇指轻压角度调节钮，纤支镜进入右肺上叶支气管内，纤支镜插入后可见右肺上叶各段管口。气管镜外径较细或患者段支气管较粗时，纤支镜可以进入亚段窥视到亚段情况。检查完上叶支气管后，退镜至右中间支气管开口，继续下行，可见到位于支气管前壁的中叶开口及下叶支气管开口；下叶背段开口基本平中叶开口水平，位于下叶支气管后壁，左拇指向下拨动角度调节钮，使镜前端稍前翘起，进入中叶支气管，可以见到中叶内、外基底段支气管，退出中叶支气管，将角度调节钮向上拨动，使镜前端向下、向后侧弯曲，进入右下叶背段支气管。沿背段支气管口稍向前插入可见位于下叶支气管内侧壁的内基底段开口，其余各基底段开口略低于内基底段。自外向内依次为前基底段，外基底段和后基底段开口。右侧支气管检查结束后将纤支镜退到支气管隆凸，并向左旋转镜体或操作者站于患者右侧，插入左侧主支气管，支气管前外侧壁可见左肺上叶和舌叶开口，舌叶支气管开口

靠近下叶支气管口,分为上舌段和下舌段支气管,上叶支气管分为尖后段及前段支气管。沿下叶支气管继续进镜可见位于下叶支气管后壁的背段支气管,在进镜见到自外向内排列的内前基底段、外基底段和后基底段开口,完成双肺支气管镜的检查。

纤支镜检查中,对各支气管的检查要注意观察黏膜是否光滑、纵行皱襞是否连续、气管腔是否通畅、有无外压狭窄、是否有赘生物,同时观察病变的部位、范围、形态,对病变部位要进行进一步的辅助操作检查。

(2)辅助操作:纤支镜检查发现病变或疑似病变,为进一步明确诊断应采集标本,做有关的组织学和细胞学检查。

①组织学检查:对腔内病变的活组织检查,要固定内镜深度,调节好方向和前段弯曲度,使病变部位能很好地暴露在内镜视野内。活检前要尽量吸除病变表面的分泌物及坏死组织,对已有渗血的病灶可局部滴入止血药物 1:10 000 肾上腺素或垂体后叶素。活检时内镜前端与病变部位保持 1～3cm 的距离,左手固定内镜,右手将活检钳插入纤支镜操作孔,操作者在内镜视野内看到活检钳伸出并送到病灶部位,此时请助手张开活检钳,术者将活检钳准确压在病变处,嘱助手关闭活检钳后,迅速把活检钳拽出(彩图 5-10,彩图 5-11)。同时观察活检部位有无出血。必要时给予盐水冲洗或局部应用止血药物。用小片滤纸将活检的标本由活检钳取下,并立即放入盛有 10% 福尔马林溶液(4% 甲醛溶液)的小瓶内,再重复取病变不同部位的活组织 3～4 块送检,钳取部位以病灶边缘或肿块基底最好。

对支气管壁浸润性病变或管外形病变,活检阳性率较低,可采用特制穿刺针针吸组织学活检技术,对吸出的组织碎屑经一定措施处理后,做组织学检查,同时也可对吸出的细胞进行细胞学检查。

对周围型肺肿块可在 X 线电视透视导引下进行经纤支镜钳取或针吸活检,对双肺弥漫性病变,可直接经纤支镜盲检。

②细胞学检查:细胞学检查的标本获取方法,多选用刷检,另外还有针吸细胞学检查、冲洗液细胞检查等。

对可视性病变的刷检在直视下进行,将毛刷送至病变部位,稍加压力,旋转刷擦数次,然后将毛刷退至纤支镜前端,同纤支镜一起拔出后,立即涂片 3～4 张送检,细胞学检查的涂片要放入 95% 乙醇内固定(彩图 5-12)。

针吸细胞学检查,应用经纤支镜的穿刺抽吸针自病灶穿刺后,将抽吸物直接涂片或注入生理盐水内离心后涂片细胞学检查。

对不能直视的病变,根据 X 线资料确定在某一肺段后,对其进行盲检,或穿刺后灌洗,也可直接进行灌洗,收集灌洗液离心取沉渣涂片行细胞学检查(彩图 5-13)。

三、常见并发症及处理

纤支镜检查室必须配备有效的抢救药品和器械,以便在发生并发症时能及时有效处理。

1. 麻醉药物过敏或过量　丁卡因过敏反应的发生率高于利多卡因,要在正式麻醉之前先用少许药物喷喉,如出现明显的过敏反应,不能再用该药麻醉。气道注入麻醉药后约有 30% 吸收入血液循环,因此,麻醉药不宜用量过多。如利多卡因每次给药量以不超过 300mg(2% 利多卡因 15ml)为宜。对发生严重过敏反应或出现不良反应者应立即进行对症处理,如使用血管活性药物、抗抽搐药物等,对心动过缓者应用阿托品,心搏停止者进行人工心肺复苏,喉水肿阻塞气道者立即行气管切开等。

2. 插管过程中发生心搏骤停　多见于原有严重的器质性心脏病者,或麻醉不充分、强行气管插入者。一旦发生应立即拔出纤支镜,就地施行人工心肺复苏术。

3. 喉痉挛或喉头水肿　多见于插管不顺利,或麻醉不充分的患者,大多在拔出纤支镜后病情可缓解。严重者应立即吸氧,给予抗组胺药,或静脉给予糖皮质激素。

4. 严重的支气管痉挛　多见于哮喘急性发作期进行检查的患者,应立即拔出纤支镜,按哮喘严重发作进行处理。

5. 术后发热　多见于年纪较大者,除了与组织损伤等因素有关外,还可能有感染因素参与。治疗除适当使用解热镇痛药外,应酌情应用抗生素。

6. 缺氧　纤支镜检查过程中动脉血氧分压(PaO_2)下降十分常见,进行纤支镜检查时 PaO_2 一般下降 20mmHg(1mmHg = 0.133kPa)左右,故对原来已有缺氧者应在给氧条件下,或在高频通气支持条件下施行检查。

7. 出血　施行组织活检者均有出血。在病变部位应用活检钳钳夹组织,注意尽量避开血管,夹取有代表性的组织。少量出血经吸引后可自行止血,或用肾上腺素 2mg＋生理盐水 20ml 局部灌注 5～10ml 止血。出血量大于 50ml 的出血须高度重视,要积极采取措施。可用下列方法止血:①经纤支镜注入冰盐水;②经纤支镜注入稀释的肾上腺素(肾上腺素 2mg,加入生理盐水 20ml 内,每次可注入 5～10ml);③经纤支镜注入稀释的凝血酶(凝血酶 200μg 加入生理盐水 20ml 内);④必要时同时经全身给予止血药物,出血量大者还可进行输血、输液等;⑤纤支镜的负压抽吸系统一定要可靠有效,以保证及时将出血吸出,不使其阻塞气道。

(张才擎　李　钧　陈海荣)

第二节　纵隔镜检查术

一、适　应　证

1. 肺癌分期　Ⅰ期肺癌单纯手术即可获得 60％以上的 5 年生存率;Ⅱ期肺癌可直接手术,术后辅以化疗等,5 年生存率亦可达 40％左右;Ⅲ期肺癌已被公认为全身性疾病,直接手术效果不理想,5 年生存率仅 10％左右,而术前予以化疗等综合治疗能显著提高生存率(15％～30％)。可见,准确的术前分期对正确治疗起着至关重要的作用。在临床上,术前分期目前多采用无创方法加估测,但准确性差(图 5-14)。CT 对纵隔淋巴结诊断标准为直径＞1cm,其敏感性为 64％左右,特异性为 94％ 左右;正电子发射断层成像(PET)是诊断纵隔淋巴结较好的无创检查,敏感性为 88％左右,但其特异性为 86％,阴性预测值较高。而纵隔镜的敏感性及特异性则分别为 96％、100％。对 PET 检查纵隔淋巴结阴性的患者可直接开胸,而阳性者仍应行纵隔镜检查,而且随时间的积累,PET 的准确性有下降趋势,加之其价格昂贵亦是其广泛应用的障碍。纵隔镜在肺癌分期中的地位在近期内是其他检查所无法替代的。

图 5-14 显示患者曲某,术前 CT 考虑左上肺癌,伴同侧及对侧淋巴结肿大,考虑转移,PET-CT 显示左肺肿块及左肺门、主肺动脉窗、右侧纵隔淋巴结均为高摄取,经颈纵隔镜获取右侧纵隔淋巴结病理为慢性炎症,手术切除左肺上叶并清扫肺门及同侧纵隔淋巴结,术后病理为小细胞肺癌,肺门、纵隔各区淋巴结均未见转移癌。

2. 纵隔疑难病的诊断　胸内气管周围病变一直是胸部疾病诊断的难点。如结核病、结节病无需手术治疗,前者一般不适于激素治疗,而后者则多需要激素治疗;某些纵隔肿瘤(如淋巴瘤等)亦非手术指征,而需要化疗、放疗,术前若能明确诊断,可避免不必要的手术及错误性的试验化疗。胸部影像学检

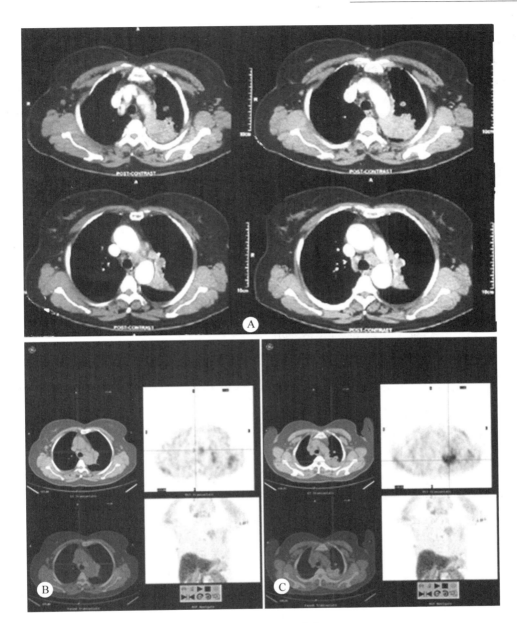

图 5-14　CT 检测肺癌

A. 术前 CT；B 和 C. PET-CT

查常无法确定病变性质，该部位的穿刺难度较大，且细胞学检查的准确性亦受到质疑。而纵隔镜可直接观察病变，同时可取足够的组织做病理检查，以明确诊断。

患者王某，男，40 岁。查体发现纵隔占位，经 CT 检查考虑为淋巴瘤，经纵隔镜活检病理为结节病（图 5-15）。

3. 某些纵隔肿瘤的切除　对于气管周围直径＜3cm 的孤立病灶，可直接在纵隔镜下切除，达到诊断与治疗同步进行。某些前纵隔肿瘤或胸腺经纵隔镜下切除亦证明其可行性。图 5-16 为经纵隔镜胸骨后肿瘤切除

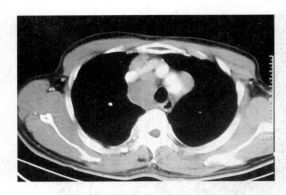

图 5-15　患者 CT(强化)高度怀疑为淋巴瘤

术。由于纵隔镜手术为微创手术,避免了常规的开胸,大大减轻了患者的痛苦及创伤,降低了住院费用,缩短了住院天数。

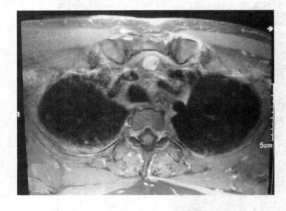

图 5-16　患者 MR 所见,胸骨后肿块

4. 肺癌分型　对肺癌患者,经气管镜或穿刺无法了解病理类型时,可直接通过纵隔镜活检,了解病理类型而指导治疗。尤其对于小细胞肺癌,纵隔镜的应用更有价值。有学者主张,对临床怀疑是小细胞肺癌的患者应尽可能行纵隔镜检查。

5. 辅助肺癌及食管癌手术　联合胸腔镜或腹腔镜行肺癌或食管癌根治术,已成为微创胸外科的重要组成部分,正在实践中不断完善、改进。经纵隔镜行纵隔淋巴结清扫及食管切除,也是许多外科医师努力的方向。尤其对手术不能或不易达到的部位,辅助应

用纵隔镜治疗更显其优越性。笔者体会,纵隔镜在该领域中的应用已初见成效,且定会日新月异。

6. 经肋间纵隔镜手术　经肋间纵隔镜手术是纵隔镜在实践中应用发展的结果,经肋间可行胸膜活检、小的纵隔肿瘤切除、交感神经切断、胸膜粘连术等,具有比开胸手术、胸腔镜手术更加微创及美观的特点。

二、禁　忌　证

一般来说,患者有以下情况时应视为纵隔镜手术的禁忌证:①一般情况差,不能耐受麻醉或手术;②有某脏器功能障碍或系统性疾病,对手术构成威胁者;③纵隔内解剖结构畸形或明显异常者,如胸主动脉瘤、上腔静脉梗阻、胸部脊柱后凸、胸骨后甲状腺或气管移位者等,根据异常程度视为绝对或相对禁忌证;④有气管周围或纵隔内手术史,因纵隔内结构不清,容易损伤重要器官,应避免纵隔镜手术,但有学者主张二次纵隔镜检查,其认为手术安全性是有保障的。

三、操　作　方　法

1. 体位　患者仰卧位,肩部垫支撑物,颈部伸展使气管尽可能牵伸至颈部,同时头部的后仰亦为纵隔镜的插入提供空间。对于有上腔静脉综合征的患者,为利于静脉回流减轻术中出血,可使其上半身抬高。

胸骨旁切口时,患者取仰卧位,背部可加垫支撑物以便使胸部前挺,肋间隙增大便于操作。仅需单纯一侧的操作时,可使患者取半侧位,即垫高一侧肢体更利于操作。

胸腔肿物切除或后纵隔操作时,多经肋间操作,可采用侧卧位,或根据肿物的位置就近选择切口,选择相应的体位,如患者采用俯卧位时肺部自然向前下垂,利于后纵隔暴露,较适于后纵隔的操作。

2. 基本操作要点

(1)颈部操作时,有些患者的无名动脉可

能位于胸骨切迹的上缘,要探查清楚,避免误伤引起严重的并发症。

(2)甲状腺血管可能在颈部切口处形成血管丛,要牢固结扎。

(3)打开气管前筋膜,由于该筋膜是气管与其前方大血管的天然屏障,沿此向下可避免损伤大血管,如果在气管前筋膜的前面分离,则损伤大血管的机会相当大,而且难以到达隆凸部。

(4)手指尽可能探查各部位,了解血管与淋巴结或肿块之间的关系位置等,这是进镜的基本前提。

(5)纵隔镜不可进入手指未经分离的部位,气管左区由于左颈总动脉及主动脉的关系而应列为危险区。

(6)血管为长条形状,蓝黑色,淋巴结多为球形或肾形,有炭末沉着时易于区分,有时形状及颜色并不典型,鉴别困难,无论有无区分把握,活检前一定要穿刺看有无回血,以排除血管的可能,一时的省时快捷可能造成无法挽回的结局。

(7)术中出血若能看清出血点则电凝止血,否则纱布填塞压迫多有效。大血管损伤时出血汹涌,纱布压迫的同时做好开胸的准备。

(8)前纵隔切开术时,要注意有无胸膜损伤,若有损伤应放置胸腔闭式引流,术毕无肺实质损伤时可拔出引流管。

(9)为获取 5 区或 6 区淋巴结时,一定要注意避免膈神经及喉返神经的损伤。

(10)活检组织要足够,最好能术中冰冻,避免无效的纵隔镜检查。

3. 经颈纵隔镜检查术　　胸骨切迹上一横指处做 3cm 长的水平切口,切开颈阔肌,沿中线直达气管前筋膜。过程中应解剖清晰,避免损伤变异的大血管。有时需将甲状腺上牵,此时应避免甲状腺血管的撕裂造成大出血,一般的出血可结扎或电凝均可。仔细打开气管前筋膜,避免损伤气管,可将气管

前筋膜提起,然后将示指放于筋膜深面,紧贴气管向下钝性分离。

经颈纵隔镜检查术可行气管周围、气管支气管、隆凸下及无名动脉旁淋巴结的活检(图 5-17)。

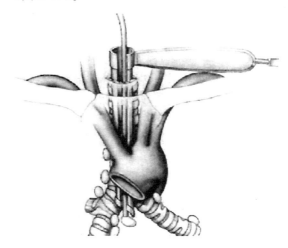

图 5-17　经颈纵隔镜检查术

分离时应沿中线探查,注意有无气管易位。手指在胸骨柄后方可触及其前方偏右的由下往上斜行的搏动大血管,即头臂动脉。其下方靠左便是横跨气管的主动脉,应小心将其与气管和隆凸分开。手指向右可摸到奇静脉上缘淋巴结,向下可触及左右支气管的上缘。

经颈活检的淋巴结有隆凸下淋巴结(第7 组)、两侧气管支气管淋巴结(4 组)、气管周围淋巴结(2 组)、无名动脉下淋巴结(3a 组),应用手指仔细探查并适当钝性分离,有肿块时亦应了解它们与血管的关系。经此操作,人工隧道已形成,纵隔镜即可沿此道进入,注意其前端要贴紧气管,气管环是指引标志,否则纵隔镜的尖端可能损伤大血管。纵隔镜观察的重点是气管前区、隆凸下区、气管右侧区及气管支气管区,气管左区为危险区。淋巴结的剥离应在直视下,金属吸引器是良好的钝性分离器,可进一步分离筋膜平面和区分淋巴结和血管结构。一般而言,癌性淋巴结

质地较硬,但分化差的癌性淋巴结较软,淋巴结结核常常有粘连或干酪样坏死,结节病的淋巴结较多且不粘连,了解其特性有助于淋巴结的游离。

准备取活检时,行穿刺术是必要的。游离出淋巴结整个切除或咬取部分均可,有学者认为放弃整个淋巴结切除而咬除部分淋巴结可减少出血。笔者认为,对小的淋巴结最好整个摘除,其供应支血管通过电凝切断或切下后电凝可能更有利于止血。大的淋巴结活检后电凝或纱布压迫止血均有效,必要时采用明胶海绵填塞止血,偶尔可通过纵隔镜使用血管夹。

如果怀疑胸腔转移或积液,Deslauriers 等认为可钝性打开气管旁纵隔胸膜,进行纵隔镜检查或活检。

术后,取出纵隔镜,放或不放引流条,逐层缝合气管前肌、皮下组织及皮肤。

4. 胸骨旁纵隔镜术 又称前纵隔切开术,主要是对主动脉下及主动脉周围淋巴结进行活检。通常在左侧第2肋间切开进入纵隔,亦可用同样方法经右侧进行纵隔肿物和淋巴结活检。最早采用胸骨旁垂直切口,并切除第2肋软骨,现多采用胸骨旁第2肋间的横切口,不去肋软骨。

图5-18为第2肋间胸骨旁切口,左侧可行主动脉周围和主肺动脉窗淋巴结的活检。在胸骨旁第2肋间做一个3cm长的小切口,逐层解剖分离至胸大肌。分开胸大肌,在第2肋软骨上缘用电刀切开肋间肌,注意避免损伤胸廓内血管。用手指向下钝性推开纵隔胸膜,尽量避免进入胸膜腔。若胸膜破裂,应安放引流管。一般与颈部纵隔镜术同时进行,此时可将双手示指分别从颈部切口及纵隔切口探查主动脉窗,这样有助于确定淋巴结肿大,以及肿瘤的外侵固定等情况。经切口置入纵隔镜,要小心避免损伤膈神经及迷走神经,以及上肺静脉、主动脉、肺动脉等。活检一定在直视下进行。

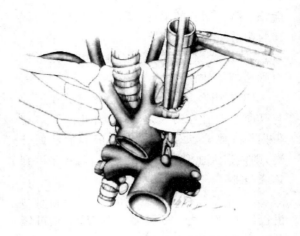

图 5-18　胸骨旁纵隔镜术

5. 扩大的经颈纵隔镜术 它可代替前纵隔切开术,以获取主动脉弓下主肺动脉窗内有无淋巴结转移。一般在颈部纵隔镜术阴性时再行扩大的颈部纵隔镜术。

图5-19为扩大的经颈纵隔镜术方法同经颈纵隔镜检查术,只是将纵隔镜放在主动脉弓上方和主肺动脉窗内。

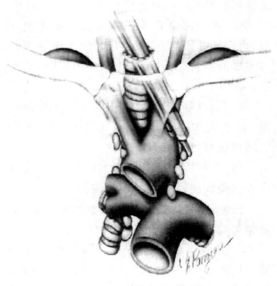

图 5-19　扩大的经颈纵隔镜术

用示指钝性分离右头臂动脉和左颈总动脉间的疏松结缔组织,直至主动脉弓,形成隧道后,将纵隔镜置于右头臂动脉及左颈总动脉之间,沿主动脉弓前向下方推进,即可达主肺动脉窗。在此处活检淋巴结。

6. 电视纵隔镜手术　手术时,术者变单视野操作为看监视器操作。手术所用器械和手术方法同常规纵隔镜手术。摄像系统将手术野清晰地放大显示在监视器上,既改善了术者的视野和操作条件,又方便了助手们的配合,同时便于纵隔镜手术示教。电视纵隔镜是未来纵隔镜手术发展的需要。

四、并发症及处理

1. 局部出血　气管前结缔组织中血管少,出血不常见。纵隔大血管较多,空间狭小,操作不便,出血多为误伤大血管所致,以奇静脉常见。因此,活检前一定要用针穿刺,无回血时才可咬取活检。对于小的出血可局部电凝止血或用明胶海绵压迫止血,操作简单有效。对严重的出血,则需开胸治疗。

2. 气管损伤　多为操作不熟练、用力粗暴所致。一旦发生,需开胸修补。

3. 胸膜损伤　多因手指钝性分离或活检时误伤胸膜所致。可在该处发现气泡溢

出,一般无需特殊处理。术后少许气胸可自行吸收,有明显症状且证实气胸较多者可予胸穿或置胸管引流。

4. 局部感染　纵隔镜手术为Ⅰ级切口,感染均为手术污染所致,可为刀口感染或纵隔炎。刀口感染局部可有红肿等表现,纵隔炎则表现为发热、白细胞增多、胸骨叩痛等。其治疗可应用抗生素及局部处理,必要时撑开切口或纵隔引流。

5. 切口种植转移　由于活检使癌细胞随操作范围转移,发生率极低。有报道为0.12%,多发生于术后 6～24 周。单纯局部种植可手术切除转移灶,术后辅助放疗、化疗。

总之,纵隔镜手术的并发症发生率较低(1%～2%),最严重的并发症为大出血。其有效预防措施为熟悉解剖,活检前用细针穿刺,无回血方可咬取组织标本,以避免损伤血管。纵隔镜的治疗性操作前景诱人,但必须在基本操作熟练的基础上开展。

(彭忠民　王　栋)

第三节　胸腔镜检查术

一、适应证及禁忌证

(一)适应证

1. 诊断性胸腔镜术

(1)不明原因胸腔积液的诊断:在临床工作中,25%以上的胸腔积液患者的病因经其他检查方法包括胸穿抽液、酶学、细胞学、病原微生物、肿瘤标记物,甚至胸膜活检病理检查仍不能最后确定诊断,这是内科医生的一大临床难题。B 超、X 线检查可发现胸腔积液的存在,但无法确定胸膜病变的部位,胸膜穿刺活检具有很大的盲目性,且胸膜病变常散在分布,导致活检阳性率不高。胸腔镜可以直接观察胸膜病变的性质和范围,并且

为直视下活检,显著提高了胸膜病变的诊断率。

(2)胸膜占位性病变:部分胸膜占位性病变不伴有胸腔积液,X 线胸片或 CT 等影像资料可以清楚地显示病变大小、部位,但无法确定病变性质,在影像学检查方法导引下的胸膜活检常因组织取材不满意而使诊断失败。胸腔镜术可以在直接观察病变的同时获取足够的标本进行病理学及免疫组化等特殊检查,从而明确诊断。

(3)肺弥漫性病变或周围性局限性肺病变的病因诊断:双肺弥漫性病变诊断是医生检查肺部疾病时常遇到的问题,经纤支镜盲检或经皮肺穿刺也可取到少许肺组织标本,

但常因为取材太少而失去诊断意义。开胸肺活检具有一定的危险性，因肺弥漫性病变本身对患者肺功能已造成严重损害，再加上开胸手术的创伤，使围术期并发症发生率很高，甚至造成患者死亡。经胸腔镜手术创伤少，对肺功能影响不大，能获得有价值的肺病变组织标本，提高了诊断效果。肺表面结节性病变，经胸腔镜可以直视病灶，应用活检钳、电切、激光等方法获取组织送病理检查。

（4）肺癌的分期：经胸腔镜诊断纵隔、胸骨旁、乳内淋巴结转移情况，对肿瘤分期有很大的帮助，同时经过胸腔镜可以直接观察肺癌或食管癌对周围组织浸润扩散的情况，决定手术切除的可能性，避免不必要的开胸探查。对肺癌并胸腔积液患者胸腔镜检查，可以排除胸膜转移，争取手术治疗机会（彩图5-20）。

（5）纵隔肿瘤：通过胸腔镜可以判断肿瘤与周围器官的关系，确定手术的可能性及手术方式，直接镜下活检组织或抽取细胞检查获取详细的病理学、细胞学诊断，对治疗方案的制订有重要意义。

（6）心包疾病：胸腔镜可以很好地显示大部分心包，对心包炎症、结核、肿瘤等病变，通过获取心包积液、活检病理检查等方法确定诊断，对包裹性心包积液，多次穿刺失败者尤为适用。

（7）横膈病变：胸腔镜可以清晰显示整侧膈肌表面，对膈肌的炎症、缺损或发育异常及肿瘤做出诊断，对肝性胸腔积液的发病机制研究有独到之处。

（8）气胸和血胸的病因诊断：可以观察气胸破裂口可能的部位、肺大疱的类型、有无粘连及血胸产生的原因。

（9）急性胸部创伤：胸部创伤造成的胸部组织损伤大多数可以通过X线检查或胸穿诊断，但进行性血胸、血气胸、食管裂伤、气管支气管断裂等需立即手术的严重胸外伤，经X线或胸穿难以确定。非手术治疗有可

能丧失最佳手术时机。胸腔镜手术检查可以明确外伤的部位和程度，决定是否开胸手术。

（10）支气管胸膜瘘的诊断：经胸腔镜可以直接观察瘘口，并进行治疗，从而避免开胸手术，减少手术创伤，节省医疗费用。

（11）激素受体测定：乳腺癌胸膜转移的患者取胸膜活组织检查，做雌激素受体检测，为激素治疗提供依据。

2.治疗性胸腔镜术

（1）粘连松解术：是胸腔镜术最早开展的胸膜病治疗技术，治疗肺结核、萎缩性肺不张（彩图5-21）。

（2）胸膜固定术：是内科胸腔镜术应用最多且疗效确切的治疗方法，用于治疗恶性胸腔积液、慢性复发性良性胸腔积液、持续性或复发性气胸。

（3）血胸的治疗：经胸腔镜清除血块及积血，并在内镜直视下经激光、电凝等措施进行腔内止血。

（4）乳糜胸的治疗：探查胸导管破口，结扎胸导管或行胸膜闭锁治疗。

（5）急性脓胸的治疗：经胸腔镜进行清创和冲洗，并通过胸腔镜进行粘连松解、纤维膜剥脱，使肺完全膨胀，清除残腔，加速脓胸的痊愈，疗效较好。

（6）支气管胸膜瘘的治疗：在胸腔镜直视下，对胸膜瘘口清创，应用闭锁剂或封堵剂闭缩瘘口，有很高的治愈率。

（7）清除胸腔内异物：通过胸腔镜直接观察异物与其周围组织的关系，采用合适的方法取出异物，并对异物造成的周围组织损伤进行相应的处理。

（8）肺大疱的治疗：经胸腔镜对Ⅰ型肺大疱（孤立型肺大疱）进行套扎、闭锁治疗。

（9）肺囊肿的治疗：对巨大型周围性肺囊肿经胸腔镜切开引流囊腔闭锁治疗。

（10）其他治疗：随着电视胸腔镜和相应配套手术器械的不断更新完善，以及手术操作技术的不断提高，胸腔镜手术的临床应用

越来越广泛,目前外科胸腔镜手术已能对胸膜、肺、纵隔、心包等多种疾病进行有效的治疗。如外科胸腔镜可以完成局限性胸膜肿瘤的切除、肺孤立性肿块切除、肺大疱切除、肺囊肿切除、肺楔形切除、肺叶切除、心包切开、心包开窗、心包囊肿切除、部分纵隔肿瘤切除、肺动脉导管未闭的结扎及部分食管疾病的手术。另外还用于胸交感神经切断术、胸迷走神经切除术、膈疝修补术、椎旁囊肿切开引流术等。但胸腔镜也有其局限性,尚不能完全代替开胸手术,其手术本身也存在一些禁忌证。

(二) 禁忌证

一般认为有以下情况者不适合做胸腔镜检查,但并非均为绝对禁忌证,每位患者都应权衡利弊,估测风险,以便选择最好的治疗方法。

1. 广泛的胸膜粘连或脏胸膜和壁胸膜融合者,胸腔镜无法进入胸膜腔内。

2. 血小板计数减少或凝血酶时间延长的血液凝固系统功能障碍者,一般当血小板计数 $< 40 \times 10^9 / L$ 或凝血酶原时间在 16s(40%)以上者为绝对禁忌证;血小板 $> 70 \times 10^9 / L$,凝血酶原时间 $> 14.5s$(60%)为胸腔镜术的最低安全条件。

3. 严重的心肺功能不全患者,严重的器质性心脏病、顽固性心律失常和心功能不全、近期内发生心肌梗死者,较严重的呼吸困难不能平卧者。

4. 严重的肺动脉高压患者,以及肺动、静脉瘘或其他血管肿瘤患者。

5. 肺包虫囊肿病。

6. 极度衰弱不能承受手术者。

7. 急性胸膜腔感染患者。

二、操作方法

1. 术前准备　除气胸患者外,对胸腔积液或无胸腔积液的胸膜病变患者,在进行胸膜镜术前 1~2d,要进行人工气胸术,使肺压缩,避免胸腔镜套管针穿刺时造成脏胸膜及肺组织损伤。先进行逐层局部麻醉直至壁胸膜,然后刺入胸膜腔,回抽可见有胸腔积液流出,在抽出胸腔积液后将过滤空气注入胸膜腔,通常注入 300~500ml 空气即可。术毕,行胸部 X 线透视,观察肺压缩的情况,重点观察胸膜粘连的有无及部位,以便在进镜时避开该部位。如果患者无胸腔积液,则人工气胸的建立较为困难,因为这时向胸膜腔内穿刺、注入空气要冒着刺破肺组织或发生气体栓塞的危险,因此操作应更加谨慎。在用利多卡因进行局部麻醉的过程中,进针应十分小心、缓慢,当有突破感时考虑针头已经到达胸膜腔,可拔下针管,在针头的尾端注入 1 滴局麻药,若观察到药滴随着患者的呼吸运动而被胸膜腔内的负压吸入,则证实针头确实在胸膜腔内,此时方可注入过滤空气。注入空气的过程中要边注入边回抽,如果回抽有血液,考虑针头移动到血管内的可能性较大,要更换针头的方向和深度,一定避免将空气注入血管内,以防发生气体栓塞而危及患者生命。同样,人工气胸成功后,也要进行胸部透视检查。

胸腔镜要求严格的无菌操作,对于手术环境要求较高,术前需对内镜室严格消毒,保证所有器械绝对无菌,术者及护士应按外科手术术前要求,常规使用手术刷清洁手部,穿手术衣,戴无菌手套。

术前 15~30min 肌内注射阿托品 0.5mg,肌内注射地西泮 10mg,必要时给予哌替啶 50mg 肌内注射,也可以给予哌替啶 50mg、异丙嗪 25mg、东莨菪碱 0.3mg 术前 0.5h 肌内注射。手术麻醉可分为局麻和全麻两种方法,内科医生一般以采用局麻麻醉方法居多。局麻又分两种方法。一种是选用 2% 利多卡因 10~15ml,对胸腔镜插入部位进行自皮肤至胸膜逐层浸润麻醉;另一种为肋间神经根阻断,多选用 0.25% 丁哌卡因,从第 3~10 肋间的脊柱旁做神经阻滞,然后在胸腔镜进镜孔及操作孔部位用1%利多卡因做局部浸润麻醉,此法操作较繁琐,故临床以第一种方法为主。

2. 患者体位及切口选择　胸腔镜手术患者的体位主要决定于患者病变的部位。健侧侧卧位是手术最常采用的体位。将患者患侧手臂上抬,固定于头架上,在健侧胸部下方置一长枕或卷起的床单,若在可调节的手术台上手术时,可通过调节手术床使其成为折刀位30°左右,根据手术的需要,可以在标准侧卧位基础上做适当调整。仰卧位适用于对双侧胸内病变的一期手术病例,对肺尖、肺前方、胸膜顶及部分纵隔内病变的胸腔镜手术时,也多采用此体位。

胸壁切口的位置,如同决定患者体位一样,取决于病变的部位,也取决于病变性质及手术方式。侧卧位时一般选择腋前线第4肋间或腋中线第5肋间及腋后线第6肋间为插入胸腔镜的切口,进行胸腔镜检查。若为双穿刺式胸腔镜或用于胸腔内较复杂手术操作时,还需做第二或第三切口,可在胸腔镜直视下通过手指按压肋间肌肉或用长的注射针头自肋间刺入胸腔的方法协助定位。仰卧位时,胸腔镜切口选在腋前线第4或第5肋间。

3. 操作步骤　常规皮肤消毒,铺无菌洞巾,麻醉成功后,由确定的进镜部位做1～1.5cm长皮肤小切口,平行于肋骨,止血钳钝性分离皮下组织、胸壁肌肉组织,并穿透壁胸膜,插入胸腔镜套管针,拔出套管针针芯,打开密闭式套管的开关,让空气自由进入胸腔,使肺组织进一步萎缩,并达到胸腔内外气体压力平衡。顺套管插入胸腔镜,通过内镜窥视胸腔。用胸腔镜观察胸膜腔时,要仔细全面地观察脏胸膜、壁胸膜、纵隔面和横膈面,必要时换用不同视角的胸腔镜,减少或消除观察死角。用电视显示屏幕观察时,应具备胸腔的大体解剖知识,同时熟练掌握不同视角胸腔镜在不同位置摄取的影像与胸腔内实际位置关系。对观察到的病变必须明确其部位、形态、大小、质地、表面是否光滑、有无波动、病变底部大小、活动度,以及病变与周围组织关系等。

根据观察到的病变决定其他操作孔间的位置。对胸腔内有积液的患者通过操作孔插入带有开关的胸腔镜吸引导管,在胸腔镜直视下吸尽胸液,也可以在没有制作操作孔之前,经胸腔镜套管插入软导管抽吸积液,以便胸腔镜观察寻找病灶。抽吸积液时应间断进行,通过开放套管调整胸腔内压力,保持两侧胸膜腔内压相对平衡,以免产生纵隔摆动。吸尽胸液后常可发现隐藏于后肋膈窦内的病灶,胸膜转移瘤最常种植于肋膈窦,特别是后肋膈窦。对胸膜结节性病变可经操作孔插入活检钳活检,但对较大肿块活检前应先使用探针探触病灶,以判断为实性或囊性病变及有无搏动感,再应用穿刺针抽吸,排除血管瘤、扩张的血管或囊性肿物,以免活检造成大出血或血性内容物污染胸腔,若胸膜有粘连影响胸腔镜诊断,可在胸腔镜直视下对不同形式的粘连进行松解分离。对需要胸膜固定的患者,可在胸腔镜直视下经操作孔喷入不含石棉的医用灭菌滑石粉。胸腔镜操作结束后,一般需放置闭式引流管,但对仅用于壁胸膜病变的检查时,可不必放置引流管,胸腔镜操作结束后,在拔出套管之前,尽量缓慢地吸尽胸腔内气体,肺复张后拔出套管,缝合胸壁切口。

4. 观察

(1)胸腔镜直视下胸膜转移瘤的典型表现为胸腔积液量较大,常常表现为血性胸腔积液。胸膜表面可见单个或多个大小不等的结节(直径5～10mm),或者呈特征性的葡萄状病变,分布于肺及膈表面,以下胸部及肋膈窦多见,晚期分布于肋胸膜及整个胸膜腔。结节呈菜花状、乳头状、桑葚状,灰色或粉红色,表面可有坏死组织或血痂,有时呈弥漫性胸膜增厚。瘤组织松脆,活检时能切下完整块状物,边缘清晰,出血少。多数患者胸腔内无粘连,经腔内药物治疗后可有不同程度的粘连。

(2)胸腔镜直视下胸膜间皮瘤的典型表现为胸腔积液量大,多为黏稠血性。局限型良性胸膜间皮瘤通常是发生于脏胸膜的带蒂肿块,直径大多＜10cm,而局限型恶性胸膜间皮瘤则表现为体积更大的带蒂肿块,多见于纵隔胸膜和膈胸膜;弥漫型胸膜间皮瘤多分布于壁胸膜,最早期肉眼仅仅见到大量胸腔积液,只有在显微镜下才会发现肿瘤组织;随着病变的进展,胸膜上可以出现孤立或多发的结节,大小不一,基底宽,大多数表面光滑如陶瓷,呈卵石状、葡萄状,多为白色或淡红珠光色,也有灰白或淡黄色,伴有大量胸腔积液,少数晚期患者由于肿瘤相互融合而出现不规则的片状胸膜增厚或片状鸡皮样改变,甚至胸膜腔消失,瘤体多数质硬,不易钳取,但也可以软而脆,血管较多。

5. 术前及术后处理　术前应详细询问病史和了解全身情况,尤其应注意有无结核性胸膜炎、胸部外伤手术史等病史,因为这些疾病常会形成胸膜粘连等情况,给手术操作带来困难甚至失败。此外还要常规测定血常规、出凝血时间、肝肾功能、乙肝五项指标、血糖、红细胞沉降率及胸部 X 线检查、血气分析、肺功能(尤其健侧卧位肺功能)。若患者合并高血压、冠心病、糖尿病等应将其纠正到最佳状态。最后,还要做好患者及家属的心理准备工作,以便配合检查和操作。

术中应观察血压、脉搏、呼吸、心电监护及血氧饱和度测定,术中可随时与患者对话以便了解患者的自觉状况。

大量胸腔积液的患者术后通常肺不能马上复张,应接胸膜腔闭式引流,并注意观察引流管是否通畅、引流液的量及颜色,以便确定是否存在出血、漏气。如有必要,可以通过引流管向胸膜腔内注入药物。

若无明显异常,2～3d 后即可拔管。为预防感染,可酌情应用抗生素。如有发热、疼痛等情况可对症处理。

(张才擎　朱良明)

第四节　影像技术导引下经皮肺穿刺活检

一、CT 导引下肺穿刺活检术

由于 CT 扫描在肺部的显示中有着其他影像技术无可比拟的优势,而且穿刺针显示清晰,因而 CT 导引成为胸部病变导向活检的金标准。随着肺部肿瘤的发病率的增加及其解剖的特殊性,同时要求获取肿瘤组织学分型,以便确定的治疗方案和估计预后,胸部病变活检的比率越来越高。

1. 适应证　①肺内占位性质不易确定,需要获得组织学诊断;②为进一步明确诊断,同时可给予治疗;③获取病变组织学诊断,指导治疗;④获取病变病原学诊断。

2. 禁忌证　①严重心、肺、肝、肾功能不全者;②出、凝血功能障碍者;③严重的全身感染、败血症、脓毒血症未控制者;④穿刺入路存在严重溃疡或感染;⑤病变周围有大量肺大疱,尤其是穿刺针道方向胸膜下有肺大疱者;⑥存在弥漫性肺间质病变导致的高通气量高循环量的患者;⑦患者不能平卧。

3. 患者术前准备　①术前查血常规、凝血功能、肝肾功能及心电图;②术前谈话,内容包括患者目前的病情状况、穿刺的重要性、危险性;③与患者、家属签订穿刺协议书;④仔细阅读病史及相关影像资料,必要时进行 CT 增强扫描;⑤纠正预防其他系统疾病;⑥给予止血,抗感染,必要时给予镇静药,小儿可根据体重给予水合氯醛灌肠;⑦穿刺器械及药物的准备;⑧确定手术的实施方案;⑨做碘过敏试验,保留静脉通道。

4. 穿刺过程 ①病变区 CT 扫描,必要时强化扫描;②采用栅栏法、胶布定位法确定进针点;③做标记进针点;④手术区域消毒,铺洞巾;⑤进针点利多卡因局部麻醉;⑥按照设定方向角度进针;⑦CT 扫描确定针尖位置;⑧针尖位于待检部位后,根据组织类型确定检出方式;⑨组织检出,必要时进行多角度多次检出,尽可能取得满意的组织量为度;⑩用敷贴粘住皮肤针孔或加压包扎 5～10min。

5. 典型病例

病例 1(图 5-22):患者,男,82 岁。发现双肺占位 8 个月,首先行抗炎治疗病灶变化不明显,查血显示肿瘤标志物不高。CT 图像(图 5-22A、B)可以看到双肺斑片状高密度影,边界不清,纵隔内未见到明显肿大的淋巴结。CT 图像(图 5-22 C、D)可以看到高密度的穿刺针穿刺至病灶中央部检取病变组织。病理诊断为肺结核。

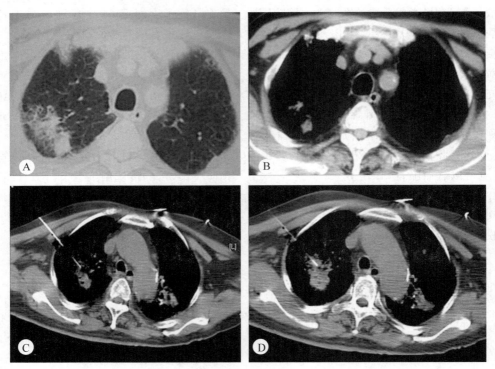

图 5-22　肺结核 CT 导向下穿刺活检

病例 2(图 5-23):患者,男,72 岁。查体发现左肺占位 1 周。CT 图像(图 5-23 A、B)可以看到左肺类圆形高密度影,边界清楚,可以看到明显的短毛刺及分叶,增强扫描可见病灶强化。CT 图像(图 5-23 C、D)可以看到高密度的穿刺针穿刺至病灶中央部检取出两条组织送检,病理诊断为肺低分化腺癌。

病例 3(图 5-24):患者,男,72 岁。慢性支气管炎病史 10 余年,查体发现右肺门肿块。CT 图像(图 5-24 A、B)可以看到右肺门类圆形软组织占位,边缘光滑,其内密度均匀。CT 图像(图 5-24 C、D)可以看到高密度的穿刺针穿刺至病灶中央部检取病理组织。病理诊断为肺中分化腺癌。

病例 4(图 5-25):患者,女,66 岁。查体发现左肺下叶占位。CT 图像(图 5-25 A、B)可以看到左肺下叶斑片状高密度影,边界清楚,CT 图像(图 5-25C、D)可以看到高密度

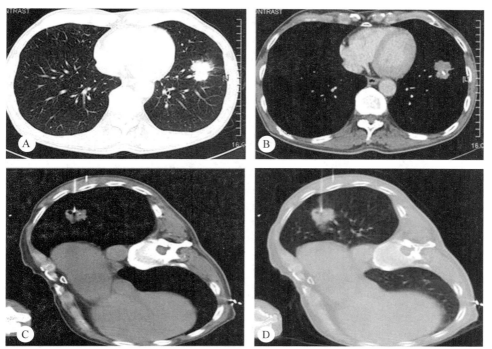

图 5-23　左肺腺癌 CT 导向下穿刺活检

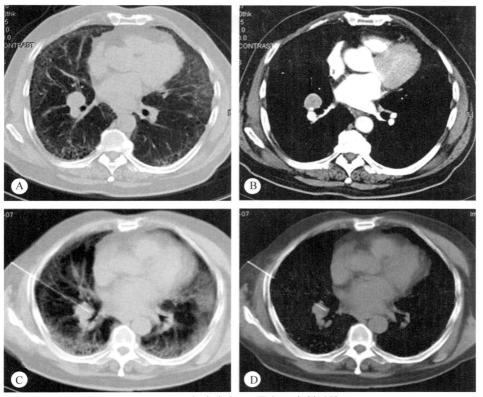

图 5-24　右肺腺癌 CT 导向下穿刺活检

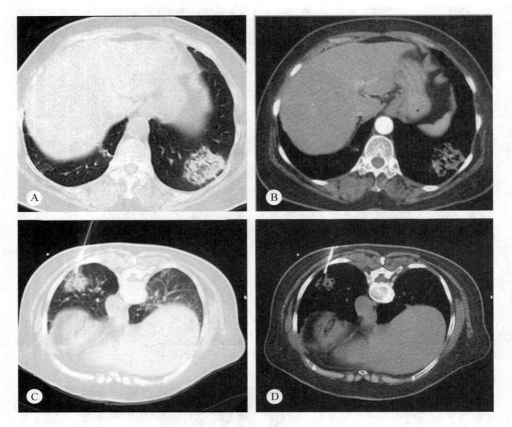

图 5-25　左肺病变 CT 导向下穿刺活检

的穿刺针穿刺至病灶外侧缘检取病理组织。病理检查示间质性肺炎,部分区域纤维组织及类上皮样细胞呈结节状增生,尚不能排除结节病。经 2 个月门诊抗炎及对症治疗基本恢复。

　　病例 5(图 5-26):患者,男,67 岁。因胸闷、咳嗽 2d,胸透发现右肺占位。CT 图像(图 5-26 A、B)显示,右肺中叶类圆形占位,边缘清晰,可见短毛刺,增强扫描其内密度均匀。CT 图像(图 5-26 C、D)可以看到高密度的穿刺针穿刺至病灶外侧缘检取病理组织。病理诊断为肺慢性炎症。

二、磁共振导引下肺穿刺活检术

　　经皮穿刺胸部活检为胸部介入放射学的重要内容之一,它和经纤维支气管镜活检相

得益彰,成为获取胸部病变病理诊断资料的重要手段,尤其适合于周围型肺部病灶、胸膜、胸壁病变及纵隔肿块的活检。20 世纪 70 年代 CT 的问世,以其多维成像、解剖结构显示清晰、重复性好等优势而被用作导引工具。随着医学影像的发展和日新月异,目前已发展成了 CT,MR 及超声导引下的经皮非血管途径影像微创性诊断及治疗,广泛应用于全身多脏器病灶的活检、囊肿及脓肿的抽吸引流、肿瘤的治疗等。

　　1. 适应证　①新发现的或逐步增大的孤立性肺部结节或肿块,诊断不明,尤其是疑为肺癌可能性较大的病例;②诊断不明的纵隔肿块及纤维支气管镜活检结果阴性的肺门肿块,为了明确病理诊断;③局灶性或多发性肺实变或脓肿,感染菌种不明者;④无法手术

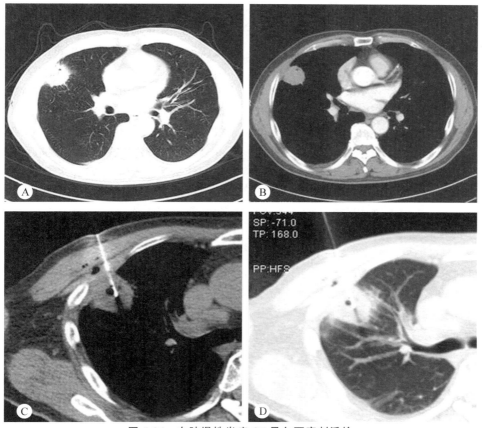

图 5-26　右肺慢性炎症 CT 导向下穿刺活检

处理的肿瘤,为了明确细胞类型以便制订合理的化疗或放疗方案,或检验肿瘤细胞对化疗、放疗的敏感性。

2. 禁忌证　①严重心、肺、肝、肾功能不全者;②出、凝血功能障碍即有出血倾向者;③装置心脏起搏器者;④穿刺部位附近有金属异物者;⑤所检病灶可能为肺动静脉瘘或棘球蚴病者;⑥患者不能配合或不能保持恒定的穿刺体位或不能屏气。

3. 术前准备

(1)患者准备:术前须出示 CT 和(或)MRI 等影像资料,测定血常规、出凝血时间和凝血酶原时间,常规术前肌内注射止血药物,对个别焦虑患者适当给予镇静药。术前4～6h 禁食,向患者及其家属详细说明穿刺活检过程和可能发生的并发症,取得患者的

主动配合,包括训练好患者平静呼吸下屏气、体位保持等,并与其签订手术协议书。

(2)器械准备

环境及设备的准备:①操作室紫外线空气消毒至少 2h,MR 扫描仪覆盖消毒外罩。②启动 0.23T 开放式常导 MR 扫描仪(Proview , Philips Medical System),常规主磁场匀场及线性补偿,如预计术中使用完全平衡稳态(CBASS)序列,则还需行二次补偿和快速线性补偿,进入 MR 导引操作序列(MRGP)模式,将示踪器置于主磁场中心,选择 Cal(校正)菜单。③开启 ipath200 光学追踪导引系统,调整红外线立体相机方向,使其接受来自扫描机架及示踪器上反光球的信号,进行自动校正。④将穿刺针固定在光学导引持针板上,针尖置于示踪器上方的测

针点上,将红外线立体相机对准示踪器及光学导引持针板上的反光球,启动软件测针,并将测得的针长数值与手工测量值进行对照,误差不得超过 3mm。⑤根据患者体形及病变部位选择不同型号柔性多功能表面线圈。

选择合适穿刺针:①选择穿刺针的一般原则是要尽可能获取较多的标本量,又不至于增加并发症的发生率,还要取决于预检病灶的位置,所在脏器及其与邻近结构的关系,以及病理科医师所需的标本量等。②MR 导引下胸部穿刺活检术时所用的穿刺器械均为磁兼容性的镍钛合金材料,如穿刺套针常用的规格有 14G、16G 及 18G,长度为 10～15cm,切割枪的规格一般有 16G、18G,长度为 20cm,也可仅用 19G 或 20G 的细针做细胞学涂片来区分肿瘤的良恶性。

药物准备:① 2% 利多卡因;②酚磺乙胺;③明胶海绵条。

4. 操作方法与注意事项

(1)操作方法:①根据病变位置及拟进针方向,患者取仰卧位、侧卧位或俯卧位。固定多功能线圈于拟进针点附近,将穿刺针针尖对准拟进针点,调整红外线立体相机,对准光学导引持针板及扫描机架上反光球,行定位扫描,选择适当的病变定位像层面,如冠状位、矢状位、轴位或斜位,依据目的不同选择最佳的快速成像序列,必要时静注磁共振造影剂增强扫描以显示病变及其周围结构。②由于计算机自动将穿刺针的空间定位信号叠加在图像上,屏幕上可显示蓝色条线,根据需要或病变强化情况,可在图像上确定穿刺靶点(为一红色圆点)。调整针的角度,确定进针路径,并进行体表标记,模拟进针时要注意尽量避开正常肺组织、血管及神经等,并使皮肤进针点和靶点之间的直线距离尽可能短。③将检查床拉出,常规消毒、铺巾,在体表标记处皮下注射利多卡因,调整持针板的方向,使虚拟针的延长线在二维扫描图像上均指向靶点,在逐步进针过程中使用场回波(FE)或 CBASS

序列在一或两个方向上重复扫描成像,确定穿刺针的实际位置,到达靶点后再次扫描以确定针尖的位置,然后拔出针芯,采用相应规格切割枪对病灶进行切割,检查切割的病变组织,将其固定于 10% 甲醛溶液的容器内送病理,并涂片行细胞学检查。

(2)注意事项:①术前患者呼吸屏气训练,以保持术中扫描时处于相同呼吸相;②当穿刺针达胸膜时嘱患者屏气,以保持穿刺路径准确性,防止因呼吸波动造成穿刺误差,引起肺及血管损伤;③纵隔病变穿刺选择进针路径非常重要,应适当调整患者体位,尽可能避开肺组织穿刺或采用人工气胸法避免伤及正常肺及肺门组织结构;④拔针前行 MR 扫描,确认针尖位置,拔针后再次扫描,确认有无出血、气胸等并发症。

5. 术后处理　随着影像导引设备的发展与更新,经皮穿刺肺活检并发症的发生率较过去明显降低,并发症发生率的高低一般与下列因素有关:①穿刺针的选择,较粗的穿刺针尤其是较粗的组织切割枪并发症发生率高;②影像导引设备的优劣与选择;③病灶部位与进针途径;④穿刺的次数;⑤病例的选择,凡有肺气肿的患者和年龄大者,并发症的发生率明显高于年轻而无肺气肿的患者。

(1)一般处理:术后嘱患者平卧,严密观察 4～6h,根据实际情况采用相应的措施。

(2)并发症及处理:①气胸。经皮肺病变穿刺活检并发症中发生率最高的为气胸,发生率从 10%～35%,通常为少量气胸,临床无需特殊处理。对原有肺疾病而产生明显临床症状者和气胸超过 50% 者,应及时采用抽气或负压引流的方法治疗。②咯血及出血。术后少量咯血甚为常见,穿刺时损伤肺组织内微小血管,少量血液渗入到肺泡腔及支气管腔内被咯出,往往表现为痰中带血,临床无需特殊处理;穿刺通道或穿刺靶病变出血常见于使用粗穿刺针或切割针(>16G)和穿刺富血管肿瘤时,术后应立即注射止血药物,并密切观察病情变化,若有活动性出血且使用促凝血药物无效、伴有大量咯血及血胸时,须联合胸外科医生紧急处理。③疼痛。穿刺活检后疼痛多为轻度,1～2d 可自行消失,无需处理,若出现剧烈疼痛,应考虑损伤肋间神经或血管,除给予镇痛药外,还应给予止血药和抗生素。④感染。穿刺活检后感染多与穿刺器械或皮肤消毒不严有关,穿刺术后应常规应用广谱抗生素 2～3d 预防感染,一旦出现感染症状或体征应及时加大抗生素用量并根据感染细菌类型选用敏感抗生素。

6. 典型病例

病例 1(图 5-27):患者,男,59 岁。查体发现肺内占位。CT 示(图 5-27A)为左肺下叶类圆形结节灶,边界光滑锐利,密度均匀;行 MR 导引下穿刺活检术(图 5-27B),图中可见穿刺针(黑色条状金属影)针尖准确穿刺入病灶内;病理诊断为原位腺癌(彩图 5-27C)。术中 MR 扫描可较清楚地显示少量气胸的产生及部位(图 5-27D);穿刺术后行肺部 CT 扫描,仅见少量气胸产生,病灶周围及胸腔内未见明显出血征象(图 5-27E、F)。

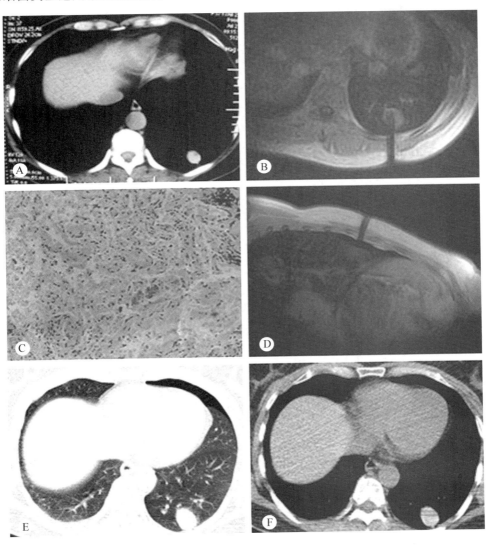

图 5-27　左肺下叶结节行 MR 导引下穿刺活检术

病例2(图5-28):患者,女,44岁。左侧胸痛1个月伴咳嗽1周。胸部CT示左肺占位性病变,边界尚清,与邻近胸膜粘连(图5-28A);MR导引下经皮穿刺活检术中横断与斜冠状位扫描均显示穿刺针尖位于病灶内部(图5-28B、C),准确切取病变组织后经病理学证实为低分化鳞状细胞癌。

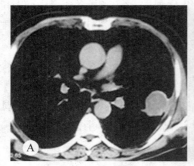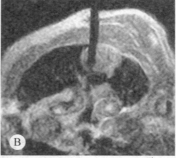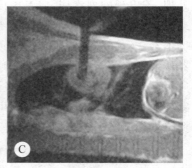

图5-28　左肺鳞癌MR导引下穿刺术

病例3(图5-29):患者,男,42岁。胸闷感半年,有金矿工作史。胸部X线片及CT均示双肺野近肺门处片状、团块状软组织密度影,有少量钙化(图5-29A－C)。行MR导引下左肺病变穿刺活检术,轴位及矢状位图像均可见穿刺针(黑色条状金属影)针尖准确穿刺入病灶内(图5-29D、E)。病理学显示肺组织内炭末沉积,结合病史、临床及影像征象,诊断为硅沉着病(彩图5-29 F)。

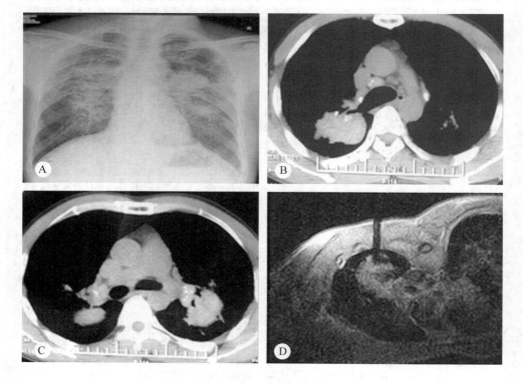

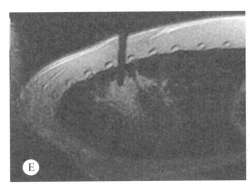
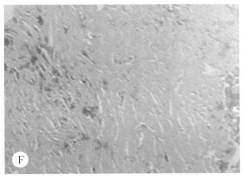

图 5-29　硅沉着病 MR 导引下穿刺术

病例 4（图 5-30）：患者，女，51 岁。胸闷咳嗽 2 个月，胸部透视示左肺占位。MR 矢状位增强扫描示左肺类圆形结节影，病灶内强化不均，其内有坏死无强化区（图 5-30A）；MR 预扫描确定皮肤穿刺点后开始穿刺进针，图示已穿刺到皮下（图 5-30B）；沿虚拟针道缓慢进针 4cm，MR 扫描示针尖穿刺入病灶内有强化的部位（图 5-30C），准确切取病变组织病理学证实为左肺腺癌。

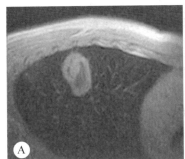
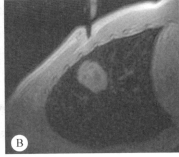
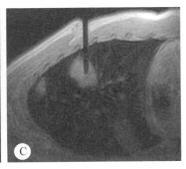

图 5-30　左肺腺癌 MR 导引下穿刺术

病例 5（图 5-31）：患者，男，49 岁。查体发现肺门肿物。CT 轴位增强扫描示右肺门结节影（图 5-31A）；介入性 MR 术中冠状位扫描示穿刺针准确穿刺入病灶内部（图 5-31B）；病理学诊断为低分化癌（彩图 5-31C）。

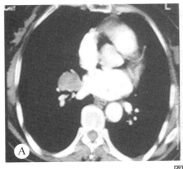
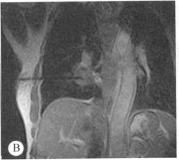
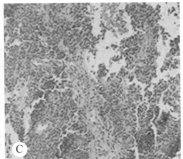

图 5-31　肺门部占位 MR 导引下穿刺术

病例6（图5-32）：患者，女，62岁。发现肺内占位要求行穿刺活检明确性质。右肺上叶结节灶行 MR 导引下穿刺活检术，穿刺术中扫描可见 16G 套针针尖准确穿刺入病灶中后 1/3 处，用 18G 切割枪（最好在病灶内沿上、下、左、右四个不同方向）切取病变组织数块送病理及涂片送细胞学检查（图5-32A、B）；切取出的病变组织呈深褐色（彩图5-32C）；切取结束后，再次行 MR 扫描，确定针尖位置，保证活检的准确性，并观察有无出血、气胸等（图5-32 D、E）。

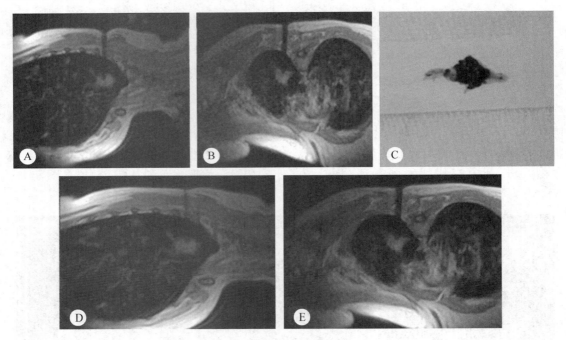

图 5-32　右肺上叶病变 MR 导引下穿刺术

病例7（图5-33）：患者，男，49岁。查体发现肺内病变要求明确性质。MR 导引下左肺近胸膜处结节灶穿刺活检术，穿刺针穿刺入病灶内切取组织时因气胸而使肺内结节逐渐向前移位，穿刺针不得不"追赶"病灶直至达到足量取材（图5-33A－E）；术后 CT 扫描进一步证实气胸的存在，并根据气胸的量采取下一步治疗措施（图5-33 F）。

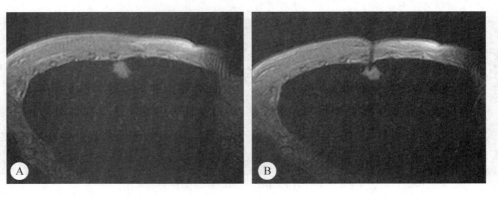

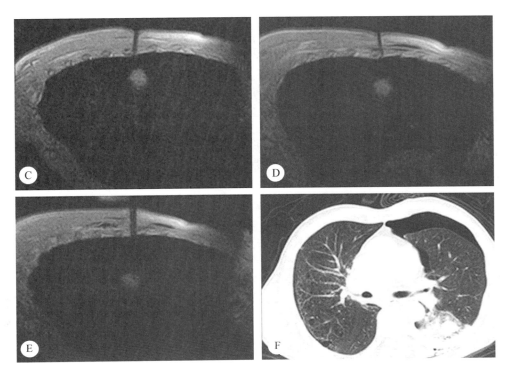

图 5-33 MR 导引下左肺近胸膜处结节灶穿刺活检术

病例 8（图 5-34）：患者，女，46 岁。咳嗽咳痰 1 个月，X 线胸片示右肺占位。胸部正位片示右肺下叶空洞型病灶，厚壁不均匀（图 5-34A）；MR 导引下肺内病变穿刺活检及抽吸术，抽吸病变中央处坏死液体，切取厚壁组织送病理（图 5-34B）；抽出的液体呈稀薄的干酪样，黄白色，病理证实为肺结核（彩图 5-34C）。

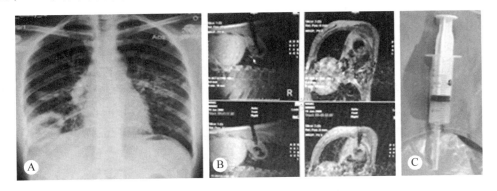

图 5-34 MR 导引下肺内病变穿刺活检及抽吸术

（窦卫涛 柳 明 吕玉波）

第五节　脱落细胞学检查

一、概　　述

脱落细胞学(exfoliative cytology)是采集人体各个部位,特别是管腔器官表面的脱落细胞,经过制片、染色后用显微镜观察细胞的形态,从而提出诊断意见的一门学科,因此,也称诊断细胞学(diagnostic cytology)或临床细胞学(clinical cytology)。它是在组织胚胎学及病理学基础上发展而来的新兴临床检验学科。

脱落细胞学可用于诊断肿瘤、炎症及其他各种疾病,由于早期技术有限,应用率很低。随着纤维内镜及超声定位穿刺技术的应用,近十几年来,脱落细胞学发展迅速,被广泛应用于肿瘤及其他疾病的诊断和鉴别诊断。脱落细胞学检查主要包括以下3个方面内容:①各种管腔、器官表面(黏膜表面)的脱落细胞;②细针吸取细胞;③体腔积液脱落细胞。

正常细胞转变为肿瘤细胞后就会具有异常的形态、代谢和功能,并在不同程度上失去了分化成熟的能力。肿瘤细胞生长旺盛,并具有相对的自主性,消除致病因素后,仍可继续生长。肿瘤的脱落细胞学诊断主要根据细胞的异型性做出判断。但是任何一种异型性的表现都不能作为绝对指征,应以涂片背景或背景细胞做对照比较,并密切结合临床及其他检查结果来综合判断。

1. 良性肿瘤的细胞学改变　良性肿瘤细胞胞质较丰富,核浆比值近于正常,细胞核大小形状一致,包涵体及变形颗粒少见,核染色质细致,淡染,分布均匀,核仁小或无,核分裂象少见。细胞大小及排列有一定规律。

2. 恶性肿瘤的细胞学改变

(1)整个细胞的改变:肿瘤细胞的大小、形态、核浆比等都有不同程度的改变。

①细胞体积增大:恶性肿瘤细胞体积增大,有的形成瘤巨细胞。如横纹肌肉瘤的瘤细胞可以非常巨大。但有些瘤细胞体积可以近似于正常细胞或更小,如肺小细胞未分化癌。

②细胞的多形性:由于恶性肿瘤细胞分化障碍和繁殖过盛,可导致细胞形态上的变异。恶性肿瘤细胞的形态除圆形、椭圆形外,还多见异常形态,如鳞癌细胞呈蝌蚪状、蛇形等。

③核浆比改变:肿瘤细胞功能上的改变表现为活力减退和繁殖增强。前者表现于胞质,后者表现于胞核。因此,造成核增大远远超过胞质的增加,使核浆比失常。

④裸核:由于恶性肿瘤细胞高度繁殖,很容易发生退化变性,细胞膜溶解消失而形成裸核。特别是在分化差的鳞癌细胞和腺癌细胞中常见。

(2)细胞核的改变:肿瘤细胞的恶性特征集中表现在核形态和结构的变化上。因此,对肿瘤细胞核的观察是判断肿瘤细胞性质的关键,具体表现在以下几个方面。

①核增大:恶性肿瘤细胞由于细胞核内蛋白合成增多,所以核可增大至 $1 \sim 4$ 倍不等。应注意的是,当炎性增生时,细胞核也可见明显增大;同时,还会伴有核染色质增多。此时,需综合分析才能做出正确的判断。另外,退变细胞的核也会增大,但此时往往伴有核染色质结构模糊、着色浅淡、核内空泡等退化变性表现,因此不难与恶性肿瘤细胞鉴别。某些肿瘤,如小细胞未分化癌细胞、淋巴瘤细胞等的瘤细胞核可以增大不明显,甚至比正常细胞核还小。但其具有其他恶性特征,如核染色质浓密、结构异常,核浆比明显失调等,这些都有助于诊断。

②核染色质增加,并且分布不匀:由于恶

性肿瘤细胞核 DNA 的含量增加,核染色质增多,使细胞核深染而粗糙,构成粗颗粒状、粗网状、斑块状、条纹状,并且排列紊乱,分布极不均匀。但需注意细胞退化变性而致核固缩及染色过度,亦可引起核深染。

③核膜增厚:增多的核染色质在核膜处聚集更明显,造成核边清楚及核膜增厚,在癌细胞中此特点尤其明显。

④核仁增大,数目增多:癌细胞常见核仁增大并畸形,核仁数目增多。如果核仁的直径超过 5μm,其数目超过 3～4 个,就要考虑是癌细胞。但是,核仁增大也可见于炎性增生,而有些癌细胞核仁并不增大。

⑤核畸形:核形变长,并出现折叠、扭曲、分叶、核边深陷呈切迹状、锯齿形等畸形改变都是恶性征象。有时还可见到多核和巨核。

⑥核大小不一:由于恶性肿瘤细胞繁殖功能紊乱,细胞核增大程度很不一致,因而形成了显著的核大小不一,尤其是癌细胞。但某些肉瘤细胞核的大小变异可以不明显。

⑦核分裂活跃及出现异常丝状分裂:核分裂的速度反映细胞的增殖状态,生长活跃的恶性肿瘤细胞分裂旺盛,核分裂象增多,而且丝状分裂表现出染色体数量增多、分配不均和出现不对称、环状、多极丝状分裂等异常现象。

(3)细胞质的改变:恶性肿瘤细胞的特征在一定程度上也反映在细胞质的变化上,尤其是在进一步推断肿瘤细胞的组织来源和类型时,仔细观察胞质的状态是一个重要方面。

①受染性:经瑞特染色后,角化的鳞癌细胞胞质呈红色(嗜酸性),而腺癌细胞胞质多呈蓝色(嗜碱性)有助于两者的鉴别。

②包涵物:细胞内的色素颗粒结合核的改变对于诊断黑色素瘤有特殊意义。

③空泡:细胞内的黏液或类脂质等被染色液中的有机物质甲醇溶解后可形成大空泡,甚至把细胞核挤在一边,形成"印戒细胞",常见于腺癌。细胞退化时形成的空泡则

表现为多且圆。当然,吞噬细胞也常有空泡,特别是当吞噬了脂肪颗粒时,此时应结合其他改变综合分析。

(4)细胞间相互关系的变化:细胞与细胞之间关系的改变在恶性肿瘤中的表现如下。

①排列紊乱:由于癌细胞失去细胞黏附力,癌细胞彼此之间的结合力仅为正常细胞的 1/10,加之增生快速,造成彼此堆叠,失去排列,而一般良性细胞的排列则较整齐。

②细胞核及细胞大小不匀:在一群细胞之中,核及细胞的大小不匀,是恶性细胞的重要特征,尤以细胞核的大小不匀更具有诊断价值。而散在细胞的大小不一却不十分重要。但是在非恶性情况下,如皮下组织慢性炎症及结节性筋膜炎时,成纤维细胞的大小亦可相差几倍。

③细胞间境界不清:即在一团细胞内,细胞相互之间界限不清,常表示细胞分化程度较低,多见于未分化或分化差的鳞癌和腺癌。但在非恶性情况下,细胞边界也可以因退化变得模糊,最后消失,需加以鉴别。

④细胞与细胞群聚与密集:这是恶性瘤细胞的重要特征。但应注意在制片过程中,亦可人为地造成细胞堆积。

⑤细胞封入:即一个细胞被封在另一个细胞内,称为封入细胞,在癌细胞中偶可见到。

(5)细胞的特殊排列形式:观察细胞的排列形式,对判断肿瘤类型有一定的辅助意义。

①排列:癌细胞向心排列成环,中央呈圆形或不规则形,如同腺腔样,是腺癌的排列特点。甲状腺癌腺腔内还可见粉红色均匀物质(胶质)。

②癌珠:在分化好的鳞癌,有时可以见到由高度角化的梭形癌细胞层层环绕,构成形似洋葱皮样的癌珠。

③菊形团状排列:肿瘤细胞多层环状排列,形如菊花团样,可见于视网膜母细胞瘤。如瘤细胞团中央有猩红色放射状物质(神经

纤维)则为神经母细胞瘤的特征。

④栅栏状排列:肿瘤细胞排列整齐成行,形如栅栏状,可见于基底细胞癌、成釉细胞瘤。单行者常见于平滑肌瘤,双行者见于神经鞘瘤。

⑤旋涡状排列:梭形肿瘤细胞群成弧形旋涡,可见于神经纤维瘤及神经鞘瘤。

⑥放射状排列:梭形肿瘤细胞自中心向外成放射状排列,如隆凸性皮肤纤维肉瘤。

⑦镶嵌状排列:肿瘤细胞排列很紧,核与核紧密相接,呈镶嵌样结构,可见于分化差的腺癌。

⑧桑葚样排列:肿瘤细胞密集成团,中央部分的细胞分界不清,细胞核相互重叠,外层细胞呈小丘状向外突出,使细胞排列呈桑葚样。常见于分化差的腺癌和间皮肉瘤。

二、恶性肿瘤常见的细胞学分型

恶性肿瘤从组织学上分为上皮性癌、非上皮性肉瘤及血液系统恶性肿瘤。

(一)上皮性癌

癌是来源于上皮组织的恶性肿瘤,也是最常见的恶性肿瘤,组织病理学上可分为鳞癌、腺癌和未分化癌等。在细胞学上,各型癌细胞有时不易准确区分,但仔细观察各自仍有一定的特征。有时根据瘤细胞分化程度不同,可将其大致分为分化好的和分化差的两种癌细胞。

1. 鳞状细胞癌

(1)分化好的鳞癌:常单个散在,数个成团时细胞扁平,边界较清楚,互相嵌合。鳞癌分化还表现在似正常的表层细胞形态,即胞质丰富(核浆比不太大),细胞较扁,呈角形、方形、梭形、纤维形,核粗糙而深染,核染色质高度浓集成不规则块状,而且异型性表现较突出,如核畸形等。分化型鳞癌主要有3种细胞。

①蝌蚪形癌细胞:胞体一般较大,一端细长,膨大部含一个或多个具有上述恶性特征

的核,胞质常有角化。细胞很长时称为蛇形细胞。

②纤维形癌细胞:胞体细长的纤维,核多细长、居中、浓染,核边缘达两侧胞膜。

③癌珠:即癌性角化珠,偶见,其中心有一个圆形细胞,周围有长梭形细胞层层包裹,呈洋葱皮样。核浓染,梭形,胞质角化,核浆比不大。由于核存在异型性,可与正常鳞状上皮珠区别。

(2)分化差的鳞癌:分化差的鳞癌涂片中仅见相当于中层或底层的癌细胞,表层癌细胞难以找到。一般而言,中层癌细胞多为中等大小的圆形细胞,亦可呈星形或多边形,核圆形,染色质粗糙。基底层癌细胞体积较小,圆形或梭形,大小形状不一,常成团脱落。

2. 腺癌

(1)分化好的腺癌:胞质较丰富,含有黏液,嗜碱性,因黏液不着色,呈透明空泡样,可见一个或多个大空泡,核被挤压至细胞一侧,称为"印戒细胞",核圆形或不规则圆形,染色质略多,核边增厚,核膜显著,核仁清晰,着色淡。癌细胞较大,一般为圆形或卵圆形,涂片中多散在分布,也可成行、成团排列或成腺腔样。

(2)分化差的腺癌:癌细胞胞质少,嗜碱性,少数细胞内可见较小的黏液空泡,核较小,畸形较明显,核染色质明显增多,粗颗粒状分布不均,核边增厚,有时可见较大核仁。癌细胞较小,成团脱落时融合成片,界限不清,外周细胞的胞质随细胞核隆起使细胞团呈"桑葚样"改变。

3. 未分化癌

(1)大细胞型未分化癌:胞质量中等,嗜碱性,核大,大小不等,畸形明显,染色质增多,粗颗粒状,染色很深。涂片中细胞较大,单个散在分布或集合成团,呈不规则的圆形、卵圆形或长形。

(2)小细胞型未分化癌:胞质极少,呈裸核样,胞质弱嗜碱性,核畸形明显,核很小,大

小不一,为不规则形、瓜子形、卵圆形等。涂片中癌细胞极小,恶性程度很高,呈不规则小圆形或椭圆形,核浆比很大。

(二)非上皮性肉瘤

肉瘤与癌在组织来源、细胞核结构、存在方式等方面均有差异(表 5-1)。

表 5-1　肉瘤与癌的区别

	癌	肉瘤
组织来源	上皮组织	间叶组织
发病率	多见于 40 岁以后,约为肉瘤的 9 倍	多见于青少年
大体特点	质较硬、灰白色、较干燥	质软、灰红色、湿润
组织学特点	形成癌巢,实质与间质分界清	细胞弥散分布,实质与间质分界不清
细胞形态	大小差异显著,进行性脂肪变明显	大小较一致,形态接近原始血液细胞
染色质	粗糙结构或块状集聚	细致网状或粗粒状
核分裂象	不规则,多核性分裂多见	丝状、分叶状分裂象易见
核仁	数目显著增多	常见 1~2 个,一般呈圆形或椭圆形,较规则
细胞质	深蓝不一致,随癌类型而不同	着色较一致,一般见较狭的周边带
吞噬现象	易见	极少见
转移	多经淋巴道转移	多经血行转移

(三)血液系统恶性肿瘤

血液系统恶性肿瘤即俗称的白血病,其诊断需要观察骨髓穿刺涂片、外周血液涂片的血细胞形态改变,以及其他各种辅助检查。

三、细胞学诊断须知

1. 涂片显微镜检的原则　①严格核对脱落细胞涂片的编号,防止混淆;②认真阅读送检单上所填写的全部资料,包括患者年龄、性别、症状、体征、治疗情况、各种化验结果及影像学检查结果等;③镜检时先用低倍镜观察,发现可疑细胞时再换用高倍镜或油镜观察,要按顺序镜检全片以免重复或漏诊;④对细胞形态要详细地描述,能确定诊断的要下出诊断;对可疑的标本,要进行会诊;对难于定性的标本,可提供参考意见或重复涂片检查;有的背景成分也应写进报告单中,有时有助于诊断。

2. 细胞学诊断注意事项　①了解取材部位,肿块大小、形状、硬度、活动度、表皮颜色改变及疼痛等情况;②要结合临床资料综合分析;③一切病变都是由量变到质变的过程,故应用动态的观念来看待细胞学形态变化;④熟练掌握脱落细胞的制片技术;尽可能了解、掌握本专业新技术及新方法的发展与运用。

3. 细胞学诊断的优点　①技术简单,容易掌握,操作方便,并适合人群普查;②脱落细胞学可来源于多个位点,能够代表更大范围的细胞学形态特点,对肿瘤的早期诊断有重要意义;③患者痛苦少,容易接受,故可反复多次取材提高阳性率;④实验操作简便,短时间内即可得出报告;⑤脱落细胞学有较高的肿瘤检出率,可达 80% 以上;对于某些肿瘤或无法做活检时,脱落细胞学诊断更显出其优点,对于某些特殊疾病,若发现特殊性细胞即可确诊。

4. 细胞学诊断的局限性　①脱落细胞学由于取材量小,以单个细胞或少数细胞为观察对象,缺乏组织学整体结构,因此阳性率和准确性不如病理组织学高,有时需反复取材;②由于某些原因标本取材欠佳或细胞学形态识别水平欠佳等原因,可导致一定的误诊;脱落细胞学约有 10% 的假阳性,有时易将具一定异形的良性细胞误诊为恶性细胞而造成假阳性,这种情况在阳性标本的诊断中占1%～3%;③脱落细胞学诊断有时难以确定细胞的来源及肿瘤发生部位,有时不易对癌细胞做出明确的组织分型,需结合其他检查结果考虑。

四、涂片制作

(一)涂片的制备原则

1. 在标本制片之前,要把材料准备好,如载玻片、推片、盖玻片、滴管等。各种用品均要求清洁、干燥,载玻片要求表面光滑,无油渍、无划痕及破损等。新玻片在使用前,应在清洁液(浓硫酸250ml,重铬酸钾100g,加入蒸馏水750ml,混合后即成)中浸泡,自来水冲洗,再置于75%乙醇中浸泡,最后用自来水冲洗干净后,干燥备用。旧玻片再次使用时,要经过清洁液长时间浸泡(24h以上)或肥皂水煮沸20～30min,用温水洗净后,干燥备用。

2. 标本采集后,应尽快做出处理,以最快的速度制片,否则标本凝固或pH改变,引起细胞形态变化或自溶、腐败等,会影响诊断结果。

3. 制片时操作应轻巧,以免损伤细胞。涂片的厚薄应适宜,太厚则细胞过多、重叠,不易染色且细胞形态不易辨别;太薄则细胞稀少,影响阳性的检出率。一张好的涂片应是分布均匀、厚薄适宜,涂片呈舌状,分为头、体、尾三部分,镜下各个视野中均有细胞成分,红细胞无明显重叠现象。

4. 若液体标本内缺乏蛋白质时,在制片过程中,可先在玻片上涂上黏附剂(如甘油血清、甘油蛋白、血清等)或直接在液体标本中加入黏附剂,以防标本在固定及染色过程中脱落。

5. 应采取标本的各部分制片,特别是对于组织钳取物及较大组织的印片,并尽可能选取具有代表性的部位制片,以减少漏诊,提高阳性检出率。

6. 标本一般应制片4张以上,并逐张固定、染色及镜检,以防遗漏。

7. 涂片应统一进行编号、登记,以免混淆。

(二)涂片的制备方法

1. 推片法 适用于体液和针吸标本制片。取标本一滴置于载玻片的右侧端或黏附于推片上,将载玻片与推片在标本处呈30°接触,并使标本在玻片与推片间分布均匀,将推片按原角度在载玻片上匀速向左侧端移动,直到标本完全均匀分布于载玻片上为止。另外,也可用穿刺针头、滴管等直接推制涂片,即先将标本滴于载玻片一端,将针头或滴管前端部分平放于标本之后,向载玻片另一端匀速移针头或滴管,直到标本推完为止。

2. 涂抹法 适用于液体标本的制片。

(1)往复涂抹法:从玻片一端开始,与玻片平行涂抹,先由左向右,然后稍向下,再平行由右向左涂抹。涂抹的标本膜要比盖玻片稍窄些。

(2)转圈涂抹法:由玻片中心开始,以顺时针或逆时针方向由内向外转圈涂抹标本。涂片要均匀、厚薄适宜,不要重复和反向涂抹。

3. 压片法 适用于较黏稠的液体或块状标本的制片,如痰液、活体组织块等。将标本夹于横竖交叉的两张玻片之间,然后将上下玻片边压边拉,直至适宜的厚度为止。

4. 喷射法 适用于各种针刺吸取的液体标本,如由阴道后穹抽吸或肿块针吸所得的标本。在距玻片2～3cm处高度,将吸管或针管内的标本由左至右反复喷射在载玻片上。

5. 印片法 适用于皮肤表面的结节性皮疹、溃疡及活体组织。将采集的活组织块用刀切开,将玻片平放于新切面上适当用力按压即可。

6. 玻片离心法及沉淀室法 适用于脑

脊液、部分浆膜腔积液、尿液等标本的涂片。利用仪器(如粟氏 FMU-5 型玻片离心沉淀仪、袖珍式细胞沉淀仪)直接把细胞收集于玻片上。

(三)涂片制备后的固定

固定是要保持细胞的形态,以防细胞的溶解和腐败,并且固定标本细胞内的溶酶体被破坏、蛋白质被凝固,使得细胞易于着色,便于显微镜下的辨别。

1. 常用的固定液 常用的固定液有 95% 的乙醇固定液、乙醚乙醇固定液及氯仿乙醇固定液。

(1)95% 乙醇固定液:此液渗透作用稍差,适用于大规模普查。

配方:无水乙醇 95ml
蒸馏水 5ml

(2)乙醚乙醇固定液:此液渗透作用强,效果好,适用于巴氏染色及 HE 染色。

配方:95% 乙醇 49.5ml
乙 醚 49.5ml
冰醋酸 1.0ml

(3)氯仿乙醇固定液:此液渗透作用强,效果好,适用于巴氏染色及 HE 染色。

配方:无水乙醇 60ml
氯 仿 30ml
冰醋酸 10ml

2. 固定的方法及时间

(1)干燥固定法:此法适用于瑞特染色、姬姆萨染色及瑞特-姬姆萨复合染色。干燥固定法是涂片后任其自然干燥,再进行染色。

(2)湿片固定法:此法适用于巴氏染色及 HE 染色。湿片固定法是在涂片尚未干燥前,或涂片边缘开始干燥时,滴加固定液于其上,待其自然挥发、干燥,常用于阴道涂片、痰液涂片及食管拉网涂片的脱落细胞学检查。

(3)固定的时间:一般需要固定 15～30min,根据涂片的厚薄、取材部位及标本含量的多少,适当缩短或延长时间。

五、常用染色方法

在脱落细胞学诊断的日常工作中常用的染色方法有瑞特染色、姬姆萨染色、瑞特-姬姆萨复合染色、巴氏染色及苏木素-伊红染色(HE 染色)。

(一)染色目的

染色的目的,是借助于一种或多种染料,使得组织和细胞内的不同部分在与染料的物理和(或)化学反应作用下分别染上不同深浅的颜色或不同的颜色,产生了不同的折光率,利用显微镜可以根据细胞的大小、形态和内部结构来识别各种细胞。理想的染色剂应能达到下述 3 个目标:①细胞核内部结构应显示清晰;②透明,即应使细胞结构不受其厚薄或重叠的影响;③分色,即使不同染色反应的细胞都能显示出应有的颜色。

固定及染色都是人为的,通过这种人为的作用使细胞中不能看到与分辨的结构显示出来,然后再根据各种染色方法的不同特点,对各种细胞加以鉴别。但是,染料也可以破坏细胞的固有结构,甚至可造成一些人为的假象,因此,细胞学工作者在实际工作中对于染色后观察到的细胞结构应全面、细致地加以分析。

(二)染色原理

细胞着色的原理,一般认为是物理作用和(或)化学作用的结果。染色中的物理作用包括渗透、吸收、吸附和毛细管现象等,通过这些作用中的一种或数种,染料中的色素粒子能进入细胞使其显色;染色中的化学作用就是染料渗入细胞与其相应物质发生化学反应生成有色的化合物。

各种染料都具有产生颜色和与被染组织形成亲和力两种性质。这两种性质主要由两种特殊基团(即发色基团和助色基团)产生。

染料含有苯的衍生物这些化合物,当其被氧化后,其结构式发生改变,产生带有颜色的醌式环,称为发色基团。

助色基团是一种能使化合物发生电离作用的辅助原子团(酸碱性基团),这种原子团称为助色基团。助色基团能使染料的色泽进一步加深使其与被染组织具有亲和力。助色基团的性质决定染料的酸碱性。碱性染料(如苏木素等),具有碱性助色基团($-NH_2$,$-NHCH_3$ 等)在溶媒中所产生的带色部分为带正电荷的阳离子,易与组织和细胞内带负电荷的物质结合而显色。而细胞核内的主要化学成分脱氧核糖核酸(DNA)带负电,呈酸性,易被碱性染料(如苏木素)染成紫蓝色。酸性染料(如伊红、橘黄等)具有酸性助色基团,在溶媒中产生带色部分为阴离子,易与组织和细胞内带正电荷的物质结合而显色。而胞质中的主要化学成分为蛋白质,在一般情况下带正电,呈碱性,因此染色过程中表现为嗜酸性,故易与伊红、橘黄等嗜酸性染料结合呈红色或橘黄色。

值得注意的是,细胞质内的蛋白质为两性电解质,根据其所处环境的 pH 不同而使其酸碱性发生改变。当染料的 pH 高于其等电点时,蛋白质呈酸性,易被碱性染料染色。反之,pH 低于等电点时,蛋白质呈碱性,易被酸性染料染色。如环境偏碱,则胞质易被亚甲蓝(碱性染料)着色;环境偏酸,则胞质易被伊红(酸性染料)着色。因此,染液的 pH 对细胞的着色有一定的影响,染色时应予注意。

(三)染色方法

1. 瑞特染色(Wright stain)

(1)染色原理:瑞特染料中含有亚甲蓝和伊红两种染料,前者为碱性,后者为酸性,它们与细胞内的各种物质具有不同的亲和力,从而使其显现出不同的颜色,以便辨认。

细胞核染色质的核酸与强碱性的组蛋白、精蛋白等,形成核蛋白,这种强碱性物质与瑞特染料中的酸性染料伊红有亲和力,故染成红色;但核蛋白中还有少量的弱酸性蛋

白及其氨基,它又与瑞特染料中的亚甲蓝起作用,只因其量太少,而不显蓝色,故细胞核呈紫红色。较幼稚细胞的胞质和细胞核的核仁含有酸性物质,与瑞特染料中的碱性染料亚甲蓝有亲和力,故染成蓝色;当酸碱物质各半时,则染成红蓝色或灰红色,即多嗜性。

(2)试剂配制

① 瑞特染液:瑞特染料 1.0g,甲醇 600ml。将瑞特染料置于清洁的研钵内,加少量的甲醇(也可以加入 10ml 甘油,充分研磨使染料研成细粉末易溶解)充分研磨染料,加入甲醇溶解,倒入棕色玻璃瓶中,未溶解的染料再加少量甲醇研磨,直到染料溶完,600ml 甲醇全部用完为止。亦可将 1g 瑞特染料一次性加入 600ml 甲醇中,置于棕色瓶内,盖好瓶塞,室温保存,每日振摇数次,连续 7d 以上即可使用。

②磷酸盐缓冲液(pH 6.4～6.8):磷酸二氢钾(KH_2PO_4)0.3g,磷酸氢二钠(Na_2HPO_4)0.2g,蒸馏水加至 1000ml。配好后校正 pH,备用。

(3)染色方法:①将已编号的涂片平放于染色架上。最好不要在涂膜两端用蜡笔画线,以免漏掉应染之物,特别是涂片头、尾及两侧部。②滴加瑞特染液。多少依标本所占面积大小及涂片的厚薄程度而定,一般为4～8 滴,至染液将标本完全盖住为止。固定细胞 1～2min。③按染液:缓冲液为1:1或 1:2比例,滴加缓冲液,用吸耳球来回轻轻吹之,使之混匀。④染色时间须视何种标本、涂膜厚薄,有核细胞多少、何种细胞及室温等而定,一般染色 10～20min。⑤用自来水冲洗涂片上的染液。要轻轻摇动涂片,使染液沉渣浮起冲走,切勿先倾去染液再用水冲,否则,涂片上的许多染料将沉淀于涂膜上。冲洗时间不可过长,水冲力亦不可太大,以防脱色或涂膜脱落。冲洗后的标本竖置在片架上,在空气中自然干燥,或用洁净吸水纸吸干。⑥初步镜检。

（4）染色注意事项：①染色涂片冲洗后，应自然干燥或风干；②染液量需充足，勿使染液蒸发干燥，以防染料沉着于涂片上；③若细胞着色浅淡，可待标本干燥后重染；若细胞着色太浓或沉淀物过多时，可待标本干燥后，滴加瑞特染液数滴（利用其中的甲醇退色），之后冲洗、晾干即可。

2. 姬姆萨染色（Giemsa stain）

（1）染色原理：染液主要含伊红、亚甲蓝两种成分，染色原理与瑞特染色相同。

（2）试剂配制：姬姆萨染料 0.5g，甘油 33.0ml，甲醇 33.0ml。染料粉末全部溶于 33.0ml 的甘油中，加热至 55.6～60℃，持续 90～120min，再加入 33.0ml 甲醇，摇匀后置棕色瓶中，放置数天，过滤后即可应用。

（3）染色方法：①将标本涂膜用甲醇固定 3min；②再置于稀释过的染液（10ml 缓冲液加 1ml 染液，或 30 滴缓冲液加染液 3 滴）中，染色 10～40min；③取出涂片，用自来水冲洗，自然干燥即可；④初步镜检。

3. 瑞特-姬姆萨复合染色（Wright-Gi-emsa mixture stain）

（1）染色原理：由于上述两种染色原理基本相同，混合染色法的优点是，瑞特染液对胞质着色好，姬姆萨染液则对核着色好，两法合并，可兼得两者的优点。因此在细胞学检查中，常用两者进行复合染色，使其互相补充，有利于显微镜下的细胞辨别。

（2）试剂配制

①瑞特-姬姆萨复合染色液：瑞特染料 0.38g，姬姆萨染料 0.03g，甲醇 100ml。

将瑞特染料与姬姆萨染料置于清洁的研钵内，加少量甲醇，充分研磨使染料溶解，储存于棕色瓶内备用。配成的染液 2d 后即可使用，放置越久，染色效果越好。

②磷酸盐缓冲液（pH 6.4～6.8）：磷酸二氢钾（KH_2PO_4）0.3g，磷酸氢二钠（Na_2HPO_4）0.2g，蒸馏水加至 1000ml。配好后校正 pH，备用。

（3）染色方法：同瑞特染色方法。

（张之芬　余小蒙　李元堂）

第六节　痰和支气管刷片的细胞学

一、痰标本及支气管镜刷检标本的脱落细胞涂片制备

1. 痰标本的留取方法　痰是目前呼吸道肿瘤最简单而有效的细胞学检查方法，留痰前，必须要求患者留取来自肺深部的痰。具体方法如下：①应先将来自口腔或咽部陈旧分泌液或食物残渣吐掉；②用清水漱口清除口腔内污物；③然后用力咳嗽，最终将来自肺深部痰吐出；④将咳出的痰液吐入 10～20ml 塑料痰盒、中药丸蜡纸盒或广口小瓶中；⑤痰样本的留取可以在家中（但必须在 30min 内或低温保存送到细胞室）、病房或直接在细胞室进行；⑥痰标本的留取时间以早晨 8 时左右为宜，以便及时将痰样本送至细胞室得到验收及涂片。

2. 痰标本的肉眼所见特性及临床意义　多数情况下，有一定经验的医生可根据痰标本的肉眼所见特性来初步判断其临床意义。

（1）黏液痰：常见于慢性支气管炎、哮喘及肺癌。含有乳白色颗粒往往为肺癌痰的特征。

（2）脓液痰：黄绿色，在气管及支气管、肺部化脓性感染。

（3）黏液脓液痰：应挑取黏液丝涂片。

（4）泡沫痰：富含唾液，应挑取唾液中的黏液丝涂片。

（5）血丝痰：肺癌、结核、支气管扩张症。应在血丝及其周围的部分多取样涂片。

3. 痰标本的挑取方法 痰标本的挑取方法一般采用以下方法：①将痰盒中的痰液倾入15cm见方的黑色塑料布或塑料培养皿上（图5-35A）；②用小棍（牙签大小）挑取适量样本移入载玻片上（图5-35B）。

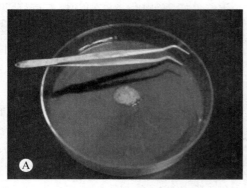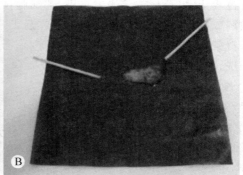

图5-35 痰标本的挑取方式
A. 将痰盒中的痰液倾入培养皿上，然后用尖齿镊取痰涂片；B. 用小棍（牙签大小）挑取痰涂片

4. 痰标本涂片法 使用另一载玻片将盛有痰样本的载玻片通过碾压使其平展开，然后采用将两张载玻片分别向相反方向水平横拉，使痰样本均匀分布，平展铺开。

5. 涂片固定 涂片完成后，如果痰较黏稠，可立即放入95％乙醇中固定30min；如果痰较稀（指痰液在涂片上能够流动），则可将痰液晾至潮干再于95％乙醇中固定。

6. 支气管镜刷片的制备 将支气管镜刷到的标本直接涂至载玻片上后，立即放入95％乙醇中固定30min。

7. 液基制片的痰样本留取 将咳痰直接吐入装有保存液的痰液基标本保存于小瓶中，然后拧紧瓶盖，直接送往细胞室，通常痰样本可以在液基细胞保存瓶中存放1个月以上。

二、正常咳痰及支气管镜刷检中常见的细胞

1. 鳞状上皮细胞 主要为体积较大的多边形表层鳞状上皮细胞，多来自口腔。中层鳞状上皮细胞少见，少量底层鳞状上皮细胞出现于口腔或咽部的炎症或溃疡。这些细胞多出现在咳痰标本中，在支气管镜刷检标本中很少见到。

2. 纤毛柱状上皮细胞 细胞圆锥形，其游离缘似平头刷，有终板及纤毛，另一极呈针尖形。细胞核呈圆形或卵圆形，有时可见小核仁。这类细胞多出现在支气管镜刷检标本中。

3. 杯状细胞 细胞为高柱状，胞质内有黏液空泡。细胞核呈圆形或卵圆形，可被黏液推到基底部呈不规则形。这类细胞多出现在支气管镜刷检标本中，在咳痰标本中少见。

4. 储备细胞 立方形，呈小片状分布，胞质较少，核呈圆形且居中，可见小核仁。在储备细胞周围常见弥散分布的纤毛柱状腺上皮细胞或鳞状上皮细胞。储备细胞很少见于痰中，但在支气管镜刷片中常见。

5. 呼吸道中的巨噬细胞 直径10～40μm，胞质内有棕色或黑色颗粒。核直径5～10μm，呈圆形、卵圆形或肾形，单核双核及多核，染色质均匀分布，核仁小。此细胞的出现表明痰来自深部支气管。吞噬黑色尘埃

颗粒者也称尘细胞。

6. 呼吸道中的白细胞

（1）中性粒细胞：在涂片中最常见，尤其为吸烟者；大量出现时见于炎症。中性粒细胞有嗜碱性胞质，可见 3 个分叶状圆形核。

（2）嗜酸性粒细胞：多见于过敏及哮喘者。嗜酸性粒细胞有嗜酸性胞质，可见 2 个分叶状圆形核。

（3）淋巴细胞：多来自慢性炎症。淋巴细胞体积小，胞质很少，核呈圆形。

（4）浆细胞：多见于慢性炎症。浆细胞为椭圆形，胞质丰富，嗜碱性，核呈圆形，偏位状，车辐状染色质。

（5）单核细胞：多见于慢性炎症。

7. 鳞状上皮细胞化生 鳞状上皮细胞化生是对损伤的一种常见反应，其机制尚未清楚。痰中很难见到，主要见于气管镜刷片。表现为小型立方形鳞状细胞集落成群，胞质嗜酸性，貌似基底旁层细胞，相互邻接。胞质内可见空泡。非典型鳞状化生视为癌前病变。

8. 修复细胞 是对损伤的一种反应性改变，显示支气管型上皮细胞出现非典型性，核仁明显，细胞排列成片状，有流水样极向。很少单个分布。

三、常见肺癌咳痰涂片及支气管镜刷片的细胞形态学

1. 鳞状细胞癌 鳞状细胞癌分为角化型和非角化型两个类型，特点如下（彩图 5-36 至彩图 5-38）。

（1）角化型鳞状细胞癌细胞大小不一，分布较弥散。非角化型鳞状细胞癌肿瘤细胞大小差异不明显。

（2）角化型鳞状细胞癌常呈梭形、蝌蚪形。非角化型鳞状细胞癌肿瘤细胞常为形态较一致的短梭形细胞。

（3）角化型鳞状细胞癌核深染呈墨滴状，可见固缩核。非角化型鳞状细胞癌肿瘤细胞核染色质深而呈粗颗粒状，可见核仁。

（4）核浆比增高。

（5）角化型鳞状细胞癌胞质角化呈橘黄色或橘红色，可见角化珠。非角化型鳞状细胞癌肿瘤细胞胞质嗜双色。

（6）背景中可见坏死性肿瘤物质。

2. 腺癌 细胞体积较大，圆形、多角形、有时为柱状。细胞呈两维腺样、小片状或三维立体似乳头状、桑葚状及球状结构。片块周边较光滑或有花瓣样（扇贝样）凸起。可见封入细胞、印戒细胞核偏位。核大、染色质细颗粒状，核仁明显。有时可见核内胞质包涵体。胞质内可见较多中性粒细胞（彩图 5-39 至彩图 5-42）。

3. 小细胞癌 细胞体积小，稍大于淋巴细胞。排列成大小不一的小簇状、单行条索状及拥挤的团片，细胞邻接处挤压变形，可呈镶嵌样压迹。胞质极少嗜碱性偶嗜酸性，似裸核。核深染、固缩或空泡状核，常见胡椒盐样粗颗粒状染色质。细胞核易破碎，常因涂片出现核拉丝。背景中易见细胞性坏死（彩图 5-43 至彩图 5-45）。

4. 大细胞未分化癌 细胞聚集成群或弥散分布，很少构成三维立体团块。肿瘤细胞体积大，胞质丰富，缺乏腺样及鳞状上皮分化特点，可见瘤巨细胞。肿瘤细胞形态可相对较规则或呈多形性；核为圆形或卵圆形，深染、异型性明显，可见不规则的大核仁。常可见肿瘤性坏死。

5. 巨细胞癌 细胞体积巨大，单核或多核及奇异形核的肉瘤样肿瘤细胞，同时可见体积较小的、未分化的肿瘤细胞。梭形细胞罕见。

（余小蒙 王强修）

第七节　肺癌浅表淋巴结转移细针吸取细胞病理学

肺癌常有浅表淋巴结转移,尤以颈部淋巴结最常见。为此,笔者根据多年的实际工作经验,重点介绍淋巴结细针吸取细胞病理学(FNAC)的相关内容。转移性恶性肿瘤(癌)的细胞形态特点与良性淋巴结病变的细胞有明显的差异,FNAC涂片定性诊断的准确率高达95%左右。然而,FNAC涂片对淋巴结转移恶性肿瘤的病理学类型及原发灶的确定往往不一定准确。FNAC细胞块(cell block)的开展对组织学类型的判定、原发癌的追寻及靶向治疗的开展很有帮助,也弥补了FNAC涂片对肿瘤组织学类型及原发灶确定准确率低的不足。

一、淋巴结的穿刺取样技术

FNAC穿刺取样通常可以手持10ml注射器配普通注射针刺入肿大的淋巴结中,然后拉针栓产生负压后,通过多次提插针抽吸到足够的样本后移至载玻片上涂片经过HE染色,供显微镜观察诊断。下面重点介绍北京友谊医院病理科采用的持笔式持续负压针吸标本采集法,操作步骤如下(图5-46,图5-47):①用固定病变结节的手指(拇指或拇指与示指)将病变淋巴结固定;②持穿刺器手的小指在穿刺结节旁3～6cm找到支点,并绷紧体表皮肤;③在持穿刺器手的小指的支撑下,拇指和示指持穿刺器的前端,注意将中指和环指缩回去;④局部消毒后,将穿刺针经皮肤刺入淋巴结中;⑤拉针栓,产生负压。提插针10余次见针柄内及针管内有抽出物后即可拔针。

二、标本移出及涂片技术

1. 针管内穿刺样本的移出　①卸下穿刺针头;②拉针栓至10ml刻度;③将针管乳头部对准载玻片中央,距载玻片约1cm,然后

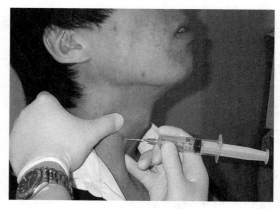

图5-46　右颈部淋巴结针吸操作

操作者用左手拇指固定淋巴结;右手拇指与示指持穿刺针管,小指在穿刺结节旁找到支点,并绷紧体表皮肤,局部消毒后将穿刺针经皮肤刺入淋巴结中提插针取样

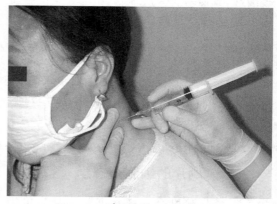

图5-47　左颈部淋巴结针吸操作

操作者用左手拇指与手指将淋巴结固定于两手指之间;局部消毒后将穿刺针经皮肤刺入淋巴结中提插针取样

快速将针栓推至0刻度。反复数次,可将穿刺获得的样本移至载玻片上。

2. 针头内穿刺样本的移出　①将针头从针管乳头部插入针栓前部的胶皮头中;②牵动针柄弹击载玻片数次,便可将其内的标本顺利移至载玻片上(图5-48)。

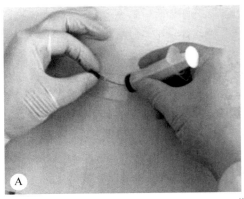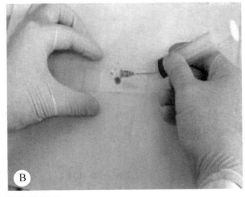

图 5-48　弹针法的操作

将针头从针管乳头部插入针栓前部的胶皮头中(A),牵动针柄弹击载玻片数次,便可将其内的标本顺利移至载玻片上(B)

3. 涂片法　①先用另一载玻片将已经移到载玻片上的标本压平,使之平摊开;②然后继续将标本由左向右均匀拉开(图 5-49)。

三、乙醇凝固-甲醛固定细胞块制作方法

乙醇凝固-甲醛固定细胞块制作方法如下:将针吸样本移入载玻片上,去除多余的血液。用穿刺针将样本聚集在一起后,浸入95%乙醇中 30~60s 使其凝固成块。然后,继续用穿刺针轻轻聚集凝块,使其底部与载玻片紧密凝固在一起;再次浸入 95%乙醇中 30~60s 使其凝固成块。将凝固成块的样本连同载玻片移入中性甲醛固定液中固定 2~8h,然后用刀片将样本从载玻片上切下来。将样本包裹在擦镜纸中,放入脱水盒中后,便

可继续脱水包埋制成石蜡切片(图 5-50)。

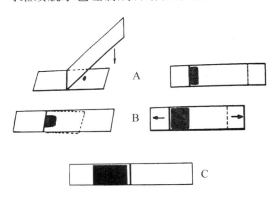

图 5-49　载玻片轻压水平拉片法

先用另一载玻片将已经移到载玻片上的标本压平,使之平摊开(A),然后继续将标本由左向右均匀拉开(B),标本被均匀摊开(C)

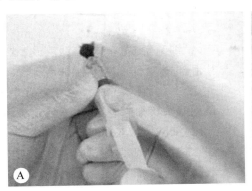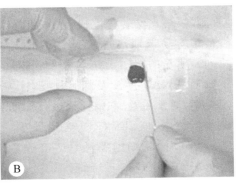

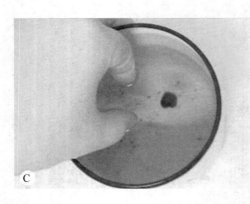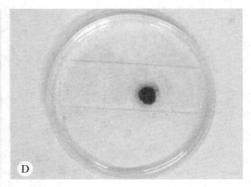

图 5-50　乙醇凝固-甲醛固定细胞块制作方法

将针管内穿刺样本移入载玻片上(A),用穿刺针将样本聚集在一起(B),将样本浸入95%乙醇中30~60s使其凝固成块(C),将凝固成块的样本连同载玻片移入中性甲醛固定液中固定于培养皿中(D)

四、淋巴结转移性肺癌细胞学及细胞块技术

1. **肺腺癌**

(1)细胞学:大量异常细胞,典型的细胞呈柱状,也可见胞质内有黏液空泡。细胞可单个散在,两维片状,或三维簇团结构,合体聚集现象常见。高分化腺癌可见腺样结构。核增大、核多形性、染色质分布不均、染色质旁区空亮,核膜不规则。可见明显的大核仁。胞质内通常可见有黏液空泡。可见肿瘤坏死物质。可出现异常鳞状细胞,表明同时存在鳞状上皮病变或腺癌伴有部分鳞状上皮分化(彩图 5-51)。

(2)细胞块:淋巴结转移性肺腺癌的形态学恶性特征很容易识别,分化好者可见明显的腺癌排列及明显的核仁。分化差腺癌细胞学特点不明显,FNAC 涂片及细胞块切片均很难确定类型,通常需要 IHC 标记进行辅助诊断(彩图 5-52),如 CK7(+)确定腺癌,CK5/6(-)排除鳞状细胞癌,Ki-67 高表达有利于提示恶性,TTF-1(+)确定原发病灶

来自肺。

2. **肺小细胞癌**　在 FNAC 涂片细胞块切片中,淋巴结转移性小细胞癌的形态学恶性特征很容易识别。

(1)细胞学:肿瘤细胞呈小团片、单行排列及弥漫分布,小团片中见细胞呈镶嵌样排列。典型的癌细胞体积小,较淋巴细胞稍大,胞质极少;核为燕麦样或类圆形,染色质粗颗粒状(胡椒盐样),可见核固缩或坏死。IHC 确定肿瘤来源,与淋巴瘤相鉴别(彩图 5-53)。

(2)细胞块:CK(+)常见,CD56、Syn、CgA 等均为阳性提示神经内分泌来源,TTF-1(+)提示原发于肺,LCA 阴性可排除淋巴瘤(彩图 5-54)。

3. **肺鳞状细胞癌**

(1)细胞学:淋巴结转移性肺鳞状细胞癌与其他部位发生的鳞状细胞癌形态学相同(彩图 5-55,彩图 5-56)。一般分为非角化型与角化型鳞状细胞癌,形态学特点见表 5-2。

(2)细胞块:CK5/6(+)提示鳞状细胞癌(彩图 5-57),CK7(-)排除腺癌,TTF-1(+)提示原发于肺。

表 5-2　鳞状细胞癌形态学分型及特点

细胞学特点	非角化型鳞状细胞癌	角化型鳞状细胞癌
细胞排列	散在、合体	散在、松散
细胞体积	中等至较大	大小不一
细胞形态	较一致的梭形、立方形	多形性、梭形、蝌蚪形或蛇形
核/浆比	重度失常	轻至重度失常
细胞核	增大、不规则	形状大小多样性
染色质	粗颗粒、块状、深染	粗颗粒、块状、固缩状、墨滴状
核仁	明显	不明显
胞质	蓝染	红染、橘红
癌性坏死背景	明显	可见

4. 肺巨细胞癌　细胞成团和弥散分布。细胞体积大,具有明显多形性,肉瘤样细胞。核大,核膜不规则,染色质粗分布不均,核分裂多见。核仁大、数目多。胞质嗜碱性。可见瘤巨细胞及裸核肿瘤细胞(彩图 5-58,彩图 5-59)。

(余小蒙　王强修)

第八节　胸腔积液脱落细胞学

一、标本的留取及制片

1. 普通积液的涂片制备　将送检的积液(200～500ml)静置 10～20min 后,将上部液体弃去。取 10～20ml 瓶底部沉渣置于试管离心(1 000～2 000r/min)5min 后,尽可能将上清液弃去。用滴管混匀(无血标本)剩余沉淀物(约 0.5ml),吸取 1～2 滴,或用滴管吸取血性沉淀物的表层 1～2 滴,滴在载玻片上,涂片后迅速(水分多的标本在潮干状态下)固定 10～30min 染色(图 5-60)。

2. 血性积液的处理方法
(1)冰醋酸:血性积液标本 50ml∶1ml 冰醋酸,待血性标本变为棕褐色后离心制片。
(2)CytoRich Red(BD):将血涂片干燥前立即投入 CytoRich Red(BD)溶液中 30s,然后返回 95% 乙醇中固定,完成染色步骤。
(3)将血涂片干燥前在 95% 乙醇中固定约 5min,然后置于尿素(尿素 120g∶1 000ml 蒸馏水)溶液中 20～30min 然后返回 95% 乙醇中固定,完成染色步骤。

3. 液基制片　将离心沉淀物置入液基小瓶中固定。对血性离心沉淀物应置入 CytoRich Red(BD)固定液中固定。将固定标本瓶送往病理科液基细胞室完成液基制片。

4. 细胞块的制取
(1)方法一:直接取离心沉渣物置于滤纸中固定、脱水、包埋。
(2)方法二:蛋清黏集离心沉渣物,乙醇凝固后成块状,置于滤纸中固定、脱水、包埋。
(3)方法三:凝血酶混匀离心沉渣物,加血浆后成块状,置于滤纸中固定、脱水、包埋。

二、正常间皮细胞的形态学

1. 间皮细胞　圆形、卵圆形,直径 10～20μm;有 1～2 个细胞核,核直径 6μm,约为淋巴细胞的 1.5 倍,成熟者染色质细而均匀,幼稚者可见到 1～2 个小核仁。胞质嗜碱(偏蓝)或嗜酸(偏紫红),也可为嗜双色。

2. 花边样间皮细胞　细胞体积较大,常有 2 个细胞核;胞膜边缘形成许多个小球状凸起,似针织台布的花边;这种形态可能为积

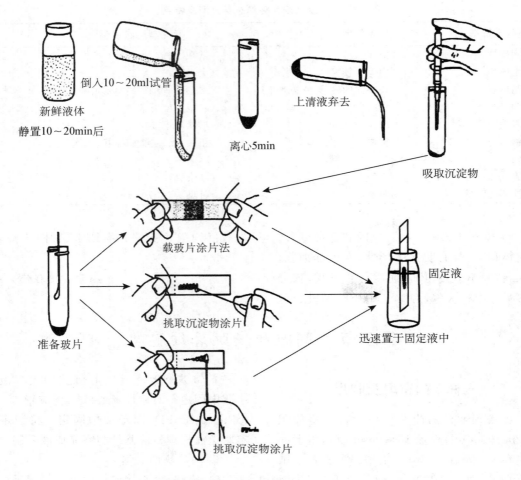

新鲜液体

倒入10～20ml试管

静置10～20min后

离心5min

上清液弃去

吸取沉淀物

载玻片涂片法

准备玻片

挑取沉淀物涂片

固定液

迅速置于固定液中

挑取沉淀物涂片

图 5-60　普通积液的涂片制备

液中活细胞的运动状态。

3. 创伤性间皮细胞　最常见于术中体腔冲洗液中出现成片的单层片状结构间皮细胞。大片的间皮细胞呈蜂窝状排列或折叠呈三维立体结构,细胞大小一致,常有退变。

4. 退变的间皮细胞　退变间皮细胞的胞质内具有 2～3 个大小不等空泡,不像组织细胞是多个小空泡;核淡染,核仁不明显。有时胞质内有大空泡,但不含黏液;核偏位呈新月状,细胞及核体积较印戒细胞癌的细胞小,缺乏立体感;染色质细而均匀,不像印戒细胞癌的粗颗粒状,无核与胞膜一起膨出的梨形特点。有时核固缩退变,胞质红染,核小而致

密。

三、非肿瘤性胸腔积液

非肿瘤性胸腔积液主要为肺部炎性病变、结核及充血性心力衰竭引起。通常有以下几种情况。

1. 反应性间皮细胞　显示出增生的间皮细胞或异型间皮细胞,见于结核、间皮瘤的病例。反应性间皮细胞有以下特点:①间皮细胞排列呈拥挤的片状、梅花样、腺样、菊形团、乳头状及栅栏状的单层片状,无立体结构,周边无突出的核,可能被误认为肿瘤细胞。②多核间皮细胞,细胞体积稍大,3～5

个核。③幼稚间皮细胞数量增多。④单个间皮细胞特点体积增大，胞质丰富，核大小不一，部分核增大深染，核膜规则。核浆比增高，核膜规则，染色质均匀（表5-3）。

2. 嗜酸细胞性胸腔积液　嗜酸细胞性胸腔积液机制不明，常发生于药物过敏、胸壁创伤导致血气胸、石棉沉着病、结缔组织病及肿瘤（但无肿瘤细胞）。形态学有以下特点：①胸腔积液中出现大量嗜酸性粒细胞；②同时也常见较多淋巴细胞。

3. 结核性积液　①未累及肺胸膜时为大量成熟淋巴细胞、少量组织细胞及间皮细胞；②累及胸、腹膜时为反应性间皮细胞的梅花样、腺样、菊形团、乳头状的特殊片状排列形式，注意结合病史诊断；③有时可见坏死。

4. 充血性心力衰竭的心包积液　主要为血性积液，形态学有以下特点：①大量中性粒细胞、淋巴细胞及退变的巨噬细胞；②间皮细胞常呈片块状排列，可能被误认为肿瘤细胞。

表 5-3　反应性间皮细胞的鉴别诊断

反应性间皮细胞	可能误诊的疾病
1. 满视野为一致的间皮细胞，小至中等大小，可见于肝硬化、炎症、尿毒症	恶性间皮瘤、腺癌、恶性淋巴瘤
2. 满视野为单个和间皮细胞的组织碎片，带有乳头结构，有或无沙砾体，可见于病毒性心包炎、结缔组织病	恶性间皮瘤、腺癌
3. 少量增大的间皮细胞胞质浓稠、异型核及核浆比增高，出现在良性间皮细胞的背景中，为深在肺病变的反应	恶性间皮瘤、腺癌、鳞癌、恶性黑色素瘤
4. 多核间皮细胞为各种原因引起的特异或非特异性反应	恶性间皮瘤、低分化腺癌、恶性黑色素瘤、巨核细胞、类风湿胸膜炎、肉芽肿性炎
5. 空泡状胞质的间皮细胞，印戒状细胞核为良性，如长期的渗出液	腺癌
6. 间皮细胞的组织碎片带有胶原化的轴心，如盆腔/腹腔冲洗液	腺癌、颗粒细胞瘤
7. 单行列兵排列的间皮细胞，如各种原因引起的非特异性反应	乳腺癌、小细胞癌

四、恶性肿瘤的胸腔积液

1. 腺癌

（1）细胞学：肿瘤细胞排列成腺样或管状结构，中心可见腔隙。肿瘤细胞构成复层球状、桑葚样、乳头状及不规则的团块结构。细胞块切片显示腺癌的腺样结构。有时肿瘤细胞完全呈明显的弥散分布，单个细胞体积较大，核增大直径明显超过正常间皮细胞核的2倍以上，核偏位或中位，显示柱状细胞特征。核浆比增高，染色质粗颗粒状，核仁通常

较明显。染色质旁区透亮。核分裂常见。印戒细胞显示胞质内黏液空泡，将核推向一边（彩图5-61，表5-4）。

（2）细胞块免疫组化标记：细胞块切片CK7（+）提示为腺癌；TTF-1 阳性提示来源于肺；腺癌细胞 calretinin 阴性，可排除间皮瘤；腺癌细胞 Ki-67 的阳性程度可提示肿瘤细胞增殖程度。

2. 鳞状细胞癌　癌细胞呈弥散分布，也可形成团片。角化性鳞状细胞癌细胞多为弥散分布，常有带尾巴的梭形、蝌蚪形细胞，多

表 5-4　肺腺癌在渗出液中的细胞病理学特点及鉴别诊断

肺腺癌在渗出液中的细胞病理学特点	鉴别诊断
1. 中到大圆形恶性细胞,弥散、成簇或合体组织碎片,有或无腺泡结构,胞质空泡(+/−)	各种腺癌、恶性间皮瘤
2. 中至大圆、卵圆形细胞,边界清	反应性间皮细胞
3. 胞质浓稠,嗜双色特征(+/−);具有高核浆比的大核,以弥散细胞为主	恶性间皮瘤、鳞癌、女性乳腺和卵巢的癌
4. 小至中等细胞在合体组织碎片,有乳头结构;核内胞质包涵体;沙砾体(+/−)	反应性间皮增生、恶性间皮瘤、甲状腺乳头状癌,卵巢、内膜、腹膜的浆乳癌,肾乳头状癌
5. 多形性恶性细胞有巨形、怪异形和多核	各种腺癌、间变性甲状腺癌

形性明显。胞质橘红色,核呈墨滴状深染。核仁不明显。非角化性鳞状细胞癌细胞可形成团片,细胞大小较一致,核浆比增高,可见明显核仁(彩图5-62)。

3. 小细胞癌

(1)细胞学:细胞体积较小,胞质不明显。核深染,染色质呈粗粉状似胡椒盐。可见单行、镶嵌样排列,弥散分布(彩图5-63至彩图5-65)。

(2)细胞块组织学及免疫组化:Syn、CD56(彩图5-66)及CgA阳性提示为神经内分泌来源的肿瘤;TTF-1阳性提示肿瘤原发于肺;Ki-67为99%则提示肿瘤高增殖表达。

4. 恶性间皮瘤　①细胞排列呈小的球团状排列,大的三维细胞球中细胞＞50个;缺乏真性腺泡结构。细胞间可见开窗、封入

或镶嵌特点(彩图5-67)。②细胞大小不一,常见巨细胞;圆形或多角形;细胞边界清晰,细胞膜周围有胞质溢出样特点,核浆比不同程度增高(彩图5-68)。③细胞核大小不一,圆形,多居中;双核或多核;核膜薄、清晰光滑,染色质细颗粒状、均匀分布;核仁明显,可见核分裂。④胞质较丰富嗜双色;胞质内可见小空泡但不挤压细胞核。⑤背景中沙砾体罕见。⑥显示肿瘤细胞排列成多个假腺样结构(彩图5-69),肿瘤细胞呈CK阳性表达。⑦肿瘤细胞calretinin阳性则提示其间皮细胞来源(彩图5-70,表5-5)。

5. 浆膜积液中淋巴瘤细胞

(1)非霍奇金淋巴瘤:分为大细胞淋巴瘤、小细胞淋巴瘤,表现为单一类型体积稍大的幼稚淋巴样细胞。染色质较细,核形不规

表 5-5　恶性间皮瘤的鉴别诊断

恶性间皮瘤的细胞病理学特点	误诊的疾病
1. 细胞量多,圆形、多角形表现出间皮细胞的特点,如细胞边缘靠拢、镶嵌及小丘状轮廓	间皮细胞反应性增生
2. 细胞量多,小圆到立方形,假腺泡状结构	腺癌
3. 细胞量多,乳头状组织碎片分支状结构;伴或不伴有沙砾体	间皮细胞反应性增生、乳头状腺癌(肺、卵巢、甲状腺、肾)、腹膜浆液性乳头状肿瘤
4. 小到大的多形性细胞,常有多核及浓稠胞质,炎性细胞或反应性间皮细胞背景	间皮细胞反应性增生、腺癌、鳞癌、恶性黑色素瘤

则,常有核裂或有小核仁,对于判断淋巴瘤具有意义。

(2)霍奇金淋巴瘤:诊断意义的 R-S 细胞。

(3)其他淋巴造血系统疾病:白血病(慢性淋巴细胞性白血病为体积较小的淋巴样细胞,急性粒细胞白血病常见幼稚大淋巴细胞)、浆细胞骨髓瘤。

(余小蒙　张之芬　李　钧　王强修)

第九节　液基细胞学检查

以往脱落细胞学主要依靠直接涂片(痰液标本)或离心后手工制片(胸腔积液等),但因标本中含有血液及黏液等物质而影响结果的判读。新近发展起来的液基细胞学检查(LCT)配有专用的固定液及清洗液,可去除标本内的血液、黏液等成分,且细胞固定及时、形态保存完好,背景清晰,使得阳性检出率显著提升。目前常见的几种 LCT 技术有新柏氏 TCT 技术、超柏 LCT 技术、利普液基细胞 LPT 技术等。LCT 技术大大降低了漏诊率,提高了阳性检出率。对于纵隔淋巴结 TBNA 液基细胞学诊断也具有较高的应用价值,是组织学活检的重要补充,特别是对标本数量少、脱水后很难制片的病例尤其重要,弥补了组织学在细胞量要求上的不足,它可以充分利用 TBNA 所取得的细胞,不造成细胞量的损失,满足了诊断的需要。如有剩余的细胞还可以进一步做免疫标记及分子生物学检测。另外,细胞学诊断有一定的假阳性率、假阴性率,其原因有:细胞学诊断是根据细胞及细胞核形态做出判断,而肺部在炎症反应中出现的增生、化生、变性等改变,均会使细胞出现不同程度的形态学改变,呈现不典型性,如果对这些改变缺乏认识,则容易出现错误判断,诊断时应当结合临床病史、影像学资料进行综合分析。当然,目前 LCT 技术用于肺癌诊断在标本处理上还有待改进,如痰标本液基制片效果远远不如宫颈液基细胞学制片效果。

临床应用发现,LCT 诊断肺癌的敏感度和特异度高、分型准确,与组织病理学诊断对照准确率高;把 LCT 剩余标本制作成细胞块,可更好地保存标本,并可进行反复连续切片及不同的染色方法,尤其对于低分化癌,可进行免疫组化染色辅助分型。

(张之芬)

参 考 文 献

[1]　张嵩,马卫霞,姜淑娟,等.多种技术联合应用对肺癌诊断的临床价值.临床肺科杂志,2011,16(4):574-576

[2]　梁娟英,牟敏红.细胞学检查在原发性肺癌诊断中的价值.检验医学与临床,2010,7(6):1731-1732

[3]　王强修,刘晓红.消化道肿瘤内镜活检诊断与治疗.北京:人民军医出版社,2010

[4]　张捷,王长利.支气管镜发展史.中华医史杂志,2006,36(2):96-99

[5]　韩鸿酉.纤支镜在胸部手术后肺不张治疗中的临床应用.中国医药指南,2011,9(28):24-25

[6]　彭忠民,刘奇,陈景寒,等.电视纵隔镜对纵隔疑难病灶诊断的临床价值.中华医学杂志,2006,86(20):1414-1416

[7]　赵辉,王俊,李剑锋,等.纵隔镜检查在胸部结节病诊断中的价值.中华医学杂志,2005,85:919-921

[8]　赵珩.中国电视胸腔镜外科发展简史.中国微创外科杂志,2011,11(4):295-297

[9]　王俊,刘彦国.胸腔镜外科:胸外科的"升级版".中国社区医师:医学专业,2008,10(20):

137

[10] 李振家，武乐斌.CT 导向微创诊疗学.济南：山东大学出版社，2011

[11] 吕玉波，李成利，武乐斌，等.开放式 MRI 导航系统导引行肺病变穿刺活检 137 例.中华放射学杂志，2010(11)：1185-1188

[12] 李成利，武乐斌，吕玉波.磁共振导引微创诊疗学.北京：人民卫生出版社，2010

[13] 李元堂，张炳昌.临床脱落细胞学图谱分析及诊断.济南：山东大学出版社，2008

[14] 陈光勇，余小蒙，刘军，等.介绍一种细针吸取标本细胞块制作方法.中华病理学杂志，2011，40(8)：558-559

[15] 刘树范，阚秀.细胞病理学.北京：中国协和医科大学出版社，2011：482-583

[16] 余小蒙，周小鸽，黄受方.针吸标本采集技术的发展及应用价值.诊断病理学杂志，2008，15(4)：261-265

[17] 马博文.浆膜积液细胞病理学.北京：人民军医出版社，2006

[18] Detterbeck FC，Jantz MA，Wallace M，et al. Invasive mediastinal staging of lung cancer：ACCP evidence-based clinical practice guide-lines.Chest，2007，132(3)：202S-220S

[19] Boyd D.Chevalier Jackson：the father of American bronchoesophagology. Ann Thorac Surg，1994，57(2)：502-505

[20] Seijo LM，Sterman DH. Interventional pulmonology. New England Journal of Medicine，2001，344(10)：740-749

[21] Xu YM，Zhang X，Xiao ZY，et al.Analysis of the bronchospopic、diagnosis of sarcoidosis. Chin J Endo，2007，13(5)：528-530

[22] Venissac N，Alifano M，Mouroux J.Vedio-assisted mediastinoscopy：experience from 240 consecutive cases. Ann Thorac Surg，2003，76：208-212

[23] Liu Qi，PENG Zhong-min，LIU Qing-wei，et al.The role of ^{11}C-choline PET-CT and Vedeo-mediastinoscopy in the evaluation of diseases of middle mediastinum.Chin Med J，2006，119(8)：634-639

[24] Hsu HS，Wang LS，Wang CY，et al.The role of mediastinoscopy in the evaluation of throcic disease and lung cancer. J Chin Med Assoc，2003，66：231-235

[25] Rendina EA，Venuta F，De Giacomo T，et al. Biopsy of anterior mediastinal masses under local anesthesia. Ann Thorac Surg，2002，74：1720-1722

[26] Scanagatta P，Bonadiman C，Falezza G，et al. Mediastinoscopy for diagnosis of diseases of the chest and staging of lung cancer：our experience in 253 cases.Chir Ital，2005，57：177-182

[27] Kimura H，Iwai N，Ando S，et al.A prospective study of indications for mediastinoscopy in lung cancer with CT findings，tumor size，and tumor markers. Ann Thorac Surg，2003，75：1734-1739

[28] Bloomberg AE. Thoracoscopy in perspective. Surg Gynecol Obsteto，1978，147：433

[29] Yamamoto S，Kawahara K，Maekawa T，et al.Minimally invasive surgery for stage Ⅰ and Ⅱ esophageal cancer. Ann Thoracic Surg，2005，80(6)：2070-2075

[30] Kawahara K，Maekawa T，Okabayashi K，et al.Video-assisted thoracoscopic esophagectomy for esophageal cancer. Surg Endosc，1999，13(3)：218-223

[31] Tadashi Tkina，Hideki Marushima，Susumu Kobayashi，et al.Small Symptomatic Pericardial Diverticula Treated by Video-Assisted Thotacic Surgical Resection. Ann Thorac Cardiovasc Surg，2009，15(2)：123-125

[32] Arora VK，Singh N，Chaturvedi S，et al.Sigificance of cytology criteria in small cell from non-small carcinoma of lung. Acta Cytol，2003，47：216-220

[33] 朱立强，黄荣. 痰液基细胞学检查在肺癌诊断及分型中的应用价值. 医学理论与实践，2016，29(14)：1941-1943

[34] 罗巧明，邵少慰，陈亚宽，等. 支气管刷检液基细胞学在肺癌诊断中的应用价值. 现代肿瘤医学，2015，23(15)：2129-2132

第6章　肺癌的影像学检查

影像学检查是目前主要的肺癌筛查方法,主要包括 X 线胸片和 CT 扫描,而 MRI 和 PET 较少应用。

一般来说,X 线胸片可确定直径≥10mm 的肺内非钙化小结节。多层螺旋 CT(MSCT)低剂量扫描是目前最高水平的肺癌筛查技术,该方法对检出周围型非钙化小结节特别是早期肺癌的灵敏度大大高于 X 线胸片。低剂量 MSCT 能十分准确地检测出直径>5mm 小肺癌。MRI 采用快速扫描序列(如 HASTE)T$_2$WI 可充分显示直径≥5mm 的肺结节。PET-CT 的优势是可进行全身同时检查,有更高的特异性,但分辨率相对较低,因此适用于定性诊断。

在筛查出的结节中,良性病变占绝大部分(90%~95%),因此最终诊断需要慎重。对于特殊人群,如 45 岁以上的吸烟者,肺内实性或部分实性的直径>2cm 的结节,恶性概率高达 40%以上,需要关注。直径<1cm 的实性结节恶性概率<3%,直径<5mm 的实性结节恶性概率<0.3%,而直径<1cm 的磨玻璃样阴影(GGO)结节恶性概率接近于 0,这些需要定期随访。目前,对于 CT 筛查出的非钙化小结节的处理原则已经有了基本共识:对于直径<5mm 的结节每年常规筛查即可,无需特殊处理;直径在 5~9mm 的结节可以于 3~6 个月、12 个月和 24 个月时进行随访;直径>10mm 的病灶原则上需要积极处理,纳入积极诊断过程。

第一节　肺癌的影像学特点

肺癌的影像学分型与肿瘤的病理大体类型一致,根据肿瘤的发生部位分为中央型、周围型和弥漫性。中央型肺癌是指肿瘤发生于肺段或肺段以上支气管。周围型肺癌是指发生于段以下支气管的肺癌。弥漫性肺癌是指肿瘤在肺内弥漫性分布。由于胸部 X 线片和胸部 CT 扫描是肺部疾病检查的常用影像手段,并且所示图像与肿瘤形态学特点基本一致,因此它们是发现肺癌的最重要和最基本的检查方法。影像学对肺癌的认识主要基于这两种技术,并且它们的应用经验已成为其他检查方式的参照。

一、中央型肺癌的影像学表现

中央型肺癌的影像学表现包括直接征象和间接征象两方面。直接征象主要为支气管的改变及肺门肿块;间接征象为支气管阻塞征,包括阻塞性肺不张、阻塞性肺气肿、阻塞性炎症及黏液嵌塞等。另外,其他常见表现有肺门及纵隔血管改变、肺门及纵隔淋巴结肿大、胸腔积液、肺内转移等。

(一)直接征象

1. **支气管改变**　早期中央型肺癌是指肿瘤局限于支气管腔内、或在肺叶或肺段支气管内浸润性生长,未侵及周围肺实质,并且无转移。早期中央型肺癌影像学上主要表现为支气管壁增厚和管腔狭窄。对于中央型肺癌的支气管改变胸部 X 线片也可以显示,但是密度对比远远不及 CT 图像确切,特别是 CT 各方位重建薄层图像。对于近似前后走行的右肺上叶前、后段、右肺中叶及两下叶背段支气管开口的受累情况,CT 显示更具优势。

(1)支气管壁增厚:正常情况下,无论CT扫描层面与支气管走行方向呈垂直还是平行,图像显示气管及支气管的管壁厚度均匀,为1~3mm。当肿瘤浸润范围增大,管壁增厚时,在周围充气肺组织或纵隔脂肪层衬托下,增厚的支气管壁易于显示。如支气管周围缺乏充气肺组织和纵隔脂肪对照时,尤其是当中央型肺癌的早期仅为黏膜浸润时,管壁的轻度增厚改变,CT不易显示,也不甚可靠(图6-1)。在发现管壁增厚时,采用多平面重建或曲面重建显示支气管的长轴影像,有助于了解病变长度及范围,可以提高对支气管病变的显示率。应用其他常用图像后处理技术(如可疑支气管病变区薄层重建、仿真内镜等)及增强扫描能提高支气管壁轻度增厚者的检出率。

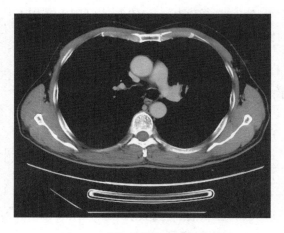

图 6-1　支气管鳞状上皮原位癌

CT增强纵隔窗,显示左肺上叶支气管管壁局部轻度增厚

(2)支气管腔狭窄:中央型肺癌的支气管腔改变,依肿瘤生长方式和病变发展程度,在影像图像上常可呈现以下3种形态:①向支气管腔内突入的软组织影,自轻微隆起到明显息肉状,伴支气管腔狭窄。②管壁浸润增厚时,当扫描层与病变支气管近于平行时,见支气管管腔狭窄,局部管壁不规则增厚。病

变范围大小,管腔狭窄可表现为局限性环形狭窄,也可表现为管状狭窄。③支气管管腔可由轻度狭窄到完全闭塞呈向心锥状或呈鼠尾状,管腔突然截断,或管腔呈偏心性狭窄。管壁可光滑也可凹凸不平(图6-2)。

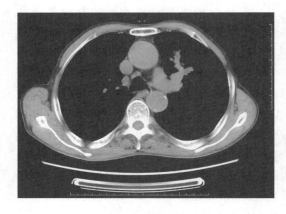

图 6-2　鳞癌

CT纵隔窗,显示肿瘤组织沿左肺上叶前段支气管壁浸润生长并填充管腔

CT能清晰显示支气管腔狭窄的形态、程度和范围。MRI通过应用脂肪抑制技术及局部预饱和黑血效应,纵隔肺门脂肪的高信号消失,周围血管为低信号或无信号结构,对于叶及以上支气管管壁增厚及狭窄情况也可以做出明确诊断,但对于叶及以下支气管改变的显示不如CT。在脂肪抑制序列T_2WI图像上病变呈较明显的高信号,易于识别。

2. 肺门肿块　肺门肿块为进展期中央型肺癌最直接、最主要的影像学表现。肿瘤组织穿透支气管壁在血管、支气管鞘内及淋巴结内浸润,并侵入周围的肺实质,形成肺门部软组织肿块。病变晚期,原发灶和转移或直接受侵犯而肿大的淋巴结融合,同样可形成肺门肿块。

肺门肿块通常表现为结节状、边缘不规则,也有分叶表现,同时可见阻塞性肺炎、肺不张。肺门肿块的大小有时与支气管的狭窄程度并不相称,某些恶性程度高的肺癌(如低分化腺癌),在受累支气管明显狭窄之前往往

已经出现明显肿块,这主要是由于肿瘤迅速浸润支气管壁伴肺门淋巴结转移所致。有时肿块周围见沿肺血管、支气管向肺野呈放射状分布的细条影,其形成的病理机制是由于肺门肿块所致的阻塞性淋巴管炎,亦多见于高度恶性的中央型肺癌形成肺门肿块。肿瘤的淋巴浸润及间质的纤维化反应,在影像上表现为肿瘤边缘的毛刺,在中央型肺癌亦可出现,且具有较高的特异性,但当肺门肿块伴相应肺叶的阻塞性改变时,肺-瘤界面受到掩盖,因此,毛刺的显示率不高。

中央型肺癌瘤体征象在 X 线胸片上显示为肺门肿块影,肿块位于一侧肺门,突向同侧肺野,边缘多较清晰。但是,X 线胸片所显示的肿块影,可以是瘤体本身,也可能是原发肿瘤与肺门转移淋巴结的融合影像。一般情况下,CT 或 MRI 横断扫描可明确肿块的部位及大小,常见受累支气管被肿瘤包绕。典型者以病变支气管为轴心向周围浸润(图 6-3),但更多见的是肿瘤偏支气管的一侧生长,并推压支气管。进展期肺癌,肿块常与肿大淋巴结混合。肿块有的呈椭圆形,其长轴与支气管长轴一致。CT 平扫时肿块内部密度均匀或不均匀,伴肺不张时常难以衬托完整的肿块形态,增强扫描有利于区分肿块与不张肺组织;MRI 可以较好地显示肺门肿块内部的组织成分,并且对于肿瘤的边缘特征也可清晰显示。肺癌肿块表现为块状或分叶状结节状影,多表现为等 T_1、稍长 T_2 信号,部分癌灶内信号欠均匀,T_2WI 呈小结节状或散在斑点状高信号,为肿瘤内的坏死成分,并且由于 T_2WI 抑脂加权像肺癌肿块信号稍高而不张肺组织及阻塞性肺炎由于含有较多的水分信号较癌组织更高而可清晰地与癌灶区分。

进展期中央型肺癌常伴有肺门、纵隔淋巴结肿大,肺门淋巴结肿大与癌组织相融合,两者边界在常规 CT 扫描图像往往不易区分,即使采用增强 CT 扫描有时也难以区分。

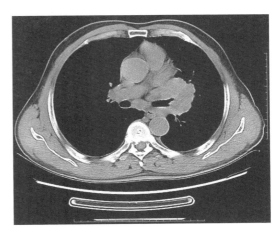

图 6-3　左肺上叶中央型肺癌

CT 纵隔窗,显示左侧肺门处见软组织肿块,气管呈锥状狭窄

但是中央型肺癌的肺门肿块与单纯肺门、纵隔淋巴结肿大构成的肿块通常可以鉴别。前者常见支气管的改变,主要表现为管壁本身异常增厚、管腔内肿块、管腔狭窄和中断。而单纯淋巴结肿大边界尚光滑,邻近支气管本身无异常,仅受压移位。

(二)间接征象

1. 支气管阻塞征象　中央型肺癌,常最先出现受累支气管阻塞的临床和影像表现。早期中央型肺癌在 X 线胸片上往往不能显示,而仅表现为相同肺叶或肺段反复出现的斑片状影或实变影,即阻塞性炎症表现,也可表现为肺叶或肺段的不张阴影。肺部 CT 扫描,可发现胸片上不能清楚显示的局限性肺气肿及肺段以下轻度阻塞性肺炎或肺不张,尤以 1~3mm 薄层 CT 显示最佳。如侧支通气发达,个别病例即使支气管狭窄很明显,也无阻塞征象。

(1)阻塞性肺气肿:支气管阻塞征象中最早的改变为局限性阻塞性肺气肿。肿瘤自支气管黏膜向支气管腔突入或环绕支气管壁生长,渐渐使管腔狭窄到一定程度时便会形成活瓣样阻塞,即吸气时气流尚可顺利通过,但呼气时气流受阻,因而造成受累支气管所支配的肺叶内空气滞留,形成呼气性局限性肺气肿,该征象称为空气捕捉现象或 Rigler 征。从理论上讲,大多数中央型肺癌由小到大,均可产生此征,但在临床日常工作中很少见。究其原因,一方面是处于此阶段的患者自觉症状少,未能及时就医,另一方面是检查技术上的原因。胸部 X 线摄片及 CT 扫描主张深吸气并且屏气摄片,因此不利于呼气性肺气肿的显示,明确分辨常有困难。但是 CT 密度分辨率高,在病变可疑肺叶区域易在深吸气、深呼气时行扫描,以对比观察。呼气性肺气肿通常表现为受累肺叶密度减低,支气管血管束稀疏,以呼气相明显,或仅在该相出现改变,这要与健侧相应区域或同侧同一层面前、后肺野对比观察。但须注意,正常情况下,尤其对于老年人或长期卧床的患者,由于“坠积效应”,在仰卧时前方的肺组织位置在上,充气较好,密度比后部肺野更低;后方肺野由于重力作用,肺血液分布较多,其密度值偏高。呼气相扫描时,此种现象更为明显,后方胸膜下肺组织可呈致密改变,不能将此误诊为肺炎,或将前方误诊为肺气肿。必要时可将扫描体位改变为俯卧位,以进一步显示所疑区域。

(2)阻塞性肺炎:随着支气管狭窄程度加重,狭窄以远的肺组织因分泌物引流不畅而发生感染,致肺炎或肺脓肿。通常伴部分性肺不张。受累肺实变与肺门肿块一同构成肺门区“肿块”。

阻塞性肺炎若出现在中央型肺癌的较早阶段,经抗炎治疗可完全吸收,胸部 X 线片及 CT 图像均表现为小斑片状边缘模糊影,按段、叶分布。有时范围局限,密度较淡,CT 纵隔窗往往不能显示。中央型肺癌所致阻塞性肺炎往往在同一部位反复发生,且逐渐加重,进一步发展成整个肺段或一叶或一侧肺实变,与一般非阻塞性细菌性肺炎相似。此时经抗炎治疗后病变不吸收或仅部分吸收,故又有不可逆肺炎之称。反复炎症则产生纤维条索,故有时在片状实变影内见条索影。通常在阻塞性肺炎实变区域内缺乏支气管充气相,此点可用以鉴别单纯的非支气管阻塞所致的细菌性炎症(如大叶性肺炎)。

阻塞性肺炎进一步发展偶可形成单发或多发肺脓肿,CT 图像上在大片实变背景中见液-气平面,但洞壁较难显示。

(3)阻塞性肺不张:阻塞性肺不张亦为中央型肺癌最常见的间接征象之一。肺不张的发生原因是支气管严重狭窄及受累支气管被分泌物完全阻塞。肺不张可以发生于一个肺段,也可以发生于肺叶或一侧全肺,这取决于肿瘤侵犯支气管的部位与范围。当癌组织沿支气管蔓延时,可累及邻近支气管开口,如起源于下叶支气管的肺癌,可侵及右中叶导致右中叶、下叶肺不张,进一步可浸润右上叶致右全肺不张。

不张的肺组织在 X 线胸片上表现为相应区域肺组织体积缩小、密度增高,其边界清晰。周围结构向病变移位,最常见于横膈及叶间裂移位。若肺叶或一侧肺不张,不张肺叶向肺门、纵隔移位,同时纵隔亦常出现向患侧偏移。CT 扫描对肺不张的显示更加清晰,不张肺叶呈高密度,肺叶体积缩小。以叶间胸膜为界,常见叶间胸膜向患肺中央凹陷。肺门肿块较小时,不张肺叶可掩盖肿瘤本身。当肺门肿块较大时,尽管不张肺叶体积缩小,紧贴肺门,叶间裂向内凹陷,但肿块处不张肺缘仍凸出,即该处叶间胸膜不但不向内凹反而凸出,此时不张肺间胸膜呈曲线状。在右肺上叶肺不张时,肺叶体积缩小并向上移位,其凹向下的下缘与肺门肿块向下的隆起的下缘相连,形成横置的或反置的 S 状,故称为 S 征或反 S 征。该征象被认为是中央型肺癌的典型表现,X 线片、断层、CT 和 MRI 均可显示(图 6-4)。

若肺不张的发生时间短,肺泡内仍有气体残留,在肺不张伴侧支通气时,不张肺叶密

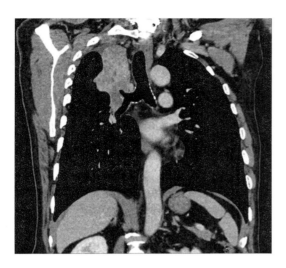

图 6-4　右肺上叶中央型肺癌伴上叶肺不张

CT 纵隔窗冠状位重建,显示右肺上叶体积缩小,叶间胸膜向内凹陷

度仍较低,此时 CT 扫描见肺纹理聚拢,叶间裂稍移位。如肺实变在先,肺不张在后或两者同时存在,则肺叶体积缩小、叶间裂的移位均不明显。除不张肺本身的改变外,尚可见纵隔、横膈向患侧移位但合并胸腔积液时纵隔移动不明显。肺不张时肋间隙变窄,CT 或 MRI 表现为同一水平扫描图像上患侧肋骨段数较对侧增多。不张肺邻近的肺叶或对侧肺见代偿性肺气肿改变。

　　阻塞性肺炎、肺不张发生后,受累肺叶形成实变,在平扫 CT 图像上与肺门肿块密度差异甚小,实变肺将肿块完全或部分掩盖(图 6-5)。动态增强扫描有利于显示肺门肿块,并与肺实变区分,这主要是由于两者的血供不同。不张肺的血供是以肺动脉分支为主,血管相对粗大,造影剂经静脉团注,循环到右心后立刻进入肺循环,造影剂循环路线相对短;而肺癌的血供主要是口径相对细小的支气管动脉分支,造影剂要经肺循环入左心到主动脉后,再入支气管动脉,故循环路线相对较长。这样,造成不张肺与肿瘤血流灌注的时间差。但是单期常规 CT 增强 CT 扫描对

肺癌、肺不张、肺炎的鉴别能力有限。多期动态 CT 扫描可以在增强的峰值期(2min 内)完成扫描,可显示不张肺叶与肿瘤有各自不同的增强表现。在增强的早期,在肺实质到达峰值之前,在不张肺叶内可见高密度的血管影;体积缩小的不张肺强化后密度明显增高,内见无强化的分支状条索影(为正常或略扩张的支气管),而肺癌肿块此时强化不明显,与不张肺叶构成鲜明的对比,衬托出肿瘤形态。有学者认为,这种密度差以注射造影剂后 40~120s 扫描最显著。值得注意的是,肺癌的血供也因组织类型之间及个体之间的差异,其强化表现可能多种多样。

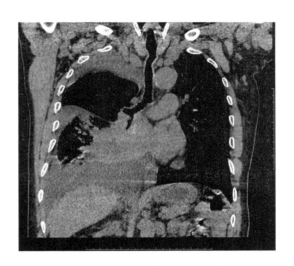

图 6-5　右肺下叶中央型肺癌

CT 冠状位重建,显示右肺下叶肿瘤与不张肺组织分界不清共同构成肺门区肿块

　　MRI 对区分中央型肺癌与继发性肺改变具有明显优势。在 T_2WI 图像上,不张肺叶内的支气管如仍有气体存在,表现为低信号,如充满黏液仍表现为高信号;通常,不张肺的信号高于肿块的信号,两者可以区分。吴华伟等应用磁共振 T_2WI 及 T_2WI 脂肪抑制序列对 14 例中央型肺癌合并阻塞性肺炎(9 例)和阻塞性肺不张(5 例)的患者进行研究,可以清楚区分 10 例肿块与炎症不张的

肺。T_1WI 对肿块与炎性不张的鉴别帮助较小,两者的信号强度相似。但是增强 T_1WI 可以对两者进行区分。Kono 等对 27 例中央型肺癌应用 T_1WI 增强进行研究,其中 23 例(85%)可以明确区分肺癌与远端继发性改变,18 例(67%)肿瘤的信号强度低于继发肺病变,5 例(18%)肿瘤的信号强度高于继发肺病变,这些信号强度方面的差异主要是由于肿瘤对肺部血管系统侵犯的表现。

DWI 技术是 MR 功能成像方法,通过在体无创性评价组织、器官内的水分子运动情况。肿瘤组织细胞密度高,细胞外空间减少,水分子运动受限。基于以上原理,肿瘤与非肿瘤组织在 DWI 上可能存在信号强度与 ADC 值的差别。齐丽萍等研究显示在 DWI 图像上,大部分中央型肺癌的信号强度明显高于肺不张的信号强度。与 T_2WI 图像相比,DWI 图像肿瘤与肺不张的信号比明显增高,从而使肿瘤突出显示。但是对于沿着支气管壁生长的、体积较小的肿瘤或以阻塞性炎症为主的病例,单纯利用 DWI 图像难于鉴别肿块和阻塞性改变。另外,DWI 图像解剖细节显示较差。吴华伟等利用 ADC 图对中央型肺癌肿块和阻塞性炎症的 ADC 值进行定量分析,研究结果显示,中央型肺癌肿瘤实质及远端炎症间 ADC 值不同,肿瘤的 ADC 值要低于炎性病变区,并且尝试以 $1.38 \times 10^{-3} mm^2/s$ 作为炎性病变与恶性肿瘤的 ADC 值界值,诊断结果令人满意。

中央型肺癌伴随的肺部阴影也可以是肺梗死,这是由于一方面肺部血管受到肿瘤侵犯致管腔狭窄,肺循环血量减少;另一方面,肺血管受肿瘤损害致局部肺组织通气血流比例失调,局部低氧,导致反射性肺血管痉挛狭窄,发生肺梗死。但是肺梗死所占比例较少,合理的鉴别技术有待于进一步研究。

(4)黏液嵌塞:一些中央型肺癌病例在阻塞远端的支气管内有黏液潴留,即支气管内分泌物和黏稠的白色黏液、脓液或其他分泌

物积聚、浓缩,构成支气管铸型,故称阻塞性黏液嵌塞。

黏液嵌塞见于多种情况,以支气管肺癌最常见,受累支气管内残存的黏液腺受肿瘤等刺激而持续分泌黏液,与炎性渗出物等混合滞留于管腔内,直至管内压超过分泌压。持久的张力过高,致相应支气管扩张。X 线胸片和 CT 平扫时因阻塞性肺炎、肺不张而难以显示支气管黏液嵌塞。但在平扫图像上,少数患者可由于侧支通气,不产生明显阻塞性肺炎和肺不张,而表现出一条或几条呈索形条状或分叉状软组织密度影,其长轴指向肺门,肺门增大。增强 CT 扫描时,在不张而被强化的肺叶内,含黏液的气管未强化,呈低密度条状影,形态多种多样,有呈 V 形、Y 形等(图 6-6)。在肿瘤筛查过程中,支气管黏液嵌塞的出现常提示肺癌的可能,应当引起重视。

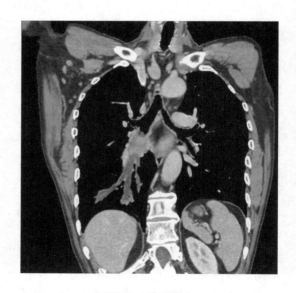

图 6-6　黏液嵌塞

CT 增强纵隔窗冠状位重建,显示右肺门肿块,下叶支气管管腔内条状低密度黏液栓,无强化

2. 其他征象

(1)纵隔及肺门血管改变:中央型肺癌晚期,肿瘤可侵犯纵隔内的大血管、心脏、食管

等结构,如右肺上叶的肿瘤可直接浸润上腔静脉,将其包绕,造成管腔狭窄甚至完全梗阻。更多见的是淋巴结转移压迫上腔静脉,在增强图像上常见上腔静脉近心端不规则狭窄,出现颈部、上胸部侧支循环。肺血管改变的病理机制主要有两种:①癌组织直接侵犯邻近肺血管,或癌性肿块和(或)肿大淋巴结压迫邻近肺血管,导致血管结构变形、狭窄、形态不规则,甚至中断,常见于右中间段支气管及左中央型肺癌;②伴随支气管梗阻而出现的肺血管改变,如肺不张时,相应肺叶内肺血管移位和聚拢,而局限性肺气肿时,该区域的肺血管变稀少。

CT、MRI 对于中央型肺癌对纵隔、肺门区域的大血管浸润、粘连及包绕情况的显示,对于肿瘤的外科治疗至关重要。肿瘤浸润血管周围脂肪组织时,原来低密度的脂肪层密度增加(或高信号消失);肿瘤包绕血管时,见血管壁不规则增厚,边缘模糊。

(2)肺门、纵隔淋巴结转移:CT、MRI 显示肺门、纵隔淋巴结肿大很灵敏。淋巴结的大小、形态、边缘情况对判断有无转移有一定帮助。目前多依据淋巴结的大小来评判是否异常。一般以淋巴结长径>1.5cm、短径>1.0cm 作为淋巴结转移的诊断标准,而长径>2.0cm 大多为转移。但是淋巴结肿大并非代表淋巴结已转移;而部分肺癌淋巴结转移者,淋巴结并不肿大。超声内镜(endoscopic ultrasonography,EUS)可以帮助诊断肺癌纵隔淋巴结转移,尤其是主动脉窗、隆凸下及食管旁淋巴结。恶性淋巴结在声像图上表现为圆形或椭圆形、低回声或无回声结节,短径>1.0cm,边界清晰或不清晰。单纯 EUS 检查仍无法获得病理诊断。进一步借助超声内镜导引下的针吸活检术(endoscopic ultrasonography guided fine-needle aspiration,EUS-FNA)可以获得病理诊断结果。

(3)胸腔积液:肺癌患者发生的胸腔积液多在肺癌的同一侧胸腔,其胸部 X 线及 CT 表现与其他原因引起的胸腔积液无明显差别。因为中央型肺癌多合并肺不张,发生在中央型肺癌患者的胸腔积液不产生明显占位效应,即纵隔不向健侧移位,膈肌位置不下移等,这是与普通胸腔积液的主要不同之处。在 X 线胸片上,大量胸腔积液往往掩盖肺门肿块和肺不张,而在 CT 图像上则较易显示。其他原因引起的大量胸腔积液也可造成压迫性肺不张,但无支气管阻塞和肿块表现。对胸腔积液的诊断超声更为优越。超声检查除了可以显示积液量的多少外,还可以将位于膈下的积液或肝病变显示出来。胸膜转移瘤合并胸腔积液,由于肿瘤较小并被胸腔积液掩盖,X 线胸片及 CT 很难显示胸膜上的肿物,而超声正可利用胸腔积液为声窗发现胸膜上的肿物,并可在超声引导下穿刺活检。

二、周围型肺癌的影像学表现

周围型肺癌较中央型肺癌多见,其影像学表现也多种多样。以常用 CT 图像为例,瘤体内部、瘤-体交界带、周围邻近结构就可表现出多种征象,但是仍缺乏专一性和特异性较强的征象,并且对于同一病灶常规10mm 层厚与层距的 CT 扫描图像与薄层 CT 图像会产生不同的 CT 表现,尤其对于瘤径≤3cm 的肺结节差别更甚。参照 CT 扫描图像,周围肺癌的征象可从以下几方面进行分析。

1. 瘤体内部的 CT 表现　主要包括空泡征、支气管充气征、钙化、坏死液化及空洞形成等。薄层 CT 图像能更加准确地显示瘤体内细微的改变。

(1)空泡征:指肿瘤内直径≤5mm 的气体密度影或低密度影,多为 1~2mm,一个或多个,边界尚清(图 6-7)。多个者呈蜂窝状(图 6-8)。以瘤径≤3cm 的周围型小肺癌多见,常见于瘤体中央区,少数近边缘,甚至可见于瘤-肺交界区域。单个时肺窗不一定能显示。该征象为沿肺泡壁生长的癌组织未封闭肺泡腔,腔内遗留大量黏液,使肺泡腔扩张所致。部分原因是由于小灶坏死。在坏死组织少量排出后形成小空腔,或坏死组织脱水、体积缩小形成真空时表现为空泡征。多见于肺泡癌、腺癌、鳞腺癌等。空泡征的出现率随肿瘤增大而明显减少。彭光明等对于空泡征的发生率相对减低的解释是,直径≤3cm 的肺癌在体积增大后,由于受到小叶间质结构的阻挡,扩张空间有限,因而原来较疏散的组织结构会变得更致密。由于结构相互重叠,普通 X 线对空泡征的显示不满意。

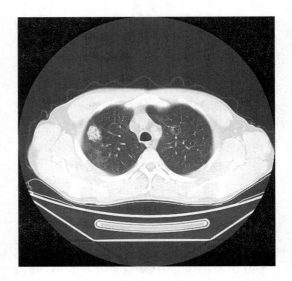

图 6-8　蜂窝状
右肺上叶中分化腺癌 CT 肺窗,显示软组织结节内多发小点状及条形气体低密度影

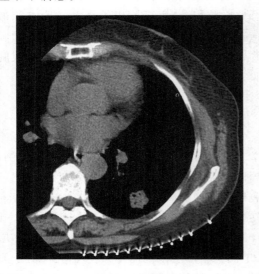

图 6-7　空泡征
右肺下叶周围型肺癌(腺癌)CT 纵隔窗,显示软组织结节内多个小圆形及斑点状气体低密度影

(2)支气管充气征:亦多见于小肺癌,典型者表现为瘤灶内管状低密度影。长短不一,有的可见分支(图 6-9)。非典型者表现为单个圆形或椭圆形气体密度影,出现于数个相邻扫描层面。这主要由肺内不同部位的肿瘤内含气支气管走行的方向不一。利用多平面重建技术(MPR)可以清晰显示肿瘤内支气管形态。一般认为,支气管充气征的形成与肿瘤生长方式有关,该征多见于呈伏壁

式生长的肺癌,癌组织在细支气管和肺泡表面生长,而管腔仍通畅。但是,任何一种肿瘤的生长方式不是单一的。

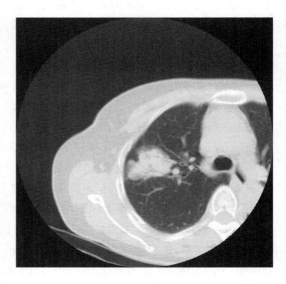

图 6-9　支气管充气征
右肺上叶高分化腺癌 CT 肺窗,显示结节内纤细的分支状含气低密度影

支气管充气征多由肺实质的病变导致，也有近端支气管阻塞，导致远端肺实质炎症与不张，其内支气管仍残留空气，形成支气管充气征，由于胸腔负压增加，可导致支气管扩张。影像学上以往认为支气管充气征主要见于细支气管肺泡癌和肺淋巴瘤，具有特异性。新近的研究表明，支气管充气征见于所有不同组织类型的肺癌，不过以肺泡细胞癌出现率最高。炎性病变，特别是局灶性机化性肺炎亦可见支气管充气征。故支气管充气征虽有一定特征性，但不是肺癌的特异性表现，应结合其他征象综合判断。

李静等采用"径向支气管内超声探头"（radial endobronchial ultrasound probe）进行支气管内超声检查，并对 78 例病灶良恶性诊断明确者进行了分析，其中恶性病例 47 例，良性病例 31 例。结果表明在支气管内超声图像中，恶性病变常表现为低回声病灶中出现不规则支气管充气征（24/47）或无支气管充气征（22/47）；而良性病变多出现规则同心圆状分布的支气管充气征（25/31）。出现不规则支气管充气征者以腺癌多见，占 55.2%（16/29）。

（3）肺癌的钙化：周围型肺癌的钙化常表现为细沙砾状，分布弥散，或偏瘤体的一侧（图 6-10）。一般认为，普通 X 线检查肺癌钙化的检出率为 1%，明显低于良性病灶钙化检出率，如结核球及错构瘤等钙化。故传统观念认为，肿块内出现钙化为良性病变的主要征象。随着 CT 的普遍应用（因其密度分辨率很高），肺癌钙化的 CT 检出率明显高于 X 线胸片和体层摄影，而高分辨率 CT 的检出率又明显优于常规 CT（常规 10mm 层厚、10mm 层距的 CT 扫描对肺癌钙化的检出率为 6%～7%）。有资料显示，周围型小肺癌高分辨率 CT 扫描，对钙化的检出率为 13.5%。因此，在 CT 图上，肿块内钙化的有无对良、恶性病变的鉴别，以及对原发和继发性肺癌的区分均无明显帮助，而相对重要的

是病灶内钙化的形态。肺癌钙化主要见于鳞癌、腺癌，中央型和周围型均可发生。钙化机制归纳起来有以下几种可能：①营养不良性钙化，因肿瘤血液供应障碍，瘤细胞变性、坏死，局部酸碱度改变，钙质沉积。见于瘤体较大的肺癌。②瘢痕或支气管软骨钙化被肿瘤包裹。③瘢痕癌钙化，在瘢痕或肉芽肿基础上发生的肺癌，易钙化，钙化位于肉芽肿内，钙化出现的时间可能在癌症发生前，亦可在癌变之后。④与癌细胞的内分泌功能有关，即肿瘤本身所致的钙化。如黏液性腺癌，其内分泌因子使瘤体内钙质沉积。⑤其他原因，如肿瘤间质细胞化生为成骨细胞，常见于类癌。

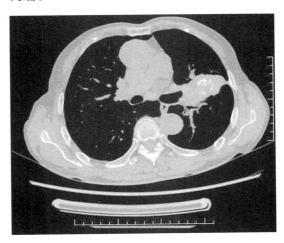

图 6-10　肺癌钙化灶

左肺上叶腺癌 CT 骨窗，显示肿块内弥漫分布沙砾样、斑点状高密度灶

一般而言，大多数良性病变（如肉芽肿、结核球、错构瘤等）的钙化类型较特殊，钙化多呈弥漫性，同心圆状（包壳状）、爆米花样。而肺癌的钙化多呈弥散性细小点状，而斑片状钙化属不典型钙化表现，较少见。对于无定形钙化，若钙化越细小、越少，呈细盐或沙砾状，则恶性的倾向性越大。需要指出的是，肺部转移性肿瘤亦可发生钙化，其原发灶多位于骨、甲状腺、乳腺或胃肠道。

（4）肺癌的空洞：空洞是结节、肿块或实变病灶内坏死液化经支气管排出内容物并引入空气而形成。病变内未引入空气者不属于空洞，而被称为坏死或脓肿。在影像上肺部空洞是具有完整的壁包绕的含气腔隙，洞壁厚度在 1mm 以上。空洞只有在其外壁与含气组织相邻时才能显示空洞壁的厚度，如果实变的肺组织掩盖了空洞的边界，则不能准确观察空洞壁的厚度。一般将洞壁厚度≥3mm 者称为厚壁空洞，<3mm 者称为薄壁空洞。周围型肺癌空洞壁厚度数毫米至数厘米不等，以>4mm 多见。根据胸部 X 线摄片统计，肺癌空洞发生率为 2%～16%。按组织类型统计，鳞癌空洞发生的概率较其他类型的肺癌要高得多，而小细胞癌极少发生。癌性空洞典型的 CT 表现为厚壁或壁厚薄不均（0.5～3cm），内壁凹凸不平，或呈结节状（图 6-11）；外壁呈波浪状或分叶状；多数为中心性，少数为偏心发生；大小不一。个别病例壁非常薄，与肺大疱、支气管囊肿的壁相仿，这类空洞多系真性肺大疱或支气管囊肿内发生癌，CT 表现为囊壁或间隔厚壁不均；另一种可能是肿瘤内广泛坏死，或肿瘤压迫或阻塞邻近支气管致肺气肿、肺大疱形成，之后肿瘤向肺大疱壁靠近生长而成。CT 扫描对空洞显示更敏感，尤其是薄层高分辨率 CT 可进一步显示空洞的细节，对鉴别诊断甚有帮助。CT 测量壁的厚度较准确。一般而言，壁厚≤4mm 的空洞倾向于良性，≥15mm 的空洞倾向于恶性。不论壁的厚薄，如显示内壁不规则，尤其是有壁结节，则为癌性空洞的重要依据。

2. **肿瘤-肺交界带**　肺癌瘤体与周围肺交界带包括瘤灶、瘤灶边缘的形态与瘤灶周围肺组织即紧靠肿瘤的周围肺的改变与肺癌的生长方式相关。一般而论，肿瘤以堆集式生长为主时，瘤体边缘光整，而以伏壁式生长的肺癌则边缘不整。对于交界带细节的显示，CT 扫描尤其是薄层高分辨率 CT 为最佳

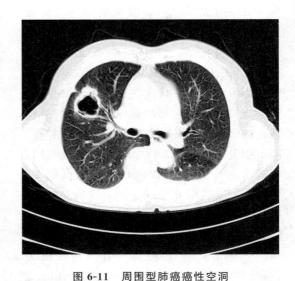

图 6-11　周围型肺癌癌性空洞
CT 肺窗，显示右肺上叶厚壁空洞，内壁凹凸不平，呈结节状

选择。但必须强调应用合适的技术参数和窗口技术，如窗宽、窗位选择不当，交界带的细节将损失。肿瘤-肺交界带的 CT 表现有以下几点。

（1）毛刺征：从肺窗上观察，毛刺征表现为自瘤体边缘向周围肺伸展的、不与胸膜相连的、呈放射状无分支的、细短线条影，近瘤体处略粗（图 6-12）。有时在某一扫描层可显示毛刺位于宽窄不一气肿带内。病理基础为肿瘤细胞向邻近支气管血管鞘或局部淋巴管浸润，或肿瘤的促结缔组织生成反应的纤维带。

目前，毛刺征的准确定义应包括：①不与胸膜相连，否则定义为胸膜凹陷征；②放射状但无分支，借此与血管影相区别；③细短毛刺称为毛刺征，以宽度 2mm 为界将毛刺分为粗或细毛刺，以长度 5mm 为界分为长或短毛刺；④边缘的条索或线状影，而不是尖角、三角形或锯齿状，后者称为"棘突征"。从而把毛刺征与胸膜凹陷征、棘突征区别开来。

毛刺征在很大程度上提示结节恶性，但是对于直径<3cm 的周围型小肺癌敏感性不高，其原因可能为以下 2 点：①早期肺癌，肿

瘤向周围浸润或形成癌性淋巴管炎的程度较轻;②短细毛刺并不是所有层面或整个一周都可清楚显示,往往以远肺门侧显示概率最高。多层螺旋CT MPR图像能提高此征象的显示率,而常规10mm层厚的CT扫描,常表现为晕圈状或毛刷状。有学者注意到,肺癌在开始时边缘锐利,后因浸润程度、宿主对肿瘤的反应而出现边缘模糊,形成毛刺。一般认为,毛刺征以腺癌发生率最高。而肿瘤部分或全部边缘清楚者,多见于堆积式生长为主的鳞癌、未分化癌、类癌和部分腺癌,CT扫描图上肿瘤轮廓的表现就如同铅笔所绘,这往往是瘤体挤压肿瘤-肺交界带内的肺泡壁及小叶间隔,使肺泡萎陷、靠拢,形成假包膜之故。这种情况以瘤径≥3cm时相对多见。

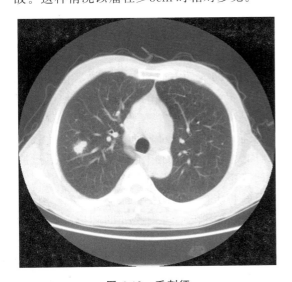

图6-12　毛刺征

鳞癌Ⅱ级CT肺窗,显示右肺下叶结节灶边缘见放射状的短细线状影

(2)分叶征:表现为肿瘤边缘凹凸不平,呈花瓣状突出;相邻两个突出之间为相对凹入的切迹,切迹处有的可见肺血管进入(图6-13)。据文献资料,在X线片上,肺癌的分叶占80%以上,基本上呈弧形。分叶突出部分与CT扫描层部分相切时可见自肿瘤边缘突向肺野、呈尖角状的棘状突起,典型者其边

缘隆起,此时部分病例在肺窗上观察可见较粗毛刺影与棘突相连。棘突处为肿瘤生长的前端部位,病理学检查可见向邻近肺浸润的肿瘤组织。关于分叶形成的病理基础,一般认为是由于肿瘤发育过程中,所处空间位置上瘤体各部位所受阻力不一、生长速度不均所致。但具体意见并不统一,部分学者认为肿瘤各部分生长速度的差异是形成分叶的基本原因,其理由是有的肺癌各部分在组织学有不同的表现,并且有的肺癌虽然各部分同为一种组织类型,但分化程度存在差异。另有一些学者认为是肿瘤在生长过程中遇到血管、支气管或瘢痕组织阻挡所致。肖湘生等对肺癌分叶进行组织学检查,在48个肿瘤分叶中,有39个分叶表面可见小叶间隔纤维增生而成的包膜,并且肿瘤内的小叶间隔内也有纤维增生,因此认为分叶形成的主要病理基础是小叶间隔的纤维增生。要注意的是,某些炎性肿块(如结核球)、炎性肿瘤等也可见浅分叶表现。肿瘤分叶深度对良、恶性的判断也有一定帮助。在CT扫描图上利用分叶弧线长与弦长的比值,将分叶深度分为三型,即比值≥0.4的为深分叶、比值=0.3的为中分叶、比值≤0.2的为浅分叶。深分叶对周围型小肺癌具诊断价值,有时尽管肺窗上见块影轮廓清晰,纵隔窗见钙化,但分叶明显时仍强烈支持肺癌。

总之,肿瘤-肺交界带的形态学改变主要取决于肿瘤的生长方式和宿主的反应。对肿瘤-肺交界带的显示仍强调高分辨率CT扫描的优势。分叶、毛刺为肺癌可靠征象。通常在纵隔窗上重点观察肿块的分叶与棘状突起,在肺窗上重点显示病灶边缘毛刺征。除毛刺表现外,病灶边缘可光整或模糊,模糊者以肿块近胸膜一侧多见。其病理学基础较复杂,可能与淋巴反流致胸膜或小叶间隔增厚等有关,易被误诊为炎性病灶,此乃肿瘤-肺交界带CT表现中的非典型表现,发生率为23.1%,但常与毛刺征同时出现。

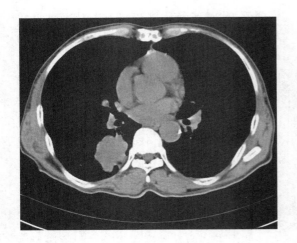

图 6-13　分叶征

低分化腺癌 CT 纵隔窗，显示右肺下叶肿块，边缘分叶

3. 肿瘤邻近结构的改变　肿瘤邻近结构异常主要包括胸膜、瘤周血管及支气管的改变。

(1)胸膜改变：最常见的是胸膜凹陷，其次为肿瘤的胸膜浸润和播散。肺癌时，胸膜凹陷在 X 线、CT 上表现为肿瘤远端与胸壁间线状影和(或)小三角形影(图 6-14)。多见于腺癌和肺泡癌。胸膜凹陷的病理基础一般认为是瘤灶间质中大量成纤维细胞增生及胶原纤维形成并收缩造成的。当瘤-壁距离较近(≤2.0cm,但>0cm)时，间质收缩力通过瘤体外周肺支架系统(包括肺泡间隔、小叶间隔)传递到脏胸膜面，将脏胸膜拉向瘤灶形成凹陷。线状影为脏胸膜凹入而靠拢、相贴形成。凹入处与壁胸膜间构成空隙，内为生理性液体充填。凹入中心周围肺组织具有弹性，以及在凹入过程中凹入区所受阻力不一，故使得凹入区呈现为不规则的多条沟槽。凹入中心一般较深，多与瘤体相连。胸膜凹陷进入瘤体内部，切入点位置的瘤体边缘呈分叶切迹或 U 形切迹改变，称为胸膜凹陷相关结节切迹(nodule notch due to pleural indentation,NNPI)。因此，凹陷中心、周围沟

槽及肿瘤边缘胸膜凹陷相关结节切迹构成胸膜凹陷的完整形态。

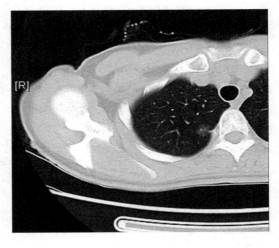

图 6-14　胸膜凹陷征

高分化腺癌 CT 肺窗,显示右肺上叶磨玻璃结节与胸膜间三角形影,结节内侧缘分叶

胸膜凹入的方向与 CT 扫描层面的位置关系决定了胸膜凹陷的 CT 表现。典型胸膜凹陷呈喇叭口形或类三角形影,喇叭颈与线影相连。但在常规横断面 CT 扫描中比较少见,因为常规横断面扫描较少能恰好通过胸膜凹陷中心线,而且许多胸膜凹陷中心线呈上下斜行走向,与横断层面形成夹角。因此,近肺尖、横膈和叶间胸膜处的肺癌产生的胸膜凹陷与其他区域胸膜凹陷的 CT 表现不完全相同。当扫描层偏离凹陷中心时,线状影由一条分为两条或两条以上,有时见其与瘤体渐分开,三角形影由大变小,分成两个以上小三角形。当凹入中心方向与扫描层呈垂直关系时,胸膜凹陷则呈条形影,反映的是胸膜凹陷的正位观,主要见于肺尖及横膈部位的肿瘤。位于叶间裂胸膜凹陷又有其特殊形态,斜裂胸膜凹陷时,因凹入区被邻近肺叶代偿充填,使液体无法滞留,一般不形成凹入空间,故 CT 图像上只见主裂胸膜向瘤灶处倾斜或僵直,贴近瘤体。少数因凹入主裂胸膜邻近肺代偿失调,也可出现胸膜凹陷的典型

表现。

CT 的检查方法对完整胸膜凹陷的显示极为关键,螺旋高分辨率 CT 最为理想。MPR 技术能在任意角度的层面重建图像而突破成像角度限制。炎性病变(如结核球)、机化性肺炎或炎性假瘤等可引起邻近肺的纤维组织增生,延伸达脏胸膜下而产生胸膜凹陷,并常伴邻近胸膜增厚,表现为病灶邻近肺野不规则纤维索条,部分伸达脏胸膜面,产生胸膜凹陷。崔云等对肺结节胸膜凹陷征的诊断价值进行 Meta 分析,研究表明胸膜凹陷征诊断直径＜ 3cm 的周围型小肺癌不具有特异性,只有根据胸膜凹陷征的具体特征,如胸膜凹陷相关切迹,才能提高其诊断的特异性与准确性。

胸膜浸润见于胸膜下肿瘤或肿瘤体积增大直接浸润壁胸膜,常表现肿块与胸壁间胸膜线消失,与胸壁广基相贴,交角变钝(图 6-15)。具体标准有:①肿块与胸膜面所成夹角为钝角,接触面长度＞3cm;②相应区域胸膜增厚;③肿块与其邻近胸膜间脂肪间隙消失或密度增高,尤其呈锯齿状受侵时,胸部有可能受侵;④肋骨、胸骨或椎体骨质破坏或胸壁肿块,此为胸壁受侵最有价值的征象;⑤胸腔积液。CT 检查对于区分肿瘤紧贴胸膜还是侵犯胸膜、胸壁常难以准确区分,因为继发感染、出血也可造成邻近胸膜增厚。最有意义的征象是胸壁骨骼破坏,脂肪层模糊仅具有相对诊断价值。

(2)邻近血管、支气管改变:肺内支气管与同级肺动脉伴行,位于肺叶、肺段、亚段及小叶的中心,而肺静脉及其属支单独走行在肺段、亚段及小叶的边缘。周围型肺癌多起源于支气管黏膜上皮或腺上皮,故较易出现支气管截断。肺动脉与支气管伴行,早期受累时可表现为边缘走行伴僵直、牵拉、变窄等,进一步受累严重时可表现为截断。肺静脉与支气管有一定间距,故周围型肺癌体积较小时多表现为边缘走行伴僵直、牵拉、变窄等。

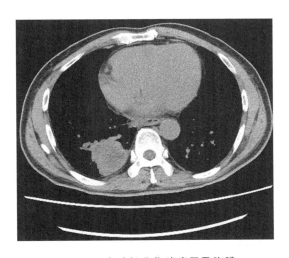

图 6-15　右肺低分化腺癌累及胸膜

CT 纵隔窗,显示右肺下叶软组织肿块累及右侧胸膜

周围型肺癌与肺动静脉、支气管间的关系可出现 5 种类型。Ⅰ 型,在肿瘤边缘被截断(图 6-16);Ⅱ 型,在肿瘤内部截断(图 6-17);Ⅲ 型,在肿瘤内部穿过(图 6-18);Ⅳ 型,在肿瘤边缘走行,僵直、牵拉或变窄;Ⅴ 型,在肿瘤边缘走行,向外推压呈光滑弧形。柳学国等利用多层螺旋 CT(MSCT)后处理技术,分析了 54 例经外科手术病理证实的周围型肺癌与其支气管、肺动脉、肺静脉的影像表现,认为肿瘤与肺动静脉、支气管间的具体关系,主要取决于肿瘤的大小和内部的密实程度,支气管和肺动脉 Ⅰ 型均多见于直径 2.0 cm 以上、实性、Ⅱ～Ⅳ 期周围型肺癌;Ⅱ 型多见于直径 2cm 以下、部分实性或非实性、Ⅰ期周围型肺癌。肺静脉分型中Ⅳ型最多见,其原因是肺静脉为肺段或亚肺段的边界,肿瘤体积逐渐增大累及,同时肺静脉管壁薄弱,被肿瘤包埋挤压时多闭塞,故不易表现为在肿瘤内部穿过(Ⅲ型)。但是应当注意,在连续系列薄层扫描图像上,见病灶邻近肺静脉中断、包绕时常提示恶性。理由是周围型肺癌直径在 3cm 左右时,70％ 以上累及 2 个以上相邻肺段,即使肿瘤位于某一肺段内,也可

能累及相邻亚段。至于肿瘤与支气管、血管的关系是否与其病理组织学类型有关,目前仍存在争议。

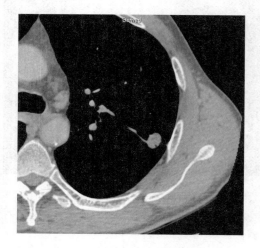

图6-16 血管截断,止于肿瘤边缘
中-低分化腺癌CT纵隔窗,显示左肺下叶分支血管止于肿瘤内侧缘

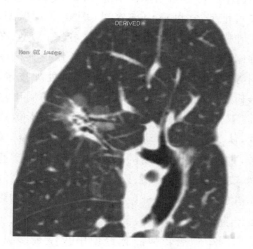

图6-17 支气管瘤内截断
高-中分化腺癌MPR重建肺窗,显示混合磨玻璃病灶内部分支气管管腔截断

4. 周围型肺癌的转移

(1)纵隔、肺门淋巴结转移:正常纵隔淋巴结周围为纵隔脂肪,短径<1cm,增强CT扫描图像上表现为无强化的椭圆形软组织密

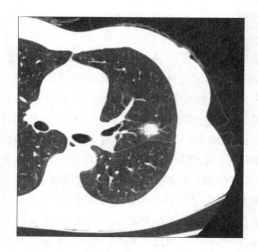

图6-18 血管从肿瘤内穿过
CT肺窗,显示左肺上叶舌段结节内可见分支血管穿过

度。但在CT影像上部分肿大的淋巴结并非肿瘤转移,而正常大小的淋巴结却可能有肿瘤转移。但就密度而言,如果在肿大淋巴结中央见脂肪密度,系良性病变。PET对于阳性结果的判断标准不依赖于淋巴结的大小,而取决于其代谢的强度,从而弥补了CT的不足。Gupta等比较了不同大小淋巴结CT和PET的诊断结果,两者在检出淋巴结上的正确性分别为61%和94%,发生差异的主要原因在于PET检出了≤1cm的有转移的小淋巴结。

肺的淋巴结分浅、深两组,深组淋巴管在肺组织内,分别组成小叶间淋巴管和小叶内淋巴管,在肺实质内走向肺门。因此,肺淋巴回流经由肺内淋巴结→肺门淋巴结→纵隔淋巴结途径。浅组淋巴结分布于肺表面,从多个方向集中于肺门,在肺门处与深组集合管合并或单独注入肺门淋巴结。一般认为,在纵隔胸膜反折外侧,被脏胸膜所包绕的淋巴结称为肺内淋巴结(包括肺门淋巴结),所有位于纵隔胸膜反折以内的淋巴结称为纵隔淋巴结。

对于非小细胞型肺癌,不同肺叶发生的肺癌其淋巴结转移也有各自的特点。右上叶肺癌通常累及同侧气管旁、奇静脉及隆凸前淋巴结,越过中线到气管左前或血管前的淋巴结者只占10%;右肺下叶常转移到右肺门、气管前、隆凸下前、下肺韧带淋巴结(图6-19);而左肺上叶肺癌中35%累及双侧纵隔淋巴结;左下肺叶的肺癌转移广泛,可转移到几乎所有的纵隔淋巴结。肺癌在无肺门淋巴结转移时发生纵隔淋巴结转移(N_2)称为跳跃性纵隔淋巴结转移,这可能与解剖因素有关,因为肺段胸膜下淋巴管可直接回流汇集到纵隔淋巴结。但是,N_2跳跃性转移率很低,占肺癌淋巴结转移患者的3.9%。淋巴结转移机会与周围型肺癌病理类型、瘤体大小相关。在同等条件下,肺腺癌的淋巴结转移率显著高于鳞癌。对于直径≤3cm的周围型非小细胞肺癌,肿瘤直径越大,其纵隔淋巴结转移率越高,肺泡细胞癌、直径≤2cm的鳞癌和≤1cm的腺癌其纵隔淋巴结转移率相对较低。

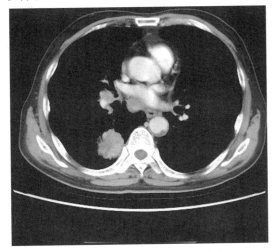

图6-19　右肺下叶周围型肺腺癌
CT增强纵隔窗,显示右肺下叶肺癌并右侧肺门及纵隔淋巴结转移

(2)肺癌肺内转移:肺癌可通过破坏叶间裂播散到相邻肺叶,亦可经血行或淋巴转移到同侧或对侧肺。在CT图像上,肺癌肺内转移表现多样。肺癌肺内血行转移主要以实性结节最为常见,其少见影像可表现为空洞转移、磨玻璃转移、转移病灶边缘毛糙和(或)胸膜凹陷征,以及转移灶内可见含气支气管气像等,主要见于腺癌;淋巴道转移表现为支气管血管束不规则结节状增厚,小叶间隔增厚呈串珠状或胸膜下多角形细线结构。有时对侧肺结节灶或肿块可能为第二个原发灶或为转移灶。

(3)肾上腺转移:肾上腺转移常为双侧性,单侧转移以左侧多见。肺癌患者若出现单侧肾上腺结节,需要与无功能性肾上腺腺瘤鉴别。MRI检查可根据信号强度不同对两者鉴别有一定帮助,转移瘤在T_2WI图像上较亮并且高于肝脏,而腺瘤多呈等信号。

5. **肺癌的强化**　研究表明肺内恶性结节的血供,在质和量上与大多数良性病灶间具有差别。理论上,肺结节灶强化程度取决于结节血供的多少及病灶内血管外间隙造影剂的浓度。研究发现,周围型肺癌病灶在增强后一般有3种表现:①病灶均匀强化型,多见于8～15mm大小的瘤灶;②外周强化型,在病灶外周见宽窄不一的高密度带,而中心区强化不明显,多见于3.0～4.5cm大小的瘤灶;③不均匀增强型,表现为结节状强化。Swensen等所做的一项多中心研究结论为,在CT上没有明显强化的肺结节强烈提示为良性,并选定增强值15HU作为良恶性鉴别标准,但是,他们发现具有活动性炎性改变的早期肉芽肿的增强通常超过15HU,因此单纯依靠增强值在鉴别恶性结节与炎性结节方面存在困难。

根据病灶强化的时间、强化幅度和类型有助于进一步定性诊断。孤立性肺结节(solitary pulmonary nodules,SPNs)的影像学诊断是十分棘手的问题。动态对比增强功能CT提供了SPNs血流模式的定量信息。张敏鸣等对80例患有无钙化的SPNs(直径≤3.0cm)的患者进行动态增强CT扫描,采集注射后15s(早期)和75s(晚期)2个系列的动态增强 CT 扫描数据,并对多项指标和参数进行评价和比较,如 SPNs 的时间-密度曲线(T-DC)模式;增强前密度值、增强峰值(PH)、SPN 与主动脉 PH 的比值(S/A)及 SPNs 的强化模式;SPNs 的灌注值。结果发现,恶性、良性及炎性结节显示了不同的 T-DC 模式。恶性结节通常在对比剂出现在胸主动脉时即有一个中等的增强,并逐渐达到峰值,然后保持在一个稳定水平。良性结节则在注射对比剂后仅有少量增强,或者没有增强。而炎性结节在注射对比剂后即出现一个快速的升高,曲线到达峰值后即开始下降,随后又有一定的升高。恶性和炎性结节的 PH 和 S/A 比值显著高于良性结节,所有的恶性结节 S/A 比值均高于 6%;而恶性和炎性结节之间的 PH 差异则无显著性意义。恶性和炎性结节的灌注值均高于良性结节,而恶性结节与炎性结节灌注值之间的差异则无显著性意义。炎性结节增强前密度低于恶性结节。综上所述,CT 增强扫描除 T-DC 外,其他指标或参数对于恶性结节和炎性病变鉴别困难。但是,由于活动性炎性结节组织结构较为疏松,在 CT 平扫中密度值较低,并且边缘有浸润;在 CT 增强扫描中通常有不规则的周围强化。这些特点有助于与恶性结节相鉴别。

三、弥漫性肺癌的影像学表现

弥漫性肺癌是一种原发病灶不明确而表现为沿支气管或淋巴管蔓延的肺癌,病理学及影像学表现为肿瘤在肺内弥漫性分布(图6-20)。肿瘤可表现为肺炎型或多发结节型。肺炎型,表现为一叶或多叶实变,形态类似于大叶性肺炎,其病理学基础为癌组织沿肺泡壁蔓延形成肺泡实变;多发结节型,表现为一叶、多叶或两肺多发粟粒大小的结节灶,其发生原因为肿瘤沿淋巴管蔓延形成小结节或粟粒状病灶。此型过去一般诊断为细支气管肺泡癌。但是细支气管肺泡癌(bronchioloalveolar carcinoma,BAC)的病理学概念备受争议,2004 年 WHO 分类对 BAC 的诊断做了严格的规定,只有肿瘤细胞沿着以前存在的肺泡结构呈贴壁状生长,而无间质、血管或胸膜浸润证据才能诊断。实际病理诊断时仍包含了从非浸润性肿瘤、低度到高度恶性的肿瘤,这给临床诊治和研究,以及癌症登记流行病学研究造成很大混乱和困难。因此,在 2011 年肺腺癌的国际多学科分类中去除了这一诊断术语。所以,对弥漫性肺癌的影像学再认识非常必要。

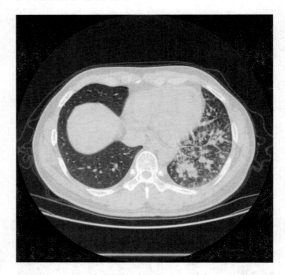

图 6-20 弥漫性肺腺癌

CT 肺窗,显示左肺下叶多发结节、斑片及条索影

(刘玉波 周 军 李 钧 王 栋)

第二节 不同组织类型肺癌的 CT 表现

1. **鳞癌** 中央型多见,发生在肺周围者仅占 35%。体积往往较大,多数边界清晰。中央常见坏死、液化(图6-21),形成空洞,其洞壁厚,内壁不规则。肿瘤位于肺上叶时,空

洞更常见。邻近血管和支气管扭曲、聚集较轻。胸膜凹陷,不如腺癌典型。远处转移相对少见。

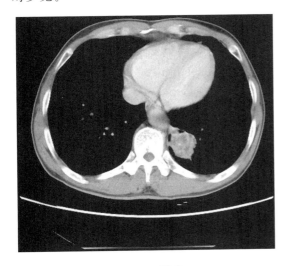

图 6-21　鳞癌
CT 增强纵隔窗,显示左肺下叶肿瘤内部坏死

2. **腺癌**　肺癌最常见类型,周围型多见,在周围型肺癌中占 64%。CT 图像上表现为圆形或类圆形,直径多＜4cm,分叶、毛刺、胸膜凹陷较为明显。在多处瘢痕基础上发展所致者,可见多发灶。一般认为,周围型腺癌除继发浸润或压迫支气管外,一般早期与支气管管腔无关。

当腺癌以周围小结节的形式出现时,其生长速度可相当缓慢,或在一定时间内相对稳定,有的在几年后才突然增大,常易被误诊。一般认为,这种相对稳定的现象可能是肿瘤内继发成纤维化反应所致。

3. **大细胞癌**　CT 表现与腺癌相似。最常见的表现为周围型肿块,生长迅速。肿块直径常大于 4cm。肿块边缘分叶,少见空洞(图 6-22)。与腺癌不同的是转移相当晚。

4. **小细胞癌**　占肺癌总数的 20%～30%。病灶起自段支气管内,管腔无狭窄、梗阻现象。原发灶一般很小而难以由常规 X 线检查发现,有时 CT 检查亦难发现。另外,

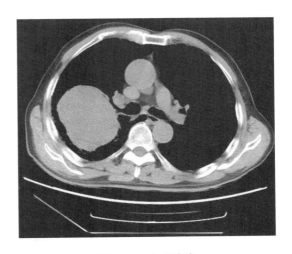

图 6-22　大细胞癌
CT 纵隔窗,显示右肺下叶巨大软组织肿块,内部密度均匀,边界清晰,浅分叶

不少病例,病灶位于肺门部,与肿大淋巴结相互融合而不能分辨正常范围,即使手术也难以分辨。小细胞癌一般早期就有淋巴结和血行转移。小细胞癌表现为周围型肿块者只占14%,CT 扫描见外周肺内肿块的同时,常见肺门、纵隔淋巴结明显肿大(图 6-23,图 6-24)。X 线及 CT 检查见同侧肺门和(或)纵

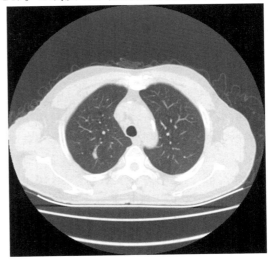

图 6-23　小细胞癌
CT 肺窗,显示右肺上叶后段小条样结节,边界稍欠清晰

隔淋巴结肿大征象,肺门和纵隔肿大淋巴结多发生融合,表现为纵隔内巨大肿块,将大血管包绕,使气道受压;胸腔积液常见。小细胞癌在检出时或病程中易发现脑部、骨髓、肾上腺、肝及对侧肺等处转移。

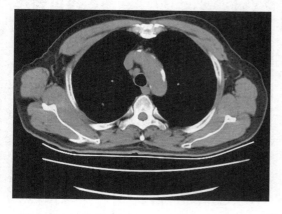

图 6-24 纵隔淋巴结肿大(与图 6-23 同一病例)
CT 纵隔窗,显示纵隔内腔静脉后淋巴结转移

5. 肺上沟癌 又名 Pancost 肿瘤,为周围型肺癌中的一种特殊类型。须注意肺上沟并非真正的解剖学名称,该处相当于肺尖部,贴近胸膜顶。肿瘤位于上肺尖段,沿胸膜顶下蔓延生长。由于肺尖部空间甚小,肿瘤长大时,易早期侵及周围结构而产生相应的症状。细胞学类型以鳞癌多见。

肺尖部肿块呈分叶及不规则边缘。肿块在生长发展过程中常累及纵隔、胸椎、胸膜、神经及血管甚至下颈部结构。MRI 检查由于其有多方位显示能力、组织分辨率高且不需要碘造影剂,所以在判断肿瘤的大小、部位方面,以及显示神经、血管的受累情况方面,优于 CT 横断面扫描图像。

6. 多原发性肺癌 少见,多原发灶的细胞类型相同也可以不同。

(刘玉波 周 军 李 钧)

第三节 鉴别诊断

一、中央型肺癌的鉴别诊断

导致肺段及以上支气管腔阻塞的最常见原因为中央型支气管肺癌,但也可见于支气管内膜结核、支气管腺瘤。

1. 支气管内膜结核 支气管内膜结核患者,由于支气管黏膜充血、水肿、溃疡、肉芽组织增生和瘢痕形成,引起支气管的狭窄和阻塞,从而导致远端的炎症和肺不张,单凭 X 线胸片鉴别困难,但 CT 表现有一定特征性:①病变范围广,常有多个支气管受累,侵犯的长度也较大;②支气管扩张常为狭窄和扩张相间;③狭窄支气管周围无肿块;④有支气管播散,常见多肺叶或肺段炎性、结节性和空洞形成;⑤肺门、纵隔常无增大淋巴结。

2. 支气管腺瘤 支气管腺瘤主要发生于主支气管和叶支气管,发生于肺段以下支气管者少见。腺瘤表现为从一侧壁向腔内突入息肉样或弧形软组织影,表面光滑,其基底部一般较窄。而肺癌主要表现为管壁不均匀增厚及管腔向心性狭窄,肿瘤表面凹凸不平,并且基底部较宽,周围淋巴结肿大多见。

二、周围型肺癌的鉴别诊断

肺内单发性病变组织学类型很多。周围型肺癌缺乏特异性征象,并且部分征象为良、恶性病变所共有,因此,需要综合分析不同病变的形态学特点,并合理运用影像检查技术获得更多的细节和信息。

1. 错构瘤 为肺内正常组织的异常组合。X 线胸片及 CT 扫描图像表现为圆形或类圆形结节,边缘光滑锐利,典型者病变内见爆米花样钙化。

2. 支气管囊肿 为肺芽发育缺陷形成,多见于肺门周围及肺下叶。透视下可见其大小随呼吸变化,病灶边界光滑。CT 值一般为液性密度,但有感染或出血时密度类似于软组织或更高密度。

3. 机化性肺炎　形态多不规则,边界模糊,其内可有支气管充气征,增强后强化明显;邻近胸膜明显肥厚。机化性肺炎多有肺部感染病史,有助于鉴别。

4. 肺肉瘤　少见,多发生于肺外带。病变体积大,直径常超过 10cm。肺肉瘤边缘一般光滑锐利,出现毛刺现象较少,其内部密度均匀或不均匀,不规则状钙化多见。病灶周围阻塞性炎症及肺不张少见。

三、弥漫性肺癌的鉴别诊断

与肺炎鉴别较困难,病变经抗炎治疗后不吸收,有淋巴结肿大,有助于与肺炎鉴别。另外,弥漫性肺癌实变灶内含有黏液成分,因此密度较低,平扫可以显示其中的血管影,增强扫描时血管影更突出,称为 CT 血管造影征(图 6-25),颇具特异性。

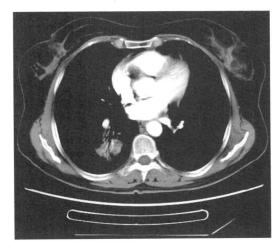

图 6-25　CT 血管造影征

高分化腺癌 CT 增强扫描纵隔窗,显示右肺下叶实变中线状强化血管影

(刘玉波　李　钧)

第四节　肺亚实性结节的影像学处理

肺亚实性结节的特点是无症状、体积小和密度淡,因其缺乏特征性影像学表现,术前常难以确诊,为此 2015 年由中华医学会放射学分会心胸学组组织国内 21 家单位的 28 位影像学诊断专家,对肺亚实性结节影像处理达成了中国专家共识。该共识对于解决目前临床处理存在的多样化、随机化和不规范化等问题有重要意义。

1. 基本概念:磨玻璃影(GGO)指 CT 上边界清楚或不清楚的肺内密度增高影,但病变密度又不足以掩盖其中走行的血管和支气管影。如果病变局限,则称为局灶性磨玻璃影(fGGO);如果病灶边界清楚,呈圆形或类圆形,表现为结节状,则称为 GGN。GGO 根据内部密度分为两类,如果病灶内不含有实性成分,称为纯磨玻璃影(pGGO);如果含有实性成分,则称为混杂性磨玻璃影(mG-GO)。相应的 GGN 根据有无实性成分也分为纯 GGN(pGGN)和混杂性 GGN(mG-GN),后者又被称为部分实性结节(part solid nodule)。所有含磨玻璃密度的肺结节(pGGN、mGGN)都称为亚实性肺结节(subsolid)。在影像检查方法选择方面,CT 是显示 GGN 的首选方法。技术层面强调薄层高分辨率、靶扫描或靶重建。推荐采用低剂量胸部 CT 扫描。数字化 X 线成像目前仍是肺癌初筛或初诊的重要检查技术,但用来检出和显示 GGN 的价值有限。目前条件下使用计算机辅助检测(CAD)也不能提高敏感度。因此,不推荐数字化 X 线和 CAD 作为 GGN 病变的筛查手段。使用数字断层摄影技术(DTS)有助于提高病灶检出率。鉴于 DTS 目前国内装机不多,其应用经验有待于进一步积累。

2. 该专家共识对 GGN 的临床处理意见给出了以下建议:①考虑恶性的 GGN,如影像科医师把握度较大则应及早手术切除。如果把握度不大但倾向恶性，可首先随访 3 个月，持续存在的 pGGN 呈分叶状、边缘毛糙、内部密度不均匀或有空泡征等，mGGN 随访没有变化或增大增浓，均建议手术切除。②考虑良性的 GGN，建议 3 个月后复查；如患者焦虑严重，可在临床医师指导下抗炎治疗 1 个月后复查。③对于难以定性的肺结节，按照 Fleischner 学会推荐意见的方案随访。

（刘玉波）

参 考 文 献

[1] 于红,刘士远,李惠民,等.影像学检查技术在肺癌诊断中的应用.诊断学理论与实践,2010,9(2):124-128

[2] 张军,肖湘生,刘士远,等.16 层 CT 肺部筛查低剂量技术研究.中国医学计算机成像杂志,2006,12(3):175-178

[3] 范丽,刘士远.磁共振成像在肺癌诊断和鉴别诊断中的应用和研究现状.中国肿瘤影像学,2009,2(2):124-131

[4] 吴华伟,程杰军,许建荣,等.3.0T MRI 评价中央型肺癌与常规 CT 对照.医学影像学杂志,2009,19(1):38-41

[5] 齐丽萍,张晓鹏,唐磊,等.扩散加权成像用于中央型肺癌与肺不张鉴别的初步研究.中国医学影像技术,2007,23(10):1486-1490

[6] 吴华伟,程杰军,许建荣,等.肺部疾病 MR 背景抑制扩散成像应用初探.中华放射学杂志,2008,42(1):56-59

[7] 彭光明,蔡祖龙,祝庆孚.空泡征的 CT 病理再研究.中华放射学杂志,1996,30(6):392-395

[8] 柳学国,王勇,梁明柱,等.周围型肺癌与肺动静脉和支气管关系的螺旋 CT 表现.中华放射学杂志,2008,42(6):592-596

[9] 龚拥军,包宏伟.CT 像上支气管充气征的再分析.实用医学影像杂志,2009,10(1):21-23,57

[10] 李天女,黄庆娟,丁重阳,等.肺黏膜相关淋巴组织型淋巴瘤的影像表现.中华放射学杂志,2011,45(2):149-152

[11] 李静,陈正贤.周围型肺癌支气管内超声支气管充气征及其病理学基础.中国肺癌杂志,2010,13(5):424-431

[12] 李邦国,马大庆.周围型肺癌空洞的 CT 诊断与鉴别诊断.中国医学影像技术,2009,25(10):1906-1908

[13] 陈新晖,常瑞萍,李晖,等.空洞性肺癌的 CT 表现.中国医学影像技术,2005,13(5):364-367

[14] 何苗,曾庆思,陈淮.CT 诊断周围型囊性空洞型肺癌 2 例.中国医学影像技术,2010,26(9):1806

[15] 王晓华,马大庆,陈卉.毛刺征在 CT 诊断周围型小肺癌中的价值.中国医学影像学杂志,2006,14(2):127-130

[16] 肖湘生,董伟华.肺癌肿块分叶状形态的病理基础——病理与 X 线对照研究.中国医学影像学杂志,1999,7(1):16-18

[17] 陈广,马大庆.CT 多平面重建对胸膜凹陷相关结节切迹检出的价值.中华放射学杂志,2004,38(3):259-262

[18] 崔云,马大庆,杨静.肺结节胸膜凹陷征诊断价值的 Meta 分析.首都医科大学学报,2007,28(6):709-712

[19] 杨文锋,于金明,李道堂.PDG-PET 显像对非小细胞肺癌纵隔淋巴结转移的检测.中华核医学杂志,2006,26(2):120-122

[20] 吴彬,徐志飞,赵学维,等.肺癌淋巴结转移规律的临床分析.中国肺癌杂志,2004,7(4):361-363

[21] 谢远财,李运,刘彦国,等.直径≤3cm 的周围型非小细胞肺癌纵隔淋巴结转移规律的初步研究.中国微创外科学杂志,2010,10(7):577-580

[22] 谢汝明,周新华,张海清,等.肺癌肺内转移的多形性 CT 影像表现.实用放射学杂志,

2005，21(4):374-377

[23] 张敏鸣,周华,邹煜.动态增强 CT 对孤立性肺结节的定量研究.中华放射学杂志,2004，38(3):263-267

[24] 朱雄增，张杰.肺腺癌 IASLC/ATS/ERS 国际多学科分类解读.临床与实验病理学杂志，2012，28(3):241-243

[25] Jeong YJ，Yi CA，Lee KS.Solitary pulmonary nodules:detection, characterization, and guidance for further diagnostic workup and treatment.AJR, 2007，188(1):57-68

[26] Vogt FM，Herbom CU，Hunold P，et al. HASTE MRI versus chest radiography in the detection of pulmonary nodules: comparison with MSCT.AJR, 2004，183(1):71-78

[27] Kono M，Adachi S，Kusumoto, et al.Clinical utility of GD-DTPA-enhanced magnetic resonance imaging in lung cancer. J Thorac Imaging，1993, 8(1):18-26

[28] Choi JA，Kim JH，Hong KT，et al.CT bronchus sign in malignant solitary pulmonary lesions:value in the prediction of cell type. Eur Radiol,2000，10(8):1304-1309

[29] Gupta NC，Graeber GM，Bishop HA.Comparative efficacy of positron emission tomography with fluorodeoxyglucose in evaluation of small（＜1cm），intermediate（1to3 cm），and large（＞3cm）lymph node lesions.Chest，2000，117(3):773-778

[30] Swensen SJ，Viggiano RW，Midthun DE，et al. Lung nodule enhancement at CT: multicenter study. Radiology, 2000，214(1):732-801

[31] 中华医学会放射学分会心胸组学.肺亚实性结节影像处理专家共识.中华放射学杂志,2015，49(4):254-258

[32] 刘士远,李琼.Fleischner 学会肺非实性结节处理指南.中华放射学杂志,2013,47(3):197-201

第7章　肺癌的分子病理学技术与分子诊断标志物

第一节　DNA 和基因组水平常用分析方法

一、聚合酶链式反应

聚合酶链式反应(polymerase chain reaction,PCR)是体外酶促合成特异 DNA 片段的方法。由高温变性、低温退火及适温延伸等几步反应组成一个周期,循环进行,使目的 DNA 得以迅速扩增,亦称无细胞分子克隆技术。一个循环周期由变性-退火-延伸三个基本反应步骤构成:①变性是指 DNA 双链在一定条件下解链成为单链 DNA 的过程,为下一步的反应提供了引物和 DNA 聚合酶(Taq 酶)结合的模板;②退火是指在合适的温度条件下,寡核苷酸引物与 DNA 模板的互补序列相结合的过程;③延伸是指在合适的温度条件下,在 DNA 聚合酶的作用下,DNA 模板与引物按碱基配对与半保留复制原理,合成一条新 DNA 链。合成的新链又可成为下次循环的模板。如此循环往复,经过 n 个周期循环后,理论上可获得(2^n-1)个双链 DNA 分子。

其基本步骤包括:①反应模板的制备。PCR 反应的模板可以是从组织或细胞中直接提纯的 DNA,亦可以是 RNA 反转录所得到的 cDNA,甚至未分离的病毒、DNA 粗提物、总 RNA 都可以作为模板。②DNA 的 PCR 扩增。在高温(90～95℃)下,待扩增的靶 DNA 双链变性为两条单链,然后在 37～65℃条件下,引物与 DNA 模板退火形成部分双链,Taq DNA 聚合酶在最适温度(72℃)下,以引物 3′端为合成起点,以单核苷酸为原料,催化延伸反应进行延伸。这样变性、退火和延伸反复循环,最终指数性扩增出目的 DNA。

以下介绍目前较常用的 PCR 技术及其在肺癌研究中的应用。

1. 普通 PCR 技术　大多数肿瘤是由致癌基因和抑癌基因突变积累导致的,筛选突变频率较高的基因为肿瘤的早期检测及预后评估和治疗选择提供了可靠的参考。2010版《中国肺癌临床指南》中指出一旦诊断为 NSCLC,应先考虑 EGFR 的检测,确定是否为 EGFR 突变性肺癌,如果不是,才进行组织学的分类,故对 NSCLC 患者进行 EGFR 突变的检测十分必要。Lynch 等利用 PCR 技术研究发现 EGFR 酪氨酸激酶抑制药吉非替尼对 NSCLC 中 EGFR 基因突变病例的靶向治疗有效率近乎 100%,而对 EGFR 野生型病例的治疗基本无效,其中 EGFR 基因突变约 90% 发生在第 19 和 21 号外显子上,且在女性、非吸烟者和腺癌患者中居多。目前,在 NSCLC 中,抗表皮生长因子受体(EGFR)和干扰血管内皮细胞生长因子受体(VEGFR)的制剂已进入临床应用,并取得了较好的治疗效果。

国内范苗静等采用 PCR 技术对 282 例 NSCLC 患者手术标本的 EGFR 基因第 19 和 21 号外显子片段进行扩增并测序,分析 EGFR 突变与临床病理特征及预后的关系。结果显示 282 例 NSCLC 组织中 120 例(42.6%)存在 EGFR 基因突变,包括第 19

号外显子突变 61 例,第 21 号外显子突变 66 例,其中 7 例第 19 和 21 号外显子同时存在突变。女性 EGFR 突变率(53/96)高于男性(67/186);非吸烟者的 EGFR 突变率(69/127)高于吸烟者(51/155);其中腺癌(64/134)、细支气管肺泡癌(27/37)及腺鳞癌(7/9)中 EGFR 突变率均明显高于鳞癌(17/72);除此以外,EGFR 突变随着分化程度的降低而降低,突变型的患者生存期明显较野生型的长,说明存在基因突变的患者预后较好,有利于患者靶向治疗的临床筛选。

其优点包括:①特异性强。序列分析证明其扩增的 DNA 序列与原模板序列一致,且在扩增中单核苷酸的错配率极低,其概率仅为 1/10 000。②灵敏度高。从理论上 PCR 可以以 2^n 的速度对 DNA 进行扩增,因而可以检测到极其微量的 DNA。③快速。一般 PCR 样本的处理需 30～60min,PCR 反应约 2h,加上产物分析,整个过程可在 4h 内完成。④简便。扩增产物可直接用于测序或进一步的分子克隆实验,省去了烦琐的基因分析方法。⑤对起始材料质量要求不高。由于其高灵敏度和高特异性,仅用微量(pg、ng 级)的 DNA 粗提品或 cDNA 即可作为模板。即使是已经降解的 DNA 样品,也可经过多次循环扩增得到目的片段。但是,因其灵敏度极高,极其微量的 DNA 污染都可能造成假阳性结果。此外,由于 Taq DNA 聚合酶缺乏 $3'\to5'$ 的外切酶校正功能,所以在 PCR 中有较高的错误率。

2. 甲基化特异性 PCR 技术　甲基化特异性 PCR(methylation specific polymerase chain reaction,MSP)方法由 Heran 等于 1996 年首创,其基本原理是 DNA 经亚硫酸氢钠(sodium bisulfite)处理后,可将未甲基化的胞嘧啶转化为尿嘧啶,而甲基化的胞嘧啶保持不变,再运用甲基化特异性引物和非甲基化特异性引物进行 PCR 扩增,从而检测 DNA 的甲基化状态。由于其灵敏、快速、简便的特点,已经成为当前检测 DNA 甲基化的最常用方法之一。Bowman 等应用该技术检测了 107 例 NSCLC 标本中多种基因的甲基化状态,发现 82% 的 NSCLC 病例至少发生一种基因的甲基化,其中 RaRb 基因、TIMP-3 基因、P16 基因和 MGMT 基因的甲基化率分别为 40%、26%、25% 和 21%,说明肺癌的发生并不是单一基因的改变导致的,而是多种基因协调作用的产物。国内也有许多学者对肺癌相关基因的甲基化水平进行了探讨。魏万里等采用 MSP 法检测 90 例 NSCLC 组织、25 例癌旁肺组织中 ASPP1、ASPP2 基因启动子的甲基化水平,ASPP1 基因启动子甲基化率在 NSCLC 中为 42.2%(38/90)显著高于癌旁组织 16.0%(4/25),并且 ASPP1 基因启动子甲基化与患者年龄、性别、组织类型和分化程度无相关性,但与患者的 TNM 分期和淋巴结转移正相关,提示 NSCLC 中 ASPP1 高甲基化是一个频发事件并具有显著的肿瘤特异性,预示着肿瘤的恶性进展和侵袭。

该方法的优点在于:①不仅可用于新鲜组织标本,而且适用于石蜡包埋组织;②敏感度高,可以进行超微量分析和同源基因分析;③能同时检测多个 CpG 位点的甲基化情况。但是该方法受引物设计、DNA 的亚硫酸氢钠处理的影响,易产生假阳性,且常常存在目标片段难以扩增、不能反映整个 CpG 岛甲基化状态等缺陷。

3. DNA 单链构象多态性 PCR　日本学者 Suzuki 等首次将单链构象多态性(single conformation polymorphism,SSCP)用于检查 PCR 扩增产物的基因突变,从而建立了 PCR-SSCP 技术。其基本原理为单链 DNA 片段呈复杂的空间折叠构象,这种立体结构主要是由其内部碱基配对等分子间相互作用力来维持的,当有一个碱基发生改变时,会或多或少地影响其空间构象,使构象发生改变,空间构象有差异的单链 DNA 分子在聚丙烯酰胺凝胶中受阻力大小不同。因此,通过非变性聚丙烯酰胺凝胶电泳(PAGE),可以非常敏锐地将构象上有差异的分子分离开来。

PCR-SSCP 的基本步骤为应用标记后的引物或核苷酸将基因组 DNA 或者 cDNA 中的目的序列在基因扩增阶段标记,扩增产物变性为单链后在非变性的 PAGE 电泳上分离,进行显色。如果 DNA 单链的位置异常,则表明突变存在,将这些单链 DNA 纯化、扩增后测序,以确定突变位点和突变类型。PCR-SSCP 的灵敏度随着核苷酸序列片段长度的增加而降低,经实验证明 <300bp 的 DNA 片段中的单碱基突变,其中 90% 可被 SSCP 发现。另外,SSCP 方法可通过 PAGE 电泳将不同迁移率的突变单链 DNA 分离,并且可以进一步提纯,最终从 DNA 序列水平上鉴别出突变 DNA 片段。

目前本技术主要用于检测 DNA 点突变,在肺癌研究中已广泛用于检测癌基因与抑癌基因突变、探测各种基因的多态性及用这些多态性作为人类基因组连锁图的位点标志。奉水东等首次在国内利用 PCR-SSCP 技术检测 36 例肺癌标本的 EGFR 突变情况,发现其中有 11 例存在突变,突变率为 30.6%(11/36),其中男性 2 例,女性 9 例,与其他文献报道一致,证明用此技术检测 EGFR 的突变敏感度高,可靠性强。

4. 实时定量 PCR 定量 PCR(quantitative PCR)的基本原理是假定其反应产物的数量同反应混合物中起始模板的 mRNA 或 DNA 的量成正比,从而通过琼脂糖电泳样品条带的比较,便可确定两种 PCR 产物之间的数量关系。广义定量 PCR 技术是指以外参或内参为标准,通过对 PCR 终产物的分析或 PCR 过程的监测,进行 PCR 起始模板量的定量。

目前常用的为实时荧光定量 PCR。所谓实时荧光定量 PCR 技术,是指在 PCR 反应体系中加入荧光基团,利用荧光信号积累

实时监测整个 PCR 进程,最后通过标准曲线对未知模板进行定量分析的方法。该技术于 1996 年由美国 Applied Biosystems 公司推出,由于该技术不仅实现了 PCR 从定性到定量的飞跃,而且与常规 PCR 相比,具有特异性更强、自动化程度高等特点,并能有效解决 PCR 污染的问题,目前已得到广泛应用。

常用荧光标记方法有两种,一种为 Taqman 荧光探针技术;另一种为采用与双链 DNA 特异结合的颜料 SYBR Green I 技术。第一种方法的原理是采用与靶基因互补的 Taqman 荧光探针,将探针加入到 PCR 反应液中,这种探针带有一个发射荧光分子和一个淬灭荧光分子。探针完整时报告基团发射的荧光信号被淬灭基团吸收,因而检测不到荧光信号。PCR 扩增时,Taq 酶的 5′→3′ 外切酶活性将探针酶切降解,报告荧光基团和淬灭荧光基团分离,荧光监测系统接收到荧光信号;每扩增一条 DNA 链,就有一个荧光分子形成,使荧光信号的累积与 PCR 产物形成完全同步;根据反应液的荧光强度即可计算出初始模板的量。其缺点为:①采用荧光淬灭及双末端标记技术,淬灭难以彻底,本底较高;②采用酶外切活性,因此定量时受酶性能影响;③探针标记成本较高,不便普及应用。第二种方法为在 PCR 反应体系中加入过量 SYBR 荧光染料,其可以特异性地掺入 DNA 双链并发射荧光信号,而不掺入链中的 SYBR 染料分子不会发射任何荧光信号,从而保证荧光信号的增加与 PCR 产物的增加完全同步。

虽然基因测序是检测基因突变的标准与可靠的方法,但其过程较复杂,所需时间长、费用高,对取材和技术要求都比较严格,因此应用于临床仍受到一定程度的限制。有研究者收集了 94 例 NSCLC 标本,先做 EGFR 基因测序,序列比对,然后用 Taqman PCR 反应检测 EGFR 基因突变,比较两种检测结果的一致性。其发现 93 例患者应用 Taqman

PCR 反应的检测结果和直接基因测序的结果完全一致,其中 1 例患者经直接测序没有探测到 EGFR 基因突变,而利用 Taqman PCR 反应却检测到了突变,并且该患者对吉非替尼化疗敏感。当突变的 EGFR 基因在整个 gDNA 中所占的比例不到 10% 时,用直接基因测序是无法探测到 EGFR 基因突变的。一般来说,直接基因测序需要突变基因的含量不低于 25%。因此,应用 Taqman PCR 反应检测 EGFR 基因突变,要优于直接基因测序法,更加快速、敏感、高效,并且对于判断 NSCLC 患者是否要使用吉非替尼有重要的指导价值。

实时荧光定量 PCR 技术操作简便、具有很高的灵敏度和特异性,且可以进行定量分析,目前在基因表达、基因突变、多态性分析、各种细胞因子表达、单核苷酸多态性(SNP)测定、易位基因的检测、临床疾病的早期诊断、病原体检测、耐药性分析及肿瘤研究等多个方面广泛应用。但是该技术也有一定的局限性,如不能通过长度区分不同的位点,并且由于目前可用的荧光染料很少,使得检测通量有限,每个试管里最多同时进行 4 个位点的扩增,因而不适用于大基因外显子缺失或重复常规检测;此外,由于探针的费用较高及对初始模板质量要求较高等缺点也限制了该技术的应用。

5. 原位 PCR　由 Hasse 等于 1990 年建立,是指在组织细胞里进行的 PCR 反应,它结合了具有细胞定位能力的原位杂交和高度特异敏感的 PCR 技术的优点,是细胞学科研与临床诊断领域里的一项有较大潜力的新技术,实验用的标本是新鲜组织、石蜡包埋组织、脱落细胞及血细胞等。与探针原位杂交相比,原位 PCR 灵敏度一般可提高 100 倍左右。其操作步骤为先将细胞或组织进行固定和酶消化处理,以保持组织细胞的良好形态结构,并使细胞膜和核膜具有一定的通透性,再滴加 PCR 反应所需的各种试剂于样本上,

然后将载有细胞或组织的玻片放入原位 PCR 仪上进行扩增反应。其结果可在显微镜下直接观察或用标记探针进行原位杂交后再用显微镜观察。根据在扩增反应中所用的 dNTP 或引物是否标记。原位 PCR 可分为直接法、间接法及原位反转录 PCR。

(1)直接法原位 PCR:在反应体系中使用标记的三磷酸核苷酸或引物,在标本进行 PCR 扩增时,标记物掺入到扩增产物中。通过显示标记物,可原位显示靶 DNA 或 RNA,扩增产物可直接观察而无需进行原位杂交。目前常用的标记物有地高辛、FITC 和生物素等。该方法的优点是使扩增产物直接携带标记分子,因此操作简便省时,但特异性较差,扩增效率较低,易出现假阳性,特别是在组织切片上。假阳性信号主要来自标本中受损 DNA 的修复过程。由于固定、包埋及制片过程均可造成 DNA 损伤,受损的 DNA 可利用反应体系中的标记 dNTP 进行修复。这样,标记物则掺入到非靶序列 DNA 分子中,产生假阳性。另外,引物与模板的错配也可导致假阳性信号的产生。在直接原位 PCR 的基础上建立的 5′端标记引物原位 PCR 方法,虽然也有上述非特异性修复和扩增现象,但由于无标记物的掺入,故非特异性产物虽可以产生却无法显示,从而避免了假阳性结果。

(2)间接法原位 PCR:先将引物、核苷酸及酶等反应物引入细胞内进行扩增,然后用特异性标记探针与扩增产物进行原位杂交检测细胞内扩增的 DNA 产物。该方法能克服由于 DNA 修复或引物错配引起的非特异性染色问题,使扩增效率提高、特异性增强,故是目前应用最广泛的原位 PCR 方法。该法需在扩增反应后再进行原位杂交,故操作步骤烦琐,用时长。

(3)原位反转录 PCR:将反转录反应和 PCR 相结合,在原位检测细胞内低拷贝 mRNA 的方法。整个反应分两步进行。第一步

以 mRNA 为模板,在反转录酶催化下合成 cDNA;第二步则以 cDNA 为模板,用 PCR 对靶序列进行扩增,最后用标记的探针与扩增的 cDNA 进行原位杂交而间接检测细胞内的 mRNA。该方法的优点是不需从标本中提取 mRNA,不会因在核酸的分离中造成靶序列破坏而致信号丢失,但标本需先用 DNA 酶处理以破坏组织细胞中的 DNA,以保证 PCR 扩增的模板是从 mRNA 反转录合成的 cDNA,而不是细胞中原有的 DNA。就具体方法而言,原位反转录 PCR 与上述原位 PCR 一样,也可分为直接法和间接法,操作时的注意事项也相似,不同的是在进行原位反转录 PCR 时要特别防止 RNA 酶对待测核酸的降解。

2001 年,Ebina 等用原位反转录 PCR 结合免疫组化技术分析了多种突变型引物在肺癌中的扩增情况,发现几乎所有发生 p53 mRNA 突变的病例均高表达 p53 蛋白,并且提出 p53 基因的突变调控在肿瘤细胞中存在异质性,使用原位 PCR 技术绘制了 NSCLC 中 p53 的突变谱系,为探讨肺癌的发生机制提供了新的途径。辛丽红等应用原位 PCR 技术检测 56 例肺癌石蜡标本 PTEN 基因 DNA 表达,结果显示 PTEN DNA 表达阳性信号主要位于癌细胞核,胞质中亦有少量表达,阳性产物呈棕黄色弥漫分布;PTEN DNA 表达在 NSCLC 中的阳性率明显高于小细胞肺癌中的表达阳性率,并且分化不良的肺癌 PTEN 基因表达阳性率低于分化良好和中等分化者,与 37 例无淋巴结转移者相比,19 例有淋巴结转移的肺癌患者 PTEN 基因表达明显较低,说明 PTEN 基因的低表达可能在肺癌的发生发展过程中起重要作用,且该基因的表达与肺癌的病理类型、组织分化程度、临床分期及有无淋巴结转移密切相关,PTEN 基因的检测对于肺癌的预后判断和治疗具有重要的指导作用。

该技术有以下特点:①原位 PCR 既能分辨鉴定带有靶序列的细胞,又能标出靶序列在细胞内的位置;②应用于分子和细胞水平上研究疾病的发病机制和临床过程及病理转归;③特异性和敏感性高于一般的 PCR。

6. 巢式 PCR 是指用两对引物先后扩增同一样品的方法。先用一对引物扩增一段较长的目的序列,然后以该产物为模板,再用第二对引物扩增其中的部分片段。这种方法较常规的 PCR 灵敏度提高,同时第二次扩增又可鉴定第一次扩增产物的特异性。所以这种方法用于临床检验,假阴性极少,特异性好,临床血清、尿等样品仅需简单处理即可得到重复性很好的结果。

黄同海等使用巢式 PCR 技术检测了 50 例肺癌患者、20 例肺良性疾病患者和 20 例健康人外周血 CK19 mRNA、LUNX mRNA 的表达,发现 50 例肺癌患者外周血标本中 CK19 mRNA 阳性者 25 例(50%),LUNX mRNA 阳性者 29 例(58%);20 例肺良性疾病中 CK19 mRNA 阳性者 2 例(10%),LUNX mRNA 均为阴性;20 例健康人外周血 CK19 mRNA、LUNX mRNA 的表达均为阴性。在肺腺癌、肺鳞癌中,CK19 mRNA 的表达阳性率分别为 42.8% 和 55.2%,LUNX mRNA 的表达阳性率分别为 66.7% 和 51.7%。Ⅲ、Ⅳ 期肺癌 CK19 mRNA 和 LUNX mRNA 的表达阳性率高于Ⅰ、Ⅱ期,说明 CK19 mRNA 和 LUNX mRNA 可作为检测肺癌患者外周血微转移的标记物。早期诊断和治疗肺癌微转移是提高肺癌治疗率、改善患者预后的有效途径,而巢式 PCR 技术的应用可以有效检测肺癌血液循环中肿瘤细胞的微小转移,联合检测有助于准确性的提高。

巢式 PCR 的优点在于其克服了单次扩增"平台期效应"的限制,使扩增倍数提高,从而极大提高了 PCR 的敏感性。同时,由于模板和引物的改变,降低了非特异性反应连续放大进行的可能性,保证了反应的特异性,并且若第一次扩增产生了错误片断,则第二次能在错误片段上进行引物配对并扩增的概率极低,第二阶段反应能否进行,也是对第一阶段反应正确性的鉴定,因此可以保证整个反应的准确性及可行性。巢式 PCR 的缺点在于第二次 PCR 引起交叉污染的概率大,并且由于其过于敏感,可有一定程度的假阳性。

7. 等位基因特异性寡聚核苷酸 PCR

等位基因特异性寡聚核苷酸 PCR(allele spe-cific oligonucleotide PCR,ASO-PCR)是基于核酸杂交的一种方法,根据已知基因突变位点的碱基序列,设计和制备野生型或突变型基因序列互补的两种探针,分别与被检测者样品中的 DNA 分子进行杂交,根据样品与两种探针杂交信号的强弱,确定是否存在基因突变,判断被检者是突变基因的纯合子或杂合体。

ASO-PCR 技术已广泛应用于肿瘤基因突变和多态性的检测。李代蓉等应用 ASO-PCR 技术检测了四川地区 150 例肺癌患者和 152 例正常人的 CYP1A1 基因 Exon7 多态性分布频率,并分析了 Exon7 多态性与该地人群肺癌遗传易感性之间的相关性,发现 CYP1A1 基因 Exon7 的 3 种多态基因型分布频率在两组间差异无统计学意义,但携带突变 Val 基因型的个体患肺癌危险性增加,说明其突变等位基因可能是该地人群中的肺癌易感基因,检测此基因的改变为肺癌的早期诊断和评估提供了有效途径。

ASO-PCR 技术检测速度快,具有灵敏度高、检测样品量大等优点;但点突变的检出仅限于寡核苷酸探针的探测位点和突变类型。尽管可通过增加引物的方式优化其应用,但增加过多引物会增加工作负担,从而削弱了其简便性。

二、DNA 印迹

DNA 印迹(Southern blot)是 1975 年由 Southern 提出,并以其名字命名的一种 DNA 特定序列定位技术。其基本过程是将基因组 DNA 用一种或几种限制性内切酶消化,新鲜组织或培养细胞中获得全部的基因组 DNA,以一种或多种限制性核酸内切酶进行消化,通过琼脂糖凝胶按分子量大小分离酶切所得的片段,然后使这些 DNA 片段在原位发生变性,形成单链 DNA 片断,并以凝胶转移至一种固相支持物(如硝酸纤维素滤膜或尼龙膜上),同时保持各个 DNA 片段的相对位置不变。再用已标记的(放射性或非放射性)DNA 或 RNA 探针与滤膜上的 DNA 杂交,经放射自显影或化学显色的方法确定与探针互补的电泳条带的位置,从而达到检测和分析的目的。该项技术目前被广泛应用于遗传病检测、指纹分析等。

其基本步骤包括:①用限制性核酸内切酶消化基因组 DNA,从而产生许多不同大小的 DNA 片段;②应用琼脂糖凝胶电泳分离上述酶切片段;③将分离的片段转移到固相支持膜上;④待测核酸样品中加入与目的序列同源互补的标记探针,在严格要求的特殊温度及杂交缓冲液中孵育,若待测样品中含有与探针同源的互补序列,即可退火形成异源核酸双链,即杂交;⑤杂交片段通过 X 线放射自显影等方法检测。

王瑞等应用 PCR-RFLP 方法检测了 199 例肺癌患者和 200 例正常人的 XRCC2 C41657T 及 G4234C 多态位点,结果发现肺癌患者 XRCC2 C41657T 多态位点的 CC、CT、CC 基因型和 G、C 等位基因及 G4234C 多态位点的 GG、GC、CC 基因型和 G、C 等位基因频率分布与健康对照组相比差异均无统计学意义。而以病理类型、吸烟状况和年龄进行分层分析,发现 XRCC2 C41657T 多态位点可能与腺鳞癌和不吸烟人群的肺癌发病风险相关;G4234C 多态位点 G/C 基因型或携带 C 等位基因可能增加小细胞肺癌的发病风险和老年人(年龄≥60 岁)患肺癌的风险。提示 XRCC2 多态性在肿瘤的发病过程中可能有着重要的作用。

三、DNA 测序

经典的 DNA 测序(DNA sequencing)法按其原理主要分为化学测序法和双脱氧链终止法。化学测序法是将一端标记的模板 DNA,在 4 组或 5 组互为独立的化学反应中分别得到部分降解,其中每一组反应特异地针对某一种或某一类碱基,从而得到具有共同起点而终点不同的放射性标记分子。该方法不仅适于单链,也可用于双链测序。到目前为止,该技术已成为 DNA 序列分析的基本方法之一。双脱氧链终止法是设立 4 种不同的都含有 DNA 聚合酶和 4 种正常 dNTP 的测序反应,在 4 种反应中还含有不同的放射性核素标记或非放射性荧光素标记的链终止剂 2′,3′-双脱氧核苷三磷酸(ddNTP)。因此,在反应中 DNA 聚合酶合成出一系列以 ddNTP 为 3′末端的不同长度新链,电泳和放射自显影后,能迅速地读出 DNA 序列。

有研究者回顾性分析 443 例 NSCLC 中 EGFR 基因突变率、突变分布特征及其与临床病理的相关性,采用 DNA 直接测序法检测的 EGFR 基因酪氨酸激酶编码区第 18 至 21 号外显子的突变,发现 NSCLC 中 EGFR 基因突变在女性和腺癌中多见,以第 19 号外显子的缺失突变和第 21 号外显子的点突变为主,直接测序法是检测 NSCLC 中 EGFR 基因突变的有效方法,特别对未知突变类型的检出具有明显的优势。

应用 DNA 测序仪进行 DNA 序列测定,可以大大缩短测序时间、降低测序成本、保证测序质量,虽然使用的是一些常用的分子生物学技术,但对其中关键因素的影响进行研究,对解决测序中常见的疑难问题、提高测序成功率有重要的参考价值。非放射性物质的使用、毛细管电泳激光荧光法、超薄层板电泳激光荧光法、杂交法和质谱法测序新方法的研究为将来的大规模质谱 DNA 测序提供了有效的手段,新技术的出现也必将推动分子

生物学的迅速发展。基因芯片技术由于其高通量性,在鉴定新的肿瘤相关基因和诊断标志物方面发挥着重要作用。但 DNA 测序也具有局限性,对于较大片段的易位或融合等不易检测。

四、DNA 芯片

DNA 芯片(DNA chip)又称生物芯片(biochip)或微阵列(micro array),是建立于杂交测序(sequencing by hybridizaion,SBH)基础上的一种测序方法。

其原理和方法为 SBH 通过短序列探针与待测靶序列杂交的方式获取序列信息,具体有两种方式,一是靶片段固定排列于一微型固相物理介质上,然后用各种寡核苷酸探针连续地与之杂交,这个过程显然过于烦琐;另一种方案是把寡核苷酸探针固定排列于支持介质上,再与靶序列杂交,最后通过杂交模型鉴定序列。微阵列制造技术分为两类,即合成和传递,合成技术是用生化材料原位合成寡核苷酸,经过多个循环达到所需的长度;传递技术则是用制备好的生化材料通过各种不同的方法沉降于芯片上的特定位点上。按制造方式的不同可以把 DNA 芯片分为以下 3 种:①机械微斑法(mechanical micro spotting);②喷墨技术(ink jets);③照相平板印刷术(photolithography)。

DNA 芯片在肺癌分子遗传学的研究中作用重大,包括了 DNA 测序、点突变的检测、基因的筛选、基因的诊断及几乎所有的应用核酸杂交的领域。DNA 芯片可检测出表达异常的基因,用荧光染料进行标记探针杂交后,单独表达的基因会显现单独的颜色,同时表达的基因位点显示混合色,还可根据亮度上的差别判断基因表达的相对丰度,还可与比较基因组杂交结合,可大大提高其检测效率。

以下介绍 DNA 芯片的几种主要用途。

1. 基因测序　由 A、T、C 和 G 四种核苷酸单体组合形成的所有可能八聚体寡核苷

酸探针共有 65 536 种。将这些种类的探针全部固定于活化的载体表面,形成寡核苷酸阵列。然后,芯片与样品进行杂交,通过计算机对杂交模式进行分析,就可以得出样品的核苷酸序列信息。利用基因芯片能在 4h 内完成对肺癌和吸烟相关基因的普查,实现预测和早期诊断,其方法对人体没有任何伤害,并可将肺癌的治疗从现在的标准化治疗过渡到个体化治疗。

2. 基因表达水平的检测　应用基因芯片可以自动、快速地检测出成千上万基因的表达情况。目前已采用基因芯片对几乎所有的肿瘤进行了表达谱分析。Hellmann 等利用 cDNA 阵列法鉴别培养的人肺支气管上皮和肺癌细胞系共 600 个基因表达谱的差异。相对于正常人肺支气管上皮,4 个肺癌细胞系皆可发现 17 个基因差异表达,包括 MRP8 和 MRP14 下调和 CYP1B1 上调,发现应用这些基因可对早期肺癌的风险进行分级。Xi 等利用全基因组芯片分析了 17 800 组 Refseq 序列,发现其中 2369 组可在肺腺癌中异常表达,并且此类基因中的 30.8% 异常表达与肿瘤发生有关。

3. 基因型及多态性分析　在进化过程中同一物种不同种群和个体之间存在着不同的基因型,这些不同的基因型与生物个体间不同的性状有着密切关系。利用基因芯片可以对基因型与性状之间的关系进行研究。Affymetrix 公司开发的 p53 基因芯片可以检测该基因的 400 多个突变型,而这些突变型又与肿瘤的发生有密切的关系,通过对该基因的检测就可以预测个体肿瘤发生的概率,并且国内外大量研究证实多种代谢酶基因都存在 SNP,它们与 NSCLC 遗传易感性可能存在密切关系。因此,进行多基因 SNP 的监测,筛选出与 NSCLC 相关的易感基因,有助于鉴别易感人群,指导 NSCLC 的早期诊断和有效防治。

4. 酸和蛋白质相互作用的研究　蛋白质与特定的核酸片段结合对基因的表达起着重要的调控作用,通过对蛋白质与核酸相互作用的研究,人们可以更深入地了解生命活动的内在机制。对这些 DNA 片段的研究一般是通过测定 DNA 发生突变后核酸和蛋白质的结合情况来推测的。但常规的方法工作量大,操作烦琐。将单链 DNA 阵列转换成双链 DNA 阵列,修饰的双链 DNA 阵列可较好地应用于大规模的核酸与蛋白质相互作用的研究,并在研究基因组中特异的蛋白质结合位点方面发挥了重要作用。

基因芯片在疾病的诊断方面有独特的优势。与传统检测方法相比,它可以在一张芯片上同时对多个患者进行多种疾病的检测,无需机体免疫应答反应期,待测样品用量小。但在应用中主要受三方面的限制:①需要大量的已知的、准确的 DNA 片段的序列信息;②需要高密度芯片制作的精密机械系统和操作工艺及杂交的微弱信号检出装置,以保证生物芯片技术高灵敏度、微量分析的特点,并具有可靠的可重复性;③需要具有对杂交信号及相关信息、数据的大规模处理和分析的能力,这主要是针对进行结果分析的计算机及相关专业软件的要求。

五、原 位 杂 交

原位杂交技术(in situ hybridization,ISH)是用标记的 DNA 或 RNA 探针,在原位检测细胞或组织中特定核酸序列的方法。其原理是应用已知碱基顺序并带有标记物的核酸探针与组织、细胞中待检测的核酸按碱基配对的原则进行特异性结合而形成杂交体,然后再应用与标记物相应的检测系统检测被检测的核酸原位形成带颜色的杂交信号,并在显微镜或电子显微镜下进行细胞内定位。下面介绍的荧光原位杂交及比较基因组杂交均是在此基础上发展而来的。

(一)荧光原位杂交

荧光原位杂交(fluorescence in situ hybridization，FISH）是指用荧光物质标记的特异性 DNA 或 RNA 探针选择性地与靶细胞染色体的一个位点或区段、整个长臂或短臂甚至整条染色体进行原位杂交，然后用荧光显微镜对荧光标记的染色体进行检查。Kohler 等利用此技术观察到肺癌组织，尤其是在肺鳞癌中染色体 8p12 FGFR1 基因拷贝数明显升高，预示着 FGFR1 日后可能作为肺癌治疗研究中的新方向。

FISH 技术的优势在于：①可以对处于分裂期或分裂间期的靶细胞进行研究，因而不需体外培养，也不必担心实体肿瘤细胞分裂不活跃的问题；②分辨率可达 $1 \times 10^6 \sim 3 \times 10^6$ bp；③可用于石蜡包埋的组织；④结果易于分析；⑤能在同一标本上同时检测几个不同的基因。其缺点是应用的探针太大，不能识别大多数点突变，且探针价格昂贵。

（二）比较基因组杂交

比较基因组杂交（comparative genomic hybridization，CGH）是 20 世纪 90 年代在 FISH 基础上结合削减杂交技术发展起来的一种新的分子细胞遗传学技术，它能对全部或染色体亚区水平上不同基因组间 DNA 序列拷贝数进行检测并定位。与传统细胞遗传分析技术不同，它无需体外培养细胞，使间期基因组快捷可靠的检测成为可能。其待测细胞核型被称为CGH拷贝数核型（CGH copy-number karyotype）。

其基本原理为将不同荧光标记物分别标记等量的待测和参照细胞群的基因组 DNA 制备探针，同时用同一种来源的 Cot-1 DNA 预杂交以抑制分散重复序列（interspersed repetitive sequence，IRS）。不同标记的 DNA 探针同时与正常中期染色体杂交，染色体每个位点上的两种荧光强度之比反映待测与参照基因组 DNA 序列的拷贝数之比，从而推测 DNA 拷贝数的增多或缺失。基本步骤包括 DNA 样本的制备、DNA 的标记、原位杂交与图像分析四个方面。

与 FISH 相比，它不需制备染色体特异区域的探针，且一次实验即可在整条染色体或染色体区带水平对不同基因组间 DNA 序列拷贝数的差异进行检测并定位。除此之外，CGH 还具有以下优点：①不需制备染色体；②所需 DNA 量极少，仅需 10^{-6} mg 即可，因此可用于针刺活检标本；③可应用于石蜡标本；④可独立完成全基因组的分析。此法适用于新鲜组织、冷冻组织或石蜡包埋组织，可广泛应用于肺癌的遗传学研究，可以提供一个全基因组的"扫描图"，形象地显现出肿瘤 DNA 在整个染色体组的哪个特定位置存在缺失，即这些部位可能包含一些抑癌基因；而哪些位置发生了扩增，即可能提示有癌基因的存在。如利用 CGH 可发现传统的非典型类癌与典型类癌相比，其 1p、2q、9q、10q 和 11q 基因缺失发生率较高，其中 11q22.3-q25 缺失者预后较差。

基于以上优点，CGH 目前广泛应用于肿瘤发病机制、进展、诊断及预后等方面的研究，但是，CGH 也有一些不足之处，如分辨率仅能达到 $3 \times 10^6 \sim 5 \times 10^6$ bp，不能检测出染色体较小区段的改变及提供异常倍体的性质和具体改变等。

（王强修　徐嘉雯　曹智新　林晓燕）

第二节　染色体分析方法

一、传统染色体核型分析技术

传统染色体核型分析技术（karyotyping）主要应用于体外培养的细胞。在细胞分裂刺激剂作用下细胞发生分裂，然后将其固定于分裂中期，把这种中期细胞悬液滴在载玻片上，用胰蛋白酶处理，干燥后进行姬姆萨染色，光镜下按染色体形态、长短及带型分布特点进行分类。该技术已得到很多改进，现可应用到实体肿瘤组织，但肿瘤组织必须新鲜、无菌、能在体外培养；而且，靶细胞应能在刺激剂作用下发生分裂，这些条件常常很难做到。此外，该技术尚有以下缺陷：①大多数实体肿瘤细胞在体外很少分裂，即使分裂染色体质量也差；②常混杂有非靶细胞，如成纤维细胞、肌上皮细胞及组织细胞等；③在体外生长的靶细胞克隆并不能完全反映体内生长的肿瘤特征，也不能准确反映肿瘤细胞复杂的染色体异常；④染色体质量欠佳，分辨率低；⑤体外培养肿瘤组织可能出现选择性生长及体外突变等原因造成的许多人为假象；⑥不能对大样本进行筛查。很显然，此方法不能适应日常外科病理工作的要求。但因为方法成熟，成本低廉，对血液病、淋巴疾病等还具有诊断价值，在肺癌诊断中的应用较少。

二、光谱染色体核型分析技术

　　光谱染色体核型分析技术（spectral karyotyping，SKY）是一种应用于分裂期细胞的特异性 FISH 细胞基因学技术，可对染色体结构异常进行筛查，尤其适用于肿瘤细胞复杂的染色体异常。该法使用 5 种不同光谱的荧光标记物，得到单色或混色标记多达 31 种之多的探针，使研究者很容易识别异常染色体区段。在原位杂交过程中，不同颜色的探针原位杂交结合于各染色体靶点上。然后用落射荧光显微镜（epifluorescence microscope）进行检查。这种显微镜专门配备 3 种不同频谱的滤色片，以保证所有荧光成分能同时被激发而产生荧光。染色体用 4,6-二脒基二苯基吲哚做背景染色，以便区分。所有荧光信息经数码相机制成数字图像，然后进行统计、分类和分析。Salido 等利用 SKY 技术结合 FISH 发现，与肺癌化疗敏感细胞株 NCI-H69 相比，其对应耐药细胞株 NCI-H69AR 18q 发生了 der(16)t(3;16;18;5;18)改变，并且定位在此区域的基因可能与耐药的产生有关，因此推测 18q 检测可能在小细胞肺癌的诊断和预后评估中发挥重要的作用。

　　SKY 技术结合了染色体分型和 FISH 技术，不但可检测常见的染色体缺失、复制、倒置等异常，还可检出染色体结构的微小异常，如易位、插入等导致的平衡性或失衡性染色体结构异常。此外，对于传统方法不能识别的标记染色体、环状染色体及双微体（double minute）等的异常，SKY 亦可做出准确的诊断。但是，SKY 探针制备昂贵，试验操作步骤较长，并且由于微小基因异常常不引起染色体的明显改变，因此 SKY 在检测这些微小基因改变则非常有限，如基因扩增、基因缺失和中心体倒置等。

　　　　　　　　　　（徐嘉雯　李加美　王强修）

第三节　RNA 水平常用分析方法

一、反转录 PCR

　　反转录 PCR（RT-PCR）是应用反转录酶先将 mRNA 反转录成 cDNA，再用 PCR 扩增，从而使敏感性大大提高。其样品模板为 RNA，包括 mRNA、tRNA、rRNA 及 RNA 病毒。一般分为两步进行，第一步用 Moloney 鼠白血病病毒（MMLV）反转录，或禽成髓细胞瘤病毒（AMV）反转录酶和来源于嗜热微生物的热稳定性反转录酶将 RNA 反转录成 cDNA；第二步以 cDNA 为模板进行 PCR 扩增。热稳定性反转录酶具有较高的反应温度，这一特性允许其从含有二级结构的、在低温时反转录很困难的 mRNA 模板合成较长的 cDNA。

　　其影响因素主要有：①RNA 的来源。根

据标本量的大小,可以用总 RNA、细胞质 RNA 或 Poly(A)+RNA 作为模板。由于单一拷贝的分子即可被扩增,因而可以将粗制的细胞 RNA 制剂稀释后使用。②引物的选择。cDNA 合成是引物的选择主要由反转录 PCR 的特定用途决定,有 3 种引物可供选择。第一种是最特异的,即含有目的 RNA 的互补序列的寡核苷酸引物。第二种是应用 Oligo(dT)作引物,当引物与绝大多数真核 mRNA 所具有的 3' 段 Poly(A)尾配对时,只有 mRNA 被转录。这种方法的特异性介于第一种与第三种之间。第三种是当特定 mRNA 中由于含有使反转录酶终止反应的序列时,可以用随机六聚体引物。此方法特异性最差。

由于此法敏感、快速,少量肿瘤细胞即可被检测。因此目前广泛应用于 cDNA 文库的构建、突变及多态性的鉴定及基因表达强度的检测等。尤其是在 mRNA 数目有限和目的基因表达水平很低时亦可用该方法分析。如 Chung 等利用 RT-PCR 发现 galectin-1 在肺腺癌中基因水平明显增高,结合 western blot 技术发现 p38、ERK 和 COX-2 的激活是 galectin-1 介导的肺癌耐药产生的

主要信号传导通路。但是应用该法进行检测时,检测标本中必须有相当量完整的 mRNA,而石蜡包埋组织中如果 mRNA 广泛降解,则无法测出。

二、RNA 印迹

RNA 印迹(northern blot)是 1977 年 Alwine 等提出的与 DNA 印迹类似的用于进行 RNA 分析的方法,是分析 mRNA 最为经典的方法。与 DNA 印迹相似,RNA 印迹也采用凝胶电泳,将分子量大小不同的 RNA 分离开来,随后将其原位转移至固相支持物上,进行杂交。转移后的支持物可以用于杂交反应以鉴定其中特定 mRNA 分子的量及大小。其基本步骤包括总 RNA 的提取、RNA 变性与电泳、转膜、杂交及显影五步。在操作过程中注意凝胶电泳中不能加 EB,因为它会影响 RNA 与硝酸纤维素膜的结合。

在 RT-PCR 技术发明之前该技术是用于检测目的基因 mRNA 表达情况及相对定量的主要方法。但由于其操作较为烦琐,目前已逐渐被 RT-PCR 技术所取代。

(王强修　徐嘉雯)

第四节　常用蛋白质检测技术

一、组织芯片技术

组织芯片(tissue chip)是将数十个甚至上千组织排列在载体上进行形态观察、基因或蛋白的检测。该技术是 20 世纪 90 年代末期刚刚兴起的新技术,是基因芯片技术的发展和延伸,可分为多组织片(multi-tissue section)、组织阵列(multi-tissue array,最多可含 60 个直径 2mm 的组织)和组织微阵列(tissue microarray,最多可含有 1 000 个直径 0.6mm 的组织)。因其具有快速、高通量等特点,目前已成为肿瘤研究中重要的工具之

一。

组织芯片的制作主要是应用组织芯片制作机从众多的组织中通过打孔的方式采集圆柱形的小组织,并将其置于新的空白蜡块中,从而得到组织芯片蜡块,然后常规方法切片而成。

组织芯片具有以下优点:①高通量。一侧可获得大量的生物学信息。②快速。短时间内可完成数千个组织标本的多基因表达或蛋白分子的分析。③实验误差小。由于一次实验即可完成数千标本的分析,因而减少了批内和批间误差。④对原始组织蜡块损坏

少。⑤可进行自动化分析。

组织芯片技术可在一个蜡块上排列数百例组织芯,通过一张切片同时检测数百例组织的基因及蛋白表达,不仅明显提高了检测效率,而且可避免不同样本间因检测条件的差异所造成的误差。目前组织芯片已广泛应用于肿瘤研究,包括寻找致病基因、对肿瘤发展与预后因子进行研究等。目前已经应用组织芯片技术对前列腺癌、肾癌、膀胱癌、胶质瘤、黑色素细胞瘤等多种肿瘤进行了研究,在肺癌中应用也日趋广泛。Zhao 等对比了石蜡组织芯片和对应组织常规石蜡切片 PBK/TOPK 蛋白在正常成人肺泡 Ⅱ 型上皮细胞、人胚胎肺泡上皮细胞、肺癌原发灶和相应的淋巴结转移灶的表达差异,组织芯片和对应常规切片相应细胞中 PBK/TOPK 的阳性强度及阳性表达率基本相同,相对偏差不足 0.6%,两者比较差异无显著性意义,结果说明石蜡组织芯片和常规组织切片检测 PBK/TOPK 蛋白表达结果高度一致,应用组织芯片检测肺癌、胚胎肺及正常肺组织中 PBK/TOPK 蛋白的表达结果可靠。

但是由于目前病理科制备的组织厚度较薄,仅能切出 100 片左右的完整切片,限制了组织芯片的应用,并且为了排除抗体表达的异质性因素,应在供体蜡块上多取点,这样会减少由于芯片制作、切片及实验过程中的复杂因素导致的点阵丢失或失效造成的影响。

二、免疫组织化学

免疫组织化学(immunohistochemistry)是利用抗原抗体特异性结合的原理,应用标记抗体检测组织中特异抗原的方法,是目前病理诊断中重要的辅助手段之一。按照标记物的种类可分为免疫荧光法、免疫酶法、免疫铁蛋白法、免疫金法及放射免疫自显影法等。

实验中主要应用石蜡组织和冷冻组织。由于石蜡组织可以较好地保存组织形态,且能做连续切片,有利于各种染色对照观察;此外石蜡组织易于保存,是免疫组化中首选的组织标本制作方法。

随着新的抗体的不断发现,免疫组织化学在病理诊断尤其是肺癌诊断、疾病预后中发挥了越来越重要的作用,如 CK8/18、CD56、CK5/6、Syn、CgA、TTF-1、P63 和 Napsin A 等已广泛应用于肺癌的诊断和鉴别诊断。

三、免疫细胞化学

免疫细胞化学(immunocytochemistry)是将免疫学基本原理与细胞化学技术相结合所建立起来的新技术,是根据抗原与抗体特异性结合的特点,对组织细胞内特定抗原进行定性、定位及定量研究的一种技术。常用的方法包括免疫荧光法、免疫酶标法、PAP 及 ABC 法等。

Hilbe 等利用细胞免疫组化技术分析了非小细胞肺癌新鲜冷冻组织中一组分子标记物的表达,发现 79 例肺癌患者中 EGFR、c-erbB-2、c-erbB-3、CD82、Ki-67、p120、p53、bcl-2 和 CD31 的表达均有不同程度的升高,并且与患者生存率降低有关。细胞免疫组化在肺癌的常规诊断中也具有极高的应用价值,其中 CK7、CK20、COX-2、TTF-1、chromogranin、synaptophysin、CD56、PSA、CA125、p53、c-erbB-2、MMP-9 和 VEGF 等在鉴别肺癌组织学类型和预后评估方面均具有十分重要的价值。

四、蛋白质印迹

蛋白质印迹(Western blot)是由美国斯坦福大学的 George Stark 发明的。在 Neal Burnette 于 1981 年所著的《分析生物化学》(*Analytical Biochemistry*)中首次被称为 Western blot。该技术主要用来检测细胞或组织样品中是否存在能被某抗体识别的蛋白质,从而判断在翻译水平上某基因是否表达。

其基本原理是通过聚丙烯酰胺电泳根据分子量大小分离蛋白后转移到杂交膜上，然后通过一抗/二抗复合物对靶蛋白进行特异性检测的方法。该技术由 SDS-PAGE 电泳、蛋白质转印和固相免疫检测三项技术结合而成。首先，蛋白质经 SDS-PAGE 电泳后根据相对分子量大小分离成不同条带；然后将分离的蛋白质通过电转移或直接印迹方式原位转移至固相支持物上，并保持其生物活性不变；最后，在固相支持物上用相应抗体与被分离蛋白结合，根据抗原抗体结合的特异性检测靶蛋白。

这种检测方法与其他免疫学方法的不同之处在于，其可以避免非特异性的免疫反应，而且更关键的是可以检测出目的蛋白质的相对分子质量，并直观地在滤膜上显示出目的蛋白。同时可以通过设置内参对目的蛋白进行半定量；此外，该技术较免疫组织化学敏感，仅需极少量蛋白质即可检测，因而在科研中广泛应用。

目前该技术已成为肿瘤研究的重要方法，从体外研究到体内研究，从肿瘤发病机制研究、肿瘤转移与侵袭、肿瘤耐药到肿瘤预后、肿瘤治疗研究均发挥了重要作用。但是由于其需要新鲜组织或冷冻组织以提取蛋白质，且操作方法较烦琐，因此在肺癌病理诊断中应用较少。

五、免疫共沉淀

蛋白质是遗传信息最终表达的产物，也是细胞进行一切活动的基础。而蛋白质与蛋白质之间并不是独立的，它们之间的相互作用对细胞之间的影响是巨大的，且并非简单的"1＋1＝2"，而是发挥着更为巨大的作用。它们的相互作用控制着大量的细胞活动事件，如细胞的增殖、分化和死亡等。通过蛋白质间相互作用，可改变细胞内蛋白质的动力学特征。因此，对细胞间相互作用的研究是必不可少的。

分析和鉴定蛋白质相互作用的方法有很多，如酵母双杂交技术、GST 融合蛋白沉降及亲和纯化技术、Far Western 分析、荧光共振能量转移技术及蛋白质谱技术等，免疫共沉淀技术则是应用相应的抗体通过免疫沉淀对目的蛋白进行检测的方法，是目前较为常用的方法之一。

其基本原理为在细胞裂解物中加入已知抗原对应的抗体，使之形成免疫复合物，若存在与已知抗原相互作用的蛋白质，则免疫复合物中还应包含这种蛋白质，然后分离该蛋白质，并对其 N 端氨基酸序列进行分析，推断出相应的核苷酸序列。将包含活性物质的组织或细胞构建成 cDNA 文库，以上述核苷酸序列为探针从 cDNA 文库中分离出 cDNA 克隆。

免疫共沉淀是在不添加任何细胞裂解液成分的基础上进行的，因而具有以下优点：①检测的物质为蛋白粗提物，因而操作简单；②蛋白质以翻译后被修饰的天然状态存在；③抗原与被检测蛋白之间以天然状态存在，避免了人为影响。基于以上特点，该技术在肿瘤研究中广泛应用，但是由于该方法需要多克隆抗体，因而在筛选未知蛋白时存在一定困难。此外，该方法易产生假阳性结果，且操作时间长，限制了其在临床诊断中的应用。

六、蛋白质组学

蛋白质组学（proteomics）的概念是由澳大利亚学者 Wilkins 和 Williams 在 1994 年首先提出的。蛋白质组（proteome）一词是蛋白质（protein）和基因组（genome）两个词的组合，指的是一个细胞或一个组织的基因组所表达的全部蛋白质。目前常用的蛋白质组学研究的主要技术有双向凝胶电泳技术（two-dimensional gel electrophoresis，2-DE）、质谱技术（mass spectrometry，MS）、微阵列技术（micro array）等。

1. 双向凝胶电泳技术（2-DE） 该技术

建立于 1975 年,是经典的蛋白质分析和鉴定方法。后几经改进和优化,特别是固相 pH 梯度胶条(IPG)及宽、窄 pH 系列胶条的应用,使得 2-DE 技术的分辨率和重复性大大提高。其基本原理是根据蛋白质的等电点和分子量的差异而使之分别在等电聚焦和聚丙烯酰胺凝胶电泳中分离出来。该技术具有分辨率高、可重复性好、结果直观、实验成本相对较低等优点。但是由于上样量的限制,表达丰度低的蛋白质往往无法检测到;此外,低溶解度和极大、极小及极端等电点值蛋白质无法进入该技术的有效分离范围内;目前尚不能实现完全自动化处理。近年来,该技术开始应用于肺癌、前列腺癌、卵巢癌、膀胱癌等多种肿瘤早期诊断标志物的研究中,发现了许多有潜在价值的肿瘤标志物。

2. 质谱技术(MS)　质谱技术对蛋白质组学的发展起到了推动作用。其基本原理是将样品离子化后,根据不同离子间荷质比的差异来分离蛋白质并确定其分子量。传统的质谱技术在应用方面有很大的局限性,但是 20 世纪 80 年代后期的新技术应用,使质谱技术从仅能分析小分子物质发展为可以对大分子物质进行深入研究。MS 除在鉴定极低含量蛋白斑点方面有高敏感性外,还能对翻译加工修饰后的蛋白质进行鉴定,这在功能蛋白质的研究中是十分必要的,不仅可发现一种蛋白质或生物标记分子,还可以发现不同的多种方式组合的蛋白质谱,可进行相关疾病的研究。此外,MS 还具有超高灵敏度、高通量、易于自动化等优点。但难以对 C 端、N 端进行测序,仍是亟待解决的难题。

3. 微阵列技术　微阵列技术是一种新的高通量筛选技术,可以在短时间内进行大量指标的筛选,具有所需样品量少、信息处理自动化等优点,主要包括 cDNA 微阵、组织微阵、蛋白芯片等。美国 Ciphergen 公司将质谱技术和微阵列技术结合发明了表面增强的激光解析离子化飞行时间-质谱芯片系统,简称 SELDI-MS 蛋白芯片系统。应用该系统,大大提高了对蛋白质的鉴定能力。目前已应用于肿瘤标志物的发现、鉴定和蛋白质谱的分析。

Li 等用双向凝胶电泳技术建立了分辨率高和重复性好的人肺鳞癌组织及其癌旁正常支气管上皮组织的双向凝胶电泳图谱,并识别鉴定出一些与肺鳞癌癌变相关差异表达的蛋白质,在初步鉴定的差异蛋白质点中,有一些与肿瘤发生发展相关,如 cyclinD2、XE-DAR、Mdm2 及 HSPC163 等。这些蛋白质的鉴定将为探索鳞癌的发病机制及发现用于肺鳞癌早期诊断和预后检测的特异性分子标记物提供好的工作基础。杨拴盈等应用液体芯片-飞行时间质谱系统分析了 105 例肺癌患者和 90 例对照者血清差异表达蛋白,发现肺癌患者与对照组血清蛋白质表达谱之间存在差异,共发现 98 个差异蛋白峰,提示使用此技术有望筛选出肺癌诊断标志蛋白。

蛋白质组学技术筛查癌症早期检测标志物的研究虽然蓬勃开展,但依然存在肿瘤组织异质性给后续分析带来的难度;此外,样品处理后蛋白质种类过窄也是制约蛋白质检测的因素。相信在不久的将来,可以同时在基因、转录与蛋白质三个水平上对肿瘤的发生、发展及转归进行全面评价,建立起一个包含有各种信息的诊断平台,为肿瘤的诊断提供更为便捷的方法。

(徐嘉雯　王强修)

第五节　激光显微切割技术及其应用

激光显微切割技术(laser capture microdissection,LCM)是一项借助激光显微切割仪,在显微镜下从组织切片或涂片中分离、纯化单一类型细胞群体或单个细胞的技术。

其基本原理是在组织切片上方悬着机械臂控制的收集管，收集管的塑料帽表面有一层乙烯乙酸乙烯酯(ethylene vinyl acetate，EVA)的热塑膜，在显微镜下选择好目标细胞后，发射低能红外激光脉冲，瞬间升温使 EVA 膜融化与目标细胞黏合再迅速凝固。接着目标细胞就黏附在塑料帽表面的 EVA 膜上并随着塑料帽一起移走。将塑料帽盖在装有缓冲液的离心管上，分离的细胞就转移至离心管中，从而可以分析出目标细胞的分子生物学特征，并用于后续研究。

LCM 简化了从复杂组织中获得同质细胞的程序，结合 PCR、原位杂交、CGH 等技术可以对目的细胞的基因及基因组进行更加精确的研究。美国国立癌症研究所应用 LCM 技术建成了第一个纯正常细胞或癌细胞的 cDNA 文库。

此外，LCM 技术与目前正发展起来的蛋白质组学相结合，可以弥补后者不能精确获得样本的缺点，在肿瘤标记物的筛选中起到了重要作用。Donati 等采用 LCM 技术切割采集肺腺癌细胞后结合基因测序的方法检测 EGFR 基因酪氨酸激酶编码区第 18 至 21 号外显子的突变，发现 62 例标本中仅有 3 例发生了 EGFR 的突变，提示 LCM 技术可以在肺腺癌分子分型研究中作为重要的辅助手段。

（徐嘉雯　李　钧）

第六节　流式细胞术及其应用

目前流式细胞术(flow cytometry，FCM)在细胞定量检测方面是最先进的检测技术，流式细胞仪在临床和科研领域已得到广泛应用。该技术为细胞学研究手段之一，能够对细胞和细胞器及生物大分子进行高达每秒上万个染色体的分析，并可以对一个细胞进行多参数分析及分选细胞。这种以流动的方式(相对静态方式)测量细胞与传统的用荧光镜检测细胞相比，具有速度快、精度高、准确性好的特点，可以说 FCM 是目前最先进的细胞定量分析技术，在医学和基础生命科学中得到广泛应用，在肿瘤诊断、耐药预测中也具备较好的应用前景。Funakoshi 等筛选了 30 株肺癌细胞，利用流式细胞仪检测了 MRP-1 的表达情况，发现大部分 NSCLC 都有 MRP-1 的表达，而在 SCLC 中表达都有缺失或显著下调，说明 NSCLC 的化疗多药耐药产生与 MRP-1 的表达可能有关。

目前，流式细胞术在血液病的应用较多，其可以快速大量检测细胞和多色标记的优点，使免疫表型分析更加快速、客观、准确。但由于受标本来源的限制，在实体肿瘤的临床诊断中应用较少。

（李　钧　徐嘉雯）

第七节　肺癌上皮性免疫标志物

一、细胞角蛋白

1. 细胞角蛋白(cytokeratin，CK)的结构　CK 是上皮组织的特异性标志物，目前商品化的细胞角蛋白有 20 余种，不同分子量的 CK 代表不同类型的上皮标志。CK 分为两大类型：Ⅰ型相对分子量小(分子量 40～56.5kD)，具有酸性等电点；Ⅱ型相对分子量高(分子量 53～67kD)，具有碱性或中性等电点。CK 由头部区、尾部区及中间的杆状区三部分构成。由约 310 个氨基酸组成的杆状区为 CK 分子的中心，呈高度保守的螺旋结构域，它包含 1A、1B、2A、2B 四个大的 α_2 螺旋区，其间被非螺旋结构所分隔。杆状区的两侧为分子量大小不同的氨基末端的头部区和羧基末端的尾部区,呈非螺旋结构。两条CK分子装配成卷曲的异二聚体再以反向平行的方式结合。

2.CK的作用　CK在细胞转化过程中一般保持其亚微结构和免疫学特性,检测CK类型可判断肿瘤组织学来源,对于肿瘤的诊断和鉴别诊断有十分重要的意义。

3.CK的表达　角蛋白丝分子量为40～70kD,是组成Ⅰ型和Ⅱ型中间丝的主要成分。理论上讲,大多数单层上皮表达相对分子量低的CK,而相对分子量高CK多表达在复层上皮;角化上皮多表达相对分子量高的CK;尿路上皮和呼吸道上皮既表达相对分子量低的CK,也表达相对分子量高的CK。广谱角蛋白抗体通常用于上皮组织的鉴别诊断,通常是一系列单克隆抗体的组合,包括AE1、AE3、CAM5.2和35βH11。这一组广谱上皮标记物在大多数上皮组织内及其肿瘤组织细胞内呈阳性表达。单克隆抗体AE1角蛋白能识别CK15、CK16和CK19;单克隆抗体AE3识别CK1、CK2、CK3、CK4、CK5、CK6和CK8;CAM5.2抗体可识别CK8和CK18,其在神经内分泌肿瘤中的阳性率高于AE1/AE3。CK34βE12抗体能识别CK1、CK5、CK10和CK14,表达于肌上皮细胞,基底细胞和复合型上皮组织内。CK5/6与人类CK5和CK6反应,而不识别CK1、CK7、CK8、CK10、CK13、CK14、CK18或CK19。

4.CK与肺癌　国内一项研究显示102例肺恶性肿瘤中广谱CK 100%表达于各种原发于肺的上皮性肿瘤中,鳞状细胞癌及腺癌呈强阳性表达,小细胞癌表达弱,肉瘤不表达。肺腺癌可表达CK7、CAM5.2、CK8、CK18和CK19等,鳞状细胞癌可表达CK5/6、CK14、CK7、CK8、CK10、CK13、CK18和CK19等;小细胞肺癌可表达CK18,有时可有CK8和CK19表达。CK在肺癌细胞中表达的这种异质性,也解释了其在各种类型肺

癌中特异性和敏感性的差异。然而在实际应用中,尤其是肺的低分化鳞状细胞癌和腺癌中,各种上皮性CK标志物常常都有不同程度的表达,单靠CK类标志物难以区别,常需结合其他标记物,如鳞状细胞癌常用组合CK5/6、P63等,腺癌常用组合CK7、TTF-1等。

CK7是一种低分子量CK,分子量为54kD,主要表达于呼吸道肺泡上皮。其表达局限于腺癌的亚型和起源于非角化黏膜的鳞状细胞癌。几乎100%的肺腺癌均表达CK7,极高的敏感度使CK7成为肺腺癌诊断和鉴别诊断最常用的抗体之一,特别是在鉴别肺原发性腺癌和转移性结直肠腺癌时,CK7常作为首选的抗体组合成员。但CK7的特异性较低,30%～60%的肺鳞癌表达CK7。在非肺源性腺癌中,CK7表达广泛见于乳腺、胃、卵巢、胰腺、子宫、尿路上皮等多种器官和部位发生的腺癌,因此,在肺腺癌鉴别诊断时,需与其他特异度较高的抗体(TTF-1、Napsin A)联合应用。

CK5/6属于高分子量CK,正常情况下在鳞状上皮、少数移行上皮、乳腺肌上皮细胞或前列腺基底细胞等处阳性表达;在肿瘤中,通常表达于鳞状细胞癌。在非小细胞肺癌中,常与P63联合应用于鳞状细胞癌的诊断和鉴别诊断。

CK34βE12表达于几乎100%的肺鳞癌,但高达89%的肺腺癌同样表达CK34βE12,与p63、p40比较,CK34βE12特异性低且敏感性并无优势,因此不作为一线抗体使用。

DSG3(抗桥粒芯蛋白3,Desmoglein)新近被广泛应用于肺腺癌和鳞癌的鉴别诊断,85%～90%的肺鳞癌表达DSG3,其几乎不表达于肺腺癌(<2%)。DSG3和Napsin A鸡尾酒抗体能区别85%以上的肺腺癌和鳞癌。

CK19在正常上皮细胞、上皮性肿瘤细胞中的表达最为特异。CK19的表达虽然在

肺癌组织中与良性病变组织中无差异性,但更多研究体现在肿瘤微转移或循环肿瘤细胞检测方面。目前多通过检测外周血中 CK19 mRNA 的表达来反映上皮源性恶性肿瘤患者外周血中存在的微转移,有助于早期发现 NSCLC 患者的微转移,并对患者临床分期、预后和治疗进行判断,且这些并不受非小细胞肺癌病理类型的影响。

二、上皮膜抗原

1. 上皮膜抗原(epithelial membrane antigen,EMA)的结构 EMA 是一组分子量为 500kD 的糖蛋白,是上皮细胞分泌的一种乳脂小球膜糖蛋白,其基本糖成分是半乳糖、N-乙酰基葡萄糖和 N-乙酰基半乳糖。

2. EMA 的表达 EMA 表达于细胞膜和(或)胞质中,在组织中的分布与 CK 极为相似,但在内脏腺上皮中的表达优于 CK。EMA 广泛存在于胰腺、胃、小肠、唾液腺、胆道、子宫内膜、输卵管、泌尿道、呼吸道和汗腺等正常组织的上皮细胞中,也存在于间皮细胞、浆细胞、组织细胞中,但是在肝细胞、神经外胚层和间质起源组织、性腺、造血和淋巴组织表达较少。EMA 常作为上皮源性的标志物用于肿瘤起源的鉴别诊断,与间叶组织标记物合用鉴别癌与肉瘤等,EMA 表达于相应组织来源的恶性肿瘤和 T 细胞淋巴瘤中,尤其是分化较差的癌 EMA 有时可呈阳性表达。进一步的研究证实,EMA 的表达对于肿瘤的起源、分期、分级及预后都有着较强的指示作用。

3. EMA 与肺癌 与 CK 的表达相似,EMA 在肺癌中均为阳性表达,同时在肺小细胞癌中 EMA 的表达率为 100%、在大细胞神经内分泌癌中 EMA 也几乎均有表达。在实际应用中,常用于肺癌与肉瘤样癌或其他肉瘤的鉴别诊断中。

三、癌胚抗原

1. 癌胚抗原(carcinoembryonic antigen,CEA)的结构 CEA 属于免疫球蛋白超基因家族,因其在胚胎时可正常分泌,故得名。CEA 基因定位于人类 19 号染色体长臂(19q13.1-19q13.2),cDNA 全长为 3.1kb。其编码的肽链含有 600 个氨基酸,分子量约为 180kD。

2. CEA 的表达 在正常组织,如结肠、胃、小肠和胆囊中均可检测到 CEA 的表达,免疫组织化学显示其阳性部位在表面上皮的刷状缘,呈线状分布。此外,在内外分泌腺细胞和导管上皮细胞中也可见其表达。研究表明,在某些非肿瘤性疾病,如慢性溃疡性结肠炎、克罗恩病、肝衰竭及大量吸烟、酒精中毒性疾病中也可检测到血清 CEA 异常升高。

3. CEA 与肺癌 CEA 最初在胃肠道肿瘤患者血清中发现其表达异常,目前在大多数内胚层来源的上皮恶性肿瘤,80% 以上的非小细胞性肺癌可检测到 CEA 的异常表达,其阳性部位大多数为胞质,少数为胞膜,且其表达强度与分化程度和组织学类型无关。Krypuy 等对 CEA 的研究发现高水平的 CEA 表达可能与脑转移相关并且提示差的预后。CEA 血清水平在肺癌患者常有明显升高,目前临床上主要将其作为肺癌的诊断、治疗和预后的监测指标。

(王强修 曹智新)

第八节 肺癌神经内分泌免疫标志物

一、突 触 素

1. 突触素(synaptophysin,Syn)的结构

Syn 是突触小泡膜上的一种含糖的膜结构蛋白,是目前发现的最特异的神经内分泌细胞的标志物之一。人类和哺乳动物的 Syn

基因位于 X 染色体 Xp11.2,p11.23,并在生物的进化过程中具有高度保守性,Syn 基因包括 7 个外显子,约 20kb,编码的 Syn 蛋白由 307 个氨基酸组成,Syn 的分子质量为38kD,包括 4 个跨膜区,其氨基和羧基都暴露在胞质内。

2.Syn 的作用　①参与突触囊泡的导入、转运和神经递质的释放;②参与突触囊泡再循环;③参与突触发生。

3.Syn 的表达　Syn 是突触囊泡膜上的特异性蛋白质,含量占突触囊泡膜蛋白含量的 6%～8%,可作为突触前终末的特异性标志物,用来检测突触的密度和分布。在神经系统中所有的神经末梢 Syn 均呈点状分布,但在白质及胶质细胞中没有表达。同时,在肾上腺嗜铬细胞、视网膜、腺垂体、颈动脉体、皮肤、甲状腺、肺、胰腺、胃肠道潘氏细胞和胃肠黏膜等的神经内分泌细胞中也发现有 Syn存在。

4.Syn 与肺癌　在肺的神经内分泌癌中,Syn 被认为是目前最特异的神经内分泌标志物,文献报道 Syn 在肺神经内分泌癌中的表达率在 80%～100%,其敏感性高于CgA 和 NSE,国内一项对 125 例小细胞肺癌(small cell lung cancer,SCLC)患者的研究数据显示 Syn 与 CgA 的阳性表达率分别为82.4%(103/125)和 56.8%(71/125)。

肺的非小细胞肺癌(non-small cell lung cancer,NSCLC)中有部分伴有神经内分泌分化的肿瘤 Syn 呈阳性表达,戴赟等的研究显示 NSCLC 中 Syn 的表达率为 17.9%,且在腺鳞癌混合性肿瘤中的表达较多。关于神经内分泌分化对患者预后的影响存在争议,Pelosi 等对 220 例 I 期的 NSCLC 研究发现,神经内分泌分化超过肿瘤细胞 5% 的患者预后较差。Syn 表达的 NSCLC 患者生存期较短,可作为患者的独立风险因素。因此,病理诊断中对 NSCLC 患者神经内分泌标志物的免疫检测对于预后评价有一定临床意义。

二、神经细胞黏附分子 CD56

1.CD56 的结构　CD56 是神经细胞黏附分子(neural cell adhesion molecule,NCAM)的一种,属于免疫球蛋白超家族成员,是一组密切相关的唾液酸糖蛋白,分子量为 220kD。

2.CD56 的作用　CD56 是神经细胞黏附分子的一个异构体,可以结合神经细胞黏附分子,后者大多数表达于神经外胚层分化细胞系肿瘤和组织中,也表达一些中胚层分化肿瘤中和横纹肌肉瘤中,在 NK 细胞介导的细胞毒作用中起黏附作用。CD56 的这种黏附作用也是同型的,只有当靶细胞表达CD56 时才起作用。研究发现 CD56 阳性的实体肿瘤往往表现出更具侵袭性的生长方式,且患者的预后较差。在肿瘤附近会出现嗜血细胞综合征,即组织细胞吞噬红细胞的现象,这可能是因为细胞毒和淋巴细胞释放的介质介导引起的,这种毒性作用可能破坏了细胞间的黏附作用,从而导致肿瘤细胞侵袭性生长。神经黏附因子异构体中有一种含有高浓度多聚唾液酸的亚型,形成的糖类物质屏障可减少与介质接触,从而降低细胞的黏附能力,参与对肿瘤细胞侵袭性的调节。CD56 的 N 末端含有丰富的唾液酸,有可能与这种亚型的神经黏附因子共同参与肿瘤细胞的侵袭性行为。

3.CD56 的表达　CD56 表达于中枢和外周神经细胞及纤维膜表面,在神经系统的生长发育中发挥重要作用。后来发现,CD56与自然杀伤细胞及 T 细胞的表面抗原(Leu-19)相同,并且在骨髓瘤和 NK/T 细胞淋巴瘤呈阳性表达,而在中性粒细胞中不表达,因而临床病理逐渐将它作为诊断和鉴别诊断骨髓瘤和 NK/T 细胞淋巴瘤的标志物。

4.CD56 与肺癌　近年来研究发现,CD56 与多种肿瘤的进展和转移关系密切,特别是在神经内分泌肿瘤中呈高表达,越来越受到人们重视。CD56 与一些神经内分泌肿瘤关系密切,可作为一个很好的肿瘤标志物来协助诊断。目前国内临床病理已将 CD56 列为非激素类神经内分泌源性的标记物,并取得了不错的效果。Yun 等研究显示 CD56 在肺小细胞癌中的阳性率(86.3%,69/80)明显高于 Syn(78.8%,63/80)、CgA(73.8%,59/80)、EMA(66.3%,53/80)、CK(61.3%,49/80)和 NSE(56.3%,45/80)(H=38.871,$P<0.001$),可作为小细胞癌的病理诊断及其鉴别诊断的标志物。但在发生淋巴结转移的小细胞癌中,肺小细胞癌 CD56 阳性率(90.5%,38/42)类似于食管小细胞癌(81.0%,17/21)和结直肠小细胞癌(82.4%,14/17)(H=1.651,$P=0.438$),无显著统计学差异。Farinola 等的研究显示 CD56 在 NSCLC 及淋巴结转移癌中的阳性率均为 100%。Yamamoto 等发现在食管小细胞癌中的阳性率也为 100%。近年来,应用 CD56 检测其他少见器官发生的小细胞癌也呈阳性,如胃、肝外胆管及卵巢等。因此,CD56 可能不具有器官特异性,不是肺小细胞癌特异性表达的,在诊断小细胞癌时,通常选择与其他免疫组化项目联合使用,同时,要注意与淋巴瘤和骨髓瘤的鉴别诊断。

三、嗜铬蛋白 A

1. 嗜铬蛋白 A(chromogranin A,CgA)的结构 CgA 是嗜铬蛋白家族的主要成员,是一种存在于嗜铬细胞颗粒中的酸性可溶性蛋白,由 439 个氨基酸组成,分子量为 68kD。人类 CgA 分子至少包含以下结构/功能区域:①一个疏水的 N 末端信号肽;②一个由 10 对氨基酸残基组成的蛋白质加工区域;③两个朝向 N 末端的半胱氨酸残基形成的分子内的二硫化物环;④一个内部的和胰岛素释放抑制肽-胰抑素相同的氨基酸序列;⑤一个与钙黏蛋白(如肠道的钙黏蛋白)同源的区域;⑥存在一个可能为细胞膜组成部分的精

氨酸-甘氨酸-天冬氨酸复合物。

2. CgA 的作用 ①在高尔基网膜上选择性调节靶肽激素和神经递质的聚集;②促进高尔基网的通透性,并参与 Ca^{2+} 及儿茶酚胺的代谢;③CgA 参与形成分泌颗粒内基质构架,组织和加工分泌颗粒,其水解片段对多种内分泌激素(如胰岛素、甲状旁腺素、儿茶酚胺)的释放有抑制作用,也可能是一些生物活性肽(如胰酶)的前体;④促进肿瘤生长等作用。

3. CgA 的表达 CgA 最初是从牛肾上腺髓质嗜铬颗粒中提取,用免疫组化和放射免疫方法测定发现,CgA 广泛分布于神经内分泌组织,细胞中含 CgA 最丰富的就是肾上腺髓质。研究表明,在正常人体中 CgA 基因启动子的主要结构决定了其在神经内分泌细胞的表达情况。CgA 在正常神经内分泌组织中的免疫反应依次为肾上腺髓质>垂体前、中、后叶>胰腺>肠道>甲状腺>下丘脑。CgA 的广泛分布使其成为诊断神经内分泌肿瘤的有价值的指标,并能帮助判断神经内分泌肿瘤的种类。

4. CgA 与肺癌 Kasprzak A.等将 99 例典型的和 11 例不典型肺支气管类癌用 CgA 抗体进行标记,结果 CgA 在所有 110 例中均呈阳性表达。为评价神经内分泌标志与非小细胞肺癌的关系,Pelosi G.等分别将 260 例和 237 例非小细胞肺癌标本用 CgA 进行免疫组化染色,结果发现与 Syn 不同,CgA 的表达与肿瘤的临床分期、部位、症状、存活率及化疗反应无关。

四、神经元特异性烯醇化酶

1. 神经元特异性烯醇化酶(neuron specific enolase,NSE)的结构 NSE 是烯醇化酶的一种同工酶,烯醇化酶根据 α、β、γ 三个亚基的不同,可分为 αα、ββ、γγ、αβ 和 αγ 五种二聚体同工酶,NSE 由 γγ 亚单位组成,在正常人脑组织中含量最高,故命名为神经元特

异性烯醇化酶。NSE 的核苷酸序列长度为 2 423bp,分子量为 78kD,是一种酸性蛋白酶,生物半衰期大于 20h。

2. NSE 的作用

(1)神经保护作用:NSE 在糖酵解过程中催化 2-磷酸甘油转变为磷酸烯醇式丙酮酸,在低氧和一定氧浓度范围内对神经元有保护作用,如在神经系统病变的情况下,胞外 NSE 的适量增加(一般 NSE 浓度低于 100ng/ml 时),有利于受损神经元细胞的存活,从而起到保护神经元的作用。

(2)营养神经作用:体外培养表明,NSE 还可促进多种神经细胞如脑胶质细胞、髓索神经元细胞、脑皮质神经元细胞的存活。因此,NSE 极有可能作为一个广谱的营养因子作用于神经系统。目前对 NSE 起营养神经作用的机制尚不完全清楚,推测神经元表面可能存在类似于 NSE 受体或载体的一种分子。

(3)细胞骨架形成和构建:NSE 还参与细胞骨架的形成和构建,在细胞生长、增殖和存活中起重要作用。

(4)NSE 参与糖酵解:肿瘤组织糖酵解作用加强,细胞增殖周期加快,细胞内的 NSE 释放进入血液增多,导致此酶在血清内含量增高,当血清 NSE(s-NSE)$>15\mu g/L$ 可认为是病理性表现。

3. NSE 的表达 NSE 是一种广泛分布于神经元和神经内分泌细胞中的烯醇化酶同工酶,在正常人脑组织中含量最高,起源于神经内分泌细胞的肿瘤组织也有异常表达,常见于神经母细胞瘤、小细胞肺癌、胰腺癌、前列腺癌及嗜铬细胞瘤等。NSE 在一些非神经和神经内分泌组织中也有阳性表达,如肌上皮细胞、平滑肌细胞、肾小管上皮、部分腺癌、纤维腺瘤、甲状腺乳头状癌和部分淋巴瘤

等,其诊断的特异性也因此而降低。

4. NSE 与肺癌 肺小细胞癌(SCLC)属未分化、恶性程度高、转移快、易复发的特殊类型的癌,占肺癌的 25%～30%。自从 1987 年 Carney 首次报道 SCLC 的大多数患者显示血清 NSE 活性明显增高后,许多学者相继证实了 NSE 是用于 SCLC 诊断的一种理想的标志物,具有较高的特异性和敏感性。Fizazi 等动态观察了 135 例 SCLC 患者的血清 NSE 水平,发现治疗后患者 NSE 水平均出现一过性升高,症状缓解患者的血清 NSE 会很快降至正常水平;一旦肿瘤出现复发或转移,患者的血清 NSE 水平会再次升高,因此,测量血清的 NSE 值对 SCLC 患者病情检测和预后的判断更有意义。而在肺癌组织中,SCLC 有过量的 NSE 的表达,Poola 等用蛋白质印迹法测定了 SCLC 和 NSCLC 细胞中 NSE 的表达,发现两种细胞均表达大量的 NSE,说明 NSE 的表达增加可用于肺癌的诊断。

五、嗜铬蛋白 B

1. 嗜铬蛋白 B(chromogranin B,CgB)的结构和功能 CgB 属嗜铬蛋白家族,CgB 的结构、作用及在体内的分布与 CgA 大致相似。

2. CgB 的表达 由于它在神经内分泌组织中的广泛分布,现在对其研究越来越多。CgB 的广泛分布使其成为诊断神经内分泌肿瘤很有价值的工具。

3. CgB 与肺癌 在肺的神经内分泌肿瘤中,CgB 的阳性表达率为 96.3%,在大多数不典型类癌中呈阳性表达,说明 CgB 可作为检测神经内分泌标志的重要抗体。

(徐嘉雯 王强修)

第九节 增殖活性标志物

一、P53

1.P53 的结构　野生型 P53 基因是目前研究最多的抑癌基因,有 50%～60% 恶性肿瘤的发生与 P53 基因突变有关,因此 P53 基因突变是人类肿瘤中常见的遗传学改变。P53 基因全长 16～20kb,定位于人 17 号染色体短臂 17p13.1 区,包括 11 个外显子和 10 个内含子。P53 发生突变后,即转变成一种癌基因。

2.P53 的表达　野生型 P53 基因的表达产物半衰期短,常规免疫组织化学方法难以检出,而 P53 突变后蛋白构型改变、稳定性增加、半衰期延长,能够用免疫组织化学方法检测。突变型 P53 蛋白表达与人类基因组中 P53 的结合位点目前已明确的有 57 个,共同参与 P53 基因的表达调控。

3.P53 的作用　通常认为,哺乳动物细胞 P53 基因在维持基因组稳定、DNA 损伤反应、发生细胞周期停滞和细胞凋亡的机制中起主要作用。

(1)调控细胞周期:P53 基因是调控细胞周期 G_1 期的生理性检测点的关键组成成分,可以控制细胞周期,使细胞对各种可能引起肿瘤的异常情况起零耐受作用,有效地防止细胞的恶性转化。

(2)调节凋亡:P53 可调节凋亡相关基因的表达,包括编码控制线粒体的完整性的蛋白质,或是编码细胞膜死亡受体蛋白质的基因。P53 可以调控凋亡抑制基因 Bcl-2 和凋亡促进基因 Bax 来调控细胞的凋亡过程;还可通过调控新发现的细胞膜死亡受体 DR4 和 DRS 的表达,参与细胞内凋亡的激活过程;P53 还可通过凋亡 IGF 的调控来诱导凋亡,IGF 是对抗各种促凋亡因素的重要分子之一;此外,P53 还通过干扰生长因子的信号转导通路引起细胞凋亡。

(3)调节肿瘤血管生成:野生型基因通过抑制 VEGF 的表达而抑制肿瘤新生血管形成。P53 突变增加的同时,肿瘤组织内的微血管数量也相应增加,上调 VEGF 的表达从而促使肿瘤血管生成。

(4)维持基因组稳定性:P53 具有多种与 DNA 相互作用方式的能力,参与 DNA 修复。P53 的 C 端能探测到并与损伤的 DNA 牢固结合,使 P53 与损伤 DNA 形成复合物,同时激活基因修复相关的靶基因,参与并增强 DNA 修复。突变体 P53 的核酸外切酶功能丧失,DNA 修复功能受损。

(5)作为肿瘤标志物:突变型 P53 发生蛋白构象变化后失去了抑癌功能,同时可结合并抑制野生型 P53 蛋白的活性,突变型 P53 半衰期长且稳定性强,可在细胞内积聚并导致机体产生自身免疫反应形成抗 P53 蛋白抗体,该抗体可以经免疫组织化学等方法检测,是肿瘤特异性标志物之一,对肿瘤的早期诊断、预后判断及高危人群的监测均有一定价值。

4.P53 与肺癌　突变型 P53 蛋白表达与多种恶性肿瘤的发生、发展、浸润及预后相关,存在于 50% 以上的人类肿瘤组织中,如肺癌、食管癌、大肠癌、乳腺癌、胶质瘤、甲状腺癌及横纹肌肉瘤、骨肉瘤等。其中肺癌患者 P53 基因的突变率居人类肿瘤的首位,60% 的非小细胞肺癌和 80% 的小细胞肺癌中可检测到 P53 基因突变。国内一项对 NSCLC 研究显示 207 例组织标本中,P53 的阳性表达率为 38.16%,其中低分化(47.46%)、中分化(42.86%)及有淋巴结转移(44.55%)患者明显高于高分化(13.95%)和无淋巴结转移(30.93%)患者($P < 0.05$)。P53 阳性表达率在有吸烟史(44.76%)、中央

型(47.13%)和鳞癌(53.95%)患者中较高；肿瘤组织中 P53 表达阳性的患者 5 年生存率低于表达阴性的患者。P53 可能在 NSCLC 的发生和发展过程中起重要调控作用，可作为判断 NSCLC 患者预后的参考性指标。

二、Ki-67

1. Ki-67 的结构　1983 年，Gerdes 等用霍奇金淋巴瘤系 L428 细胞的核成分免疫小鼠后，首次制备出了 Ki-67 抗体。Ki-67 抗体属 IgG_1 家族，因其首次制备实验在德国城市 Kiel 进行，所用组织培养板的编号为 67 而得名，其对应抗原则命名为 Ki-67 抗原。Ki-67 是一种大分子蛋白质，位于细胞核内，由分子量为 345kD 和 395kD 的 2 条多肽链组成，并由 9768bp 和 8686bp 2 个相连接的 mRNA 所编码。编码 Ki-67 的人类基因定位于 10q2.5，包含 200 个以上磷酸化部位，羧基端含有 ATP/GTP 结合区，有 40 个弱的及 10 个强的 PGsT 区，这些易降解区也是 Ki-67 半衰期较短的原因。

2. Ki-67 的作用　Ki-67 是与增殖细胞相关的核抗原，可能是为 DNA 复制提供场所的核基质及染色体骨架的一种组成成分，具有非组蛋白的特点，其功能被认为与染色质和细胞有丝分裂密切相关。Ki-67 可能是染色质内部及周围的非组蛋白基质，可看作染色体骨架。还有学者认为，Ki-67 可能是有结合特性的重要结构蛋白，在有丝分裂中起着维持 DNA 规则结构的重要作用，在细胞增殖中不可缺少，但 Ki-67 可能并不是细胞增殖的必要条件。

3. Ki-67 的表达　Ki-67 抗原量随细胞周期不同而改变。无论是在正常细胞株或肿瘤细胞株中，其抗原性的表达都随细胞周期进展而增加，在 G_0 期和 G_1 早期不表达，至分裂中期到后期开始出现表达，S 期的后半期增加明显，G_2/M 期达高峰；其在细胞分裂后迅速降解或丢失抗原决定簇，半衰期为 1h 或更短，两者的比例细胞增殖率代表了分裂相细胞比例。然而有些学者认为，Ki-67 在细胞各周期中的表达量是固定的，其位置分布则与细胞周期有关。Piek 等利用免疫电镜及扫描激光显微镜研究人类肺癌细胞周期各时段 Ki-67 分布情况时发现，细胞间期和分裂期时 Ki-67 的染色方式不同，在有丝分裂中期呈网状包绕染色体，而分裂间期散布于核仁的周围。根据 Ki-67 抗原在细胞中表达与分布的特点，可确定细胞处于增殖周期中的时相。

Ki-67 是一种在增殖细胞中表达的核抗原，是检测肿瘤增殖活性最可靠的指标，反映了肿瘤细胞的增殖速率。随着生物医学水平的提高，人们发现 Ki-67 的表达对多种恶性肿瘤的预后判断有重要意义。Ki-67 在肿瘤中的表达率明显高于正常组织，Ki-67 表达阳性肿瘤细胞的恶性程度大，细胞增殖活跃，因此肿瘤生长速度快，侵袭性大，转移的概率高，预后差，但其机制目前尚不清楚。

4. Ki-67 与肺癌　Ki-67 在小细胞肺癌中的表达可达 80%，在 NSCLC 中的表达依据不同病理类型而异。Ki-67 增殖指数对肺 NETs 具有诊断和分级双重意义，TC 的 Ki-67 增殖指数≤5%，属于低级别 NETs，AC 为 5%～20%，属于中级别 NETs，LCNEC 通常≥60%，属于高级别 NETs。

（王强修　徐嘉雯）

第十节　特异性肺癌免疫标志物

一、甲状腺转录因子-1

1. 甲状腺转录因子-1（thyroid tran-scription factor-1，TTF-1）的结构　Civita-rale 等于 1989 年在甲状腺滤泡上皮细胞中发现一种转录因子，将其命名为甲状腺转录因子-1,随后在肺组织和脑的某些部位也发现了此种物质。TTF-1 是 Drosophila NK-2 家族中的一员,其同源性达 82%,因此又被称为 NKX2 转录因子。人的 TTF-1 由 372 个氨基酸残基组成,由染色体 14q13 的单一位点基因编码。人类 TTF-1 基因全长约 3.3kb,包含 2 个外显子和 1 个内含子,在第 160~220 区域有由 60 个氨基酸组成的具有绝对保守性的同源序列。TTF-1 具有 2 个独特转录活性的结构域,一个位于 N 端第 51~123 个氨基酸残基之间,另一个位于 C 端第 295~372 个氨基酸残基之间,两者都通过融合到 DNA 结合位点而发挥作用。

2. TTF-1 的作用机制 TTF-1 与大多数真核细胞的特异转录因子一样具有两项基本功能,即特异性 DNA 结合功能和调控转录活性功能。DNA 结合功能主要由同源序列来识别具有 5′-CAAG-3′ 核心基序的 DNA 序列。而转录活性部位主要位于 N 末端和 C 末端,并且 N 末端在其转录中具有更重要的作用,可抑制自身和 C 末端的转录活性,进而调控整个分子的转录活性。TTF-1 活性的调节主要是通过磷酸化和氧化还原反应两种方式进行。在甲状腺滤泡细胞和肺呼吸上皮细胞中 TTF-1 可被 cAMP 和钙激活蛋白激酶磷酸化,从而提高 TTF-1 与特异基因识别位点的结合能力,增强其转录活性。

3. TTF-1 的表达 一直以来,TTF-1 在甲状腺和肺组织细胞核中稳定的阳性表达,并在胎盘形成过程中起到提高转录活性的作用,可看作是这些器官发生的启动子。近年来,有文献报道,TTF-1 在肝细胞质中也有较高比率的阳性反应。而 TTF-1 在其他组织几乎均阴性表达。TTF-1 基因除在上述组织中表达外,还表达于前脑和垂体。TTF-1 是一种组织特异性转录因子,也是甲状腺和肺特异基因的高效转录激活物,调控甲状腺和肺的一些特异性基因的表达。在甲状腺组织中,其作用在于控制甲状腺球蛋白、

甲状腺过氧化物酶、降钙素等基因的表达。

4. TTF-1 与肺癌 在肺组织中,TTF-1 表达于成熟的肺泡Ⅱ型上皮细胞和肺导气部的支气管上皮细胞的亚段,而Ⅰ型肺泡上皮细胞始终不表达,TTF-1 主要分布于终末呼吸道,包括呼吸性细支气管、肺泡管、肺泡囊、肺泡,另外,在肺的腺癌、小细胞癌中 TTF-1 的表达显著强于良性上皮,其中肺腺癌 TTF-1 表达率为 75%~85%。而在肺鳞癌中 TTF-1 却几乎均为阴性表达。TTF-1 在甲状腺、肺组织形成早期阶段即开始并且终身表达。动物实验表明,在肺发育过程中,破坏 TTF-1 会导致支气管食管瘘及肺组织严重发育不全,提示 TTF-1 对于肺组织的形态构成起重要作用。在判断转移性腺癌是否为肺来源时 TTF-1 有着重要意义。

5. 其他 TTF-1 也表达于肺神经内分泌肿瘤(NETs)、部分典型类癌(TC)、非典型类癌(AC)、约 50% 的大细胞神经内分泌癌(LCNEC)及 90% 的小细胞肺癌(SCLC)。通常情况下,肺鳞癌不表达 TTF-1,因此,TTF-1 主要用于肺腺癌和鳞癌的鉴别,不能鉴别肺腺癌和肺 NETs。

二、Napsin A

1. Napsin A 的结构 Napsin A 是天冬氨酸蛋白酶家族中的新成员,Napsin A 基因含有 5 个外显子,转录产物由 1263bp 构成,编码 420 个氨基酸的多肽,相对分子量是 35 000,等电点为 5.29。正常情况下,Napsin A 可在Ⅱ型肺泡上皮细胞和部分肾小管的上皮细胞中表达。有研究表明,Napsin A 在小鼠肾、肺和脾的发育成熟过程中起重要作用。另外,它还参与疏水性肺表面活性物质前体的蛋白水解过程,起着诱导蛋白前体成熟、维持肺的形态及正常功能的作用。目前 Napsin A 是肺肿瘤中相对特异性的标志物。

2. Napsin A 的作用机制 天冬氨酸蛋白酶家族成员具有可以使蛋白中两个疏水性

氨基酸之间的肽链断裂的活性,此活性可被天冬氨酸蛋白酶抑制药胃酶抑素阻断。有研究报道,将转染和未转染 Napsin A 的人胚胎肾细胞 HEK293 制成裂解液,并分别加入带荧光供体 Lucifer yellow 和荧光受体 Dabsyl 的多肽,根据荧光能量共振转移技术原理来检测 Napsin A 的蛋白水解酶活性,发现前者的裂解液可以使多肽中亮氨酸或苯丙氨酸与甲硫氨酸、苯丙氨酸或酪氨酸之间的肽链断裂,激发荧光能量共振转移,而且前者的蛋白酶活性比后者高 6 倍,其活性可以被胃酶抑素阻断,从而证实了 Napsin A 的蛋白水解酶活性。

3. Napsin A 与肺癌　肺腺癌多来源于小支气管黏膜上皮及肺泡上皮细胞。大量资料表明,Napsin A 可在异常增生的 II 型肺泡上皮细胞、原发性肺腺癌和极少部分大细胞癌中表达,一项研究数据显示肺腺癌中 Napsin A 表达阳性率 87.2%,显著高于非肺腺癌组 4.3%($\chi^2 = 64.249, P < 0.01$)和良性肿瘤组 21.1%($\chi^2 = 27.317, P < 0.01$),但低于正常肺组织组 100%($P < 0.05$);高分化、中分化和低分化肺腺癌组织中 Napsin A 表达阳性率分别为 100%(20/20)、86.7%(13/15)和 66.7%(8/12),三者的阳性率具有显著性差异($\chi^2 = 7.489, P < 0.05$);I～II 期腺癌组 NapsinA 表达阳性率为 100%(24/24),明显高于 III～IV 期腺癌组 73.9%(17/23),$P < 0.01$;有淋巴结转移的肺腺癌组织 Napsin A 表达阳性率为 72.7%(16/22),明显低于无淋巴结转移者 100%(25/25),$P < 0.05$。因此,可以推断 Napsin A 可作为诊断

肺腺癌的特异性肿瘤标志物,是判断肺腺癌恶性程度、临床病期及有无淋巴结转移的重要指标。Napsin A 敏感度和特异度均优于 TTF-1,TTF-1 和 Napsin A 是目前诊断肺腺癌最优秀的抗体组合之一。约 3% 的肺鳞癌表达 Napsin A,肺 NETs 不表达 Napsin A,因此可以用于肺腺癌和 NETs 的鉴别诊断。值得注意的是,正常肾组织表达 Napsin A,高达 80% 的乳头状肾细胞癌和 34% 的透明细胞性肾细胞癌表达 Napsin A。部分女性生殖系统来源的腺癌表达 Napsin A,见于约 7% 的卵巢腺癌和 15% 的子宫内膜腺癌,其中高达 2/3 的透明细胞腺癌表达 Napsin A。其他组织器官发生的小部分腺癌也表达 Napsin A,如甲状腺的乳头状癌和差分化(间变性)癌、胆管细胞癌等。有研究将 Napsin A cDNA 的载体转染至 HEK293 细胞,再将瘤细胞种植到 SCID 小鼠后发现,表达 Napsin A 的细胞生长受到强烈抑制,在软琼脂培养基上不易扩散,锚定非依赖性生长能力下降,种植到 SCID 小鼠的瘤细胞的生长也明显受到抑制,而转染不表达 Napsin A cDNA 载体的对照组则无上述抑瘤现象。Napsin A 氨基酸序列中存在 RGD 短肽系列,位于羧基末端,是与细胞表面某些整合素受体识别与结合的部位。如果 Napsin A 中 RGD 发生突变,则失去了上述抑瘤作用,而仅催化反应区发生突变,则 Napsin A 的抑瘤作用不受影响。这表明 Napsin A 以 RGD 依赖的方式抑制肿瘤生长,其表达和调节障碍在肿瘤发生中起重要作用。

(王强修　徐嘉雯)

第十一节　肺癌分子检测新靶点

肺癌的精准治疗可用驱动肺癌产生的特定基因突变,并通过检测肿瘤基因突变进行靶点治疗。EGFR、ALK、ROS1(EAR)是目前肺癌靶向治疗的重要靶点。

一、EGFR 基因突变

1. 概述　表皮生长因子受体(EGFR)最常见的突变为外显子 19 缺失和外显子 21

L858R 点突变,二者均为 EGFR 酪氨酸激酶抑制药(EGFR-TKI)的敏感性突变;而外显子 20 的 T790M 突变与 EGFR-TKI 获得性耐药有关。EGFR 基因突变状态是决定 EGFR-TKI 疗效最重要的预测因子,因此,检测 EGFR 基因的突变状态是决定患者是否能够应用 EGFR-TKI 治疗的先决条件。

2. 检测方法 目前,EGFR 基因突变的检测方法很多,包括直接测序法、基于实时荧光定量聚合酶链反应(PCR)基础上的方法,如蝎形探针扩增阻滞突变系统法、片段长度分析及变性高效液相色谱技术等,各有优缺点。其中,直接测序法为 EGFR 基因检测的金标准,但由于其敏感度较低,仅为 10%~20%,因而多数肺癌患者发现时已处于晚期,失去了手术机会,而这部分患者往往是需要 EGFR-TKI 治疗的人群。因此,近几年来越来越多的研究用于小标本(纤维支气管镜、CT 引导下经皮肺穿刺)、恶性胸腔积液、血浆、血清中 EGFR 基因的检测,而这些标本往往由于 DNA 含量的限制要求检测方法具有较高的敏感度。

二、间变性淋巴瘤激酶(ALK)融合基因

1. 概述 ALK 融合基因是新发现的 NSCLC 驱动基因,其中棘皮动物微管相关类蛋白 4(EML4)基因与 ALK 的融合(EML4-ALK)为最常见类型。ALK 融合基因主要出现在不吸烟或少吸烟的肺腺癌患者,且通常与 EGFR 基因突变不同时存在于同一患者。NSCLC 患者中 ALK 融合基因的发生率约为 5%,而在 EGFR、KRAS、HER2 或 TP53 等基因无突变的 NSCLC 患者中,ALK 融合基因阳性率达 25%;我国 EGFR 和 KRAS 均为野生型的腺癌患者中 ALK 融合基因的阳性率高达 30%~42%。

2. 检测方法 目前检测 ALK 融合基因的常用方法主要有荧光原位杂交(FISH)、聚合酶链反应法(PCR)和免疫组织化学法(IHC),每种方法各有优缺点。其中,IHC 具有高亲和力的 D5F3(cell signaling)和 5A4(Abcam)抗体特异度和敏感度分别达到了 100% 和 95%~99%。Ventana ALK 融合蛋白 IHC 诊断试剂盒在不影响特异度的前提下,进一步提高了敏感度,与 FISH 结果的吻合率达到 98.8%,可重复性达 99.7%,已经获 CFDA 批准用于诊断 ALK 阳性的 NSCLC 患者。IHC 简便易行、价格便宜、操作方法成熟。

三、ROS-1 融合基因

1. 概述 ROS-1 是新近发现的 NSCLC 驱动基因,CD74-ROS-1 为其常见类型,在 NSCLC 患者中的发生率约为 1%,年轻、不吸烟或轻度吸烟的肺腺癌患者中发生率更高,并且常与其他驱动基因无重叠。

2. 检测方法 与 ALK 融合基因检测相似,PCR 技术、IHC、FISH 等技术都可用于 ROS-1 融合的检测。

四、RET 融合基因

1. 概述 RET 基因重排是在肺腺癌中最新发现的一个驱动基因突变,RET 是神经胶质细胞驱动神经营养因子家族的细胞外信号分子或配体,是一种伴随人类多种癌症发展中的功能获得性基因突变,包括甲状腺髓样瘤、内分泌瘤、嗜铬细胞瘤、甲状旁腺瘤等。

2. 检测方法 目前常用的检测 RET 基因融合的方法有 RT-PCR、IHC 和 FISH。

五、其他相关基因

1. KRAS KRAS 作为表皮生长因子受体(EGFR)信号转导途径的下游基因,在肺癌患者中突变率为 15%~30%,存在于 15%~25% 的腺癌,鳞癌中 KRAS 突变不常见,尚无针对性药物。

2. HER2 HER2 基因扩增在乳腺癌中非常常见,肺癌中 HER2 基因的变异主要是

基因插入和缺失。常用检测方法包括 IHC 和 FISH。

3. BRAF　鼠类肉瘤病毒癌基因同源物 B1（BRAF）基因是非小细胞肺癌（NSCLC）的驱动基因之一，在 NSCLC 中突变率为 0.5%～4.9%，其中 V600E 突变类型占到一半以上。

4. C-MET　在 NSCLC 患者中 C-MET 基因出现扩增的比例为 2%～20%。

5. PD-1/PD-L1　PD-1（programmed cell death-1，程序性死亡受体-1）与其配体 PD-L1（programmed cell death-ligand-1，程序性死亡配体-1）属于 CD28/B7 家族，是一对共刺激分子，具有负性调控作用。PD-1 通过与其配体 PD-L1 结合调节肿瘤的微环境，使肿瘤细胞免于机体免疫系统的监视和清除。目前已有较多研究显示，PD-1/PD-L1 在非小细胞肺癌组织中的表达水平与患者的临床病理因素及预后存在显著的相关性。在非小细胞肺癌的治疗领域，以 PD-1/PD-L1 为代表的免疫治疗成为继手术治疗、化疗、放疗、分子靶向治疗之后的新焦点。目前已有多家公司推出相应的 IHC 试剂用于检测 PD-1/PD-L1，但仍未有共识。

（王强修　徐嘉雯）

参 考 文 献

[1]　范苗静，李海刚，吕志强，等.表皮生长因子受体基因突变与非小细胞肺癌临床病理特征及预后的关系.中华病理学杂志，2011，40（10）：679-682

[2]　魏万里，胡红艳，张丽娟，等.非小细胞肺癌中 ASPP1 和 ASPP2 基因启动子甲基化的意义.中华病理学杂志，2011，40（8）：532-536

[3]　奉水东，陈敏时，陈新，等.PCR-SSCP 检测肺癌 EGFR 基因突变.现代检验医学杂志，2008，23（2）：13-15

[4]　褚玉新，姚颐.Taqman PCR 反应在 EGFR 基因突变检测中的应用.广东医学，2011，21（9）：1147-1150

[5]　辛丽红，李雅莉.原位 PCR 技术检测 PTEN 基因 DNA 在肺癌中的表达.南京医科大学学报，2011，9：1270-1273

[6]　黄同海，王正，李富荣，等.巢式 PCR 检测肺癌患者外周血 CK19 mRNA 和 LUNX mRNA 的临床意义.广东医学，2007，2：236-238

[7]　李代蓉，周清华，郭占林，等.CYP1A1 多态性与肺癌遗传易感性的关系.中华肿瘤防治杂志，2006，23：1765-1768

[8]　王瑞，曾辉，李琰，等.XRCC2 基因多态性与肺癌易感性关系的研究.肿瘤，2007，27（2）：123-128

[9]　孙孟红，杨飞，沈磊，等.NSCLC 中表皮生长因子受体基因突变直接测序分析及其与临床病理特征的相关性.中华病理学杂志，2011，40（9）：655-659

[10]　杨拴盈，田应选，南岩东，等.应用液体芯片-飞行时间质谱技术筛选血清中肺癌标志蛋白.西安交通大学学报（医学版），2011，3（1）：17-22

[11]　王强修，刘晓红.消化道肿瘤内镜活检诊断与治疗.北京：人民军医出版社，2010

[12]　柳玮华，周小鸽，张彦宁.探讨 CK7、CK20 和 villin 在判断转移癌原发部位中的应用价值.诊断病理学杂志，2008，15（4）：275-278

[13]　戴赟，韩宝惠，沈洁，等.CgA 和 Syn 在非小细胞肺癌中的表达及与预后的关系.上海交通大学学报（医学版），2008，28（9）：1100-1114

[14]　宋懿懿，顾爱琴，韩宝惠.p21、p53 和 c-erbB-2 在非小细胞肺癌组织中的表达及临床意义.上海交通大学学报（医学版），2011，31（3）：295-298

[15]　Lynch TJ，Bell DW，Sordella R，et al.Activating mutations in the epidermal growth factor receptor underlying responsiveness of non-small cell lung cancer to gefitinib. N Engl J Med，2004，350（21）：2129-2139

[16] Bowman RV, Yang IA, Semmler AB, et al. Epigenetics of lung cancer.Respirology, 2006, 11 (4):355-365

[17] Johnson VJ, Yucesoy B, Luster MI.Genotyping of single nucleotide polymorphisms in cytokine genes using real-time PCR allelic discrimination technology. Cytokine, 2004, 27 (6):135-141

[18] Xi L, Feber A, Gupta V,et al.Whole genome exon arrays identify differential expression of alternatively spliced cancer-related genes in lung cancer.Nucleic Acids Res, 2008, 36(20):6535-6547

[19] Kohler LH, Mireskandari M, Knösel T,et al. FGFR1 expression and gene copy numbers in human lung cancer. Virchows Arch, 2012 [Epub ahead of print]

[20] Swarts DR, Claessen SM, Jonkers YM,et al. Deletions of 11q22.3-q25 are associated with atypical lung carcinoids and poor clinical outcome.Am J Pathol, 2011, 179(3):1129-1137

[21] Salido M, Arriola E, Carracedo A,et al.Cytogenetic characterization of NCI-H69 and NCI-H69AR small cell lung cancer cell lines by spectral karyotyping.Cancer Genet Cytogenet, 2009, 191(2):97-101

[22] Chung LY, Tang SJ, Sun GH,et al.Galectin-1 promotes lung cancer progression and chemoresistance by upregulating p38 MAPK, ERK and cyclooxygenase-2.Clin Cancer Res, 2012[Epub ahead of print]

[23] ZhaoYF, Shen H.Reliability of lung and lung cancer tissue microarray in detecting PBK/TOPK protein expression.Journal of Clinical Rehabilitative Tissue Engineering Research, 2010, 14(31):5809-5812

[24] Donati V, Lupi C, Alì G, et al.Laser capture microdissection:a tool for the molecular characterization of histologic subtypes of lung adenocarcinoma.Int J Mol Med, 2009, 24(4):473-479

[25] Krypuy M, Newnham GM, Thomas DM, et al. High resolution melting analysis for the rapid and sensitive detection of mutations in clinical samples:KRAS codon 12 and 13 mutations in non-small cell lung cancer.BMC Cancer, 2006, 6:295

[26] Sterlacci W, Fiegl M, Hilbe W, et al.Clinical relevance of neuroendocrine differentiation in non-small cell lung cancer assessed by immunohistochemistry:a retrospective study on 405 surgically resected cases. Virchows Arch, 2009, 455(2):125-132

[27] Koshimizu H, Kim T, Cawley NX, et al. Chromogranin A:a new proposal for trafficking, processing and induction of granule biogenesis.Regul Pept, 2010, 160(1-3):153-159

[28] Kasprzak A, Zabel M, Biczysko W.Selected markers (chromogranin A, neuron-specific enolase, synaptophysin, protein gene product 9.5)in diagnosis and prognosis of neuroendocrine pulmonary tumours.Pol J Pathol, 2007, 58(1):23-33

[29] Park SM, Chatterjee VK.Genetics of congenital hypothyroidism. J Med Genet, 2005, 42(5):379-389

[30] 中国晚期原发性肺癌诊治专家共识要点(2016年版).中国肺癌杂志,2016,19(1):1-15

第8章 肺癌的组织病理学技术与病理诊断

第一节 常用病理学技术

一、常规石蜡制片技术

石蜡包埋组织切片是临床病理组织学检查中最常用的基本方法,虽然历史悠久,但方便可靠,无法替代。目前在肺癌活检组织及手术切除组织的病理组织学检查中,石蜡包埋切片技术也是各临床实验室所采用的常规制片技术。

(一)标本处理

1. 固定 支气管镜活检组织应在取出后由取材医生立即进行固定后送检,当病理科收到送检的组织标本未加固定液时也应立即加以固定,并在病理检查申请单上标注"未加固定液"字样,以备日后查对并通知支气管镜医生或患者。收发人员发现送检的活检组织标本已经干涸时,应当按照规范要求及时退回给相关临床医生,并做好拒收标本记录。未能及时固定的小活检标本常很快发生组织自溶,时间过久者也极易干涸导致无法制片。现在许多分子生物学技术已经用于临床病理工作,分子检测技术和常用的免疫组化技术都要求标本及时固定,未按要求及时固定的标本不能保证制片质量,其后进行的各种分子生物学检测和免疫组化结果的可信程度将大打折扣。规范要求是,在标本送检时在申请单注明标本离体和固定时间,接收标本者也应记录接收时间、标本是否得到固定,对未固定标本加以固定时也应标明时间。

组织固定液一般使用 4% 中性甲醛液,如有特殊需要,可根据要求使用适当的固定液。如果支气管镜钳取标本比较大,应先用刀片剖开检查,在取材前应很好固定,直径较大的息肉样组织应在取材前至少固定 2～3h,甚至需要过夜。标本剖开及取材时刀片应锋利,不要使用刀锋迟钝的刀片,以免造成组织挤压而影响显微镜下观察。

2. 活检组织的病理取材 由于支气管镜标本获取不易,病理取材医生对所送检的标本必须倍加珍惜,在取材时注意对照送检单核对标本数量,如发现不符,应及时与送检医生联系。支气管镜钳取的黏膜标本一般较小,所有送检组织应全部取材。标本应使用滤纸或其他合适的材料包裹,以免在脱水过程中遗失,注意所用纸片不应过厚,以免影响脱水。也可以使用专用的孔隙较小的小标本脱水盒,这种小标本脱水盒孔隙细密,小组织标本不致从孔隙漏出。对特别小的标本应使用染料标记,一般先使用伊红染液染色,方法是将伊红染液点加在标本上,使标本表面着色即可,这样可使技术员在包埋时不致遗漏较小的组织块。息肉类标本可能较大,可以剖成多个组织切面后全部包埋。笔者建议的做法是对于 4 块小组织以上的活检标本,分成 2～3 份分别包埋,可以避免因切不全而影响诊断。

3. 活检组织的脱水 支气管镜活检标本最好单独进行组织脱水,或与其他内镜嵌取小标本一起处理,尽量不要跟随手术切除的根治大标本一起进行脱水处理,因为大标本的常规脱水程序是根据较大较厚组织块的脱水效果设计的,一般用时较长,小标本也使用同一脱水程序容易被过度处理而影响组织的切片质量。支气管镜标本最好选用专门编制的小标本脱水程序,从低浓度到高浓度依次采用梯度乙醇脱水,尤其要注意在低浓度乙醇中应有足够的时间。每个实验室应该根据当地的气候特点及实验室条件摸索总结出自己的处理支气管镜标本的适当时间和程序。

(二)石蜡包埋

1. 活检组织块石蜡包埋的原则 与其他内镜活检组织块一样,支气管镜活检组织石蜡包埋的基本原则是"全部、集中和水平一致"。"全部"就是将所有标本无遗漏地包埋;"集中"就是将所有组织块尽量包埋在一个相对较小的范围内,这样便于制片和镜下观察;"水平一致"就是所有组织块应处于相对一致的水平面上,这样在切片时才不至于有组织被遗漏。为达到"全部、集中、水平一致"的目标,应该细致、规范地完成包埋操作。目前还没有能够自动识别组织块、自动完成组织包埋全部程序的机器人类型的自动包埋设备,临床病理工作中所谓的自动包埋机也只能手工完成组织包埋的关键步骤。根据笔者的经验,使用自动包埋机进行包埋时,首先在金属包埋盒加入少量石蜡液,使其在包埋盒底部稍微冷却凝固,然后用加热后的镊子将小组织块逐一集中摆放,然后再继续加入石蜡液,使石蜡液充满蜡块模具。这样操作,标本组织块整齐地摆放于包埋盒底部,可以达到"集中、水平一致"的要求。注意不可将组织块直接摆放在未加石蜡液的包埋盒,因为这样加注石蜡液时可能使摆放好的组织块随石蜡液漂浮,而使组织块散布范围大,不在同一水平。包埋时,应该提前将金属包埋盒预冷,便于加入的少量石蜡液凝固,利于组织块定位。金属包埋盒预冷还能使后续加入的石蜡液体迅速凝固,不致在脱水盒与包埋盒之间的缝隙中溢出,使蜡块空虚,在切片时不易稳固夹持在切片机样本头。

未使用自动包埋机的临床病理实验室,

不管使用了何种包埋模具,是金属包埋框还是塑料或其他质地的包埋框,甚至采用纸质折叠而成的包埋框,其操作原则应该是一样的,同样应先加入少量蜡液,待其稍凝后集中摆放组织块,然后补加石蜡液至充满模具,不可直接先放置组织块,以防止石蜡液将摆放好的组织块冲起导致组织漂浮离位,从而影响获得满意的、符合要求的蜡块。为防止镊子沾蜡影响操作,可使用酒精灯或包埋机上的电加热盘或加热孔对镊子加热,加热时注意温度一定不要过高,以免烫坏小组织,影响制片、染色和阅片。包埋也可根据操作者习惯或不同实验室要求使用预制的蜡块,即提前制好空白蜡块,在包埋时将预制的蜡块翻转,使其底部(即未来的刀切面)向上,使用加热的镊子在蜡块底部平面上熔出凹槽,将组织摆放在凹槽内,然后待其凝固。这样包埋时也必须遵循同样的原则,即组织块全部摆放,摆放集中、水平一致。为保持组织块水平一致,在熔成凹槽时尽量深度一致,摆放组织块时更要注意不要有深有浅。操作时同样小心,加热镊子不要温度过高。

在制片过程中,组织包埋较烦琐忙乱,而且是最为重要的一道工序,在实际工作中,需特别强调,耐心、细致、负责任的工作态度是非常重要的。

2. 组织包埋的方向 包埋时必须注意活检组织的包埋方向。正确的包埋方向是制成切片的切面垂直于组织的黏膜面,在制成后的切片上能够依次观察到黏膜的各层结构,而不是平行于组织黏膜面,切片仅能观察到一个层面或不完整的部分层面。摆放位置正确的支气管黏膜标本,切片应清楚地观察到支气管黏膜组织的表面黏膜上皮、支气管固有层、腺体导管、黏膜下层的固有腺体。如果切片不能观察到这些结构,那就难以做出正确的诊断。包埋方向不当的组织切片有时会难以确定增生的鳞状上皮有无浸润,无法做出癌的诊断。当标本完全为肿瘤时,垂直于表面的包埋也便于观察肿瘤的浸润情况。确定正确的包埋方向,对固定时附着于滤纸的组织块,可将标本从滤纸取下,翻转90°,以与滤纸垂直的方向包埋即可。对未附于滤纸的组织块,可使用包埋机的固定放大镜、手持放大镜或其他类型的放大镜进行观察,确定黏膜面,决定包埋方向。根据经验,在无法判定黏膜面的情况下,考虑到内镜取材的方式,选择以组织块的最大面为侧面进行包埋,即平常所说的"立起来"包埋,可能是较好的选择。

(三)组织切片

组织切片应包括所有组织块。理想的支气管镜活检组织切片应包含20块左右的组织片(至少8~10片),组织片互相连接形成条带,几个条带间距相似,平行排列,与载玻片长轴一致,位于载玻片一侧2/3区域(左右侧的选择以各实验室的习惯而定),并为标签留下空位。由于内镜活检组织一般较小,在切片时要注意仔细修整蜡块,既要尽量修出标本的最大面,包括了所有的组织块,又要防止过度修整将组织修切殆尽,无法完成诊断。切片刀片应锋利无缺口,使切片完整无刀痕。切片厚度一般为4μm,过薄不易连成条带,过厚影响阅片观察。组织片条带可以采用连续切片完成,也可以选择间断连续切片,即选取有间隔的几组连续切片。保留的组织块越多,能够提供观察的资料就越多,但将标本全部制成连续切片,在实际临床病理工作中是无法完成的,也是没有必要的。切片时注意匀速摇动转轮,使切片厚薄均匀一致。切制连续切片除组织固定、脱水、浸蜡等环节处理合理外,包埋石蜡的韧性也是重要因素。现在许多商品生物包埋石蜡都具有良好的韧性,可以在温水中被很好地牵拉伸展,保证切片平整。对韧性不够的石蜡可考虑添加一定比例的蜂蜡,或采用反复加热熔化和凝固的方法增加石蜡韧性。漂片的水温也需要合适,过热会使蜡片很快熔化,来不及捞起,又

使组织块随石蜡的熔化而分散,不能形成条带;过凉则蜡片条带不能伸展平整。如果不能制成满意的蜡片条带,应该考虑石蜡类型、水温、刀片及组织处理等各个环节的问题。有实验室采用先将蜡片放入冷乙醇液,再捞起放入温水,利用乙醇和温水的张力不同伸展蜡片,这也是很有作用的方法。

二、其他常用制片技术

1. 恒温箱快速石蜡制片法　各种快速石蜡制片的程序与常规石蜡制片基本一样,只是在组织脱水、透明等步骤进行加温甚至煮沸,以此减少这些步骤所需的时间,达到快速完成制片的目的。快速石蜡制片法的优点是由于组织经过简单固定和脱水,切片后组织结构类似于常规石蜡切片,病理医生比较熟悉这种图像,但耗时较长。同时,因选取的组织块比较小,病理医生在阅片时获得的信息量相对较小,因而会影响诊断的正确性。过去曾经使用酒精灯加热的方法,完成切片最快需要20~40min,比较快捷,但脱水剂和透明剂在加热时蒸发的气体对技术人员健康的影响也是一个备受关注的问题。作为改良,有些实验室使用恒温箱加热的途径,也能达到较快速完成脱水、透明的目的。其具体方法为将组织及编号一起放入盛有5ml 95%乙醇的小瓶中,并滴加少许伊红,置于温箱中10min,依次梯度更换数道5ml 95%乙醇和100%乙醇各10min、二甲苯10min、浸蜡20min。常规包埋后进行不同深度多层切片、HE染色。整个制片过程只需3h左右。在有经验的技术人员操作下,制片质量甚至可与常规石蜡制片相媲美。

2. 微波快速石蜡制片法　微波技术已经在各种病理技术环节被使用,具有缩短时间、加强效果的作用。微波仪制片是利用微波技术,在组织脱水、透明、浸蜡步骤中加快进程,达到快速制片的目的。微波技术进行快速石蜡制片已经在许多实验室所使用。微

波仪包括专用的组织快速处理仪、医用或家用微波炉。微波仪制片的优点是组织变形小，比较适于诊断。送检标本用10％中性福尔马林（4％中性甲醇溶液）固定，各梯度乙醇脱水、二甲苯透明和浸蜡均在微波炉中进行。无水乙醇和浸蜡这两部分选用高强度火力，各4min；其余步骤均使用低强度火力，各只需1min。此过程仅需16min。组织包埋、切片后，脱蜡及染色也可以用高强度火力在微波炉中进行。这种快速石蜡制片效果较好，特别适合内镜活检的快速检查。

近年，有些设备使用环保型生物组织处理试剂处理组织，可以做到固定、脱水、透明一体化处理，减少了工作时间。支气管镜活检组织、胃镜活检组织、鼻咽黏膜活检组织、细针穿刺活检组织使用环保型超声组织处理试剂，在50℃温度下处理10min，2次，于62℃石蜡中浸蜡10min，常规包埋、切片、染色，可获得质量满意的切片。这种处理试剂以乙醇为主体，加入生物组织保护剂合成，不含苯、甲醛等有毒物质。但要确保处理时温度设置适当，过高会使组织变脆，过低则可能使组织处理不足。另外，标本取材不宜过厚，尽量将大小相似的组织一起处理，每次加入试剂液面应高出组织1cm，试剂不重复使用。

3. 冷冻制片技术　支气管镜活检组织用OCT包埋剂或普通化学胶水包埋，−25℃～−20℃低温恒冷冰冻切片机5μm厚连续切片，95％乙醇固定，HE染色，普通光学显微镜观察做出诊断。冷冻切片剩余组织需行常规石蜡切片。冷冻切片诊断快速，能迅速提供准确的信息，既满足患者及家属迫切的心理要求，又能为临床决定手术方式缩短术前准备时间。

在此必须指出，像支气管镜活检一类的小标本，原则上不做快速冷冻切片检查，因为活检组织太小，加上冷冻切片检查风险较大，冷冻切片剩余组织再行常规病理检查时多难

以切片，尤其是需要行特殊染色或免疫组化做进一步辅助诊断的病例，效果往往不佳。当特殊情况要求快速做出病理诊断时，操作一定要细致，在保证制片成功的前提下尽量保留较多的剩余组织，进行常规制片，加以对照，如果发现常规诊断与冷冻诊断不符，应尽快通知临床医生，避免造成不良后果。这种情况，可以纳入医院应急报告系统。

三、肺活检组织染色方法

（一）普通苏木素伊红染色法

苏木素伊红染色法（hematoxylin and eosin，HE）是病理检查工作中基本的染色方法，也是支气管镜活检标本的常规染色方法。染色结果细胞核呈紫蓝色，细胞质呈粉红色。

具体手工操作步骤如下。

1. 切片脱蜡、水化
（1）二甲苯（Ⅰ）5～10min。
（2）二甲苯（Ⅱ）5～10min。
（3）100％乙醇1～3min，2次。
（4）95％乙醇1～3min。
（5）90％乙醇1min。
（6）80％乙醇1min。
（7）水洗2min。
2. 苏木素染色
（1）苏木素染液1～10min（根据染液情况和温度调整）。
（2）自来水冲洗。
3. 盐酸分化
（1）1％盐酸乙醇1～3s（可提插晃动数次）。
（2）自来水冲洗。
4. 蓝化
（1）1％氨水5～10s（或弱碱性自来水浸泡15min或50℃温水5min）。
（2）自来水冲洗。
5. 伊红染色
（1）伊红染液1～3min。
（2）水洗。

6. 常规脱水、透明、封片

(1)80％乙醇1～2s。

(2)95％乙醇(Ⅰ)2～3min。

(3)95％乙醇(Ⅱ)2～3min。

(4)100％乙醇(Ⅰ)3～5min。

(5)100％乙醇(Ⅱ)3～5min。

(6)二甲苯-苯酚(3∶1)3～5min。

(7)二甲苯(Ⅰ)3～5min。

(8)二甲苯(Ⅱ)3～5min。

(9)中性树胶封固。

现在已经有一部分条件好的医院病理科采用了自动化染色装置。不过,许多自动染色仪只是模拟了手工操作的模式,在规定时间用机械臂将染色架由前一道试剂缸转移到后一道试剂,按设定时间和顺序的程序完成染色。更理想的自动化染色仪采用了滴染的模式,将试剂分别滴在每张切片上,一步染色完成后废弃用过的染液,可以避免经染液的标本污染,制成的切片干净,没有苏木素氧化膜杂质,也没有其他标本脱落的碎片和细胞。自动染色仪可根据需要对染色步骤进行设定,可与自动封片机一体或对接,在染色完成后自动完成封片任务,大大降低了技术人员的工作量,也避免了操作过程中可能发生的人为错误,也在一定程度上解决了对制片的质量控制问题。

(二)支气管黏膜常用特殊染色方法

对支气管黏膜活检标本的特殊染色,可以方便观察各种病原体,有助于判断支气管黏膜病变的性质。活检中看到的支气管黏膜病原感染性病变常为结核、霉菌(特别是毛霉菌、曲霉菌等)、巨细胞病毒感染等。

1. Ziehl-Neelsen 苯酚品红染色　即抗酸染色,主要用于鉴别结核杆菌。

(1)试剂配制

①苯酚品红液:碱性品红1g,无水乙醇10ml,5％苯酚水溶液100ml。将碱性品红溶解于无水乙醇中,然后与苯酚溶液混合,使用前过滤。

②亚甲蓝(美蓝)溶液:亚甲蓝0.5g,0.5％冰醋酸水溶液100ml。

(2)染色步骤:①切片常规脱蜡至水;②将苯酚品红液滴加于切片上,然后文火加热至有蒸汽出现,离火继续染5～15min;③蒸馏水洗;④1％盐酸乙醇分化,至切片无红色染料脱下为度;⑤蒸馏水洗;⑥亚甲蓝溶液滴染20s;⑦自来水冲洗;⑧95％乙醇分化(可多次);⑨无水乙醇脱水、二甲苯透明、中性树胶封固。

(3)结果:抗酸杆菌呈红色,其他组织或细菌呈淡蓝色。

2. 革兰染色　是实验室最常用的细菌染色方法之一,能固定甲紫与碘的复合物,而不易被乙醇脱色,仍保留紫色者,称为革兰阳性菌;凡易能被乙醇脱色,再经复染成红色的细菌,称为革兰阴性菌。革兰染色的原理迄今尚未完全阐明,目前主要认为革兰染色阳性菌等电点在pH 2～3,比阴性菌(pH 4～5)为低,因此阳性菌和碱性染料的结合力比阴性菌强,故细菌着色。还有理论认为,革兰阳性菌含有核糖核酸镁盐,易和甲紫-碘复合物结合而不易脱色。另外,有理论认为革兰阳性菌细胞壁及细胞膜的通透性较低,因此染料和碘的复合物不易为乙醇所溶解析出,所以阳性菌仍保持染料染成的紫色,而阴性菌着染的紫色可被乙醇脱掉后复染成红色。

(1)试剂配制

①草酸铵-甲紫溶液:甲紫2g,草酸铵0.8g,95％乙醇20ml,蒸馏水80ml。分别将甲紫溶解于乙醇中、草酸铵溶解于蒸馏水中,然后将两液混合。

②Weigert碘液:碘1g,碘化钾2g,蒸馏水100ml。

(2)染色步骤:①切片常规脱蜡至水;②草酸铵-甲紫染液滴染30s;③自来水洗;④Weigert碘液滴染20s;⑤自来水冲洗;⑥丙酮脱色约5s,以肉眼观察紫色脱去为度;⑦自来水冲洗;⑧1％中性红水溶液复染

1min；⑨自来水冲洗，甩干切片；⑩丙酮脱水、二甲苯透明、中性树胶封固。

（3）结果：革兰阳性菌呈蓝黑色，革兰阴性菌呈红色，细胞核呈红色。

3. 姬姆萨染色　这是一种常用微生物染色方法，多用于细菌或螺旋体染色。

（1）试剂配制

①姬姆萨染色液：姬姆萨试剂（粉末）0.75g，甘油50ml，甲醇50ml。将姬姆萨试剂粉末加入甘油，在恒温箱内加热55～60℃，不断摇荡，使粉末溶解，约6h，然后加入甲醇，过夜，即可使用。

②姬姆萨工作液：姬姆萨染色液3ml，磷酸缓冲液（pH 6.8）42ml。

③分化液：10%松香95%乙醇溶液5ml，95%乙醇95ml。或使用1:1000醋酸水溶液。

（2）染色步骤：①切片常规脱蜡至水；②蒸馏水洗；③切片置姬姆萨工作液浸染8～18h（根据着色情况可适当延长染色时间）；④分化液脱色分化，显微镜观察控制；⑤100%乙醇洗除分化液；⑥100%乙醇脱水、二甲苯透明、中性树胶封固。

（3）结果：细菌呈蓝色或淡紫色。

4. 甲苯胺蓝染色　甲苯胺蓝是常用的人工合成染料的一种，属于醌亚胺染料类，这类染料一般含有两个发色团，一个是胺基，一个是醌型苯环，以此构成色原显色。染料除有发色团外还要有能使色原对组织及其他被染物产生亲和力的原子团，即助色团。助色团能促使染料产生电离成盐类，帮助发色团对组织产生染色力，使切片上的组织细胞着色。甲苯胺蓝不仅含有两个发色团，还含有两个助色团，为碱性染料，甲苯胺蓝中的阳离子有染色作用，组织细胞的酸性物质与其中的阳离子相结合而被染色。可染细胞核使之呈蓝色；肥大细胞胞质内含有肝素和组胺等异色性物质遇到甲苯胺蓝可呈异染性紫红色，常于尖锐湿疣的初筛及肥大细胞的检测，

也可以显示细菌，优点是染色步骤少，操作简便，用时短，染液配制简单，所需药品少，染液可反复使用，长期保存，成本低廉。细菌着色稳定鲜明，菌体形态清晰，在光镜下易于观察，无需油镜。

（1）试剂配制：0.1%甲苯胺蓝液，即0.1g甲苯胺蓝溶于100ml 0.1mol/L醋酸盐缓冲液中。

（2）染色步骤：①切片常规脱蜡至水；②蒸馏水浸洗3次；③0.1%甲苯胺蓝液浸染10min；④水洗，洗去多余染液；⑤梯度乙醇脱水；⑥二甲苯透明、中性树胶封固。

（3）结果：细菌呈蓝色。

5. 亚甲蓝染色　亚甲蓝（methylene blue）化学名为3,7-双（二甲氨基）吩噻嗪-5-鎓氯化物，又称亚甲基蓝、次甲基蓝、次甲蓝、美蓝、品蓝，是一种芳香杂环化合物，常被用作化学指示剂、染料、生物染色剂和药物使用。亚甲蓝的水溶液在氧化性环境中呈蓝色，但遇锌、氨水等还原剂会被还原成无色状态。亚甲蓝染色步骤少，操作较简单，效果稳定，价格低廉，试剂易于购置，染液使用时间长，500ml染液可染2000余张切片，适用于临床病理检查。

（1）试剂配制：亚甲蓝染液，即将硼酸0.5g溶于100ml蒸馏水，加入亚甲蓝1g，充分混匀。

（2）染色步骤：①切片常规脱蜡至水；②亚甲蓝染液5min；③自来水洗；④60℃烤箱内烤干；⑤中性树胶封固。

（3）结果：细菌呈蓝色。

6. Grocott-Gomori六胺银染色　主要用于显示真菌。

（1）试剂配制

①六胺银储存液：5%硝酸银水溶液5ml，3%六次甲基四胺水溶液100ml，两液混合即产生白色沉淀，连续摇动容器，沉淀消失，溶液变清。4℃冰箱保存。

②六胺银工作液：储存液25ml，蒸馏水

25ml,5％硼砂水溶液 5ml,使用前混合。

③淡绿溶液:淡绿 0.1g,冰醋酸 0.1ml,蒸馏水 200ml。

(2)染色步骤:①切片常规脱蜡至水;②5％铬酸水溶液氧化 1h,自来水水流冲洗;③1％亚硫酸氢钠水溶液浸洗,自来水冲洗 3min;④蒸馏水充分洗数次;⑤六胺银工作液浸染 1h(染液需预热 60℃)。需要注意,六胺银浸染时间可根据需要灵活调整;⑥蒸馏水充分冲洗数次;⑦ 0.1％氯化金溶液调色 4min;⑧ 3％硫代硫酸钠水溶液固定 5min,自来水冲洗;⑨淡绿溶液染色 20s,自来水冲洗;⑩无水乙醇脱水、二甲苯透明、中性树胶封固。

(3)结果:真菌菌丝、孢子及酵母菌呈黑色,背景淡绿色。

7.PAS 染色　PAS(periodic acid Schiff)反应是多种糖类组织化学染色技术的基础,也是最可靠的染色技术,实验室应用广泛。在支气管黏膜活检病理中可用于真菌染色。

(1)试剂配制

①1％过碘酸水溶液:过碘酸 1g,蒸馏水 100ml。

②Schiff 试剂:碱性品红 1g,1mol/L 盐酸 20ml,亚硫酸氢钠 1g(或偏重亚硫酸钠 1~1.5g),活性炭 2g,蒸馏水 200ml。蒸馏水煮沸后离火,慢慢加入碱性品红并不停摇荡 5min,使其完全溶解,冷却至 50℃时过滤至三角烧瓶,加 1mol/L 盐酸,冷至 25℃时加亚硫酸氢钠摇荡,同时密闭瓶口,置暗处,在室温或 4℃冰箱内 24h,加入活性炭摇荡 1min 后过滤。试剂应为无色透明,在 4℃冰箱保存。用前取出放至室温使用。

③1％亚硫酸氢钠溶液:亚硫酸氢钠 1g,蒸馏水 90ml,1mol/L 盐酸 10ml。

(2)染色步骤:①切片常规脱蜡至水;②1％过碘酸水溶液氧化 5~10min;③充分水洗,并用蒸馏水冲洗;④加入 Schiff 液 10~20min(暗处进行);⑤加入新配制的 1％亚硫

酸氢钠溶液冲洗数次;⑥流水冲洗 10min;⑦必要时对比染色;⑧流水冲洗;⑨常规脱水、透明、封固。

(3)结果:黏液呈紫红色。

(三)黏液染色方法

在肺癌中,伴黏液生成的癌有多种类型,如伴黏液形成的实性腺癌、黏液表皮样癌,以及具有黏液上皮成分的原位腺癌等,为鉴别这些特殊的癌,可采用黏液染色。

1.PAS 染色　是最常用的黏液染色方法之一,见前述。

2.AB-PAS 染色　AB-PAS(阿尔辛蓝-过碘酸雪夫)染色多用于胃黏膜上皮肠化生分类、糖原和黏液物质形态学观察。在支气管黏膜活检时,也可应用。虽然一般 HE 染色也可辨认黏液上皮成分或癌组织形成的黏液,但采用 AB-PAS 染色可以更明确、更准确。

(1)试剂配制

①1％阿尔辛蓝(alcian blue)液(pH 2.5):阿尔辛蓝 1g,蒸馏水 97ml,冰醋酸 3ml。

②Schiff 试剂:见 PAS 染色。

(2)染色步骤:①切片常规脱蜡至水,蒸馏水冲洗 1min;②1％阿尔辛蓝 30min 或适当延长时间;③蒸馏水冲洗 3 次;④1％过碘酸氧化 5~10min;⑤蒸馏水冲洗 3 次;⑥加入 Schiff 液 30min(暗处进行);⑦ 1％亚硫酸氢钠溶液冲洗 1~2 次或自来水冲洗 3~5min;⑧流水冲洗,苏木紫复染;⑨常规脱水、透明、封固。

(3)染色结果:中性黏液物质呈红色,酸性黏液物质呈蓝色,混合性黏液呈紫红色。

四、免疫组织化学技术

(一)免疫组化技术在支气管活检中的应用

免疫组织化学技术已经广泛用于病理诊

断。支气管黏膜活检组织经常因为取材组织较少、物理损伤严重等原因导致组织形态不典型,从而造成诊断的困难。这种情况有时可以试用免疫组化染色进一步明确诊断。小细胞恶性肿瘤,仅凭光镜很难做出进一步的分类诊断,究竟是低分化癌、神经内分泌癌,还是淋巴瘤或者 PNET 等其他小细胞恶性肿瘤,必须依靠免疫组化做进一步分析。

免疫组化染色对支气管的间叶性肿瘤的诊断也有帮助。支气管镜活检与免疫组化相结合,有助于鉴别支气管间叶性肿瘤。首先,支气管镜检查可以发现肿块,确定病变的大小、形态、位置,并观察周围组织的改变。然后,在支气管镜下钳取病变组织,对得到的活检组织分别进行 HE 染色及 Vimentin、SMA、S-100 蛋白、Syn、CgA、CK、EMA、CD34、LCA、CD20、CD3、CD79α、TTF-1 等免疫组化染色。以此来鉴别各种肿瘤,如神经内分泌肿瘤、小细胞癌和恶性淋巴瘤、平滑肌肿瘤、神经鞘瘤、恶性外周神经鞘膜瘤、血管肉瘤、滑膜肉瘤、骨肉瘤等梭形细胞或多形性肿瘤,甚至可以在手术前对活检小组织做各种指导治疗的免疫组化标记,如 EGFR、BRCA 等,对临床治疗方案的确定具有很大意义。

(二)免疫组化方法

免疫组化技术有多种方法,现在比较受欢迎的是操作相对简单,充分抑制内源性过氧化物酶活性,背景非特异性着色少,可以使阳性信号放大的一些新方法,如 S-P 法、SAP 法、快捷法等,现介绍如下。

EliVision™ plus 法

(1)石蜡切片脱蜡、水化,用 PBS(pH 7.4)冲洗 3min,3 次。

(2)根据抗体需要进行组织抗原修复。

(3)必要时每张切片滴加 50μl 3%过氧化氢溶液,室温下孵育 10min,PBS 冲洗 3min,3 次。

(4)甩去 PBS 液,每张切片滴加 50μl 第

一抗体,室温下孵育 60min 或 4℃过夜。

(5)PBS 冲洗 3min,3 次。

(6)甩去 PBS 液,滴加 1 滴或滴加 50μl 聚合物增强剂,室温下孵育 20min。

(7)PBS 冲洗 3min,3 次。

(8)甩去 PBS 液,滴加 1 滴或滴加 50μl 酶标抗鼠/兔聚合物,室温下孵育 30min。

(9)PBS 冲洗 3min,3 次。

(10)甩去 PBS 液,滴加 2 滴或滴加 100μl 新鲜配制的 DAB 或 AEC 显色液,显微镜控制 3~10min,阳性显色为棕色或红色。

(11)蒸馏水或自来水冲洗,苏木紫复染,0.1%盐酸酒精分化,自来水冲洗,PBS 冲洗返蓝。

(12)使用 DAB 显色者梯度乙醇脱水,二甲苯透明,树胶封固;使用 AEC 显色者直接用水性封片胶封片。

(三)抗原修复

福尔马林(甲醛溶液)固定的石蜡包埋组织切片在做免疫组化标记前应进行抗原修复处理。抗原修复可以使用微波法、煮沸法等,以高温高压修复法为好。

1. 柠檬酸缓冲液高温高压抗原修复方法

(1)切片常规脱蜡水化,浸泡于蒸馏水待用。

(2)柠檬酸缓冲液(pH 6.0)适量加入高压锅,大火加热至沸,将水化后切片置不锈钢架或耐高温塑料架,放入沸腾的缓冲液中(缓冲液应浸过组织片水平)。加盖,加压力阀,加热至喷气,然后开始计时,1~2min 后压力锅离开热源,冷却至室温,取出切片,蒸馏水冲洗,PBS(pH 7.2~7.4)3min,2 次。

(3)进入免疫组化染色程序。

2. 注意事项

(1)加热时间,过短不能很好修复抗原,过长背景染色可能过深且增加脱片机会。

(2)切片架不要使用铜质架,避免缓冲液

pH 增高导致脱片。

（3）玻片应洗净涂胶以防脱片。

五、原位杂交技术

随着分子病理学的飞速发展，许多分子生物学技术已经越来越多地运用到病理诊断中。国内的大型综合医疗中心和依托医学院校的附属医院多已具有自己的分子病理实验室，把现代分子生物学技术应用于临床研究和诊断，并且达到了相当水平。最近，一些地市级基层医院也陆续开始建设分子病理学实验室，逐步开展一些基本工作，分子病理学的广泛推广已成为必然趋势。了解分子生物学的简单原理和操作技术，对广大病理医生来讲，已非常必要。

在临床应用最多的，推广相对方便的分子生物学技术是核酸杂交。所谓核酸杂交是指将异源性的核酸片段按碱基配对的原则结合在一起。核酸杂交可以建立在 cDNA-RNA 之间或 RNA-RNA 之间。通过杂交技术，可以了解某一基因是否存在、其分布的准确位置、其含量的变化，并可用于探讨基因的功能作用。核酸杂交常用的方法有膜上杂交、液相杂交和原位杂交等。膜上杂交用硝酸纤维膜和尼龙膜等作载体，把靶基因转移到膜上，然后进行杂交，阳性结果显示为条纹或斑点，现在医院临床免疫实验室多采用这种技术。液相核酸杂交包括吸附杂交、发光液相杂交、夹心杂交等方法，曾因杂交后残留的未杂交探针不易洗脱而影响推广，现在一些商业性产品对技术有所改良，应用范围在扩大。原位杂交是在一定生物结构基础上进行的核酸杂交，如可在组织切片或细胞涂片上进行杂交，可以明确定位，这种技术充分能够发挥病理研究中的组织学优势，因而多在病理检查中采用。

核酸杂交使用探针，特异性探针有 cD-NA、RNA、oligoprobe 三种形式，制备特异性探针需要把特定基因片段装载到质粒或噬菌体中，经过扩增、酶切、纯化等复杂步骤。商品化的寡核苷酸探针是在已知基因序列的基础上合成的，比较容易获得，质量也更稳定。针对同一基因不同区域的多相寡核苷酸探针联合作用，可以提高探针的敏感度。cDNA 探针多使用随机引物标记；寡核苷酸探针可以在 5′-末端标记、3′-末端标记、3′-尾段标记，3′-尾段标记适用于原位杂交。标记可使用生物素或地高辛。

在支气管黏膜活检中，目前较多应用于淋巴瘤的辅助诊断和分型。例如运用原位杂交技术分析胃黏膜相关组织淋巴瘤中肿瘤细胞、淋巴细胞及浆细胞的免疫球蛋白 κ 和 λ 轻链的比例，以确定肿瘤细胞的轻链限制性及浆细胞的单克隆性；运用染色体荧光原位杂交（FISH）技术可以了解 EGFR 基因突变的情况，以指导临床的药物靶向治疗。此方法可使用石蜡包埋标本，因而使大批量的回顾性研究成为可能。除此之外，原位杂交方法更多用于支气管和肺肿瘤发生发展过程中基因表达的研究。

（一）石蜡切片原位杂交技术

根据探针的种类和标记物不同，具体操作有所差别，以下为多相寡核苷酸探针的杂交方法举例。

1. 具体步骤

（1）切片置 65℃烤箱 1～2h，常规脱蜡至水。

（2）3%过氧化氢溶液室温处理 10min。水冲洗 2min，3 次。

（3）1ml 3%柠檬酸新配制的胃蛋白酶 2 滴，37℃消化 10～40min。

（4）0.5 mol/L PBS 5min，3 次，水洗 2min。

（5）滴加含探针的杂交液，盖上盖玻片，湿盒内 37～40℃杂交，过夜。

（6）2×SSC 洗涤 5min，3 次，30～37℃。

（7）滴加杂交探针稳定液，湿盒内 4～6h。

（8）2×SSC 洗涤 5min，3 次。

（9）封闭液（BSA）37℃，20min。

（10）滴加鼠抗地高辛抗体，37℃，60min。

（11）PBS 洗涤 2min。

（12）羊抗鼠抗体，37℃，20min。

（13）PBS 洗涤 2min，3 次。

（14）SABC-AP，37℃，20min。

（15）PBS 5min，4 次。

（16）NBT/BCIP 显色。

（17）脱水、透明、封固。

2. 染色结果 阳性产物为紫蓝色颗粒。

（二）荧光原位杂交技术

荧光原位杂交（fluorescence in situ hybridization，FISH）技术是用荧光标记的 DNA 探针检测细胞内染色体改变，是一种快速、有效的分子细胞遗传学技术，可将特异核酸序列探针在中期染色体上精确定位，也可在间期核上测定目的靶点，其敏感性特异性均较强。由于使用的探针标记荧光信号，在荧光显微镜下观察非常醒目。FISH 探针有两种类型，一种是染色体计数探针（CEPs），也称着丝粒探针，用于检测异倍体，另一种是特定基因位点探针（LSI），用于检测特定基因的复制、缺失、扩增及易位。EGFR 基因是非小细胞肺癌靶向治疗的一个重要靶点，针对 EGFR 基因的靶向药物是非小细胞肺癌治疗的研究热点。由于技术本身的影响因素很多，并且判断标准不统一，通过免疫组化检测蛋白表达被认为不能作为疗效判断的主要指标，而 EGFR 基因拷贝数的变化是目前判断针对 EGFR 基因靶向药物疗效的重要指标。FISH 技术可以直接从单细胞和单基因水平检测基因扩增，可以更准确地反映该基因的遗传变异信息，是目前用得最多的方法，作为 EGFR 基因拷贝数的检测方法已被广泛接受，被"非小细胞肺癌 EGFR 抑制剂反应标志物工作组"推荐为标准检测方法。研究表明，使用支气管镜活检标本进行 FISH 检测，检查方法安全，结果可靠，患者创伤小，能及时确定肿瘤部位及病理分型，不但可以预测非小细胞肺癌患者的病情发展和预后，还可以判定预后、指导治疗，应更广泛地应用于临床。

1. 样本要求 新鲜组织在取下后 1h 内放入 10％中性福尔马林溶液（4％中性甲醛溶液），固定 8～24h。制成切片后应在 6 周内进行 FISH 实验。

2. 试剂配制

（1）缓冲储存液（pH 5.3，20×SSC）：氯化钠 88g，枸橼酸钠 44g，去离子水 400ml。充分溶解，室温下 12mol/L 盐酸调 pH 至 5.3，用去离子水定容至 500ml。高压灭菌，2～8℃储存不超过 6 个月。

（2）缓冲液（pH 7.0，2×SSC）：20×SSC 100ml，去离子水 800ml。充分混匀，室温下 10mol/L 氢氧化钠调节 pH 至（7.0±0.2），用去离子水定容至 1L。2～8℃储存不超过 6 个月。

（3）变性液（70％甲酰胺/2×SSC）：甲酰胺 35ml，20×SSC 5ml。充分混匀，室温下调节 pH 至 7.0～8.0，去离子水定容至 50ml，2～8℃储存，不超过 7d。

（4）乙醇溶液（70％乙醇，85％乙醇）：700ml、850ml 无水乙醇用去离子水分别稀释至 1L，2～8℃储存不超过 1 个月，或用于 20 张玻片杂交后丢弃。

（5）甲酰胺洗涤液（50％甲酰胺/2×SSC）：甲酰胺 75ml，20×SSC 15ml。充分混匀，室温下调节 pH 至 7.0～8.0，去离子水定容至 150ml，2～8℃储存，不超过 7d，或用于 20 张玻片杂交后丢弃。

（6）洗涤液（0.1％NP-40/2×SSC，pH 7.0±0.2）：20×SSC 40ml，N-40 0.4ml，去离子水 300ml。充分混匀，室温下 10mol/L 氢氧化钠调节 pH 至（7.0±0.2），用去离子水定容至 400ml。2～8℃储存不超过 6 个月。

（7）快洗洗涤液（0.3％N-40/0.4×SSC，

pH 7.0～7.5):20×SSC 20ml,N-40 3ml,去离子水 950ml。充分混匀,室温下 10mol/L氢氧化钠调节 pH 至 7.0～7.5,用去离子水定容至 1L。2～8℃储存不超过 6 个月。

(8)预处理液Ⅰ(30%酸性亚硫酸钠):酸性亚硫酸钠 15g 溶于 40ml 去离子水,加去离子水定容至 50ml。每次用前配制。

(9)预处理液Ⅱ(200μg/ml 蛋白酶 K):0.1g 蛋白酶干粉溶于 5ml 的 2×SSC,制成保存液,-20℃分装保存。用时取 0.4ml 保存液溶于 40ml 的 2×SSC 溶液制成工作液。

(10)预处理液Ⅲ(甲醛固定液):甲醛 1ml,PBS(pH 7.2～7.4)39ml,$MgCl_2 \cdot 6H_2O$ 0.18g,用前新鲜配制,混匀。

3. 石蜡切片预处理

(1)石蜡包埋组织切片置于处理干净的涂胶玻片。

(2)切片 65℃烤箱过夜,老化。

(3)切片二甲苯脱蜡 10min,2 次,100%乙醇浸泡 5min。

(4)室温下 100%、85%、70%乙醇各 2min,复水。去离子水 3min,滤纸吸去水分。

(5)50℃下用预处理液Ⅰ(30%酸性亚硫酸钠)处理切片 20～30min。90℃水处理切片 30min。

(6)室温下 2×SSC 溶液漂洗 5min,2次。

(7)切片在蛋白酶 K 工作液中 37℃孵育消化 5～30min。

(8)2×SSC 溶液漂洗 5min,2 次。

(9)室温下甲醛固定液固定 5min。

(10)切片经 70%、85%、100%乙醇各 2min 脱水后自然干燥。

(11)加热玻片至 56℃。

4. 变性杂交

(1)探针混合物准备及变性:室温下将杂交缓冲液 7μl、去离子水 1μl、探针 2μl(总量 10μl)加入微量离心管,离心 1～3s,涡旋混匀后再次短暂离心后置于(78±1)℃水浴箱变性 5min,迅速置 45～50℃水浴箱中。

(2)标本准备及变性:玻片依次置于 -20℃ 预冷的 70%、85%、100% 乙醇各 2min,脱水。室温下自然干燥,在 45～50℃烤片机预热 3～5min。

(3)杂交:10μl 变性后探针混合物滴于玻片杂交区,立即加盖盖玻片,橡皮胶封边。置预热湿盒中,42℃保温箱过夜杂交。也可使用杂交仪。共变性条件为 83℃,5min,杂交条件为 42℃,16h。

5. 玻片洗涤

(1)移去盖玻片,将玻片置于 67℃预热的快洗洗涤液(0.3% N-40/0.4×SSC)中,振荡 1～3s,漂洗 2min。

(2)室温下将玻片置洗涤液(0.1% NP-40/2×SSC)振荡 1～3s,漂洗 30s。

(3)室温下将玻片置 70%乙醇中,漂洗 3min。

6. 复染

(1)暗处自然干燥玻片。

(2)15μl DAPI 复染剂滴加于杂交区,立即盖上盖玻片,暗处放置 10～20min。

7. 结果观察　在荧光显微镜下观察阳性信号,计数 100 个细胞,使用分析软件统计 Ratio 值,分析杂交结果。

(王强修　李新功　王　栋)

第二节　支气管镜活检相关诊断问题

一、支气管镜活检病理诊断的价值

1. 呼吸道疾病诊断的金标准　由于病理组织学检查能够准确地判断疾病的性质,所以被医学界公认为临床疾病诊断的金标准。病理学诊断结果是临床诊断、治疗、预后评价的重要依据。尽管现代医学新技术不断涌现,各种诊断手段不断更新和发展,但病理学检查的重要地位是其他检查技术迄今仍无法取代的,而且在可以预见的将来也不可能被取代。在呼吸道疾病的临床诊治过程中,随着现代医学的迅速发展和各种新技术在临床上的广泛应用,尤其是精细影像学技术的出现和各种临床检验方法的建立,为呼吸系统病的诊断和鉴别诊断提供了许多非常有效的方法。然而,不可否认的是,病理组织学检查仍然是目前发现呼吸道肿瘤,特别是早期肿瘤的最主要手段。在影像学检查领域,诊断肺恶性肿瘤的基础主要是发现肿瘤的浸润转移特征,而肺发生的早期肿瘤多比较小,恶性肿瘤浸润转移的影像学特征不明显,这就难以通过影像学检查获得早期诊断。一些肿瘤标志物的生化或免疫学检测,虽可提示发生某些恶性肿瘤的可能,但仅仅依据血液或分泌物中肿瘤标志物的阳性结果,在许多病例并不能确定诊断。内镜的出现是临床医学技术的一个重大突破,为临床诊断提供了非常便捷直观的检查手段。经过多年改进,内镜已由最初的硬镜发展为软性的光导纤维内镜、电子内镜,从仅用于观察诊断发展为可以用于钳取活检甚至进行多种治疗,柔软纤细的镜身减小了插入体内的困难,使器械更易于送入空腔脏器内,也大大减轻了患者的不适,患者也易于接受,而且支气管镜检查具有目前各种影像学无法代替的优势,其重要原因之一是支气管镜检查不仅能直观地发现支气管、肺的早期病变,并且能借助活检对病变进行病理组织学评价。可以说支气管镜活检是目前诊断呼吸系统疾病,尤其是肺部肿瘤不可或缺的重要手段,支气管镜活检组织的病理学检查和所有外科病理学检查一样,是呼吸道疾病诊断的金标准。随着支气管镜检查技术的不断发展,清晰直观的内镜观察结合准确活检获得标本的病理组织学检查,使得支

气管、肺癌前病变、早期癌的检出率不断提高。特别是对那些微小病变,在大体形态学观察上难以鉴别其性质,而依靠病理组织学诊断则多数能够明确诊断,对临床确定治疗方案提供了依据。

2. 治疗监测和疗效评价的依据 支气管、肺病变的治疗包括对肿瘤的外科手术或腔镜手术,也包括对各种炎症病变的非手术治疗,这些治疗过程中的监测和疗效评价,可以通过不同时期进行的支气管镜活检来帮助完成。这种评价比单纯使用影像学检查或单纯使用内镜检查更有价值,能够确切地了解病变区域的真实组织学反应和变化,帮助临床医师评估患者的疗效和预后,为及时调整治疗方案提供最有价值的依据。

3. 促进相关学科的发展 在进行过各种影像学检查、临床实验室检查之后,获得的病理组织学观察资料可以成为对前期各种辅助检查的验证和对照。这对影像学等学科来讲,是一种难得的珍贵资料。在与病理观察、病理诊断的比较中,可以修正影像学的观察内容和诊断指标,不断完善影像学等学科的诊断技术。近年出现了大量影像与病理对照的论著就是这种相互促进的成果,这对整个临床医学的发展具有很大的意义。

4. 疾病研究的宝贵资料 尽管近年来医学的发展已经有长足的进步,但必须承认,人类对疾病的认识依然还是非常浅薄,各种疾病的本质和其发生、发展的客观规律仍然有待不断地深入研究,癌症就是一个典型的例子。在认识疾病的过程中,病理学研究具有特殊的价值。支气管镜活检可以获得供病理学检查的标本,同时也是大量、不同疾病组织学标本的资料性积累,这些标本在一定条件下可以长期保存,能够被用于组织形态学、超微形态学、免疫组织学、分子遗传学等各种现代技术的观察研究,甚至可以为未来出现的更高级研究技术所使用,这必然会为人类进一步认识呼吸道疾病发挥难

以估量的作用。

二、支气管镜活检病理诊断的特殊性

(一)标本取材造成的局限性

支气管镜活检与外科病理学诊断不同,与所有内镜活检病理诊断一样,其特殊性在于活检取材不易,获取的标本数量少、体积小,因此常给做出明确的病理诊断带来困难。与常规的外科病理诊断比较,由于标本获得途径的不同,以及标本大小、数量的不同,标本在取材过程中存在着不同程度的人为改变,临床病理诊断必然会受到一定程度的影响。病理医生和临床医生都应该对此有所了解和认识。除个别病例的较小肿瘤可能做到全瘤活检外,一般的黏膜活检取材只能钳取少许病变组织供诊断,有时不能反映病变的全貌。因此,对病变的评价有局限性,常常只是一个初步的定性诊断。而外科病理则可对切除的标本全层病变范围进行整体观察。另外,外科取材因常能看到病变与正常组织的移行区,一般判断病变组织起源不难。而活检组织主要靠内镜下钳夹,夹取的是碎裂组织,各组织或病变之间往往无必然联系。由于黏膜活检观察受限,所以与外科病理观察的侧重点不同。对于恶性肿瘤,由于外科切除标本可方便地观察肿瘤浸润扩散情况,因此常将瘤细胞在间质中的浸润作为细胞恶性行为的金标准;但黏膜活检由于钳取组织较小,常常需对活检组织少量异型腺体、异型上皮组织,甚或个别细胞进行判断,而不能观察瘤组织黏膜和黏膜下浸润情况,需要侧重于对细胞异型性的观察,较难依据其浸润范围进行评价,因此与同样具有异型增生的良性病变难以区别。此外,在对肿瘤的分化程度判断上,外科病理常以病变的整体情况做综合判断,但在支气管镜取材时,特别是较大的肿瘤病变,只能观察病变的局部,不能反映病变的全部,故在恶性肿瘤的分化程度判断上可能存在一定的误差,因此常不能作为预后评价的肯定指标。

由于取材部位不准确,标本可能没有主要病变,而出现假阴性。由于不同个体对炎症刺激的反应程度不同,可能出现假阳性。由于一些不同疾病的组织学改变存在相似性,相同疾病的组织学改变存在异质性,部分疾病的病理改变存在不典型性,都可能导致病理误诊。由于标本取材位置较浅,对简单炎症的分析判断也可能发生偏差,对常见肿瘤组织形态的分类很可能与整体不一致。临床病史提供的不完整或临床医生的主观导向,也可能诱使病理医生做出错误的诊断。这些都是因为支气管镜活检病理的特殊性所造成的。基于以上情况,临床医生在接到病理诊断后,必须结合临床实际对病理报告做出正确的评估。当病理诊断与临床不符时,及时与病理医生联系沟通。特别是在临床没有发现恶性病变,而病理诊断为恶性肿瘤时,尤其需要临床医生慎重对待病理报告,避免因误诊而过度治疗给患者造成损害。需要特别指出的是,由于人体组织结构的复杂性和现代医学对疾病认识的局限性,当病理报告与临床诊断一致时,也并不意味着病理诊断就一定不存在问题。动态地观察疾病发展和转归,科学地对病变做出具体分析,不断地积累实践经验,才能使支气管镜病理诊断更符合客观实际。

(二)病理学观察需注意的问题

病理医生在支气管镜病理活检诊断工作中,应注意以下几个问题。

1. 全面观察组织切片　对组织切片进行细致而全面的观察,是做出正确诊断的基础。在观察内镜活检组织切片时应根据自己的习惯确定观察顺序和步骤,但必须遵循病理诊断阅片的基本要求。建议首先核对切片号,然后使用肉眼观察切片,了解切片中组织片的排列分布、每个组织片的组织块的数量及切片的一般质量,以保证在观察中不遗漏组织。观察中遗漏组织,甚至仅仅遗漏一小堆细胞,都可能丧失珍贵的诊断线索,任何一小块遗漏的组织,都可能恰恰是诊断疾病的关键。如可疑为低分化的弥漫浸润性癌,支气管镜检查时往往看不到黏膜面有典型的病变,此时可多点活检取材,在数块活检组织中,有时仅一块可见癌成分。遇到这种情况,应注意组织包埋切片时要包括全部活检组织。

在使用显微镜观察时,要先用低倍镜观察,识别标本组织类型是否与申请单一致,并顺序扫描全面观察所有组织片的所有组织块,获得初步印象,然后依次使用中倍放大和高倍放大顺序观察病变细节。直接使用中、高倍镜进行观察,常常是遗漏组织的原因。当在一块组织上发现微小的不易识别的病变时,应在其他组织片进一步观察相应组织块的相应部位,寻找做出诊断的更多证据,这就是对内镜标本采用连续切片的目的。当切片中的组织片仍不能满足诊断要求时,首先应选择重新切片,通过对重切获得的更多组织片进行观察常常能够解决诊断证据不足的问题。在重切仍然无法确诊时,可以建议临床根据情况重新活检。由于支气管镜活检组织块较小,可能仅获得极少病变供观察,或者仅是病变边缘,这就要求病理医生具有较丰富的诊断经验和较强的综合分析能力。正因如此,在综合性大医院里往往要求高年资的主治医生或具有副主任医师资格以上的病理医生发活检病理报告。在此应强调的是,不管是哪一级别的医生发活检报告,凡遇到较疑难的病例都应组织科室专家集体讨论、做免疫组化或到上一级医院会诊。能够避免的误诊报告就尽量去避免,因自身的诊断经验不足造成的误诊完全可以通过采取集体讨论等措施避免,这样做既是对患者的高度负责,也是对自己的保护。

利用内镜小标本进行诊断的能力是需要训练的。一个细心的病理医生在平时观察手术切除的大标本时,就应该有针对性地仔细观察各种疾病和肿瘤的不同特点,特别注意各种病变的非典型表现,注意病变周围组织的各种反应性改变和过渡性改变,为支气管镜活检标本的病理诊断积累经验、打好基础。

2. 重视支气管镜高度提示恶性的病变

(1)恶性肿瘤的支气管镜特点:恶性肿瘤在支气管镜下常有特征性的表现,如糜烂、结节或狭窄性的病变,病变范围常较大,表面有坏死、结节状不平或被覆污苔;病变管壁明显僵硬;活检时,组织钳夹无弹性、脆硬,似挖土样,活检后组织不回缩等。出现这些典型的恶性表现时,支气管镜医师常因诊断明确而忽视多点取材,病理检查却常因未能见典型的恶性病变,而无法做出明确判断。因此,病理诊断时应了解支气管镜检查的结果,对于支气管镜见到的典型病变,病理诊断可相对宽松。发现明显可疑的组织学恶性特征,可结合支气管镜所见做出高度提示恶性肿瘤的诊断。

(2)恶性肿瘤的病理组织形态特点:支气管镜活检主要是根据组织结构和细胞的异型性来确定肿瘤性质的。

①组织结构的异型性:恶性肿瘤细胞排列紊乱,失去正常的排列结构和层次。如鳞状细胞癌,正常的基底层细胞、棘细胞层次消失而代之以紊乱无细胞极性排列的恶性细胞。腺上皮发生的腺癌,腺体的大小和形状十分不规则,排列也较紊乱,腺上皮细胞排列紧密重叠或呈多层,并可有乳头样增生、共壁现象、腺体开口及筛状结构等。

②细胞的异型性

a. 细胞形态的改变:即瘤细胞的形态及大小不一致。恶性肿瘤细胞一般比正常细胞大,各个瘤细胞的大小和形态又很不一致,有时出现瘤巨细胞。但少数分化很差的肿瘤,其瘤细胞可能较正常细胞小,呈圆形,大小也可能相对一致。

b. 核形态的改变:即瘤细胞核的大小、形态及染色不一致,主要表现如为核明显增大且大小不一致,通常核大小相差在 2 倍以上;核呈不规则或多形性,甚至出现怪形核,核染色深;核质比例失常,接近 1:1(正常 1:4~1:6);核仁变大,数目增多,一般 3~5 个,甚至 5 个以上;核分裂象增多,出现不对称性、多极性及顿挫性等病理性核分裂象;出现裸核,多在分化差的恶性肿瘤中看到,胞质极少。

c. 细胞质的改变:肿瘤细胞胞质多呈嗜碱性,腺上皮分泌异常,正常分泌缺失或出现黏液的过度分泌。

3. 与临床医生保持密切联系　支气管镜活检病理诊断需内镜医生与病理医生配合,为患者提供尽可能全面、准确的病理报告。但由于支气管镜取材的局限性,有时很难达到病理诊断医生的要求。所以加强病理医生、支气管镜检查医生和临床治疗医生之间的沟通,以及对彼此领域的了解,才有助于得出正确客观的临床病理诊断。

支气管镜医师不仅要具备熟练操作内镜的技巧,还需认识呼吸道各部位多发、易发疾病。发现病变,先对其进行评价,然后根据判断取活检。活检从来都不是单独存在的,它是在充分判断后才决定的一种辅助手段。支气管镜医师申请病理活检时应提供尽可能多的诊断信息。送检时,应向病理医生提示支气管镜下是否有恶性病变征象。因为癌变组织常有异型增生病变混杂,取材过少时病理不易做出明确判断,如果支气管镜医生向病理医生提示为恶性病变,病理诊断时把握的标准可相对放松,避免再次取材,以减少患者不必要的痛苦和麻烦。需要注意的是,支气管镜活检取材比较局限,即使未发现典型的组织学病变,也不能轻易否认某病变的客观存在。如纤维支气管镜下所见支气管内膜结核的病变分为四类,即浸润型、溃疡型、增殖型和瘢痕狭窄型。镜下表现复杂多样,有典型结核特征不易误诊,但以增殖型为主、呈肿瘤样结节易与肺癌混淆,确诊仍需要组织学证据或痰细菌学检查,肺结核经药物治疗后

可无典型的组织学表现,肺淋巴瘤往往支气管镜活检也难以确诊。如出现支气管镜下高度怀疑恶性而病理诊断阴性,或因支气管镜提供信息不足无法做出病理诊断时,有必要再次进行支气管镜活检,或请支气管镜及病理科医生共同会诊。遇到病理诊断与临床不一致时,首先要主动检查自己技术及诊断上有无问题,不要轻易否定临床意见。如临床高度怀疑为癌的阻塞性病变,活检时因钳取不到浸润在黏膜下层的癌组织而出现假阴性,这时应结合支气管镜诊断印象,提出建议重新取材的必要性。对于临床可疑而无明确支气管镜检查证据的病例,病变的定性有赖于病理活检,对病变性质的判断要十分慎重,对十分可疑但缺乏明确诊断依据而不能确诊者,应建议重复取材或短期内复查。一些黏膜下病变,内镜活检难以定论,可建议行超声支气管镜检查等。此外,临床上还有一些病变,单纯依靠活检不能做出诊断,如结节病等,均应结合临床资料进行综合分析。因此,在病理活检诊断中,要认识到其局限性,密切结合临床或其他检查方法对病变进行确诊。

4. 严格把握恶性肿瘤的病理诊断标准　在病理检查中严格把握恶性肿瘤的诊断标准,避免因炎症刺激、组织物理损伤或制片过程中的人工假象等导致诊断过度。不典型增生病变时,黏膜固有层内常有不同程度的各种炎细胞浸润,并可能随不典型增生程度的增加而增多,这是机体对肿瘤组织的免疫反应,常能起到提示作用。诊断恶性肿瘤必须慎重,避免因为过度诊断给患者带来损害。活检组织诊断恶性病变标准的把握,应该是如果手术切除的大体标本上未能发现明显恶性病变,复查活检切片时原诊断仍然能够成立或外出会诊时能够被其他专家所认可。

5. 注意识别组织取材的"污染"　每次活检后若活检钳清洗不干净、固定瓶反复使用而未彻底清洗、取材环节夹取组织的镊子未注意及时清洗、病理组织包埋时的疏忽等,

均可能使标本受到组织污染，而造成误诊。为避免这种情况，除对取材过程进行严格把关外，病理诊断时应特别注意复习临床和支气管镜检查情况。在临床无恶性征象的病例中发现癌时应进一步加以确认，一是观察背景组织，了解其是否为支气管镜取材部位的组织，这对病变的确认会有帮助；二是了解当天的所有送检标本，特别是与该例标本接收和取材时编号邻近的病例，是否有相同或相似的癌组织类型，以了解其可能污染的线索。加强送检和制片各个环节的病理质量控制，是防止此类问题的关键。防微杜渐，防患于未然，应该是每位病理诊断医生所熟知的基本理念。

6. 注意可能发生漏诊的环节　漏诊和过度诊断一样，是病理诊断医生所必须重视的另一个常见诊断问题。发生漏诊的可能原因很多，如取材位置不当或钳取组织过小等。由于支气管镜在支气管内受各种因素的制约，准确取材受到一定限制，而且镜头常常被黏液和血液污染，视野局限，对肿瘤定位困难，只能钳取黏膜表面的组织，无法观察病变有无侵袭，造成病理定性困难，只能诊断为上皮内瘤变或原位癌。肿瘤位置生长较深或多源性浸润癌，由于浸润性癌的癌灶生长点多始于黏膜深层，癌组织被类似正常的黏膜、纤维结缔组织和坏死组织所覆盖，同样造成取材和诊断困难。微小癌灶埋藏于慢性炎症黏膜中，活检时很难取准病灶。有些癌分化程度高，其组织结构和细胞分化程度都与正常组织非常接近，诊断依据主要是看是否有深部组织浸润或远处转移等生物学行为，因为活检深度有限，如果不能深达基底层或黏膜肌层，对诊断造成困难。在高分化腺癌，有时分化程度好的几乎与正常腺体或腺瘤难以鉴别，仅腺体排列出现异常，靠活检无法确定病变性质。包埋及切片方法欠妥等技术问题也会造成漏诊，由于取活检时不是所取的每一块组织都会有癌，所以包埋时应使所有组织都处在同一平面，以便在切片时能切到所有组织块，不然就有漏诊的可能。

7. 重视现代病理技术的应用　在对支气管镜活检组织进行鉴别诊断时，应高度重视现代病理学技术的应用价值。免疫组化、原位杂交、基因重排等技术，现已应用于临床病理工作，在许多情况下病理诊断需要借助免疫组化等技术寻找诊断依据。ACCP《肺癌诊断和治疗指南》（第 2 版）充分肯定了免疫组化在诊断及鉴别诊断上的价值。由于纤维支气管镜咬检组织取材部位及范围的局限性，咬取时对组织的挤压损伤，也由于肿瘤组织分化程度的不同及组织形态的不典型，组织学诊断中往往会遇到不典型的形态结构而难以判断其来源和性质，影响病理诊断的准确性。特别是组织成分太少，常规 HE 染色对确切病理分型有一定困难时，通过免疫组化染色可协助确诊。

（李新功　王强修　王　栋）

第三节　肺癌的组织病理学

一、概　　述

肺癌（lung carcinoma）是常见的恶性肿瘤之一，近年来发病率和死亡率都有明显增高的趋势。肺癌生物学特性十分复杂，恶性程度高，80% 的肺癌患者在确诊时已属晚期。肺癌的组织学分型对于患者的治疗及预后有着重要的指导意义，本章节简单介绍肺癌的组织病理学，以提高大家对其更加微观的认识。

肺癌的肉眼大体分型根据其部位和形态可分为 3 种主要类型，即中央型、周围型和弥漫性。从尸检病例看，中央型多于周围型，约为 3∶1，但从肺癌手术切除标本看，周围型则多于中央型,这可能是由于受手术指征限制所致。

(1)中央型:癌块位于肺门部,右肺多于左肺,上叶比中、下叶多见。癌由段支气管以上至总支气管发生,浸润管壁使管壁增厚、管腔狭窄甚或闭塞;进一步发展时,肿块沿支气管纵深方向浸润扩展(彩图 8-1),除浸润管壁外还累及周围肺组织,并经淋巴道蔓延至支气管肺淋巴结,在肺门部融合成环绕癌变支气管的巨大癌块,形状不规则或呈分叶状,与肺组织的界限不清,有时比较清晰。肿块周围可有卫星灶,有时中心区域也可见坏死空腔。

(2)周围型:肿物发生在段以下支气管,往往在近脏胸膜的肺组织内形成直径 2～8cm 球形或结节状无包膜的肿块,与周围肺组织的界限较清晰,而与支气管的关系不明显。本型发生肺门淋巴结转移较中央型为迟,但可侵犯胸膜(彩图 8-2)。Pancoast 瘤是位于肺上叶顶部的肺癌,可由胸膜长入胸壁。

(3)弥漫性:此型罕见,癌组织沿肺泡管、肺泡弥漫性浸润生长,很快侵犯部分大叶或全肺叶,呈肺炎样外观,或呈大小不等的结节散布于多个肺叶内。此时须与肺转移癌、肺炎加以鉴别。

近年来,国内外对早期肺癌和隐性肺癌问题进行了不少研究,因为这对于肺癌的早期发现和早期诊断具有重要意义。有学者主张,早期肺癌可分为管内型、管壁浸润型和管壁周围型三型,但无淋巴结转移。日本肺癌学会将肿块直径<2cm,并局限于肺内的管内型和管壁浸润型列为早期肺癌。痰细胞学检查癌细胞阳性,而临床及 X 线检查阴性,手术切除标本经病理检查证实为原位癌或早期浸润癌而无淋巴结转移者为隐性肺癌。

肺癌的组织结构多种多样,1967 年世界卫生组织(World Health Organization,WHO)首次对肺癌进行组织学分型,将其分为鳞状细胞癌、腺癌、小细胞癌、大细胞癌 4

种基本类型。1981 年 WHO 在此基础上进行了修订,将肺腺癌又细分为腺泡状腺癌、乳头状腺癌、细支气管肺泡癌、实性腺癌 4 种类型,将小细胞肺癌分为 3 个亚型:①燕麦细胞型,细胞呈短梭形或淋巴细胞样;②中间细胞型,细胞呈梭形或多角形;③混合型,小细胞癌伴有非小细胞肺癌成分,如肺鳞癌、肺腺癌等。前两种分类完全是以光镜观察为基础,未能将当时肺癌研究上的新进展及免疫组织化学和电镜观察对肺癌诊断的新资料结合进去,故该分类显得过简且欠完善,远不能客观反映肺癌复杂多样的组织学分类及其分化表型。如细支气管肺泡癌已有多种不同的细胞类型,神经内分泌癌中也增加了新的类型,如不典型类癌、大细胞神经内分泌癌、巨细胞神经内分泌癌等。为此,WHO 肺肿瘤组织学分类小组于 1998 年 7 月提出了 WHO 肺及胸膜肿瘤组织学类型修订方案,并于 1999 年出版。2004 年 WHO 在肺癌分类方法中加入了部分临床资料和遗传学信息,在 1999 年基础上提出了新的肺癌组织学分型,将其分为八大类(表 8-1),即鳞状细胞癌、小细胞癌、腺癌、大细胞癌、腺鳞癌、肉瘤样癌、类癌及唾液腺癌,把之前几种类似肉瘤的癌(巨细胞癌、梭形细胞癌、多形性癌、癌肉瘤及肺母细胞瘤)归为一大类,称为肉瘤样癌。据统计,仅 40%～50% 病例呈一致性组织构型,其余则在肿瘤的不同部位表现不同分化状态的组织构型,其转移癌的组织学类型也可与原发癌不同。

绝大多数肺癌均起源于各级支气管黏膜上皮,源于支气管腺体或肺泡上皮细胞者较少。因而肺癌实为支气管源性癌(bronchogenic carcinoma),肺鳞状细胞癌主要起源于段和亚段支气管黏膜上皮,后者在致癌因子作用下,经鳞状化生、异型增生和原位癌等阶段再演进为浸润癌;肺腺癌来自支气管的腺体;细支气管肺泡细胞癌可能来源于细支气管分泌黏液的上皮或富含糖原的Clara细胞

表 8-1　2004 年 WHO 肺癌组织学分类

1.1		恶性上皮性肿瘤	
1.1.1		鳞状细胞癌	8070[a]/3[b]
	1.1.1.1	乳头状	8052/3
	1.1.1.2	透明细胞	8084/3
	1.1.1.3	小细胞	8073/3
	1.1.1.4	基底样	8083/3
1.1.2		小细胞癌	8041/3
	1.1.2.1	复合性小细胞癌	8045/3
1.1.3		腺癌	8140/3
	1.1.3.1	腺癌,混合亚型	8255/3
	1.1.3.2	腺泡状腺癌	8550/3
	1.1.3.3	乳头状腺癌	8260/3
	1.1.3.4	细支气管肺泡癌	8250/3
	1.1.3.4.1	非黏液性	8252/3
	1.1.3.4.2	黏液性	8253/3
	1.1.3.4.3	非黏液与黏液混合型或不定型	8254/3
	1.1.3.5	伴有黏液的实性腺癌	8230/3
	1.1.3.5.1	胎儿型腺癌	8333/3
	1.1.3.5.2	黏液("胶样")腺癌	8480/3
	1.1.3.5.3	黏液性囊腺癌	8470/3
	1.1.3.5.4	印戒细胞腺癌	8490/3
	1.1.3.5.5	透明细胞腺癌	8310/3
1.1.4		大细胞癌	8012/3
	1.1.4.1	大细胞神经内分泌癌	8013/3
	1.1.4.1.1	复合性大细胞神经内分泌癌	8013/3
	1.1.4.2	基底样癌	8123/3
	1.1.4.3	淋巴上皮瘤样癌	8082/3
	1.1.4.4	透明细胞癌	8310/3
	1.1.4.5	伴横纹肌样表型的大细胞癌	8014/3
1.1.5		腺鳞癌	8560/3
1.1.6		肉瘤样癌	8033/3
	1.1.6.1	多形性癌	8022/3
	1.1.6.2	梭形细胞癌	8032/3
	1.1.6.3	巨细胞癌	8031/3
	1.1.6.4	癌肉瘤	8980/3
	1.1.6.5	肺母细胞瘤	8972/3
1.1.7		类癌	8240/3
	1.1.7.1	典型类癌	8240/3
	1.1.7.2	不典型类癌	8249/3
1.1.8		唾腺型肿瘤	
	1.1.8.1	黏液表皮样癌	8430/3
	1.1.8.2	腺样囊性癌	8200/3
	1.1.8.3	上皮-肌上皮癌	8562/3

　　a. 国际肿瘤疾病分类形态学编码(ICD-O)和医学系统化命名;b. 生物学行为编码:/0 示良性,/3 示恶性,/1 示交界性或生物学行为不明

或者来自Ⅱ型肺泡上皮细胞；小细胞肺癌来源于位于支气管黏液腺和支气管黏膜内的Kultschitzky细胞（嗜银细胞），属APUD瘤。近年来不少研究提出所有类型的肺癌可能均来自呼吸道黏膜的干细胞，它可向多方向分化，因而也可出现混合型癌。

二、鳞状细胞癌

鳞状细胞癌（squamous cell carcinoma，SCC）是肺癌中最常见的组织学类型，占50%～70%，尸检统计占35%～45%。患者以老年男性占绝大多数，超过90%有吸烟史，也有研究发现砷与鳞状细胞癌的发生密切相关。大多数肺的鳞状细胞癌发生在位于中心的主干、叶或段支气管，故较易被纤维支气管镜检查发现，痰脱落细胞学检查阳性率最高，可达88.25%。肿块生长较慢，转移较迟。

1. 大体检查　肿瘤常呈灰色或白色，实性程度依据纤维化的程度而不同，中央有局部碳素颗粒沉着，周围有星样收缩。肿瘤体积较大者可形成空洞。中央型肿瘤形成腔内息肉状或侵犯支气管壁到周围组织，并可能阻塞支气管腔而导致分泌物潴留、肺不张、支气管扩张、阻塞性脂质性肺炎和感染性支气管炎。少数病例可发生于周围小气道，近来有报道53%鳞状细胞癌发生在周围肺组织。

2. 细胞学　鳞状细胞癌的细胞学表现根据组织分化程度和标本类型而不同。在坏死和细胞碎屑的背景中可见到大的肿瘤细胞，伴有不规则的深染的核，位于中央，有一个或多个小核仁，胞质丰富。肿瘤细胞常散在分布，可呈奇特的形状如梭形和蝌蚪形，也可表现黏附性聚集，通常呈扁平片状伴有拉长的或梭形核。

3. 显微镜观察　依据癌细胞角化、角化珠形成和细胞间桥等特征可把肺鳞状细胞癌分为高、中、低分化三个级别。

（1）高分化鳞癌：角化珠明显（彩图8-3），有细胞内角化和发育良好的细胞间桥，核

大小不等，染色质颗粒状，核分裂少见；此型在肺鳞癌中较少见。

（2）中分化鳞癌：癌细胞巢界限尚清楚，癌巢周边区的椭圆形核有向巢中央呈栅栏状排列的倾向，有细胞内角化但无角化珠形成。

（3）低分化鳞癌：无细胞角化现象或角化珠，癌细胞大小不等、松散、细胞间桥不明显，核异型性明显，染色质粗颗粒状，核仁大，核膜厚（彩图8-4）。

4. WHO肺癌分类　鳞状细胞癌分为以下4种亚型。

（1）乳头状亚型：肿瘤细胞呈乳头状生长，乳头内有结缔组织核心，由纤维结缔组织和血管组成，乳头被覆的鳞状上皮呈不同程度的不典型增生和原位癌改变，在乳头基底部的纤维血管核心处，常常可见癌细胞浸润，其预后与一般鳞癌相同。

（2）透明细胞亚型：在某些鳞癌中透明细胞占优势，此为糖原积聚所致。

（3）小细胞亚型：小细胞变异型是一类分化差、瘤细胞小的鳞状细胞癌，这些小的瘤细胞无神经内分泌颗粒，具有非小细胞癌特点，可能为原始的鳞状小细胞。这种鳞癌的变异型必须与复合性小细胞癌区别，后者为鳞状细胞癌和真正的小细胞癌混合。鳞状细胞癌的小细胞亚型缺乏小细胞癌核的特点，具有粗或泡状染色质，核仁更明显，胞质更丰富，细胞界限更清楚，可见局部细胞间桥或角化。

（4）基底样鳞状细胞癌亚型：有时鳞状细胞癌中的大多数细胞呈深染的基底细胞样外观，核浆比例增高，瘤细胞巢周边部核具有明显的栅栏状排列。

近年来，随着电镜、免疫组化等技术的应用，回顾性研究发现光镜下诊断的周围型鳞状细胞癌约50%为腺鳞癌，10%的中央型具有腺细胞特征。因此，使以往占优势的鳞癌发病率下降，而腺癌明显增加。在电镜下还发现光镜下诊断的部分鳞状细胞癌中少数癌细胞含有神经内分泌颗粒、神经元特异性烯

醇化酶(NSE)、嗜铬素颗粒蛋白(CgA)等神经内分泌标志物阳性。

在低分化鳞癌中,出现大细胞型或小细胞型癌成分时,最好做电镜观察和免疫组化检查,检测有无神经内分泌颗粒或相应抗原表达。如果出现癌细胞向神经内分泌分化现象但数量低于25%时,可诊断为低分化鳞癌伴神经内分泌分化,此型鳞状细胞癌对化疗敏感。如果多处取材、仔细观察,仍不能确定其类型,应做免疫组化或电镜检查。

5. 免疫组织化学 大多数鳞状细胞癌表达高分子量角蛋白(CK34βe12)、细胞角蛋白(cytokeratin,CK)5/6 和 CEA。一些表达低分子量角蛋白(CK34Hβ11),极少数表达 TTF-1 或细胞角蛋白 7。

6. 鉴别诊断 与大细胞癌鉴别的依据是出现鳞状分化,也可出现局部细胞内黏液。即使不能确认有浸润性生长时,也可以根据有明显的细胞异型性做出乳头状鳞状细胞癌的诊断。小活检标本显示分化很好的乳头状鳞状上皮时应仔细辨认,因为此时的乳头状鳞状细胞癌与乳头状鳞状细胞瘤难以区分。肺内的疣状癌很少见,被归类为乳头状鳞状细胞癌。

肿瘤浸润前纵隔组织时与胸腺鳞状细胞癌鉴别困难,需要认真参考手术和放射学所见。在肺实质内的鳞状细胞癌可能被误认为是肺泡细胞,有时在组织学上被误诊为腺鳞癌。发生在弥漫性肺泡损伤同时伴有细胞学不典型的鳞状化生时,可能会联想到鳞状细胞癌。在出现弥漫性肺泡损伤的全部特征(如透明膜、弥漫性肺泡间隔结缔组织增生伴有肺泡细胞增生、细支气管中心性的鳞状上皮改变)时应倾向于化生过程。

7. 预后和预测因素 肺鳞状细胞癌术后 5 年生存率平均为 25%~70%,预后比腺癌好。影响预后的因素主要为临床分期和肿瘤体积大小。一般认为,瘤细胞分化程度、瘤组织坏死、淋巴和血行浸润与预后无明显的

相关性。肺鳞状细胞癌生长较腺癌快,但转移比腺癌晚,晚期鳞癌多发生肺门淋巴结和纵隔淋巴结转移,远处转移少见。虽然肺鳞状细胞癌临床分期通常是由病变范围决定的,cTNM 分期是一项主要的预后因素。手术切除和未切除(70%)病例之间具有截然不同的生存差异,非手术病例表现体重下降、行为表现差和转移相关症状者提示预后差,而手术切除肿瘤的患者中年龄大是手术后死亡率上升的原因之一。

目前,肺癌诊断时的分期和行为表现对于肺原发性鳞状细胞癌来说仍然是作用最强的预后指标。但是组织学分型可提供独立的预后的信息。如分化良好的鳞状细胞癌倾向于在胸腔内局部扩散,直接侵犯邻近的纵隔组织;而分化差的鳞状细胞癌倾向于早期远处转移。周围型鳞状细胞癌的肺泡间隙充填亚型的预后较好。

三、腺 癌

肺腺癌(adenocarcinoma),是具有腺样分化或有黏液产生,表现为腺泡样、乳头样、细支气管肺泡样、具有黏液形成的实性巢或以这些形式混合生长的恶性上皮性肿瘤。肺腺癌发生率在肺癌中占第三位,在许多国家腺癌已超过鳞状细胞癌成为肺癌最常见的组织学类型。临床统计占 15%~20%,尸检统计占 7%。患者女多于男(5:1),最常见于被动吸烟者。

1. 大体检查 肿块直径多在 4cm 以上,常累及胸膜,周围型肺癌中近 60% 为腺癌,并常有肺门淋巴结转移。肺腺癌可表现为单一性或多发性病变,病变大小各不相同。绝大多数肺腺癌可表现为以下 6 种大体类型之一,且都具有相应的放射学表现,这些类型也可混合存在。

第一种最常见的大体类型是周围型肿瘤,灰白色中央纤维化伴胸膜皱缩。位于皱缩胸膜下的中央区域常常是一炭样色素沉着

的结缔组织增生性纤维化的 V 形区。肿瘤边缘可呈分叶状或星状而边界不清。具有明显的非黏液型细支气管肺泡癌（nonmucinous-bronchioalveolar carcinoma, NM-BAC）模式的小肿瘤的结节性实性成分边缘可存在一些肺泡结构，与这些病变在放射检查中所示的磨玻璃状阴影相对应。一些周围型腺癌由于黏液分泌丰富而呈胶质状。

第二种大体类型是中央型或支气管内肿瘤。肿瘤可呈斑块状或息肉样生长，表面仍覆盖一层黏膜组织。随着支气管腔阻塞程度的增加，远端的肺实质可表现阻塞性"金色"（脂样）肺炎。

第三种表现为弥漫性肺炎样生长，肺叶实变并保留原有的组织结构。典型的病变有黏液型细支气管肺泡癌（mucinous-bronchio-alveolar carcinoma, M-BAC）。

第四种表现为弥漫性双侧肺部病变。在一些病例中可表现为广泛分布的结节（大小不同）并涉及所有的肺叶。其他病例可表现为由于癌症沿淋巴管广泛扩散而导致的间质性肺炎。

第五种类型中肿瘤首先侵犯并沿着脏胸膜广泛播散，导致外皮样增厚，类似于恶性间皮瘤（假间皮瘤样癌）。

第六种表现为在纤维化的背景中，可以存在局限性瘢痕，或是弥漫性间质纤维化。与相对常见的发生于局限性周围型腺癌的继发性中央瘢痕形成相比，伴有一局部瘢痕的腺癌非常罕见。

2. 细胞学　肺腺癌细胞学诊断依据的是单个细胞形态和细胞簇结构特征相结合。腺癌细胞可表现为单个分布或呈三维的桑葚胚状、腺泡状、假乳头状及具有纤维血管核心和（或）层状细胞的真乳头结构。细胞簇边界非常清楚，细胞胞质含量各不相同但通常较为丰富。与鳞状细胞癌相比，肿瘤细胞呈嗜碱性且半透明状。大多数细胞的胞质呈均一性或颗粒状，而其他细胞由于含有丰富的不

清晰的小泡而呈泡沫状。在一些病例中可见到含有单个充满黏液的大空泡的细胞，膨胀的胞质将细胞核挤向一侧，形成所谓的印戒细胞。

肿瘤细胞通常表现为单个核，位于细胞一侧，圆形至卵圆形，外形较光滑，轻度不规则，染色质呈细颗粒状。在分化较好的肿瘤中染色质呈均匀散在分布，而在分化差的肿瘤中呈粗糙状不规则分布或表现为深染。在大多数肿瘤中核仁表现明显，特征性呈单个巨大的核仁，外形从圆形光滑至不规则形。

细胞多形性与组织学级别有关，近来有报道认为部分与肿瘤大小相关。Morishita 等总结认为 BAC 肿瘤直径<2cm；与其他小腺癌（浸润性腺癌）相比，细胞相对较小，呈圆形至卵圆形。虽然有学者提出一些有利于 BAC 诊断的细胞学特征，BAC 诊断仍需要通过组织学评估排除浸润性生长的存在。结合合适的放射学检查方法，M-BAC 可根据细胞学特征进行诊断。冲洗和支气管肺泡灌洗获取的 BAC 细胞倾向于表现为均一性，具有一致的圆形光滑淡染的核和不明显的核仁。BAC 常表现为均一的细胞排列成簇状，呈三维样结构，特别是黏液型，可能是由于它们含有丰富的胞质。抽吸活检标本中的组织碎片可表现沿着完整的肺泡隔表面生长的特征，但并不能完全排除未取到浸润成分。有时可见个别类似于肺泡巨噬细胞的 BAC 细胞在切片中散在分布，但也可以识别，因为其胞核比巨噬细胞的更圆、更大，常可见少许的黏附性细胞簇存在。

目前，尚无诊断不典型腺瘤样增生（atypical adenomatous hyperplasia, AAH）及与 NM-BAC 相区分的细胞学标准建立。有趣的是，它们的细胞学特征之间存在明显的重叠。早期肺癌执行方案中有一个细胞学标准草案，包括命名为"不典型细支气管肺泡增生"的病种。当病变检查结果怀疑但不能诊断成 BAC 时，手术切除后即可证明其是

AAH 或 BAC。

3. 显微镜观察　单一的主要组织学亚型/模式有腺泡型、乳头状型、细支气管肺泡型和实性腺癌伴黏液分泌。与混合型相比，单纯由某一种模式组成的腺癌较少见，特别是较大的肿瘤。腺泡型和乳头状型肿瘤可区分高、中、低的分化程度。细支气管肺泡型肿瘤常表现为中等或好的分化。

（1）腺癌混合型：是最常见的亚型，约占手术切除腺癌病例的80%，除了与之相混合的组织学亚型外，不同程度的分化（好、中、差）和细胞不典型（轻、中、重）均可表现，且在视野之间和蜡块之间的表现各不相同。任何一种组织学亚型均可具有一种细胞黏附性缺失的成分，表现为单个散在肿瘤细胞填充于肺泡腔内。

（2）腺泡状腺癌（彩图8-5）：由立方状或柱状细胞组成的腺泡和小管构成，这些细胞可分泌黏液，类似于支气管腺或支气管相衬的内皮细胞，包括 Clara 细胞。高分化腺癌癌巢呈腺管样结构，可伴有黏液分泌；低分化腺癌的癌巢呈筛状或实体状；未分化腺癌的癌细胞呈高度异型性，可呈肉瘤样结构。

（3）肺乳头状腺癌：组织结构见以纤维血管为轴心的乳头状结构，中间可见杂乱排列的二级、三级分支状乳头，表面衬附腺癌细胞，乳头状结构应占肿瘤细胞的75%以上为诊断标准。癌组织周围基质中可出现纤维瘢痕结构。

（4）细支气管肺泡癌：1999年世界卫生组织将 BAC 严格定义为肿瘤细胞沿原有肺泡结构生长（鳞片状生长）的病变，并且没有间质、脉管或胸膜侵犯的证据。实际上是将 BAC 作为原位癌来看待。在 WHO 肺肿瘤组织学分类中，BAC 分为3个亚型，包括非黏液型（NM-BAC）、黏液型（M-BAC）、混合型，大多数 BAC 是非黏液型，25%的病例是黏液型，混合亚型非常少见。

大体上，BAC 可呈现为一个孤立结节，多发结节或弥漫实变类似肺炎（肺炎型）。孤立结节通常见于非黏液型，肺炎型通常见于黏液亚型。

组织学上 NM-BAC 显示细支气管 Clara 细胞和（或）Ⅱ型肺泡细胞分化。Clara 细胞通常呈柱状，胞质淡嗜酸性，核常位于顶端。Ⅱ型肺泡细胞是立方或圆顶样伴有小的胞质空泡或透明乃至泡沫样胞质，可见嗜酸性核内包涵体。M-BAC 细胞呈高柱状，核位于基底和淡染胞质，有时像杯状细胞含大量胞质黏液并产生黏液在周围肺泡间隙形成黏液池。细胞异型性通常很小。

免疫组化染色肺腺癌可表达 CK7、TTF-1、CAM5.2、CK8、CK18 和 CK19，其中 CK7 在95.83%的肺腺癌中表达（彩图8-6），但在100%的肺小细胞癌和88.57%的肺鳞状细胞癌中为阴性表达。NM-BAC CK7 阳性，甲状腺转录因子-1（TTF-1）阳性，CK20 阴性。M-BAC 中 CK7 阳性，CK20 阳性，TTF-1 阴性。当 M-BAC 与结直肠转移癌形态学鉴别困难时可加染 CDX-2，具体可见表8-2。

表8-2　NM-BAC、M-BAC 与结直肠转移性黏液腺癌的免疫组化鉴别

肿瘤表达阳性率	CDX-2	TTF-1	CK7	CK20
BAC 黏液型	—	17%	100%	60%
BAC 非黏液型	—	94%	100%	—
肺结直肠转移性黏液腺癌	97%	—	23%	97%

（5）伴有黏液分泌的实性腺癌，本节简述以下2种类型。

①胎儿型腺癌：又称肺内胚叶瘤或上皮性肺母细胞瘤，是一种腺体成分类似于肺母

细胞瘤,而无间叶成分的肿瘤。好发年龄 40
—50 岁,无性别差异,以肺外周区多见。
WHO 的概念为由类似胎儿的肺小管、富于
糖原、无纤毛细胞组成的小管,形成腺样结
构,腺体成分有明显的子宫内膜样表现,出现
透亮的细胞核,常见桑葚体。

②透明细胞腺癌:癌组织主要是由透明
细胞构成,任何种类腺癌都可发生局灶性透
明细胞改变,只有透明细胞成分超过 50% 才
能诊断为透明细胞腺癌。透明细胞是其最主
要的形态学特征,诊断时主要与肾透明细胞
癌转移鉴别。

4. 预后　女性性别是肺癌总生存率的
有利因素,但是对于腺癌患者来说其临床意
义比鳞癌患者要明显。当从影响预后的社会
经济因素中分出时,种族并不是一项预后相
关因素。许多生物学检测指标已经公布,如
乳酸脱氢酶(LDH)或血清肿瘤标志物,但是
它们和(或)体重下降在大多数病例中并不是
cTNM 分期的独立因素。

非黏液型预后最好,小于 2cm 的孤立型
BAC,可手术切除治愈;黏液型倾向形成卫
星结节和肺炎型,预后比非黏液型差;具有
BAC 特征的腺癌,预后好于单纯的腺癌,且
BAC 成分越多,预后越好。

四、小 细 胞 癌

肺小细胞癌(small cell lung cancer,
SCLC)发生率在肺癌中居第二位,临床统计
占肺肿瘤的 40% 以上,尸检统计占 15%~
25%。患者男多于女(20:1),发病年龄在35—
60 岁。SCLC 亦多发生于肺中央部,生长迅
速,转移较早,恶性程度高,5 年存活率仅
1%~2%。临床症状表现与肿瘤位于中央及
局部扩散有关,与局部扩散的鳞状细胞癌相
比,喘鸣和咯血相对少见而声嘶和声带麻痹
更为常见。但是,临床症状更与播散性病变
相关(如骨髓和肝转移)。10%~20%病例在
做出原发性诊断时就可确认已经发生了脑转

移,但大多数病例倾向于在病变过程中发生,
副癌综合征也常与 SCLC 相关。SCLC 准确
的细胞起源并不清楚,可能是多潜能支气管
前体细胞,可向每一种主要肺癌类型分化。
但是在神经内分泌肿瘤系列中,与典型或不
典型类癌相比,大细胞神经内分泌癌与
SCLC 具有更相似的形态学和遗传学特征。

1. 大体检查　肿瘤典型者呈白褐色、质
软、易碎的肺门周围肿块,表现广泛性坏死和
淋巴结侵犯。在肺内,肿瘤以黏膜下和环状
生长方式沿支气管扩散,常侵及淋巴管。约
5% 的 SCLC 表现为硬币状周围病变。

2. 细胞学　细胞学标本表现为疏松的
和不规则的或合胞体样的细胞簇,也可表现
为单个肿瘤细胞呈线状排列。在黏附性细胞
聚集物中可观察到明显的核切迹。核分裂象
易见。每一个肿瘤细胞的核浆比较高,外形
呈卵圆形至不规则形。固定良好的细胞特征
是可见到细颗粒状均匀分布的染色质,呈典
型的椒盐状外观,而固定不好的细胞可见染
色质呈无结构状且深染,缺乏明显的核仁或
极少见。由于恶性细胞核的脆性,在所有类
型的切片上常可见到条纹状染色质,特别是
在抽吸活检和刷取标本中。另外,切片背景
中常存在凋亡小体和颗粒性坏死碎屑。

3. 显微镜观察　SCLC 的癌细胞很小,
呈短梭形或淋巴细胞样,有些细胞呈梭形或
多角形,胞质甚少,形似裸核。癌细胞常密集
成群,由结缔组织分隔(彩图 8-7)。有时癌
细胞围绕小血管排列成假菊形团或管状结
构。SCLC 起源于支气管黏膜和黏液腺内
Kultschitzky 细胞,是一种具有异源性内分
泌功能的肿瘤。可见到与其他神经内分泌肿
瘤相同的结构模式包括巢状、小梁状、周围栅
栏状和玫瑰花结状生长。也常表现为层状生
长而不伴有上述常见的形态模式。肿瘤细胞
常小于 3 个静止期小淋巴细胞的大小,具有
圆形、卵圆形或梭形核,胞质稀少,核染色质
呈细颗粒状,核仁缺乏或不明显,细胞边界不

清,核切迹常见,核分裂数高,平均超过 60/2mm²。该肿瘤定义为高级别,因此对其进行分级并不适宜。尚未发现原位性病变。在较大的标本中肿瘤细胞更大,可见散在分布的多形性肿瘤巨细胞,染色质疏松,核仁明显,坏死病变广泛,细胞凋亡活跃,以及挤压假象伴血管周围碱性 DNA 壳形成(Azzopardi 效应)。复合性 SCLC 指与非小细胞癌相混合的小细胞癌,包括鳞状细胞癌、腺癌和大细胞癌,少数为梭形细胞或巨细胞癌。

4. 免疫组化　当光镜下诊断为小细胞癌时,电镜观察表明至少在 2/3 的病例中存在直径约 100nm 的神经内分泌颗粒。免疫组化研究提示大多数病例表现 Syn、CgA 和 CD56(彩图 8-8)阳性。<10% 的 SCLC 可表现所有神经内分泌标记物阴性,90% 以上的病例表现 TTF-1 阳性(彩图 8-9);肿瘤细胞增殖指数高,Ki-67 标记 50%～80%(彩图 8-10)。

5. 鉴别诊断　鉴别诊断包括淋巴样浸润、其他神经内分泌肿瘤、其他"小圆蓝细胞肿瘤"(SRBCT)和原发性或转移性非小细胞癌。挤压假象不仅存在于 SCLC 中,也见于类癌、炎症或淋巴瘤的淋巴细胞及分化差的非小细胞癌。在受到挤压的标本中,观察到一些保留的肿瘤细胞是诊断 SCLC 所必需的。细胞角蛋白和白细胞一般抗原及神经内分泌标记物和 TTF-1 的免疫组化染色对诊断有帮助。典型和不典型类癌并不表现 SCLC 中的坏死程度、核分裂及凋亡活性。其他 SRBCT 包括原发性神经外胚层肿瘤(PNET)的核分裂活性较 SCLC 低,且表现 MIC-2(CD99)阳性,而细胞角蛋白或 TTF-1 呈阴性。CK20 阳性、CK7 或 TTF-1 阴性可以鉴别梅克尔细胞癌与 SCLC。从形态上区分 SCLC 和 NSCLC 是困难的,诊断的基础是质量好的 HE 染色切片和固定良好的组织。

6. 预后　临床预后负性相关因素包括"广泛性"病变分期、行为状态差、血清 LDH 或碱性磷酸酶上升、血浆白蛋白和血钠低。尚无与预后相关的组织学或遗传学因素。少数病变早期的肿瘤可成功切除。肺小细胞癌是肺癌中最凶险的,一般发现就已有远处转移了,其对放化疗比较敏感,经过治疗后肿瘤体积会减小,看似缓解得很好,但是不久还会复发。

五、大 细 胞 癌

肺大细胞癌又称未分化大细胞癌,目前常称为大细胞肺癌(large cell carcinoma),是一种未分化的非小细胞肺癌,因其细胞体积大且形态多样,故称未分化大细胞癌。大细胞肺癌缺乏 SCLC 的细胞学及组织学病理结构特征,缺乏腺状或鳞状分化,又可分为大细胞神经内分泌癌、复合性大细胞神经内分泌癌、基底样癌、淋巴上皮癌样癌、透明细胞癌、大细胞癌伴横纹肌样表型 6 个亚型。大细胞未分化癌约占肺癌总数的 9%。除基底样癌以外,多为外周型肺癌。大细胞肺癌(除淋巴上皮癌样癌以外)以男性、吸烟人群多见,发病年龄在 60 岁左右。淋巴上皮癌样癌是一种罕见肿瘤,但在中国可占肺癌总数 1%,女性多见,发病平均年龄 57 岁,仅 40% 为吸烟者。

与其他类型非小细胞肺癌相比,大细胞肺癌临床症状并无特殊之处。常见的症状有刺激性干咳、痰中带血和咯血(以痰中带血为首发症状的肺癌患者占 25%～35%)、胸痛、发热(以发热为首发症状的肺癌患者占 20% 左右)、气促(约 6.6% 的肺癌患者以气促为首发症状),大细胞肺癌异位激素分泌较为少见。

1. 大体病理　典型的大细胞肺癌为体积较大的外周型肿物,亦可侵犯亚段或较大的支气管。肿物常侵犯脏胸膜、胸壁或毗邻组织结构。肿瘤切面多为粉红或棕褐色,常伴坏死,偶有出血,空洞形成较少见。大细胞神经内分泌癌多为外周型,而基底样癌多侵犯支气管壁生长。

2. 细胞学　大多数大细胞肺癌没有标志性的细胞学特征。大部分细胞涂片具有合胞体,少部分涂片细胞为分散状。肿瘤细胞边界不清,合胞体分布杂乱。细胞核形态各异,染色质分布亦不均匀,核仁通常十分显著。细胞质为嗜碱性,核浆比较高的细胞少见。大细胞神经内分泌癌具有神经内分泌特征,与小细胞肺癌不同的是其核仁显著,细胞核直径是小淋巴细胞的 3 倍。基底样癌细胞涂片既有单个肿瘤细胞,又有合胞体聚集。发育良好的细胞核呈栅栏状排列,可看作是一些合胞体的边缘。淋巴上皮癌样癌具有凝聚性的平坦合胞体。肿瘤细胞呈纺锤形,具有大的孤立性细胞核,核仁巨大,常混有大量的小淋巴细胞。

3. 显微镜观察　大细胞未分化癌是一种排除鳞癌、腺癌及 SCLC 的分化差的肿瘤,常由片状或巢状大多边形细胞组成,具有囊状细胞核,核仁显著,细胞质中量(彩图 8-11)。在超微结构中常有极少的鳞状或腺状分化。癌细胞形成实体性癌巢或较大团块,主要由胞质丰富的大细胞组成,癌细胞高度异型。有时也可出现数量不等的多核癌巨细胞或胞质空亮的透明细胞。此型恶性程度颇高,生长快,容易侵入血管形成广泛转移。

4. 鉴别诊断　大细胞肺癌的鉴别诊断包括分化差的鳞癌和实体型腺癌,鉴别点在于分化差的鳞癌具有角质灶和(或)细胞间桥,实体型腺癌至少 2 个高倍视野中含有不少于 5 个黏液滴。

5. 预后　手术切除率较 SCLC 高,一般 5 年生存率高于 SCLC,低于分化较好的腺癌或鳞状细胞癌。大细胞肺癌预后较同样分期的鳞状细胞癌或腺癌差,放化疗敏感性亦较鳞状细胞癌和腺癌差。因为多项研究对肺大细胞癌诊断标准不一,故生存率差异较大,局限期病变手术切除后 5 年生存率为 62.5%,

可切除病变 5 年生存率为 35%,低于Ⅰ～Ⅱ期的鳞癌及腺癌。Ras 和 P53 突变可能是Ⅰ期肿瘤的预后不良因子。

六、肺 类 癌

肺或支气管类癌占肺部肿瘤的 1%～2%,其中典型类癌(typical carcinoid,TC)占 80%～90%,10%～20%的类癌示非典型类癌(atypical carcinoid,AC)。

TC 60%～70%发生在主支气管或叶段支气管,属于中央型,因而由于其中央气道阻塞临床出现症状较早。有资料表明类癌发病率女性要稍多于男性,但最近的研究表明男女具有同样的发病率,甚至有研究指出男女的发病率是 3.6:1,类癌的发病年龄较广,平均年龄为 46 岁。年轻人患类癌的比率较高,是儿童肺部最常见的原发性肿瘤,绝大多数见于青春期后。常见的临床症状包括咳嗽、哮喘、咯血,然而有 25%的患者没有任何症状。多发于大气管内,呈孤立的、息肉样包块,亦可侵犯管壁,甚至肺实质。光镜下癌细胞较小,大小形状一致,多排列成实性巢,或实性条索小梁状,核分裂象罕见,间质富于血管,一般无坏死(彩图 8-12)。电镜下细胞器发达,含较多的神经内分泌颗粒,且较大,直径为 100～450nm,细胞基底部可见基膜。

AC 患者平均年龄较典型类癌患者大,与吸烟有关(83%～94%),常见于男性。AC 多发于外周部,可见肺内圆形或卵圆形肿块,轮廓光滑或分叶状(彩图 8-13)。光镜下癌细胞小,但比 SCLC 大,常排列成巢状、条索状或小梁状,胞核深染,细胞呈多形性,并可见梭形细胞,其边缘细胞排列呈栅栏状(彩图 8-14),癌巢中常有坏死,间质可有淀粉样沉着。电镜下可见神经内分泌颗粒,但数量较典型类癌少,且分布不均,细胞器中等量。不典型类癌在以下几个方面不同于典型类癌:①核分裂象增加,每 1～2 个高倍野可见 1 个核分裂象或 5～10 个核分裂象/10 高倍野;

②胞核呈多形性、着色深,且核浆比异常;③细胞较多的区域组织形态不规则;④肿瘤有坏死。

1. **免疫组化** 嗜银染色和电镜检查有助于确诊神经内分泌癌,因为从 TC 到 SCLC,神经内分泌颗粒逐渐减少。神经特异性烯醇化酶(NSE)对鉴别亚型没有帮助。但术前血清 NSE 水平或许在区别 TC 和 AC 上有意义。角蛋白、5-羟色胺、CgA、Leu7 等在鉴别诊断上有帮助。有学者提出放射性核素[123]I 或[111]In 标记的闪烁扫描可辅助诊断。此外,电镜研究显示从 TC 到 SCLC,DNA 含量明显增多,这对类癌的鉴别诊断亦有帮助。用免疫组织化学染色则可以显示类癌合成的肽类,如 5-羟色胺、降钙素等。在不同类型的神经内分泌肿瘤中,对神经内分泌激素标记的免疫组化染色,以 TC 的百分比、分布和强度最高,嗜铬粒蛋白是鉴别神经内分泌细胞最有效的免疫组化标记,其次是突触素和 Leu7。TC 和 AC 均可见非整倍体,所见比例为 TC 5%~32%、AC 16%~79%。

非整倍体在 AC 要比在 TC 中多得多,其提示预后差,然而,所有的非整倍体类癌的生物行为都不是侵袭性的,一项研究表明,非整倍体类癌的患者中,58%生存到 5 年。

2. **预后** 手术治疗为 TC 的首选。肺功能不能耐受开胸手术者可以内镜或激光摘除肿瘤,但该方法有出血的危险,且不利于肿瘤的正确分期。典型类癌在诊断时多为早期,仅 3%有淋巴结转移,故手术范围相对保守,对于无淋巴结转移或无远端阻塞性肺脓肿者,甚至可行支气管袖式切除、段切除或楔形切除。如术前诊断不明,则应做常规肺切除术。TC 的手术效果好,5 年生存率高于 90%,10 年生存率可高达 84%。

由于 AC 患者就诊时半数已是Ⅲ期,48%的患者有淋巴结转移,22%有纵隔淋巴结转移,故对浸润型的 AC 要扩大切除,如肺功能不允许,也应积极行肺部分切除。Mar-ty 等认为外科手术是唯一有效的方法,切除的范围包括肺及淋巴结清扫,这样可以保证正确的分期和治疗。一些学者赞成更保守的方法,因为 AC 远处转移较局部复发更常见。Kayser 等推荐的方法为最小限度的肺切除(肿瘤及无功能的周边肺),并认为预后与淋巴结转移有关,故清扫淋巴结是必需的。对于 AC 的辅助治疗尚有争议。有学者认为术后放疗对 AC 患者生存率和复发无影响,且与肿瘤大小及淋巴结情况无关,仅与病理类型有关。Paladugu 报道 37 例外科术后发现远处转移的 AC 辅助化疗,生存期为 23~127 个月。Grote 等化疗了 8 例有远处转移的患者,40%有效,所用化疗方法与 SCLC 类似,但有效率不如 SCLC。Marty-Ane 认为Ⅲ期或远处转移的患者应行化疗。5 年生存率,非典型类癌要明显低于典型类癌,分别是 87%和 56%。

七、涎腺型肿瘤

肺的原发性涎腺型肿瘤很少见,不足所有肺肿瘤的 1%,可能来源于黏膜下支气管腺体,多数位于主支气管。

(一)黏液表皮样癌

肺黏液表皮样癌(mucoepidermoid carcinoma),在所有肺肿瘤中所占比例少于 1%,性别分布均等,年龄范围 3—78 岁,50%患者小于 30 岁,该肿瘤是主要的儿科支气管内肿瘤。临床症状和体征与肿瘤的息肉状支气管内生长和气管、大气道的激惹有关。

1. **大体病理** 高分化者,可有不完整包膜或假包膜,直径<5cm,切面实性,灰白,含多少不等的黏液小囊。低分化者,无包膜,界限不清,常侵犯周边组织,切面灰白,质偏硬,囊腔少见。

2. **显微镜观察**

(1)肿瘤以 3 种细胞为特征(彩图 8-15),即柱状或杯状的黏液细胞、多角形的表皮样细胞(鳞状细胞)和较小的中间细胞;有时偶见胞质透亮,细胞界限清楚的透明细胞,黏液和糖原染色为阴性。

(2)瘤细胞组成多个不规则瘤巢,呈实性或囊性上皮岛样排列,伴黏液外渗和炎症促纤维间质变化。囊性腔隙衬覆黏液细胞并可以伴有中间细胞或表皮样细胞。

(3)组织学分型:根据细胞成分及分化程度分为高、中、低分化三型。

3. **组化染色**　黏液细胞及囊腔内容物PAS染色(彩图 8-16)、黏液卡红和阿尔辛蓝染色阳性。

4. **免疫组化**　表皮样细胞和中间型细胞 CK、EMA 呈阳性,透明细胞弱阳性,黏液细胞 CEA 阳性。也有研究提出 cerbB-2 可出现阳性表达,p53、p63 在分化越低的黏液表皮样癌中阳性表达越强。

5. **预后**　肺黏液表皮样癌 5 年生存率与组织学分型相关,25%～95%不等,复发率和转移率随分化程度的降低明显增高。Skalova 等研究认为 Ki-67 的表达水平可作为涎腺黏液表皮样癌的一个明显的预后因素。

(二)腺样囊性癌

腺样囊性癌(adenoid cystic carcinoma)是最常见的支气管涎腺型肿瘤,通常集中于主支气管,并易累及气管,但也可以见于肺周边部。通常无明显的呼吸道阻塞症状如咳嗽、气短等,有些患者因为喘鸣、喘息而被误诊为哮喘。性别分布均等,好发年龄 40－60岁,大多数病例的行为隐匿、无痛性生长,转移之前伴有多次局部复发,常转移至部属淋巴结和肺实质。

1. **大体病理**　肿瘤边界清,但无包膜,呈圆形或结节状,较小,直径多在 2～4cm,常侵犯神经及周围组织。浸润性生长。切面灰白或灰黄色,质硬,实性,如致密的瘢痕。

2. **显微镜观察**

(1)肿瘤由两种细胞组成(彩图 8-17):一为具有嗜酸性胞质、空泡状核的立方形排列成腔的导管上皮细胞,但该上皮细胞不易

看到;二为肌上皮细胞,似基底样细胞,具有圆形深染的核,细胞界限不清,该类细胞可能与基膜样物质、玻璃样物质或间质黏液有关。

(2)浸润性边界,可见侵犯神经(彩图 8-18)。

(3)数量不等的透明细胞、极少基膜和透明物质。

(4)常存在筛状结构。

(5)根据瘤细胞形成的组织结构分为三型:①管状型,导管形成完好,由内层的上皮细胞和外层的肌上皮细胞形成,中央为管腔;②筛状型,最常见,为圆形、卵圆形或不规则形的上皮细胞巢,其间含有大小不等的囊性腔隙,呈筛孔状,与藕的横断面相似,囊内充满透明或嗜碱性黏液样物质;③实性型,较少见,瘤细胞构成实性团片,缺乏管状和微囊结构,实性区无诊断价值,应寻找具有诊断价值的筛状或导管结构。

发生于涎腺的腺样囊性癌临床行为常表现为生长缓慢、弥漫浸润、远处转移的潜能,主要是肺和骨,在此应注意结合临床检查与肺原发的腺样囊性癌鉴别。

3. **免疫组化**　腺样囊性癌中的腺上皮对 CK5/6(彩图 8-19)、CK8、CK12、EMA、CEA 均呈阳性表达,导管细胞对抗淀粉酶、LF、溶菌酶等可呈阳性反应,表明这些细胞具有分泌功能;肿瘤性肌上皮细胞胞质内有丰富的 actin 及 myosin 的肌微丝及 S-100 蛋白,这些细胞分布于腔隙的周边部、筛状结构及小导管外周,或散在于上皮团块之中,p63染色阳性(彩图 8-20)。

4. **预后**　肿瘤的主要治疗原则是外科手术切除,放射治疗可使肿瘤明显缩小,但通常难以切除干净,故复发率和死亡率都很高。发生于气管支气管者比发生于涎腺者侵袭性更强,发生于肺的腺样囊性癌的 5 年和 10 年生存率分别为 55%和 39%。

(三)上皮-肌上皮癌

上皮-肌上皮癌(epithelial-myoepithelial

carcinoma)作为气管支气管树中所发生的各种涎腺肿瘤之一,已有大宗病例分析,发病年龄范围在 33－71 岁,无明显性别优势。

1. 大体病理　肿物多结节状,有宽的基底,被膜不明显并与周围组织粘连。切面实性,灰白或灰黄色,可见出血及囊性变。

2. 显微镜观察

(1)分叶状生长,管状和实性区混合存在。

(2)由两种细胞按不同比例构成典型的"双套管"样腺管结构:内层为腺上皮细胞,立方或矮柱状,胞质细颗粒状,构成的管腔内含嗜酸性分泌物;外层为肌上皮细胞,单层或多层,胞体大呈柱状、卵圆形或多角形,边界清,胞质呈特征性透明状,核呈空泡状,肌上皮细胞片块间可伴有基膜或玻璃样物质。

(3)细胞大小较为一致,异型性小,透明细胞团中可见 0～2 个核分裂象/10 个高倍镜视野。

(4)腺上皮细胞和肌上皮细胞所占比例不等,有时以透明细胞为主,呈片或巢状。

(5)肿瘤可侵犯周围神经和血管,偶见骨侵犯。

3. 免疫组化　腺上皮细胞 CK 强阳性,EMA 弥漫强阳性,细胞近腔面及管腔内黏液 CEA 呈阳性;肌上皮细胞 SMA、actin、myosin 和 S-100 染色阳性;腺管周围基膜样物对 Ⅳ 型胶原反应阳性。

4. 预后　尽管可发生后期复发,但外科切除是治疗的选择,并且通常是治愈性的。

（曹智新　王强修　李新功　王　栋）

第四节　肺良性转移性肿瘤

一、转移性平滑肌瘤

1939 年,Steiner 首次报道了 1 例子宫多发性平滑肌瘤死亡病例,尸解时发现肺内分化良好的平滑肌结节,镜下见由子宫转移至肺且呈良性组织学表现的平滑肌瘤,并命名为"转移性纤维平滑肌瘤"。此后不断有类似的病例报道,学者们将其命名改为"良性转移性平滑肌瘤(benign metastasizing leiomyoma,BML)"。BML 少见,目前文献报道不足 200 例。发病年龄 23－77 岁,多见于 35－55 岁,多有子宫肌瘤病史或手术史。肺部出现转移可发生于诊断子宫平滑肌瘤后 3 个月至 20 年(平均 14.9 年),也有转移灶与原发灶同时发现的病例报道。最常见的转移部位是肺和淋巴结,转移瘤平均直径为 2 cm,肺部转移瘤多为实性,极少数内含液体呈囊性。病灶常为多发,大部分患者早期无症状或表现为轻微咳嗽、胸痛、呼吸困难,常于临床查体时偶然发现。

影像学检查是诊断肺部转移瘤的主要手段,文献报道肺的 MBL 主要表现为双肺实性结节。冯敏等报道 6 例患者中有 1 例患者为囊性肿块。冯键等报道一例患者双肺多发性结节同时伴有左肾转移,于呼吸内科反复行肺穿刺活检细胞学检查未能明确诊断,后经胸腔镜下活检病理及免疫组化检查才明确诊断。因此,在临床工作中发现双肺多发性实性肿块甚至伴全身其他部位转移灶或伴有空洞时,不能盲目诊断为肺癌或非特异性感染病灶,应考虑 BML 可能,需仔细询问病史,尤其是否有子宫肌瘤病史。

病理特征:①肉眼观察:结节大小不一,边界清楚,切面实性多见,无出血及坏死。②显微镜检查:肺的转移性肿瘤与子宫原发性肿瘤具有相似的组织病理学形态学特点。低倍镜下可见肺组织内多个界线较清的大小不等的结节,肿瘤由梭形细胞构成,为分化成熟的平滑肌细胞,呈编织状或束状排列,高倍镜下见细胞形态一致,束状或栅栏状排列,胞质丰富,核呈梭形,无核异型,未见核分裂象及坏死。肿瘤与周围的肺组织界线清楚。结节之间可见残存的肺组织。③免疫表型:平滑肌标记 vimentin、CD10、desmin、actin 及 SMA 阳性,ER、PR 阳性率达 100%。一般表现为低增殖性、Ki-67 阴性或<1%,瘤内残存的肺泡上皮 CK7 和 TTF-1 阳性。④鉴别诊断:肺良性转移性平滑肌瘤的诊断主要依靠临床病史及病理检查,因其罕见,极易误诊,需与转移性平滑肌肉瘤及原发性平滑肌瘤相鉴别,miR-221 水平上调可能有助于两者的鉴别。

由于国内外关于 BML 的报道很有限,使得 BML 的治疗缺乏统一标准。目前来看,以外科手术和激素治疗为主要治疗手段。BML 的发展过程缓慢,某些病例中疾病进展可持续数十年。虽然肿瘤本身并不致命,但病变的持续进展,如广泛肺内播散所致呼吸衰竭,可能危及患者的生命。目前,BML 的临床治疗方案基本上由医师根据经验制订,鉴于 BML 对化疗不敏感,手术联合内分泌治疗是较理想的选择,对于能够手术切除的病灶应予切除,不仅有助于明确诊断,还可减轻肿瘤负荷,缓解肿瘤对邻近器官的压迫。多项研究已证实,BML 表达 ER、PR,属于激素依赖型肿瘤,一方面,手术除了切除原发及转移病灶外,同时去除卵巢,通过雌激素耗竭使肿瘤萎缩;另一方面,对 ER 和 PR 阳性及保留卵巢功能者,应给予内分泌治疗,可选用抗雌激素类药,如雷诺昔芬、LHRH 或 Gn-RH。然而,激素治疗并非对所有患者都有效,其不良反应如水肿、疲乏、恶心及绝经后生理功能紊乱等容易造成患者依从性差。对于这类患者,手术减瘤后行密切随访是有必要的。因此,正确认识和准确诊断 BML 能避免对患者的过度治疗及延误治疗。冯键报道的 5 例患者均接受了手术治疗,有 2 例患者行根治性切除,3 例患者行胸腔镜下活检,术后 1 例患者给予了内分泌治疗,说明该病目前尚缺乏固定的治疗模式,同时也说明在临床工作中对于该病仍缺乏充分认识。该病多表现为肺内周围型病灶,当前胸腔镜手术广泛开展,为这类患者明确诊断与手术治疗提供了微创手术的可能。

肺的 BML 病程缓慢,预后较好。Motegi 等报道 14 例肺的 BML 患者中 1 年内死亡的仅有 1 例,2 例生存 1~2 年,11 例生存期超过 4 年,最长者生存期超过 30 年。Kayser 等报道的 10 例肺的 BML,病变切除后中位生存期达 94 个月,而同时观察的 2 例转移性平滑肌瘤最长生存期为 22 个月。从既往文献来看,BML 发生的时间间隔长、多病灶直径<3cm、肿瘤组织含中等量的血管、激素受体阳性率高者预后较好。另据报道,p53 的高表达常与预后差有关。

综上所述,BML 是一种生长缓慢、具有良性组织学表现的转移性肿瘤。BML 是起源于子宫的、具有激素依赖性的低度恶性潜能肿瘤性病变,其发病机制仍不十分明确。正确认识和诊断 BML 是恰当处理该类患者的基础,手术联合激素治疗是目前治疗 BML 的常用方法。细致、深入的分子生物学研究可帮助我们发现更好的标志物,以协助准确诊断、合理治疗这种具有转移潜能的平滑肌肿瘤。

二、转移性涎腺多形性腺瘤

多形性腺瘤多见于涎腺,又称混合瘤,其生物学行为属良性。多形性腺瘤可复发,也可恶性变。其中极少数组织学上良性的多形性腺瘤可发生局部或远处转移。目前报道不足 100 例,腮腺为最常见的原发部位,其次是下颌下腺。转移性多形性腺瘤的常见部位依次是骨(45%)、头颈部及肺。以女性多见,患者往往发现原发肿瘤 1~51 年发生转移。多发性多形性腺瘤、局部复发及患者年龄被认为是发生转移性多形性腺瘤的危险因素。

诊断转移性多形性腺瘤需具备以下两个

条件：①原发灶与转移灶必须分离，并具有相同组织学表现；②原发灶与转移瘤必须含有典型的多形性腺瘤成分，且无任何恶性组织学表现。其免疫组化标记也同多形性腺瘤，常标达 CK、S-100 蛋白、p63 蛋白及 GFAP。手术切除是目前治疗本病的主要手段，术后 10 年内发生转移者较 10 年后发生转移者预后差。

三、转移性肾孤立性纤维性肿瘤

孤立性纤维性肿瘤是一种少见的梭形细胞肿瘤，多见于胸膜，发生在肾者很少见，目前文献报道不足 100 例。肾孤立性纤维性肿瘤绝大多数为良性，检索文献，仅见 6 例恶性。近年来，有文献报道发生在肾的个别孤立性纤维性肿瘤，组织学特征为良性，但发生了肺等部位的转移，值得关注。

Sasaki 等报道一例 48 岁右肾孤立性纤维性肿瘤患者，术后 8 年发生肺及肝转移。姜忠敏等最近报道一例 60 岁女性患者，左肾孤立性纤维性肿瘤术后 10 年发生了肺内转移。认为形态学呈良性的肾孤立性纤维性肿瘤，尤其是黏液型孤立性纤维性肿瘤，术后有复发和转移的生物学行为，需要密切随访。

（王强修　李　钧）

第五节　肺内几种少见的疑难肿瘤

1. 肺原发性巨细胞瘤　巨细胞瘤多见于甲状腺、皮肤、纵隔及胰腺等处，发生于肺内者很少见，巨细胞瘤以良性居多，国内仅见一例恶性巨细胞瘤报道。本病多见于中老年人，临床症状及影像学检查缺乏特异性，确诊需靠病理检查。

肺原发性巨细胞瘤属具有低度恶性潜能的肿瘤，肉眼观察肿瘤呈实性膨胀性生长，边界欠清楚。显微镜下观察，肿瘤主要由肿瘤性单核细胞及大量单核细胞背景下散在分布的破骨细胞样多核巨细胞构成，其中单核细胞可见细胞异型性及核分裂象，而多核巨细胞缺乏异型性。免疫标记显示肿瘤细胞呈 CD68 和 vimentin 阳性表达。本病需与含巨细胞的肺肉瘤、软骨母细胞及转移性富含巨细胞的骨肉瘤鉴别。

肺原发性巨细胞瘤有局部侵袭性生长的倾向，治疗以手术切除和区域淋巴结清扫为主。近年来，高电压放疗技术的发展提高了肺巨细胞瘤的敏感性，对复发难治性巨细胞瘤等可考虑放疗。

2. 肺原发性尤因肉瘤/原始神经外胚层瘤　尤因肉瘤/原始神经外胚层瘤属于 PNET 肿瘤家族，多见于骨及软组织，发生在肺内者目前文献报道不足 30 例。本病多见于青少年，中位发病年龄 30.6 岁。临床表现及影像学检查均缺乏特异性，确诊靠病理检查。

肺的尤因肉瘤/原始神经外胚层瘤属于高度恶性肿瘤，镜下表现为密集一致的小细胞，弥漫或分叶状分布，免疫组化显示瘤细胞表达 CD99、vimentin 及 Fli-1。FISH 检测 EWSRI 断裂基因呈阳性。同时应与肺内转移性尤因肉瘤/原始神经外胚层瘤、小细胞癌及恶性淋巴瘤等鉴别。

发生于肺的尤因肉瘤/原始神经外胚层瘤在治疗方面以手术和放、化疗为主，其预后较差。

3. 肺原发性恶性黑色素瘤　恶性黑色素瘤最常见于皮肤，皮肤外恶性黑色素瘤罕见，而肺原发性恶性黑色素瘤在临床上极为罕见，约占肺部肿瘤的 0.01%，以中年为主，男性略多于女性，其恶性程度高，PMML 较发生的部位和大体观，与其他类型肺癌相同，影像学检查易误诊为癌。

肿瘤常发生在支气管及气管内，大多数

呈孤立性、息肉状并显示有不等量的色素。镜下特点为：①肿瘤排列呈巢状、结节状及血管外皮瘤样；②肿瘤常由多种不同类型细胞，如上皮样、梭形、未分化细胞等组成，瘤细胞具有明显多形性、异型性；③仔细寻找支持恶性黑色素瘤的辅助线索，如组织黑色素沉着，一定要注意与肺色素沉着相鉴别。肺原发性恶性黑色素瘤应注意与小细胞肺癌、低分化鳞癌、低分化腺癌、大细胞癌、肺滑膜肉瘤、间变性大细胞淋巴瘤、恶性间皮瘤及转移性恶性黑色素瘤等相鉴别。

肺原发性恶性黑色素瘤的影像学表现无特异性，有文献报道 X 线胸片示该瘤多无"毛刺征"，肺门区多无肿大淋巴结。肿块密度较高，质地均匀，边缘较光滑，可略呈分叶状，可有阻塞性炎症或弥漫性肺泡浸润影。

恶性黑色素瘤对化疗及放疗均不敏感，治疗以手术切除为主，同时辅以生物治疗，放、化疗效果差。本瘤预后差，多在确诊后 1 年内死亡，其死亡原因多为局部复发、肿瘤向周围浸润和远处广泛转移。本病易局部复发，向周围侵犯和全身转移。

4. 气管腺样囊性癌　气管腺样囊性癌（TACC）起源于气管黏膜下浆黏液腺体，因 TACC 生长缓慢，从出现症状到引起患者注意而就诊的时间通常较长。TACC 是一种低度恶性的肿瘤，是肺罕见肿瘤之一。好发年龄为 40—50 岁，文献报道男女比例大致相同或女性略高。TACC 多位于气管主干或主支气管，最常见于主气管上 1/3 段。TACC 早期症状无特征性，可以不引起任何呼吸道阻塞症状，常规 X 线胸片不易发现，极易误诊。当肿瘤占气管管腔 30% 以下可无症状，超过 50% 时可有自觉症状，超过 75% 时则出现阻塞性症状，可出现呼吸困难、咳嗽、喘息、咳痰、咯血或痰中带血、声音嘶哑、咽部异物感、发热等。影像学检查是发现 TACC 的重要手段。

病理检查：肿瘤大小 1~4cm，平均大小 2cm。肿瘤由导管细胞和肌上皮两种细胞组成筛状/管状结构，两种细胞形态相似，细胞小而一致，呈基底细胞样，细胞质较少，核浆比增高，核深染，部分细胞可见核仁，坏死及核分裂象罕见。TACC 具有特征性的免疫组化表达方式：癌巢中肌上皮细胞可表达 p63、S-100、calponin、actin、CD117 等；导管细胞表达 CK7、CK8/18 等；肌上皮及导管细胞均部分表达 CK（AE1/AE3），筛孔状管腔内粉染物及周围粉染基质可表达 CollagenV、Laminin 等。AB/PAS 染色显示囊腔内呈紫蓝色颗粒。

气管 TACC 是罕见的原发于气管的低度恶性肿瘤，肿瘤生长缓慢，症状出现到确诊时间较长，容易后期发生局部复发和远处转移。就诊时多数已侵及甲状腺组织，需要与原发于甲状腺的恶性肿瘤相鉴别，特别是在甲状腺穿刺和术中冷冻检查时。结合电子喉气管镜下表现、典型的形态学及免疫组织化学和组织化学染色有助于准确诊断。治疗以手术切除及术后放疗为主。手术难以将肿瘤完全切除干净，术后放疗对延缓术后复发起到很大作用。

5. 支气管颗粒细胞瘤　支气管颗粒细胞瘤（GCT）是一种罕见的软组织肿瘤，发生在支气管的 GCT 极其罕见，占所有 GCT 的 6%~10%，任何年龄均可发生，多见于 30—60 岁患者，成年女性多见，缺乏特征性临床及影像学表现，多数患者因肿物阻塞支气管，而出现咳嗽、咳痰、咯血、气短、发热等症状。肿瘤绝大多数为良性，恶性者仅占 1%~2%，恶性的 GCT 的临床表现有局部复发、快速地生长、浸润性生长、肿瘤转移等。

GCT 多呈有蒂或无蒂息肉状隆起突入支气管管腔内，切面为分叶状，灰白、粉红或淡黄色，质地中等，与周围组织界限清楚，但无包膜。肿瘤位于支气管假复层纤毛柱状上皮黏膜下，由巢状、片状排列的圆形或多边形细胞组成；瘤细胞核小、卵圆形或胖梭形，居于细胞中央,可见核仁;胞质丰富,呈嗜伊红染细颗粒状;瘤细胞无异型性,未见核分裂象及坏死。瘤细胞可表达 S-100、多肽抗原、波形蛋白、神经特异性烯醇化酶(NSE)、突触素(Syn)、神经细胞黏附分子(CD56)、钙结合蛋白(Calretinin)、CD99、Bcl-2、糖原染色(PAS),其余细胞角蛋白(CK)、上皮细胞膜抗原(EMA)、平滑肌肌动蛋白(SMA)、CD117、DOG-1、CD34、嗜铬素(CgA)均不表达。最近文献报道,TFE3 是诊断颗粒细胞瘤有价值的免疫组化标记物。GCT 的鉴别诊断主要与上皮样平滑肌瘤、胃肠道外间质瘤、横纹肌瘤、嗜酸细胞型类癌及冬眠瘤进行鉴别。

本病治疗以手术彻底切除瘤体为主,术后切缘阴性的患者预后更好,也可在支气管镜下用激光、微波切除,切除后多不复发,预后良好。GCT 对于放、化疗不敏感,不推荐用于临床治疗。

6. 肺髓系肉瘤　淋巴造血系统肿瘤分类中所谓的髓系肉瘤,是指骨髓以外解剖部位发生的由原始髓系细胞形成的肿物。肺部发生的髓系肉瘤可表现发热、胸闷、胸痛、咳嗽、咳黏痰,也可能不出现症状。影像学检查可见肺内结节状肿块,界线清楚或周边浸润,可为孤立病灶,也可为多发性小结节,密度较均匀,无钙化影。MRI 检查类似淋巴瘤,T_1 加权图像为中等或中等偏低信号,T_2 加权图像为中等偏高信号,信号一般较均匀。

肺的髓系肉瘤可累及各个肺叶,可靠近肺门,也可呈周围型病变。镜下肿瘤细胞弥漫浸润,破坏肺组织,周边部分可沿肺泡壁浸润,可累及胸膜。肿瘤细胞为原始或幼稚的造血细胞,可呈原始粒细胞样、原始单核细胞样或原始粒细胞-单核细胞样,肿瘤中可显示原始或幼稚造血细胞的成熟现象,出现早幼粒细胞或中幼粒细胞。肿瘤同时具有三系不同的造血细胞,以及主要为红系前体细胞或原巨核细胞构成者非常罕见。原始粒细胞形

态较规则,核圆形,有多个核仁,核染色质均细,胞质呈嗜碱性。早幼粒细胞的体积稍大,细胞核常偏位,多数可见核仁,核染色质较粗,胞质较丰富,也呈嗜碱性,淡蓝着色。中幼粒细胞胞体较小,细胞核偏位,核仁较小,染色质粗、凝集状,胞质出现特异性颗粒。原始巨核细胞体积大,细胞核也大,且常有核膜凹陷、折叠,具有多个明显的核仁。幼稚巨核细胞体积大,形态不规则,细胞核扭曲、分叶状,核仁消失,胞质丰富。肿瘤细胞最常表达 CD68/KP1,另外 MPO、CD117、CD99 也呈阳性。当存在浆细胞样树状突细胞分化时,CD123 表达阳性。肺的髓系肉瘤相当少见,需要与发生在肺的各种淋巴瘤及其他小圆细胞肿瘤鉴别,某些情况下在肺组织发生的髓样化生也是需要鉴别的病变。

治疗方面,建议尽早采用针对急性髓细胞白血病的化疗方案进行全身治疗,全身化疗后中位生存时间为 36 个月。单纯病变切除或局部放疗不能改善预后,中位生存时间14 个月,且有可能进展为白血病。

7. 肺透明细胞瘤　肺透明细胞瘤(CCTL)是血管周上皮样细胞肿瘤(perivascular epithelioid celltumor,PEComa)家族中的一员,由含有大量糖原及丰富的透明或嗜酸性胞质的细胞组成,又名肺"肺糖瘤"。该肿瘤患病率较低,患者无性别差异,发病年龄5—73 岁,以中、老年人居多。大多数患者无症状,常在体检时经影像学检查发现,影像学检查示 CCTL 常位于肺周边,呈孤立性"硬币"样外观,病灶密度均匀,边缘清晰、锐利。

肿瘤呈实性,圆形或椭圆形结节,与周围组织界清,切面灰白或灰红色质软实性,易从肺组织中剥离。少数可有出血坏死、囊性变及钙化。肿瘤细胞在血管周围或血管间成片、成巢或器官样排列,间质少,有丰富的毛细血管及大小不等的薄壁血管,可交织成网,似血管外皮瘤;瘤细胞胞质丰富透明,细胞核呈圆形或椭圆形,居中,少数细胞核仁明显,

大多无异型性,核分裂象罕见,少数病例可见钙化。多数病例 CD34、CD1a、HMB45、Melan-A、SMA 阳性,S-100 局灶性阳性,NSE、Syn 少数病例阳性,EMA、CgA、GFAP、CK 均阴性。组织化学染色,PAS 呈阳性。需与 CCTL 鉴别的肿瘤主要包括肺腺癌透明细胞亚型、转移性透明细胞癌等。

手术切除是该肿瘤主要治疗手段,手术切除后即可治愈。手术方式包括单纯瘤体切除、楔形切除及肺段切除等,术后应进行长期随访,患者预后一般良好。少数病例肿瘤>4cm 者且伴有坏死,可发生转移。

8. 肺 NUT 癌　NUT(睾丸核蛋白)癌为 15 号染色体上的 NUT 基因发生重排的恶性肿瘤,2015 年 WHO 肺肿瘤分类新增加了肺的 NUT 癌,归类为其他未分化肿瘤。目前文献报道不足 20 例,平均发病年龄 33 岁,症状缺乏特异性。

肿瘤平均直径 7.6 cm,镜下瘤细胞较小,呈片状或巢状分布,核质比高,可见鳞状分化。免疫标记显示瘤细胞 NUT 蛋白阳性表达。本病需与低分化鳞状细胞癌、大细胞癌、未分化癌及大细胞神经内分泌癌等鉴别。

虽然放、化疗有一定的疗效,但因肺的 NUT 癌具有高度侵袭性,中位生存期近 2.2 个月。

9. 肺原发性滤泡树突状细胞肉瘤　滤泡树突状细胞肉瘤很罕见,多见于淋巴结内,文献报道发生在肺内者约 10 例。缺乏特异性临床表现。肿瘤无包膜,但边界清楚,平均 2.8 cm 大小。镜下观察瘤细胞呈梭形或卵圆形,核仁小而清楚,免疫组化染色见瘤细胞表达一种或几种滤泡树突状细胞标记物(如 CD23、CD21、CD35 及 CXCL-13 等)。本病需与炎性假瘤、间变性大细胞淋巴瘤等鉴别。局限性滤泡树突状细胞肉瘤患者可行根治性手术切除而治愈,术后可不用放、化疗。对于复发或转移者可用 CHOP 方案化疗。

10. 肺纤毛黏液结节样乳头状瘤　纤毛黏液结节样乳头状瘤为新近认识的一种罕见肿瘤,文献报道不足 20 例。好发于老年人,主要见于亚洲人。影像学检查可见肺周边的结节状病变。术前几乎都误诊为肺癌。组织学检查发现病变位于支气管外,由纤毛柱状细胞、黏液细胞及基底细胞混合组成。可呈乳头状或腺样排列免疫组化标记显示三种细胞 TTF-1 均阳性。本病需与黏液腺癌、黏液表皮样癌及乳头状瘤等鉴别。纤毛黏液结节样乳头状瘤为良性肿瘤,术后未见复发报道。

(王强修　李　钧)

第六节　2011 年国际多学科肺腺癌分类诠释

肺癌是全球发病率和致死率最高的恶性肿瘤,其中 50% 为腺癌。近半个世纪以来,世界卫生组织(WHO)曾于 1967 年、1981 年、1999 年和 2004 年先后多次出版了肺癌的组织学分类,其中前 3 次都是单纯的形态学分类,2004 年的分类引入了一些分子遗传学和临床资料。近年来,肺腺癌在病理学、肿瘤学、分子生物学、放射医学和外科学等基础和临床研究方面都取得了巨大的进展,尤其是确定了肺腺癌中存在着表皮生长因子受体(EGFR)等基因突变,并且发现以 EGFR 基因突变等为治疗靶点的药物使用(如小分子酪氨酸激酶抑制药吉非替尼和埃罗替尼的使用)能明显改善肺癌患者的预后。EGFR 等基因突变的检测及相应的靶向药物的应用正逐渐成为评估和改善肺腺癌患者预后的常规手段,肺腺癌也从单纯的形态学诊断转化为多学科的协作诊断,因此迫切需要修订改进世界卫生组织(WHO)2004 年版分类,从多学科角度对肺腺癌进行综合性分类,从而达到组织学分类、诊断术语和诊断标准统一,满足临床治疗和预后评估的需要。鉴于这些原因,国际肺癌研究协会(IASLC)/美国胸科协会(ATS)/欧洲呼吸学会(ERS)组织了阵容强大的包括病理科、放射科、肿瘤内科、胸外科及分子生物学在内的多学科专家在内的专家组,在搜集、综合了大量资料的基础上对肺腺癌进行了重新分类修订,制订撰写了肺腺癌国际多学科分类方案,该方案于 2011 年发表在美国的《胸科肿瘤杂志》上。该分类提出了病理学、影像学、分子生物学和临床各学科的肺腺癌综合诊断标准,统一了诊断分类及术语,明确了一些概念,特别是主张弃用"细支气管肺泡癌"和弃用浸润性肺腺癌的"混合"亚型,同时还推荐了小活检/细胞学标本的诊断规范,该方案的应用势必对目前肺腺癌的诊断及临床诊治和研究产生重大影响。

一、新分类废除的部分诊断术语

1. 细支气管肺泡癌 2004 年版 WHO 肺癌分类对细支气管肺泡癌(bronchiole alveolar carcinoma,BAC)的诊断标准做了严格的规定。BAC 是指肿瘤细胞沿肺泡壁呈贴壁样生长(lepidic growth),无间质、脉管或胸膜浸润,组织学分为黏液型和非黏液型。从文字上看 BAC 属于非浸润性癌,但其在 WHO 肺腺癌的总的分类中,却是肺腺癌的一个亚型,与乳头状腺癌、腺泡样腺癌等并列,因此,BAC 是浸润性癌还是癌前病变或原位癌,概念不明确。实际上,多种腺癌类型都可以出现 BAC 特征,病理诊断中所用的 BAC 包括小的孤立性外周性非浸润性肿瘤、微浸润性腺癌、沿肺泡壁生长为主的浸润性腺癌、混合型浸润性腺癌及广泛播散的黏液腺癌,这些非浸润性及由低度到高度恶性的浸润性的腺癌,都可能被诊断为 BAC,其结果给临床诊治和研究造成极大的混乱,因此新分类废除这一术语。

2. 黏液性囊腺癌 新分类不再使用"黏液性囊腺癌"这一术语,将其纳入浸润性腺癌亚型中的胶样型,视为胶样癌囊性变的一种

表现,诊断为"胶样腺癌伴囊性变",并且强调要注明类似于过去分类的黏液性囊腺癌。此癌少见,可能是胶样腺癌组织学谱系中的一员,其结构与卵巢的黏液性囊腺癌相似。

二、新分类废除的某些组织学亚型

1. 混合型浸润性腺癌 临床上 70%～80% 的外科手术切除肺腺癌标本都是浸润性肺腺癌,其中约 80% 由多种组织学亚型混合组成,其分类既复杂又重要。不同的浸润性肺腺癌结构具有异质性,其生物学行为和预后也有很大差别,如贴壁样生长为主型腺癌预后较好,而实体为主型和微乳头为主型腺癌预后较差。另外,临床治疗方案也不相同,腺泡和乳头为主型腺癌往往伴有 EGFR 基因突变,接受 TKIs 治疗的可能性更高;而黏液性腺癌往往伴有 K-RAS 基因突变,具有原发 TKIs 抵抗性。因此,迫切需要分类中能够反映各亚型的成分及含量。按照 2004 年 WHO 分类标准,高达 80%～90% 的浸润性腺癌归类为"混合型浸润性腺癌"亚型,而这一亚型概念模糊,只是笼统包罗各种浸润性癌,并没有说明所含各种浸润性癌成分及含量,从而不能很好地确定治疗方案和预后评估,给临床及研究工作都造成了困难。因此,新分类弃用"混合型浸润性腺癌"这一概念,代之以"某亚型生长为主型,其后列出其他类型及含量"。即按现在浸润性腺癌的组织学分型,确定其为主的生长方式作为主型,其后列出含量占 5% 以上的其他各亚型。如过去将非黏液型 BAC 同时兼含其他浸润性亚型成分的腺癌称为"混合型浸润性腺癌",在新分类中,建议改用"贴壁生长为主型腺癌(lepidic predominant adenocarcinoma,LPA)伴其他浸润性癌成分",这样就能按照该癌中各种亚型的成分及含量,很好地制订治疗方案和评估预后。但在 1999/2004 年 WHO 分类含 BAC 的混合型中,反映不出 LPA 成分及其含量,而事实上,具有浸润的

贴壁生长的孤立性小腺癌的预后是很好的。

另外,为了更好地反映各亚型的临床意义,基于以下两种原因,将浸润性癌中各亚型含量的阈值由原来的 10% 降为 5%,一是更有利于预后的观察,如实性型和微乳头型这两型预后很差,若以 5% 为阈值则更容易发现其临床意义,而以 10% 为阈值则可能就忽略了;再就是有两种生长方式为主的亚型,若其含量接近,更有利于确定第一种为主型。

2. 透明细胞腺癌及印戒细胞腺癌 2004 年 WHO 分类将具有明显透明细胞和印戒细胞特征的腺癌分别称为透明细胞腺癌和印戒细胞腺癌,新分类认为这些细胞学特征只是某种类型腺癌的表现形式,可见于各种类型的浸润性癌,尚不足于构成一种特殊的组织学亚型,因此将此两型删去,分别归类为其他类型的腺癌,同时要报出透明细胞或印戒细胞的百分比。

三、肺腺癌新分类

新分类对肺腺癌进行分层分类,分为浸润前病变、微浸润性腺癌及浸润性腺癌等(表8-3)。

表 8-3　2011 年 IASLC/ATS/ERS 多学科肺腺癌分类

浸润前病变
　不典型腺瘤样增生
　原位腺癌(≤3cm,以前的细支气管肺泡癌)
　　非黏液性
　　黏液性
　　黏液/非黏液混合性
微浸润性腺癌(≤3cm 贴壁为主型肿瘤,浸润灶≤5mm)
　　非黏液性
　　黏液性
　　黏液/非黏液混合性
浸润性腺癌
　贴壁为主型(以前的非黏液性细支气管肺泡癌,浸润灶>5mm)
　腺泡为主型

(续　表)

　乳头为主型
　微乳头为主型
　实性为主型伴黏液产生
浸润性腺癌变型
　浸润性黏液腺癌(以前的黏液性细支气管肺泡癌)
　胶样型
　胎儿型(低度和高度)
　肠型

1. 浸润前病变

(1)不典型腺瘤样增生(atypical adenomatous hyperplasia,AAH):新分类中 AAH 的诊断标准同 2004 年 WHO 分类,指肺内小的(≤0.5 cm)局限性、Ⅱ型肺泡细胞和(或)Clara 细胞增生性病变。增生细胞呈圆形、立方形、低柱状或钉样,有轻至中度异型性,核圆形或卵圆形,核内包涵体常见,细胞间常有空隙、相互不延续,沿肺泡壁生长,有时累及呼吸性细支气管壁(彩图 8-21)。AAH 可以表现为富于细胞和异型性,此时形态学鉴别 AAH 和原位腺癌非常困难,而细胞学方法几乎无法将两者鉴别。新分类不推荐将 AAH 再分低级别和高级别。

影像学上,AAH 通常为≤0.5 cm 的磨玻璃样结节(GNN),很少超过 1.2 cm,有时需要在高分辨率 CT(HRCT)上才能显示。AAH 可长期稳定不变,临床不需特殊处理,通常每年一次 CT 随访。

(2)提出"原位腺癌"的概念:由于原位腺癌在组织学上无真正浸润的证据,新分类将其和不典型腺瘤样增生归类为浸润前病变。原位腺癌(adenocarcinoma in situ,AIS)定义为一类局限的、小的(≤3 cm)腺癌,相当于原来≤3 cm 的 BAC,癌细胞完全沿着原来的肺泡壁呈贴壁性生长,但没有浸润和破坏肺泡壁,肺泡壁可增厚或硬化(彩图 8-22,彩图 8-23),无间质、脉管或胸膜浸润,无乳头或微乳头结构,肺泡腔内无癌细胞聚集。

AIS 分为非黏液性、黏液性和黏液/非黏液混合性三类,但实际上几乎所有的 AIS 都是由Ⅱ型肺泡细胞和(或)Clara 细胞组成的非黏液性癌。黏液性 AIS 极少见,由高柱状细胞组成,有时像杯状细胞,胞质充满黏液,细胞核位于基底部,异型性不明显。故目前认为将非黏液性 AIS 分成Ⅱ型肺泡细胞型和Clara 细胞型并无临床意义,因此新分类不再推荐使用。AIS 全部切除后预后极好,5年无病生存率达 100%。

影像学上,AIS 的典型表现为纯的磨玻璃样结节(GNN),在 HRCT 上比 AAH 密度稍高,有时可为部分实性或实性结节,其大小不一,但多数≤2cm,临床上不需要立即干预。对于≤1 cm 的 AIS,通常每年至少一次CT 随访,若病变增大或密度增加,提示病变进展为浸润性癌。

2. 肺腺癌中区分出微浸润性腺癌　新分类将微浸润性腺癌(minimally invasive adenocarcinoma,MIA)从浸润性腺癌中区分出来,作为肺腺癌的一个独立类型单独列出。并且对 MIA 的诊断标准做了明确规定。指出 MIA 是一类小的(≤3cm)、局限性腺癌,癌细胞以贴壁生长方式为主,任一视野下间质浸润的最大径≤5mm。如果存在多处间质浸润,只需测量最大浸润面积的最大直径,而不能将多处浸润灶相加计算。如何确定MIA 的浸润成分?以下是其判断标准:①肿瘤除贴壁生长外,还见到腺泡状或乳头状、微乳头状、实性等生长方式(彩图 8-24);②癌细胞浸润至肌成纤维细胞间质中,成纤维细胞增生明显(彩图 8-25)。需要强调的是,如果肿瘤侵犯淋巴管、血管或胸膜,或出现肿瘤性坏死,则不诊断 MIA,而应该直接诊断为浸润性腺癌。MIA 可用于诊断多发性病变,但要首先排除肺内转移灶的可能。MIA 通常为非黏液性,黏液性 MIA 罕见,目前对其认识很有限。

肺 AIS 和 MIA 诊断的建立一定应该是在对肺手术切除标本全面检查的基础上。多数文献报道肺 AIS 和 MIA 大小在 2～3 cm或更小,对于这样的小肿块应当全部取材,在排除浸润性癌之后才能做出肺 AIS 或 MIA的诊断。目前鉴于尚无充分的证据证明手术后能获得 100% 的无瘤生存率,因此对于疑为 AIS 或 MIA 但直径>3 cm 的孤立性手术全切的肿瘤的诊断要特别慎重,标本经全面检查后,诊断为"贴壁生长为主型腺癌,疑为AIS 或 MIA",而当肿块没有全部取材时,诊断推荐使用"贴壁生长为主型腺癌",同时于报告中注明"临床行为不能确定和(或)浸润成分不能除外"。实际上,AIS 和 MIA 大都<2cm,而较大的结节则多数可能属于浸润性腺癌。

3. 浸润性腺癌类型的变化　新分类废除 1999/2004 年 WHO 分类中"混合型腺癌"的概念,将其进行细化分类,按照最主要的组织学亚型进行分类,旨在凸显组织学亚型与分子和临床特征的一些新的相关性,这也是该分类的亮点之一。即首先筛选出肿瘤的最主要类型,以此种类型命名,同时还要依次列出其他>5% 的次要类型。共分为贴壁为主型、腺泡为主型、乳头为主型、微乳头为主型和实性为主型伴黏液产生共 5 个亚型。

(1)贴壁为主型:贴壁为主型腺癌(lepidic predominant adenocarcinoma,LPA)是指肿瘤细胞沿肺泡壁生长,形态学与 AIS 和MIA 相似,但至少一个浸润灶最大直径>5mm,但如果肿瘤侵犯血管、淋巴管或胸膜或者出现肿瘤性坏死,则直接诊断为 LPA。判断浸润标准与 MIA 相同,即出现贴壁生长方式以外的组织学类型或者肿瘤细胞浸润肌成纤维细胞间质(彩图 8-26)。贴壁生长方式可以出现在浸润性黏液腺癌和转移性癌之中,但值得强调的是,新分类中 LPA 术语专指贴壁为主型的非黏液腺癌,而以前的黏液性 BAC 则归为新分类浸润性腺癌变型中的浸润性黏液腺癌,因此 LPA 不能用来诊断

"伴贴壁生长方式为主的浸润性黏液腺癌"。具有浸润的贴壁生长的孤立性小腺癌的预后是很好的，Ⅰ 期的 LPA 5 年无复发率达 90%。

（2）腺泡为主型：腺泡为主型腺癌（acinar predominant adenocarcinoma，APA）由类似于细支气管腺或细支气管被覆上皮的立方或柱状细胞构成圆形或卵圆形的腺泡和腺管，中心具有管腔，细胞质和管腔内可含有黏液，有时肿瘤细胞聚集成圆形结构，核极性朝向外周而中央腺腔不明显（彩图 8-27）。值得注意的是，新分类将具有筛状结构的腺癌归类为腺泡为主型腺癌（彩图 8-28）。AIS 间质胶原化时可能与腺泡结构难以鉴别，但如果出现肺泡结构消失和（或）肌成纤维细胞性间质，则支持浸润性腺泡为主型腺癌。

（3）乳头为主型：乳头为主型腺癌（papillary predominant adenocarcinoma，PPA）主要由具有纤维血管轴心的分支乳头构成，乳头表面被覆立方或低柱状细胞（彩图 8-29）。如果腺癌呈贴壁生长而肺泡腔内充满乳头结构，该肿瘤应归类为乳头状腺癌，不管是否有肌纤维母细胞间质（彩图 8-30）。有些病例的乳头状结构与甲状腺乳头状癌非常相似，需加以鉴别。

（4）微乳头为主型：微乳头为主型腺癌（micropapillary predominant adenocarcinoma，MPA）是新分类中新增加的一种浸润性腺癌的独立类型，2004 年 WHO 分类中虽然提及此瘤，但并没有详细描述。MPA 是指肿瘤细胞形成无纤维血管轴心的乳头状细胞簇，与肺泡壁连接或彼此分离或呈环样、腺样结构"漂浮"在肺泡间隙内（彩图 8-31）。肿瘤细胞小，立方形，核有轻度异型（彩图 8-32）。脉管或间质侵犯常见，可见沙砾体。最近的研究表明，微乳头为主型腺癌侵袭性强，易发生早期转移，同实体为主型腺癌一样，预后差，即使早期诊断仍然预后不良。因此，有

学者将此癌的阈值降低，定为 1%～5%。Yoshizawa 等资料显示微乳头为主型腺癌 Ⅰ 期患者 5 年无瘤生存率仅为 67%。

（5）实体为主型腺癌伴黏液产生：实体为主型腺癌伴黏液产生（solid predominant adenocarcinoma with mucin production）主要由片状多角形细胞组成，缺乏可辨认的腺癌结构，如腺泡、乳头、微乳头或贴壁生长（彩图 8-33）。肿瘤呈 100% 实性生长，但常有黏液出现，每 2 个高倍视野中有 1 个视野至少有 5 个肿瘤细胞含有黏液（彩图 8-34），黏液可通过组织化学染色证实。鳞状细胞癌和大细胞癌有时可见到少量的黏液产生，此时要注意与实体为主型腺癌加以鉴别。

4. 浸润性腺癌的变型

（1）浸润性黏液腺癌：新分类中浸润性黏液腺癌相当于以前的黏液型 BAC，将黏液型 BAC 与非黏液型 BAC 分开，列入浸润性肺腺癌的变型。过去黏液性 BAC 和非黏液性 BAC 都归为 BAC，属于同一类型。但近年发现，两者无论是在病理、遗传还是临床、影像方面都有很大的差别。黏液性 BAC 主要与 KRAS 突变有关，很少 EGFR 突变，而非黏液性 BAC 主要是 EGFR 突变。现在认为过去诊断的绝大多数黏液性 BAC 都具有浸润成分，应诊断为浸润性黏液腺癌（彩图 8-35）。浸润性黏液腺癌由含有黏液的杯状细胞（彩图 8-36）或柱状细胞（彩图 8-37）组成，细胞异型性不明显，腺泡腔隙常充满黏液（彩图 8-38）。浸润性黏液腺癌也可显示形态学的异质性，除贴壁生长形式外，还表现为腺泡、乳头、微乳头及实性结构的相互混合，浸润间质时肿瘤细胞常显示胞质内黏液减少和异型性增加（彩图 8-39，彩图 8-40）。

偶尔可见肿瘤黏液性和非黏液性成分混合存在，若黏液性和非黏液性成分都超过 10%，则诊断为"黏液性和非黏液性混合型腺癌"。

浸润性黏液腺癌需要与伴有黏液产生的、形态学缺乏杯状或柱状细胞的腺癌相鉴别，当光镜下或黏液染色证实黏液产生但比例又达不到上述诊断标准时，仍然按照新分类中浸润性腺癌的标准进行分类，同时注明有黏液产生，可以描述为"伴黏液产生"或者"伴黏液样特征"，如实体为主型腺癌伴黏液产生。

在新分类中，黏液型 BAC 应根据贴壁生长或浸润的程度分为黏液性原位腺癌（黏液性 AIS）、黏液性微浸润腺癌（黏液性 MIA）和浸润性黏液腺癌，前两者极少见。浸润性黏液腺癌可从以下几点与黏液性 AIS 及黏液性 MIA 相鉴别，如肿瘤直径＞3 cm、浸润灶直径＞0.5 cm、多个癌结节、肿瘤界限不清楚，以及周围肺组织内粟粒状播散。浸润性黏液腺癌常呈多中心、多肺叶或者双侧肺累及的表现，往往反映是气道播散。

（2）胶样腺癌：胶样腺癌（colloid adenocarcinoma）与 2004 年 WHO 分类基本相同（彩图 8-41，彩图 8-42），不同的是将极为罕见的黏液性囊腺癌归类为胶样腺癌，视为胶样癌囊性变的一种表现，诊断为"胶样腺癌伴囊性变"，并且强调要注明类似于过去分类的黏液性囊腺癌（彩图 8-43）。胶样腺癌常混合有其他组织学类型，当肿瘤显示胶样腺癌为主同时伴有其他成分时，仍然需要按照5%递增的方法记录其他组织学类型。

（3）胎儿型腺癌：胎儿型腺癌（fetal adenocarcinoma）多见于年轻患者，形态学诊断标准与 2004 年 WHO 分类相同，表现为富于糖原的无纤毛细胞组成的腺样结构，常出现特征性的核下或核上空泡，腺腔内可见桑葚体，类似于子宫内膜样结构。当胎儿型腺癌混合其他成分时，仍然按照某种类型为主型原则进行分类。大多数胎儿型腺癌为低级别，预后较好，少数病例为高级别。当胎儿型腺癌伴有肉瘤样原始胚基时，应属肺母细胞瘤。此外，新分类提到了分子学改变在胎儿型腺癌发病机制中的作用，认为 β-catenin 基因突变可能是促使胎儿型腺癌发病的重要机制，免疫组化染色能够检测到肿瘤上皮细胞核和细胞质异常表达 β-catenin，提示 Wnt 信号通路分子如 β-catenin 表达上调在低级别胎儿型腺癌和双向分化的肺母细胞瘤的发病中发挥重要作用。

（4）肠型腺癌：肠型腺癌为新分类中新增加的一种亚型，列为一类独立的浸润性腺癌的变型，此型少见。当肠型分化成分超过50%就可以归类为肠型腺癌。肠型腺癌具有结、直肠腺癌的一些形态学和免疫组化特征，由腺样和（或）乳头样结构组成，可伴筛状结构，通常肿瘤细胞呈高柱状，呈假复层排列，可见管腔内坏死及明显的核碎片，分化差时形成更多的实性结构（彩图 8-44）。免疫组化染色肠型腺癌至少表达 1 种肠型分化标记（如 CDX-2、CEA、CK20 或 MUC2）（彩图 8-45）。但肠型腺癌与转移到结、直肠腺癌不同，肠型肺腺癌常显示组织学异质性，表现为混合其他常见的组织学类型，如贴壁状生长；另外，半数病例表达 TTF-1（彩图 8-46），CK7 呈一致性表达，但文献报道也有 CK7 阴性的病例。对于形态学与结直肠腺癌相似但免疫组化不表达肠型分化标记的肺原发性腺癌，新分类认为使用"肺腺癌伴肠癌形态学特征"比"肺腺癌伴肠型分化"这一术语更加合适。

四、新分类推荐的小活检和细胞学标本的分类系统

约 70% 的肺癌在病理诊断时已属晚期或已发生转移，只能通过小活检和细胞学标本做出诊断。但小活检和细胞学标本与手术切除标本相比，因标本含量有限不能代表整个肿瘤、肺腺癌组织学的异质性，以及光镜下对未分化或分化差成分鉴别的困难，使小活检和细胞学肺腺癌诊断的分类不能完全按照手术切除标本的分类，与肿瘤切除后

的最后诊断可能不一致,因此,新分类对小活检和细胞学标本的诊断做了一些新的规定,并推荐了新的诊断标准和术语(表 8-4)及诊断流程(图 8-47)。新分类主张小活检和细胞学标本要尽可能将非小细胞肺癌(non small cell lung carcinoma,NSCLC)进一步准确分类,尤其要尽可能区分为倾向腺癌或倾向鳞状细胞癌,以提供药物治疗选择。肺腺癌对多靶点抗叶酸药物培美曲塞(Pemetrexed)和抗血管内皮生成药物贝伐单抗(Bevacizumab)治疗有效,而鳞状细胞癌对培美曲塞治疗效果不如腺癌,用贝伐单抗治疗可导致致命性大出血。而且,目前发现,肺腺癌 EGFR 的突变率比鳞状细胞癌要高,更有必要做基因检测,适合靶向治疗的可能性也更大。

表 8-4　IASLC/ATS/ERS 推荐的肺癌小活检标本/细胞学分类

2004 年版 WHO 分类	IASLC/ATS/ERS 小活检标本/细胞学分类
腺癌	具有明确的腺癌生长方式的形态
混合型	腺癌,形态学特征可被识别(包括 2004 年 WHO 未明确分类的微乳
腺泡状	头结构)
乳头状	注:如果"纯"贴壁生长,要注明由于样本太小,浸润癌不能除外
实性	
细支气管肺泡癌(非黏液型)	腺癌伴贴壁生长(如果"纯"贴壁生长,要注明:浸润癌不能除外)
胎儿型	腺癌伴胎儿型特征
黏液(胶样)	腺癌伴胶样特征
印戒样	腺癌伴(×× 已知类型)及印戒样特征
透明细胞腺癌	伴(×× 已知类型)及透明细胞特征
2004 年 WHO 分类未列出——大部分是实性腺癌	形态学无腺癌特征(需特殊染色证实)非小细胞癌,倾向于腺癌
鳞状细胞癌	形态学具有明确鳞癌特征:鳞状细胞癌
乳头型、透明细胞、小细胞、基底样	
2004 年 WHO 分类未列出	形态学无鳞癌特征(需经染色证实)非小细胞癌,倾向于鳞癌
小细胞癌	小细胞癌
大细胞癌	非小细胞癌,非特殊类型(NOS)
大细胞神经内分泌癌(LC-NEC)	非小细胞癌伴神经内分泌特征(神经内分泌标记阳性),可能是 LCNEC
大细胞癌伴神经内分泌特征	非小细胞癌伴神经内分泌特征(神经内分泌标记阴性),注:肿瘤为非小细胞癌,疑为 LCNEC,但染色未能证实神经内分泌分化
	形态学具有鳞癌和腺癌特征
腺鳞癌	非小细胞癌,伴有鳞癌和腺癌特征,注:可能为腺鳞癌

（续　表）

2004 年版 WHO 分类	IASLC/ATS/ERS 小活检标本/细胞学分类
2004 年 WHO 分类未列出	形态学无鳞癌或腺癌特征,但免疫组化染色显示腺癌或鳞癌成分,非小细胞癌,非特殊类型(指明免疫组化结果并加以说明),注:此癌可能为腺鳞癌
肉瘤样癌	差分化非小细胞癌伴有梭形和(或)巨细胞癌(如果存在腺或鳞癌,需要注明)

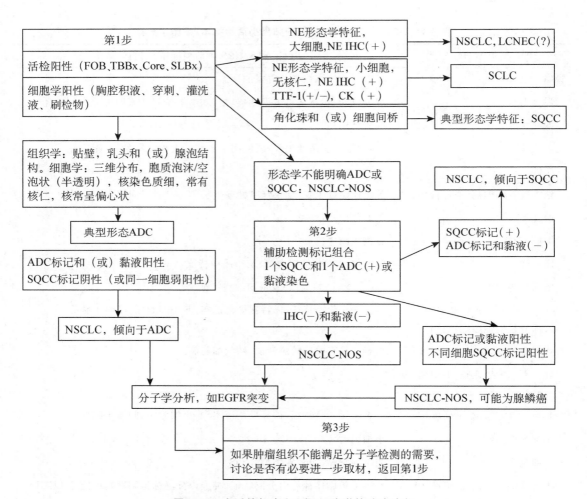

图 8-47　小活检标本和(或)细胞学的腺癌诊断

FOB. 光导纤维支气管镜检查;TBBx. 经支气管肺活检;Core. 粗针穿刺肺活检;SLBx. 外科肺活检;ADC. 腺癌;SQCC. 鳞状细胞癌;SCLC. 小细胞肺癌;NSCLC-NOS. 非小细胞肺癌,非特殊类型;LCNEC. 大细胞神经内分泌癌;NE. 神经内分泌;IHC. 免疫组化;TTF-1. 甲状腺转录因子-1;CK. 细胞角蛋白;EGFR. 表皮生长因子受体

1. 形态学符合 2004 年 WHO 分类标准的可明确诊断鳞癌或腺癌。

2. 如果 NSCLC 缺乏鳞癌或腺癌形态学表现,可选用免疫组化辅助诊断。为了尽量保留更多的组织标本进行分子学检测,新分类建议先使用一个腺癌和一个鳞癌标记进行鉴别诊断。迄今为止,TTF-1 被认为是最好的单一腺癌标记,75%～80% 的肺腺癌 TTF-1 阳性,Schiff 碘酸和黏液卡红染色也有助于腺癌的鉴别诊断,p63 是可靠的鳞癌标志物,CK5/6 也有鉴别诊断价值。选用细胞核和细胞质阳性的鸡尾酒抗体,如 TTF-1/CK5/6 或 p63/naspin-A 可实现用尽量少的抗体达到鉴别诊断的目的。腺癌标志物(TTF-1)和(或)黏液染色阳性,鳞癌标记(p63)阴性的肿瘤应该归类为 NSCLC,倾向于腺癌;鳞癌标志物呈中度以上的弥漫性阳性,同时腺癌标志物和(或)黏液染色阴性的肿瘤应该归类为 NSCLC,倾向于鳞癌。由于多达 1/3 的腺癌可以表达 p63,如果腺癌标志物(如 TTF-1)阳性,即使同时表达任一鳞癌标志物(如 p63),该肿瘤仍然要归类为 NSCLC,倾向于腺癌。实际上那些表达 p63 和 TTF-1、形态学缺乏鳞癌特征的肿瘤可能都是腺癌。但如果 p63 和 TTF-1 表达于不同的肿瘤细胞,则支持腺鳞癌的诊断。腺鳞癌的诊断条件是每种肿瘤成分占 10% 以上,因此该诊断术语应该局限于手术切除标本,对于小的活检和(或)细胞学标本,新分类推荐使用 NSCLC-NOS,倾向于腺鳞癌这一术语,所有切除的非小细胞肺癌病例中,符合腺鳞癌诊断标准的不到 5%。如果一个肿瘤呈腺癌标志物(TTF-1)阴性,同时鳞癌标志物呈局灶性或弱阳性,新分类主张不能仅仅诊断为 NSCLC,最好归类为 NSCLC-NOS,倾向于鳞癌。对于这样的病例可以进行多学科讨论,讨论内容包括组织学分型对治疗的影响、重新取材的必要性、分子学检测的必要性、影像学表现及临床资料是否对诊断和治疗有所帮助等。NSCLC 可表现神经内分泌(neuroendocrine,NE)形态特征,通过 NE 标记如 CD56、嗜铬素和突触素等可以证实,提示肿瘤可能是大细胞神经内分泌癌(large cell NE carcinoma,LCNEC)。当小活检标本怀疑但又不能明确诊断 LCNEC 时,新分类认为最恰当的诊断术语是 NSCLC,LCNEC 可能。腺癌和鳞癌中经免疫组化证实的 NE 成分不影响患者的预后和治疗,因此对于形态学缺乏 NE 特征的肿瘤,不推荐进行常规 NE 标记。如果常规病理和免疫组化对腺癌和鳞癌的诊断都不支持,可以酌情使用 NSCLC-NOS 这一术语。

3. 如果肿瘤具有明确的腺癌或鳞癌形态学表现,同时显示肉瘤样特征,新分类仍然主张诊断为腺癌或鳞癌。大细胞癌、多形性癌、癌肉瘤和肺母细胞瘤很难通过小活检标本明确诊断,只能在全面检查手术切除标本,排除了分化成分之后才能做出诊断。如果一个小活检标本形态学表现为腺癌伴有多形性特征,应该在诊断中加以注明,如 NSCLC,倾向于腺癌伴巨细胞和(或)梭形细胞特征。

4. 小活检和细胞学标本不做 AIS 和 MIA 的诊断。因为小活检和细胞学标本难以看到肿瘤是否存在浸润,也不能反映整个肿瘤的组织学亚型。如果一个小的活检标本形态学呈非浸润性生长,则诊断为"具贴壁状生长的腺癌",同时要加注释"不除外浸润成分"。

5. 除了使用辅助染色以外,病理医师还可以利用多学科相关知识帮助诊断,如一份形态学表现为 NSCLC-NOS 的小活检标本来自于不吸烟亚裔女性,CT 显示磨玻璃样结节(ground-glass nodules,GGNs),提示可能是腺癌,并且可能存在 EGFR 基因突变。此外,即使利用免疫组化标记和组织化学染色,仍然有小部分活检和(或)细胞学病例无法明确组织学类型。

6. 新分类还推荐,如有可能,小活检与

细胞学最好做配对检测。细胞学在鉴别腺癌和鳞癌时非常有用,与术后诊断标本相比,其正确率高达96%。细胞学可做免疫组化检测,细胞块还可高效(98%)检测 EGFR 及 KRAS 基因突变,有助于靶向药物的选择。

（王　舟　王强修）

第七节　2015 年版 WHO 肺肿瘤分类

与 2004 年相比,经过 10 余年的发展,肺癌的诊断和治疗已由过去的胸外科、内科及放疗科等科室分头进行,逐渐形成了由多学科联合组成肺癌单病种专科诊治的发展趋势。于 2015 年初出版的第 4 版 WHO 肺肿瘤分类中(表 8-5),重点关注的还是肺腺癌,其中绝大部分内容采纳了 2011 年国际多学科(详见本章第六节)。以下重点关注 2015 年第 4 版 WHO 肺肿瘤分类(以下简称 2015 年新分类)中的一些新变化。

一、肺鳞状细胞癌及腺鳞癌

1. 肺鳞状细胞癌　废除了 2004 年的乳头状、小细胞和透明细胞亚型,2015 年新分类分为以下 4 个亚型:①原位鳞状细胞癌(浸润前病变);②角化性鳞状细胞癌;③非角化性鳞状细胞癌;④基底细胞样鳞状细胞癌。

2. 腺鳞癌　2015 年新分类强调了诊断腺鳞癌必须是手术切除的大标本,且每一种成分≥10%,也就是说活检组织不能使用腺鳞癌这一诊断术语。

二、肺神经内分泌肿瘤

肺神经内分泌肿瘤包括小细胞癌、复合性小细胞癌、大细胞神经内分泌癌(LC-NEC)、复合性 LCNEC、不典型类癌、类癌和弥漫性特发性神经内分泌细胞增生(视为癌前病变)。在小细胞癌中,强调了以下几点:①一般不见巢状、梁状栅栏状和菊形团样结构;②在应用 CD56、突触素和 CgA 免疫组化标记时,需要注意前两个抗体往往弥漫强阳性,尤以 CD56 最敏感,而 CgA 则呈灶性或弱阳性表达;③CK 的表达特点是呈核旁点状阳性或胞质内弥漫表达;④2015 年新分类强调了 Ki-67 的重要性,其阳性指数>50%,平均>80%,同时还指出约有 60% 的病例阳性表达 CD117。

在诊断 LCNEC 时需要注意的是要有神经内分泌肿瘤的形态学特点,同时>10% 的肿瘤细胞明确表达一种神经内分泌指标(CD56、突触素和 CgA),尽管 CD56 最敏感,但突触素和 CgA 的特异性强。再就是 LC-NEC 可有 p63 的表达,但 p40 阴性,CD117 阳性率可达 70% 以上。

出现以下情况值得关注:①组织学特点很像不典型类癌,当核分裂象>10 个/2mm^2 时,要诊断为 LCNEC;②尽管少数鳞状细胞癌、腺癌及大细胞癌的形态学上不具有神经内分泌肿瘤的形态学特点,但其免疫组化呈现神经内分泌表型和(或)电镜观察时有神经内分泌颗粒,此时应诊断为非小细胞癌伴神经内分泌分化;③对显微镜下伴有神经内分泌形态的大细胞癌,当其神经内分泌标记为阴性时,诊断为大细胞癌伴神经内分泌分化,归到大细胞癌。

三、肺　腺　癌

其中绝大部分内容采纳了 2011 年国际多学科分类(详见本章第六节),以下为某些新观点。

1. 肺腺瘤样不典型性增生　在实际工作中,由于肺腺瘤样不典型性增生(AAH)与原位腺癌的鉴别诊断很困难,所以 AAH 的诊断需要结合形态结构和细胞学特征等多个因素综合分析判断。一般来说,病变大小是一个主要因素,>0.5cm 时,结合肿瘤细胞异型性大及与周围正常肺组织转换很突然,往往提示为原位腺癌,而病灶<0.5cm(偶尔可>1.2cm)镜下见病变与正常肺组织有逐渐过渡的形态学特点时,常提示为 AAH。目前不主张将 AAH 再进一步分为低级别和高级别。

2. 原位腺癌　①大小问题:2011 年的定义为一类局限的、小的(≤3cm)腺癌,相当于原来≤3cm 的细支气管肺泡癌,在 TNM 分期中,相当于 Tis。2015 年新分类对大小做了补充,一是强调病灶一般<2cm,对于>3cm 者,如果组织学上完全符合原位腺癌的诊断标准,可以用"附壁生长为主的腺癌,倾向(或可疑)原位腺癌"的诊断名称;②有无肺泡内肿瘤问题:2011 年分类指出,显微镜下癌细胞完全沿着原来的肺泡壁呈贴壁性生长,但没有浸润和破坏肺泡壁,肺泡壁可增厚或硬化,无间质、脉管或胸膜浸润,无乳头或微乳头结构,肺泡腔内无癌细胞聚集。2015年新分类进一步强调指出,无论是在肿瘤内,还是在肿瘤周围的正常肺组织中,都不能存在肺泡内肿瘤细胞,并指出原位腺癌的肺泡壁可因硬化或弹力纤维增生而增宽;③2011年的分类中将原位腺癌分为非黏液性、黏液性和黏液/非黏液混合性三类,由于患病率太低,2015 年新分类取消了非黏液性和黏液混合性原位腺癌。同时指出,全部切除后可达到 100% 无病生存和无复发生存。

3. 微浸润性腺癌　①2015 年新分类取消了非黏液和黏液混合性微浸润性腺癌(minimally invasive adenocarcinoma,MIA),只分为非黏液性和黏液性 MIA,在 TNM 分期中定义为 T1a;②2011 年分类中指出,任一视野下间质浸润的最大径≤5mm。如果存在多处间质浸润,只需测量最大浸润面积的最大直径,而不能将多处浸润灶相加计算。2015 年新分类提出可采用浸润病灶的百分比之和乘以肿瘤的最大直径,如果所得数值≤0.5cm 可诊断为 MIA;③对

于>3cm 的 MIA,镜下形态完全符合 MIA 时,可以诊断为倾向 MIA。

4. 浸润性腺癌　①对于附壁生长型腺癌,如果肿瘤中存在多灶性浸润性病灶可采用浸润病灶的百分比之和乘以肿瘤的最大直径,如果所得数值>0.5cm 诊断为 MIA;②腺泡型腺癌的腺腔及瘤细胞内可有黏液,需注意与黏液性浸润性腺癌鉴别。另外,有筛孔样结构提示预后较差;③对于实体型腺癌,黏液染色时细胞内含黏液的肿瘤细胞≥5/2HPF;④诊断浸润性黏液腺癌需要强调肿瘤细胞是由柱状细胞和胞质内含有大量黏液的杯状细胞组成,其特点是瘤细胞的核位于基底部,核几乎无非典型性,另一个显著特点是肿瘤周围的肺泡内常充满黏液。对于此型腺癌,注意鉴别诊断非常重要,不仅需与含黏液的其他类型肺癌鉴别,还需与转移性黏液腺癌(胰腺、卵巢及肠道等)鉴别;⑤关于肠型腺癌,2015 年新分类提出肠型腺癌必须≥50% 时才能诊断肠型腺癌,并特别注意结合临床和免疫组化标记除外转移性结肠癌。

四、肺大细胞癌

肺大细胞癌在 2015 年新分类中变化较大,首先是对其几个亚型做了较大调整,例如将基底样大细胞癌归为鳞状细胞癌的一个亚型,将大细胞神经内分泌癌归为神经内分泌肿瘤,将淋巴上皮瘤样癌归入其他和未分类癌范畴;再就是取消了透明细胞大细胞癌和横纹肌样大细胞癌亚型。在诊断方面强调了以下几点:①缺乏小细胞癌、腺癌和鳞状细胞癌的组织学和免疫表型特征;②不能根据活检小标本诊断大细胞癌;③免疫组化染色除了 CK 阳性外,黏液染色阴性。

五、其他变化

2015 年新分类的其他变化主要包括:①提出了 NUT 癌,其侵袭性强,目前尚无有效治疗措施,平均生存期约 7 个月,多见于年

轻人和儿童,由于镜下观察可见突然角化现象,免疫标记 CK、p40 和 p63 阳性,故极易与鳞状细胞癌、腺鳞癌等混淆,诊断 NUT 癌需要免疫组化标记证明 NUT 蛋白阳性表达或 NUT 重排;②将多形性腺瘤归到涎腺型肿瘤中;③将硬化性血管瘤更名为硬化性肺泡细胞瘤,并归为肺腺瘤范畴;④将淋巴管肌瘤病、PEComa 和介于两者之间的有重叠的弥漫性增生统称为肺 PEComa 样肿瘤;⑤取消了肺静脉肉瘤和肺动脉肉瘤,新增加肺动脉内膜肉瘤及血管内大 B 细胞淋巴瘤等。

表 8-5　WHO(2015)肺肿瘤组织学分类

1. 上皮性肿瘤	
1.1 腺癌	8140/3
1.1.1 附壁状腺癌	8250/3
1.1.2 腺泡状腺癌	8551/3
1.1.3 乳头状腺癌	8260/3
1.1.4 微乳头状腺癌	8265/3
1.1.5 实体状腺癌	8230/3
1.1.6 浸润性黏液腺癌	8253/3
1.1.6.1 浸润性黏液/非黏液混合型腺癌	8254/3
1.1.7 胶样型腺癌	8480/3
1.1.8 胎儿型腺癌	8333/3
1.1.9 肠型腺癌	8144/3
1.1.10 微浸润性腺癌	
1.1.10.1 非黏液型	8250/2
1.1.10.2 黏液型	8257/3
1.2 浸润前病变	
1.2.1 非典型腺瘤性增生	8250/0
1.2.2 原位腺癌	8140/2
1.2.2.1 非黏液型	8410/2
1.2.2.2 黏液型	8253/2
1.3 鳞状细胞癌	8070/3
1.3.1 角化性鳞状细胞癌	8071/3

(续　表)

1.3.2 非角化性鳞状细胞癌	8072/3
1.3.3 基底样鳞状细胞癌	8083/3
1.4 浸润前病变	
1.4.1 原位鳞状细胞癌	8070/2
1.5 神经内分泌肿瘤	
1.5.1 小细胞癌	8041/3
1.5.1.1 复合性小细胞癌	8045/3
1.5.2 大细胞神经内分泌癌	8013/3
1.5.2.1 复合性大细胞神经内分泌癌	8013/3
1.5.3 类癌	
1.5.3.1 典型类癌	8240/3
1.5.3.2 非典型类癌	8249/3
1.6 浸润前病变	
1.6.1 弥漫性特发性肺神经内分泌细胞增生	8040/0
1.7 大细胞癌	8012/3
1.8 腺鳞癌	8560/3
1.9 多形性癌	8022/3
1.10 梭形细胞癌	8032/3
1.11 巨细胞癌	8031/3
1.12 癌肉瘤	8980/3
1.13 肺母细胞瘤	8972/3
1.7 其他未分类癌	
1.7.1 淋巴上皮样癌	8082/3
1.7.2 NUT 癌	8023/3
1.8 唾液腺型肿瘤	
1.8.1 黏液表皮样癌	8430/3
1.8.2 腺样囊性癌	8200/3
1.8.3 上皮肌上皮癌	8562/3
1.8.4 多形性腺瘤	8940/0
1.9 乳头状瘤	
1.9.1 鳞状上皮乳头状瘤	8052/0

（续　表）

1.9.2 外生性	8052/0
1.9.3 内翻性	8053/0
1.9.4 腺样乳头状瘤	8260/0
1.9.5 混合性鳞状细胞和腺样乳头状瘤	8560/0
1.10 腺瘤	
1.10.1 硬化性肺细胞瘤	8832/0
1.10.2 肺泡性腺瘤	8251/0
1.10.3 乳头状腺瘤	8260/0
1.10.4 黏液性囊腺瘤	8470/0
1.10.5 黏液腺腺瘤	8480/0
2. 间叶性肿瘤	
2.1 肺错构瘤	8992/0
2.2 软骨瘤	9220/0
2.3 血管周上皮样细胞肿瘤	
2.3.1 淋巴管平滑肌瘤病	9174/1
2.3.2 血管周上皮样细胞肿瘤,良性	8714/0
2.3.2.1 透明细胞肿瘤	8005/1
2.3.3 血管周上皮样细胞肿瘤,恶性	8714/3
2.4 先天性支气管周肌纤维母细胞	8827/1
2.5 弥漫性肺淋巴管瘤病	
2.5.1 炎性肌纤维母细胞瘤	8825/1
2.5.2 上皮样血管内皮细胞瘤	9133/3
2.6 胸膜肺母细胞瘤	8973/3
2.7 滑膜肉瘤	9040/3
2.8 肺动脉内膜肉瘤	9137/3

（续　表）

2.9 伴 EWSR1-CREB1 基因易位的肺黏液样肉瘤	8842/3
2.10 肌上皮肿瘤	
2.10.1 肌上皮瘤	8982/0
2.10.2 肌上皮癌	8982/3
2.11 淋巴组织细胞肿瘤	
2.11.1 黏膜相关淋巴组织结外边缘区淋巴瘤（MALT 淋巴瘤）	9699/3
2.11.2 弥漫性大 B 细胞淋巴瘤	9680/3
2.11.3 淋巴瘤样肉芽肿病	9766/1
2.11.4 血管内大 B 细胞淋巴瘤	9712/3
2.11.5 肺朗格汉斯细胞组织细胞增生症	9751/1
2.11.6 Erdheim-Chester 病	9750/1
3. 异位起源性肿瘤	
3.1 生殖细胞肿瘤	
3.1.1 畸胎瘤,成熟型	9080/0
3.1.2 畸胎瘤,未成熟型	9080/1
3.1.3 肺内胸腺瘤	8580/3
3.1.4 黑色素瘤	8720/3
3.1.5 脑膜瘤,非特指型	9530/0
4. 转移性肿瘤	

　　形态学代码采用肿瘤学疾病国际分类（ICD-O）〈463B〉。生物行为学编码:良性肿瘤为/0,非特定、交界性或未确定生物学行为的为/1,原位癌及上皮内瘤变Ⅲ为/2,恶性为/3

（王强修　李　钧）

参 考 文 献

[1]　黄受方.国际肺癌研究协会/美国胸科学会/欧洲呼吸学会国际多学科肺腺癌分类(2011 年版)解读.中华病理学杂志,2011,40(12):793-796

[2]　肖彦增,王晋芬,郗彦凤.山西省病理现状调查及质量控制对策.山西医药杂志,2012,41(1):28-29

[3]　杨元发,李秀娟,段淑云.病理技术工作的质量控制.实用医技杂志,2010,17(9):861-862

[4]　马恒辉,周晓军.病理技术质量控制常见问题

与对策.临床与实验病理学杂志,2011,27(5): 533-536

[5] 蔡晓雯,洪四妹.病理技术质量控制的常见问题分析.医药论坛杂志,2011,32(22):185-189

[6] 王春阳,李世红,胡建功.病理技术质量控制应注意的几个重点环节.承德医学院学报, 2010,27(3):200-300

[7] 印敏,徐有坤,李焕萍,等.病理切片制作全程质量控制的实践.中国实用医学,2011,16 (6):231-232

[8] 赵阿红,宋一民,尹玉慧.病理组织脱水的质量控制与管理.医疗卫生装备,2009,30(3): 111

[9] 葛英顺.常规病理工作中遇到的技术问题及解决办法分析.青海医药杂志,2010,40(4):54-55

[10] 郑小平,徐文兴,骆利康,等.介绍一种改良的快速石蜡切片方法.中华病理学杂志,2009, 38(1):57

[11] 赵洁,李玉军,魏志敏,等.超声波快速石蜡切片在病理活检中的应用.中华病理学杂志, 2003,32(1):74

[12] 曹永成,刘晓红,耿明,等.环保型超声处理试剂在超声组织处理仪中的应用.中华病理学杂志,2012,41(4):269-270

[13] 张乃鑫.临床技术操作规范·病理学分册.北京:人民军医出版社,2004

[14] 孙卫红.肺活检确诊肺隐球菌病4例并文献复习.临床肺科杂志,2010,15(10):1465

[15] 牛春波,贾飞勇,辛华,等.免疫组化在肺小细胞癌支气管镜活检标本鉴别诊断中的应用.中国实验诊断学,2011,15(6):1602-1603

[16] 李青,周晓军.荧光原位杂交在细胞学诊断中的应用.诊断病理学杂志,2009,16(3):226-229

[17] 梁智勇,曾暄,张静,等.非小细胞肺癌290例表皮生长因子受体基因突变和拷贝数的检测分析.中华病理学杂志,2008,37(10):654-659

[18] 林云恩,何萍,李时悦,等.纤维支气管镜非小细胞肺癌活检标本的表皮生长因子受体基因检测.中华病理学杂志,2011,40(2):111-112

[19] 李丽荣.电子支气管镜不同取材在肺癌诊断中的临床意义.湖南中医药大学学报,2011,31

(8):50-51

[20] 周建伟,张艳平.肺癌纤维支气管镜检查分析.湖南师范大学学报(医学版),2010,7(3):32-33

[21] 刘少君,翁佩君.持续质量改进在手术标本管理中的应用.吉林医学,2010,31(22):3807-3808

[22] Travis WD, Brambilla E, Noguchi M, et al. Internatinal association for the study of lung cancer/American thoracic society/European respiratory society internationaltimul-multidisciplinary classification of lung adenocarcinoma. J Thorac Oncol, 2011, 6(2):244-285

[23] Li AR, Chitale D, Riely GJ, et al. EGFR mutations in lung adenocarcinomas: clinical testing experience and relationship to EGFR gene copy number and immunohistochemical expression. J Mol Diagn, 2008, 10(3):242-248

[24] Punamiya V, Mehta A, Chhajed PN. Bronchoscopic needle aspiration in the diagnosis of mediastinal lymphadenopathy and staging of lung cancer. J Cancer Res Ther, 2010, 6(2):134-141

[25] Yasufuku K. Early diagnosis of lung cancer. Clin Chest Med, 2010, 31(1):39-47

[26] Salcido CD, Larochelle A, Taylor BJ, et al. Molecular characterisation of side population cells with cancer stem cell like characteristics in small cell lung cancer. Br J Cancer, 2010, 102(11):1636-1644

[27] Kitamura H, Yazawa T, Sato H, et al. Small cell lung cancer: significance of RB alterations and TTF-1 expression in its carcinogenesis, phenotype and biology. Endocr Pathol, 2009, 20(2):101-107

[28] Grote T, Yeilding AL, Castillo R, et al. Efficacy and safety analysis of epoetin alfa in patients with small-cell lung cancer: a randomized, double-blind, placebo-controlled trial. J Clin Oncol, 2005, 23(36):9377-9386

[29] Curado MP, Edwards B, Shin HR, et al. Cancer Incidence in Five Continents, Vol. IX. Lyon: IARC Scientific Publications, 2007

[30] Maemondo M, Inoue A, Kobayashi K, et al.

Gefitinib or chemotherapy for non-small-cell lung cancer with mutated EGFR. N Engl J Med,2010;(362):2380-2388

[31] 林洁,刘从容.良性转移性平滑肌瘤的起源及发病机制.中华病理学杂志,2014,43(10):718-720

[32] 赵利敏,江若霞,李姗,等.良性转移性平滑肌瘤6例临床病理分析.临床与实验病理学杂志,2017,33(5):529-533

[33] 冯键,叶波,杨煜.肺良性转移性平滑肌瘤5例报道.中国肺癌杂志,2014,17(7):550-552

[34] 冯敏,应建明,刘秀云,等.良性转移性平滑肌瘤6例临床病理分析.诊断病理学杂志,2010,17(2):100-103

[35] 朱富新,孙恒.肺良性转移性平滑肌瘤(附1例临床与病理分析).中国肿瘤临床杂志,2011,38(9):353-354

[36] Awonuga AO,Shavell VI,Imudia AN,et al. Pathogenesis of benign metastasizing leiomyoma:a review. Obstet Gynecol Surv,2010,65(3):189-195

[37] Knight J,Ratnasingham K. Metastasising pleomorphic adenoma:systematic review. Int J Surg,2015,19:137-145

[38] 张冬梅,魏建国.肺转移性多形性腺瘤一例.中华病理学杂志,2017,46(1):59-60

[39] Sasaki H,Kurihara T,Katsuoka Y,et al. Distant metastasis from benign solitary fibrous tumor of the kidney. Case Rep Nephrol Urol,2013,3(1):1-8

[40] 姜忠敏,丁姗姗,郑末,等.发生肺转移的肾脏孤立性纤维性肿瘤.临床与实验病理学杂志,2017,33(3):352-353

[41] 赵艳红,王帆荣,张丽娟.肺原发性巨细胞瘤1例.诊断病理学杂志,2017,24(2):154-155

[42] Dong T,Liu J,Song Z,et al. Primary multiple pulmonary primitive neuroectodermal tumor:case report and literature review. Medicine (Baltimore),2015,94(27):e1136

[43] 唐玫,薛艳青,焦维克,等.肺原发恶性黑色素瘤1例并文献复习.中华肺部疾病杂志,2014,7(1):102-104

[44] Eyama Y,Kato T,et al. Tracheal adenoid cyst-ic carcinom treated by repeated bronchoscopic argo plasma coagulation as a palliative therap[J]. Ann Thorac Cardiovasc Surg,2014,20(10):602-605

[45] 王峥,陈靖,初建国,等.支气管颗粒细胞瘤一例[J].中华放射学杂志,2013,47(1):94

[46] Kaygusuz G,Kankaya D,Ekinci C,et al. Myeloid Sarcomas:A Clinicopathologic Study of 20 Cases[J]. Turk J Haematol,2015,32(1):35-42

[47] 陈延斌,郭凌川,黄建安.肺透明细胞瘤七例临床特点.中华结核呼吸杂志,2012,35(9):679-682

[48] 黄焰,吴伟,侯立坤,等.肺 NUT 癌 3 例临床病理观察.诊断病理学杂志,2017,24(5):350-353

[49] Hollingsworth J,Cooper WA,Nicoll KD,et al. Follicular dendritic cell sarcoma of the lung:a report of two cases highlighting its pathological features and diagnostic pitfalls. Pathology,2011,43(1):67-70

[50] Kamata T,Sunami K,Yoshida A,et al. Frequent BRAF or EGFR Mutations in Ciliated Muconodular Papillary Tumors of the Lung. J Thorac Oncol,2016,11(2):261-265

[51] Travis WD,Brambila E,Burke AP,et al. WHO classification of tumours of the lung,pleura,thymus and heart. 4th ed. Lyon:IARC Press,2015

[52] Travis W D,Brambilla E,Muller-Hermelink H K,et al. World Health Organisation Classification of tumours. Pathology and genetics:tumours of the lung,pleura,thymus and heart. Lyon:IARC Press,2004

[53] Travis WD1,Brambilla E,Noguchi M,et al. International association for the study of lung cancer/american thoracic society/european respiratory society international multidisciplinary classification of lung adenocarcinoma.J Thorac Oncol,2011,6(2):244-285

[54] 王强修,李钧,朱良明.肺癌诊断与治疗.北京:人民军医出版社,2013

[55] 黄受方.国际肺癌研究协会/美国胸科学会/欧

洲呼吸学会国际多学科肺腺癌分类(2011 年版)解读.中华病理学杂志,2011,40(12):793-796

[56] Kadota K1,Villena-Vargas J,Yoshizawa A,et al. Prognostic significance of adenocarcinoma in situ, minimally invasive adenocarcinoma, and nonmucinous lepidic predominant invasive adenocarcinoma of the lung in patients with stage Ⅰ disease.Am J Surg Pathol,2014,38 (4):448-460

[57] Li AR,Chitale D,Riely GJ,et al.EGFR mutations in lung adenocarcinomas: clinical testing experience and relationship to EGFR gene copy number and immunohistochemical expression. J Mol Diagn,2008,10(3):242-248

[58] Punamiya V,Mehta A,Chhajed PN. Broncho-scopic needle aspiration in the diagnosis of mediastinal lymphadenopathy and staging of lung cancer. J Cancer Res Ther,2010,6(2):134-141

[59] Yasufuku K. Early diagnosis of lung cancer. Clin Chest Med,2010,31(1):39-47

[60] Salcido CD,Larochelle A,Taylor BJ,et al.Molecular characterisation of side populat ion cells with cancer stem cell like characteristics in small cell lung cancer. Br J Cancer,2010,102 (11):1636-1644

[61] Maemondo M,Inoue A,Kobayashi K,et al.Gefitinib or chemotherapy for non-small-cell lung cancer with mutated EGFR. N Engl J Med, 2010,362:2380-2388

第9章 肺癌的临床诊断和分期

第一节 肺癌的临床诊断

恶性肿瘤的治疗效果主要取决于其早期诊治,肺癌亦不例外。要做到肺癌的早期诊断需注意以下两方面的重要内容:一是普及肺癌的防治知识,对任何可疑的肺癌症状要及时进一步检查,尤其是高危人群;二是提高医务人员对肺癌早期征象的认识,避免漏诊、误诊。

一、高危人群

肺癌是多基因参与、多时相细胞混杂、多因素影响发病的一类复杂性疾病,其病因及发病机制至今尚未明了,正因为如此,对高危人群的肺癌知识普及显得极为重要。肺癌高发区或有高危因素的人群需定期查体或在有可疑征象时进行排除肿瘤的有关检查,特别是 40 岁以上有长期重度吸烟史(吸烟指数大于 400 支/年,烟龄 10 年以上)、高危职业接触史(如冶金、开矿、接触石棉、水泥粉尘等)及恶性肿瘤家族史等因素者,但近年来肺癌发病年龄日趋年轻化,且非吸烟者发病率明显增加,尤其是女性的肺癌发病率呈逐年上升趋势,据资料显示可能与被动吸烟及环境污染有关,所以定期查体时可重点关注高危人群,是肺癌筛查重点,在临床工作中,不要把高危人群的概念看得过重,有下列情况者应作为可疑肺癌对象进行相应检查:①刺激性咳嗽持续 2~3 周以上,经仔细查找仍然原因不明,对症治疗无效者;②原有慢性呼吸道疾病,咳嗽性质改变者;③痰中带血丝或者血块,持续存在或短期内反复出现而无明显原因可解释者;④肺炎,特别是段以下肺炎,治

疗后反复在同一部位发生者;⑤影像学怀疑肺脓肿,但无异物吸入史,无中毒症状,无大量脓痰,抗感染治疗效果不佳者;⑥四肢关节疼痛及杵状指(趾),排除结缔组织性疾病、慢性缺氧性肺疾病和发绀性先天性心脏病等已知原因者;⑦影像学(X 线、CT、MRI)发现局限性肺气肿或段、叶性肺不张,无明显原因可解释者;⑧影像学发现肺内孤立性圆形病灶伴有毛刺、分叶或胸膜牵拉征者或单侧性肺门阴影增大者;⑨原有肺结核病灶已稳定,而形态变饱满、性质在钙化病灶基础上新增软组织密度改变者;⑩胸腔积液,尤为血性并进行性增加,无结核中毒症状,无明确感染性原因存在者;⑪有慢性呼吸系统疾病、出现肺癌标志物明显升高或进行性升高者。

二、临床表现

肺癌的临床表现与肿瘤的发生部位、大小、是否压迫或侵犯邻近器官及组织细胞学类型、分化程度、生物学行为等情况有着密切关系。肺癌早期可无明显症状,大多在胸部影像学检查时发现,若病灶尚未侵犯、压迫主气道或侵犯胸膜、胸壁及心血管系统等,即使病灶已较大,也可无任何症状,尤其周围型病灶,这使得大部分患者确诊时已到晚期,至少已到局部晚期。

肺癌的无症状就诊包括 4 种情况,一是患者无任何临床症状,仅在查体时发现;二是患者无呼吸道症状,但以肺癌侵及周围组织或转移时出现的症状为首发表现;三是先以副癌综合征来就诊,患者可能会在其他科室

辗转就医,若接诊医生经验不足或者患者拒绝排除肺癌检查,往往会延误诊断时间;四是以肿瘤标志物升高来就诊,尤其是那些与肺癌密切相关的肿瘤标志物,更应注意鉴别排查。

1. 肺癌本身症状 当肺癌发展到一定程度时,可出现以下症状。

(1)咳嗽:肿瘤在较大的支气管内生长或肺癌压迫较大支气管引起狭窄时,可以出现刺激性干咳或伴有少量黏液痰,尤其病灶位于主支气管或隆凸附近更明显,患者干咳剧烈,镇咳药物不易控制。肿瘤引起支气管管腔狭窄,咳嗽可进行性加重,多为持续性,且呈高调金属音,是一种特征性的阻塞性咳嗽。肺泡癌也可出现剧烈咳嗽,但往往伴有大量黏液痰。

(2)咯血:肺癌引起的咯血通常为痰中带血点、血丝或断续的少量血块痰,除非有大血管受侵蚀破坏,一般很少出现大量咯血。从肿瘤发生部位上看,中央型者较周围型者容易出现,从组织类型上分析,鳞状细胞癌较其他类型的肺癌多发。由于肿瘤的血管主要分布于肿瘤表面,当肿瘤表面破溃或侵蚀血管或肿瘤组织坏死与肺泡管以上气道相通时,此时血痰中查到癌细胞概率较高,但也有部分患者因剧烈咳嗽造成呼吸道局部血管破裂出血,此时血痰脱落细胞学检查为阴性。

(3)发热:主要是由于继发感染、肿瘤坏死吸收热和肿瘤细胞本身释放热原造成,极少数是由于肿瘤压迫并阻断血液供应导致正常肺组织坏死。肿瘤阻塞支气管,排痰不畅,远端肺组织继发感染,可出现发热,表现为感染性发热的特点,与气道相通时可伴有脓痰和痰液增多,不通时可出现肺脓肿,值得注意的是,影像学经常提示"阻塞性肺炎"而患者并无发热、咳嗽及咳痰等感染症状,此时并非真正的炎症,是由于分泌物潴留所致;一方面,肿瘤较大或生长速度较快而与肿瘤血管生长不同步引起组织坏死时,表现为肿瘤坏

死物质吸收热,为低至中度发热,多在午后或夜间出现,可自行消退,伴或不伴有咳嗽、咳痰等症状,这可能是由于肿瘤细胞坏死释放热原或肿瘤细胞本身代谢产物刺激体温中枢引起;另一方面,肺癌发热也可能是炎性细胞在肿瘤病灶中及周围聚集形成无菌性炎症并释放炎性介质所致,此时抗生素治疗无效,需用非甾体消炎镇痛药物或激素抑制炎性细胞及炎性介质才能退热。

(4)胸闷、哮鸣及气促:多是由于肿瘤造成的较大支气管不同程度的堵塞或受压产生相应的肺叶或一侧全肺不张、肿瘤侵犯胸膜引起胸腔积液或严重肺感染造成。

2. 肺癌侵及周围组织或转移时出现的症状

(1)肿瘤压迫或侵犯喉返神经:出现声带麻痹、声音嘶哑,因左侧喉返神经走行途径较长,故以左侧多见。

(2)肿瘤压迫上腔静脉:可因原发灶本身或肿大的纵隔淋巴结压迫上腔静脉,导致回流于上腔静脉的头颈部及上肢的静脉回流受阻,引起相应的临床表现,如患者出现头痛和头晕或眩晕、胸闷、头面部及上肢皮肤发紧等症状,查体可发现醉酒面容或发绀面容,面、颈部、上肢和上胸部皮肤呈紫红色改变,静脉充盈或怒张,毛细血管显现,头面部、上肢皮下组织非凹陷性水肿等上腔静脉压迫综合征体征。多见于中心型肺癌或肺癌纵隔淋巴结转移,为肿瘤急症之一,需及早治疗。

(3)肿瘤侵犯胸膜或导致淋巴回流受阻:可引起胸膜腔积液,往往为血性;大量积液可以因肺叶或一侧肺全不张或气管移位引起胸闷、哮鸣及气促,患者喜欢患侧卧位或半坐卧位。

(4)胸痛:肿瘤侵犯壁层胸膜、肋骨及肋间神经,可以引起持续剧烈的胸痛。若肿瘤位于脏胸膜附近时,则产生不规则的钝痛或隐痛,于呼吸、咳嗽时加重。肋骨、脊柱受侵犯时,可有局限性压痛点。肿瘤压迫肋间神

经,疼痛可累及其分布区。肿瘤压迫臂丛可引起臂丛神经痛,表现为以腋下为主、向上肢内侧放射的火灼样疼痛,夜间尤甚。

(5)上叶尖部肺癌:亦称 Pancoast 肿瘤,可侵入纵隔和压迫位于胸廓入口的器官组织,如第 1 肋骨、锁骨下动静脉、臂丛神经、颈交感神经等,产生剧烈胸肩痛,上肢静脉怒张、水肿、臂痛和上肢运动障碍,也可出现颈交感神经综合征(Horner 征),表现为同侧上眼睑下垂、瞳孔缩小、眼球内陷、面部无汗等表现。

(6)肿瘤发生纵隔转移时可压迫食管引起吞咽困难。

(7)肿瘤发生脑转移:近期出现头痛、恶心、眩晕或视物不清等神经系统症状和神经定位体征应当考虑发生脑转移的可能。

(8)肿瘤发生骨转移:持续、固定部位的骨痛伴有血浆碱性磷酸酶或血钙升高应当考虑发生骨转移的可能,多发生于有造血功能的扁骨,严重时可出现骨髓增生不良。

(9)肿瘤发生肝转移:患者出现食欲减退、恶心、消瘦、右上腹痛伴有肝大、碱性磷酸酶、谷草转氨酶、乳酸脱氢酶或胆红素升高应当考虑发生肝转移的可能。

(10)肿瘤发生其他转移:伴有尿潴留或失禁、便秘、走路不稳易跌倒,甚至出现截瘫时要考虑发生脊髓受压或转移的可能;发生皮下转移时可在皮下触及结节;血行转移到其他器官可出现相应症状和体征。

3. 副癌综合征 少数肺癌尤其是腺癌、低分化或未分化癌患者,由于肿瘤细胞产生内分泌物质,临床上可出现不同的全身症状,如原因不明的肥大性肺性骨关节病包括杵状指、骨关节肥大等;肿瘤分泌促肾上腺皮质激素样物可引起 Cushing 综合征,肿瘤分泌促性激素引起男性乳腺发育,肿瘤分泌抗利尿激素引起抗利尿激素分泌失调综合征,少数患者表现为神经肌肉综合征,包括重症肌无力、多发性神经肌肉痛、皮肌炎及硬皮病等自身免疫性疾病表现,且与肿瘤的发生部位和有无转移无关,该临床表现可以发生于查出肿瘤前数年,也可与肿瘤同时存在,有效消除病灶的各种治疗措施可使副癌综合征部分缓解甚至消失。

三、体 格 检 查

多数肺癌患者在早、中期无特异性阳性体征,当压迫、侵犯邻近器官及出现转移等情况后可能会有如下相应体征:①体检可有声带麻痹、上腔静脉阻塞综合征、Horner 征、Pancoast 综合征的体征;②体检可有肺不张、阻塞性肺炎、胸腔积液的体征;③体检发现肝大伴有表面凹凸不平、皮下结节、锁骨上窝淋巴结肿大、肋骨或脊椎棘突压痛等提示发生远处转移的可能;④少数患者出现原因不明,久治不愈的肺外征象,如杵状指(趾)、非游走性肺性关节疼痛、男性乳腺发育、皮肤黝黑或皮肌炎、共济失调及静脉炎等。

四、影 像 检 查

对肺部有孤立结节的患者应当追问其过去有无影像学检查史,如对比发现病灶增大、性质改变或出现新的病灶,影像学诊断疑为恶性肿瘤者应进一步检查。X 线平片一般用于健康查体,强化 CT 检查是目前临床诊断肺癌和评价治疗疗效的重要手段,B 超、MRI可作为转移部位的补充检查,骨扫描检查是用于判断骨转移的常规检查,特殊情况下可进行全身 PET-CT 检查,简单概括如下。

1. 胸部 X 线检查 胸片是在查体时早期发现肺癌的一个重要手段。

2. 胸部 CT 检查 胸部 CT 可以进一步验证病变所在的部位和累及范围,也可根据病灶的毛刺征、分叶征、胸膜牵拉征、厚壁偏心空洞及病灶对周围组织的侵袭特征或者淋巴结、血行转移的征象大致区分其良、恶性,是目前诊断肺癌的重要手段。CT 可清楚显示肺叶中 0.5cm 以上的肿块阴影,对肺门及纵隔、锁骨上下及腋窝淋巴结转移的情况,以及是否侵犯脏胸膜、壁胸膜及其他脏器、胸腔积液、肿瘤空洞内部情况等可提供详细信息;CT 引导下经皮肺占位穿刺活检是获取细胞学、组织学诊断依据的技术,在各种影像学检查手段中显示肺结构的清晰度最好。

3. B 型超声检查　主要用于发现腹部重要器官及腹膜、腹膜后淋巴结有无转移,也用于颈部淋巴结的检查;对于邻近胸壁的肺内病变或胸壁病变,可鉴别其囊、实性并进行超声引导下穿刺活检,最大优势是实时监控,可实时显示穿刺路径,对于穿刺路径上的血管显示最清晰,避免活检时损伤血管引起大出血;超声对液体的诊断优于目前所有其他影像学设备,在肺癌并发少量胸腔积液时尤显其重要性,常用于胸腔积液抽取定位、定量、置管引流和治疗效果随访。

4. MRI 检查　MRI 检查对肺癌的临床分期有一定价值,特别适用于判断脊柱、肋骨及颅脑有无转移;因开放性 MRI 扫描系统可进行 360°扫描,MRI 引导下进行经皮肺占位穿刺活检,尤其对某些特殊部位的肿物较扫描角度受限的 CT 有无可比拟的优势,配有 MRI 兼容的导引系统时可相对实时显示穿刺路径。

5. 骨扫描检查　是骨代谢检查,反映的是骨代谢率,发现骨转移病灶可早于 X 线、CT 等影像学检查 3～6 个月,是用于判断骨转移的常规筛选检查,当骨扫描检查提示骨转移可能时,可对可疑部位进行 CT 和 MRI 检查验证。

6. 正电子发射断层扫描(positron emission tomography-CT,PET-CT)检查　是一种功能影像学检查,反映的是组织代谢能力高低,由于多数肿瘤是高代谢,故可用于肿瘤的诊断和疗效评价。因目前价格昂贵,不推荐常规筛查使用,主要用于临床表现及各项检查高度怀疑恶性肿瘤而 CT、MRI 等常规检查不能确诊或未发现原发灶的患者,也可

作为判断肺癌根治性手术切除可能性及术后、放化疗治疗后的疗效评价手段。

五、内镜检查

1. 纤维支气管镜(简称纤支镜)检查　是诊断肺癌最常用的方法,包括纤支镜直视下刷检、支气管灌洗获取细胞学及活检进行组织学诊断,对中心型肺癌诊断的阳性率较高,由于段以下支气管太细,目前的纤支镜不适于段以下支气管检查。

2. TBNA 和 EBUS-TBNA　经纤支镜引导下的透支气管壁穿刺术(transbronchial needle aspiration,TBNA)和超声纤支镜引导下的透支气管壁穿刺活检术(endobronchial ultrasound-guided transbronchial needle aspiration,EBUS-TBNA)对周围型肺癌及普通纤支镜难以到达的部位可取得针吸细胞涂片标本;在可疑局部晚期病例,可望获得纵隔淋巴结 N_1 和 N_2 的病理诊断结果,有助于术前评估根治性手术切除的可能性。

3. 纵隔镜检查　可直接观察气管前隆凸下及两侧支气管区淋巴结情况,并可获取标本做组织病理检查,这对局部晚期病例的分期和手术可能性评估尤其重要,是目前临床评价肺癌纵隔淋巴结状态的"金标准",尽管 CT、MRI 及近年应用于临床的 PET-CT 能够对肺癌治疗前的 N 分期提供极有价值的证据,但仍是影像学表现,纵隔镜可提供纵隔淋巴结和器官组织的组织标本,得到的是病理学诊断,故纵隔镜的诊断价值难以取代。

4. 胸腔镜检查　胸腔镜主要用于肺癌脏胸膜、壁胸膜转移的诊断及近脏胸膜的肺占位的切除,尤其是肺部微小结节病灶行胸腔镜下病灶切除,可达到既明确诊断又进行了病灶切除的目的。对于中晚期肺癌,胸腔镜下可以行淋巴结、胸膜和心包的活检,胸腔积液及心包积液的细胞学检查,为系统地制订治疗方案提供可靠依据。

六、其他诊断性检查技术

与其他恶性肿瘤的诊断标准一样,组织病理学是诊断的"金标准",肺癌的诊断也不例外。

1. 痰细胞学检查 是目前诊断肺癌简单方便的无创伤性诊断方法之一。对起源于较大支气管的中央型肺癌,特别是伴有血痰者,痰中找到癌细胞的概率较高。标本取材要求是,最好晨起留取,先漱口洗脱口咽分泌物,再以诱发的方式诱发深咳获得深部痰,必要时在医生认为病情许可的前提下深吸一口烟诱发深咳。为避免细胞自溶性坏死,标本要及时送检,时间限定在 2h 最好 1h 内为好。一般最好连续查 3 次,其阳性率可达 60%。痰液细胞学的阳性结果不能作为肺癌的唯一确诊依据,应尽可能获得纤支镜下针吸细胞学或经皮肺穿刺活检的病理组织学结果。

2. 经胸壁肺占位穿刺活检术(transthoracic needle aspiration,TTNA) 可以在 CT 或 B 超或 MRI 引导下进行,获取组织进行普通病理、组织化学检测及分子病理学相关检查,敏感度和特异性均较高。不但可完成肺癌的组织学来源、性质、分类,还可通过基因检测,测定其分子生物学行为,为后续治疗原则、具体方案和预后分析提供依据。

3. 胸腔穿刺术 当胸腔积液原因不明时,可以进行胸腔穿刺,获得细胞学诊断,细胞学的结果与肺癌的分期密切相关,细胞学阳性时分期为 M_{1a}。必要时抽取胸腔积液做离心处理后,取其沉淀做涂片,可提高阳性率。需要强调的是,与痰液脱落细胞学一样,胸腔积液涂片易误诊,不能作为确定肺癌诊断的唯一细胞和组织学证据,只用于分期判断。

4. 胸膜活检术 当胸腔积液穿刺未发现细胞学阳性结果时,胸膜活检可以提高阳性检出率。

5. 淋巴结活检术 对于肺部占位病变

或已临床诊断为肺癌的患者,如果伴有浅表淋巴结肿大,此时行淋巴结活检是简单可靠的获得病理学诊断的方法,有助于判断肺癌的分期,确定治疗原则,制订个体化的治疗方案,指导治疗。

七、血液和体液免疫生化检查

对于原发性肺癌,尽管某些化验结果与肺癌的组织类型、分化程度和细胞生物学行为有一定的相关性,但目前尚无特异性的血液和体液免疫生化检测方法,多用于病情程度的判断和肺癌治疗过程中的评估。

1. 血液生化检查 对于原发性肺癌,肺癌患者血清碱性磷酸酶(alkaline phosphatase,ALP)或血钙升高考虑骨转移的可能,但中国人出现血钙增高的较少。肝转移时,由于肝细胞受损或胆系受侵,血清碱性磷酸酶、谷草转氨酶、乳酸脱氢酶或胆红素可升高,但一般见于肝转移肿瘤负荷较大时。

2. 血液肿瘤标志物检查 与肺癌相关性较明显的肿瘤标志物有癌胚抗原(carcinoma-embryonic antigen,CEA)、神经特异性烯醇化酶(neuron specific enolase,NSE)、细胞角蛋白 19(cytokeratin 19,CK19)及鳞状细胞癌抗原(squamous cell cancer,SCC)等。王莉等探讨血清肿瘤标志物 CA50、CEA、CYFRA21-1 和 SCC 在肺癌诊断中的价值,检测 260 例肺癌患者、65 例肺良性病变患者及 117 例健康体检者,结果肺癌患者 CA50、CEA、CYFRA21-1 和 SCC 在肺癌患者中的阳性率分别为 46.9%、66.5%、57.7% 和 58.1%,显著高于肺部良性病变患者和健康对照组。CA50、CEA、CYFRA21-1 和 SCC 在 SCLC 患者中较 NSCLC 患者表达水平低,CA50 和 CEA 在肺腺癌高表达,CYFRA21-1 在肺鳞癌高表达。程黎明等评价了 CYFRA21-1、NSE 和 CEA 在肺癌诊断中的价值,结果发现 3 个瘤标对肺癌的诊断灵敏度分别为 44.7%、22.6% 和 38.7%,如三者联合检测则诊断灵敏度显著提高至71.9%。郭忠燕等探讨 7 种血清肿瘤标志物单项和联合检测对肺癌诊断的临床价值,结果肺癌患者的 7 种血清肿瘤标志物水平均明显高于肺良性病变组和健康对照组,肺癌组 7 种血清肿瘤标志物阳性率均明显高于肺良性病变组,肿瘤标志物测定水平与病理类型有关,血清 NSE 水平升高以 SCLC 为主,CYFRA21-1 以鳞癌为主,而 CA125 则以腺癌为主。刘磊等探讨了 CYFRA21-1 和 SCC 对肺鳞癌的临床意义,发现 CYFRA21-1 诊断肺鳞癌敏感性为 57.84%、特异性为92.45%、准确性为 69.68%,SCC 诊断肺鳞癌敏感性为 33.33%、特异性为 92.45%、准确性为 53.55%。

3. 浆膜腔积液的肿瘤标志物检查　胸腔积液、心包腔积液的肿瘤标志物可数倍于相应的血清肿瘤标志物检查结果,一般以 4 倍于血清值为阳性标准。

八、病理组织学诊断

手术或组织活检标本的组织病理学诊断是肺癌确诊的"金标准",是个体化治疗的重要参考依据。如因活检取材的限制,活检病理不能确定病理诊断时,建议临床医师重复活检或结合影像学检查情况进一步选择诊断方案,必要时临床与病理科医师联合会诊确认病理诊断。

九、肺癌的鉴别诊断

1. 肺结核性病变　是肺部疾病中较常见也是最容易与肺癌相混淆或共存的病变。肺结核球多见于年轻患者,多见于结核好发部位,如肺上叶尖后段和下叶背段。一般无症状,病灶边界清楚,密度高,可有包膜。可含钙化点,有时是纤维结节状病灶,多年不

变,对于临床上难于鉴别的病变,应做穿刺活检,直至开胸探查。肺门淋巴结结核易与中央型肺癌相混淆,急性粟粒性肺结核应与弥漫性细支气管肺泡癌相鉴别,但结核患者年龄较轻,有发热、盗汗等全身中毒症状,痰细胞学检查、痰查结核菌可助鉴别,结核菌素试验阳性、抗结核抗体阳性不能作为排除肺癌的指标。应该注意的是肺结核与肺癌共存的可能,其原因是肺结核与肺癌均可导致机体免疫功能下降或出现于机体免疫功能下降的前提下,两种病可能先后或同时发生。原有肺结核病灶经抗结核治疗后已稳定,而形态或性质发生改变者要想到瘢痕癌的可能,原因可能与抗结核药直接有关,如异烟肼的代谢产物可使小鼠肺癌发病率明显上升,但在人类使用时间尚不够长而不好评价,另外利福平也是一种免疫抑制药,导致机体免疫功能下降。对肺结核还是肺癌的诊断有困难者禁忌行放射治疗或化学药物治疗,但可进行诊断性抗结核治疗并密切随访。

2. 肺炎　约有 1/4 的肺癌早期以肺炎的形式出现。对起病缓慢,症状轻微,抗炎治疗效果不佳或反复发生在同一部位的肺炎应当高度警惕有肺癌可能。肺部慢性炎症机化,形成团块状的炎性假瘤,往往边缘不整,核心密度较高,易伴有胸膜增厚,病灶长期无明显变化。

3. 良性肿瘤　常见的有肺错构瘤、支气管肺囊肿、巨大淋巴结增生、硬化性血管瘤、肺纤维瘤、肺脂肪瘤等。这些良性病变在影像检查上各有其特点,若与恶性肿瘤不易区别时,应当考虑活检或手术切除。

总之,目前肺癌的确诊必须有组织病理,可来源于手术、纤支镜或经皮活检等。细胞学检查不能作为唯一的确诊依据。

（宋　伟　李　钧　周　军）

第二节　肺癌的分期

根据光镜下细胞的大小，肺癌首先分为非小细胞肺癌（non-small cell lung cancer，NSCLC）和小细胞肺癌（small cell lung cancer，SCLC）两种大的病理类型，由于此种分类方法便于操作，且临床实践中也证实此种分类方法和治疗原则有密切相关性，故一直延用至今，并被广泛接受。肺癌确定诊断后，根据 WHO 制定的结合肿瘤的大小（tumor，T）、淋巴结转移的情况（node，N）及有无远处转移（metastasis，M）三个方面将肺癌进行 TNM 分期后，经多学科讨论制定肺癌的综合治疗原则。由于 NSCLC 和 SCLC 的细胞生物学行为不同，其淋巴结和血行转移的特点不同，在治疗方面有很大的不同，一般来讲，凡 NSCLC 肺癌病灶较小，局限在肺内，尚未发生远处转移，患者的全身状况较好，心肺功能可以耐受根治性手术，均以局部处理为主要治疗手段，应采用手术为主的治疗，并根据具体情况决定手术前后综合治疗方法的采用和安排，包括术前新辅助化疗和放疗及术后辅助化疗和放疗等，患者被评价为已不能行根治性手术往往意味着患者获得根治性治愈的概率较小。随着科技发展，新技术也广泛用于肺癌的治疗，不能耐受或不愿接受手术的患者也可接受肺癌微创治疗，如肺癌微创手术、射频消融术、微波消融术或氩氦刀冷冻治疗等，也能达到一定程度的根治目的。正确的 TNM 分期对临床治疗方案的选择具有重要的指导意义，是尤为关键的一步。对于 SCLC，研究发现 SCLC 具有早期即出现淋巴结转移和远处血行播散的特点，约 2/3 的病例在初诊时已有血行转移，在剩余的 1/3 中，大多数已有淋巴结的广泛转移，即使原发灶很小，能够完全手术切除，但仍易出现复发和转移，难以达到根治的目的，因此手术治疗不是 SCLC 的主要治疗步骤，取而代之的是

化学治疗。临床研究证实，按局限期（limited disease，LD）和广泛期（extensive disease，ED）对 SCLC 进行分期更适用于临床选择治疗方案。LD 期意味着有治愈的可能性，应给予根治性化疗和原发灶及淋巴结引流区的放疗，ED 期意味着治愈的可能性大大降低，大多数情况下采取的是姑息性化疗，仅在出现脑转移或肿瘤急症情况如上腔静脉压迫综合征、脊髓压迫综合征或骨转移剧烈骨痛、承重关键部位有骨折风险时辅以姑息性放疗。本节中除专门注明的一节介绍 SCLC 分期外，其余的部分所指肺癌均默认为 NSCLC。

NSCLC 只有做到根治性切除，才能给患者带来最大可能的长期生存，甚至治愈机会，然而仅有 25% 的患者在初诊时有根治性手术机会。大多数情况下，确诊时患者的病情是一般状况差、伴有严重疾病、肺癌已达局部晚期难以切除干净或已出现远处转移，导致患者丧失手术机会。对肺癌患者，在任一非急症手术治疗前，应完成全面检查，如无创性检查（内容包括病史、体检、肝功能、肾功能、生化及肿瘤标志物的化验及影像学检查）后，借助纤支镜、经皮肺穿刺或胸腔镜获得组织病理学诊断，由以肺癌外科手术为主要专业并通过专科认证的胸外科医师初步判断手术切除的可行性，必要时给予微创性分期手段（如纵隔镜、胸腔镜检查）进一步做到准确临床分期，将患者的所有资料提交肺癌多学科综合诊治小组评估，再合理安排各种治疗手段的实施。

自从 1973 年国际抗癌联盟（union for international cancer control，UICC）和美国癌症联合委员会（the American joint commission for cancer，AJCC）开始对肺癌进行分期以来，随着医疗实践的不断验证，虽已进行了 7 次修改，但仍不能满足临床需要，临床

迫切需要新的国际肺癌分期系统来指导临床实践,为此国际肺癌研究组织(international association of the study of lung cancer,IASLC)于 1998 年启动了又一轮肺癌分期系统修订研究,提出的第 8 版肺癌分期系统已开始应用于 2017 年 1 月 1 日以后新诊断的病例。新版分期系统的修订是基于 1999—2010 年间 16 国 35 个数据库中 94 708 例肺癌的分期和生存数据,代表性更好,统计分析过程更有说服力。

一、肺癌分期系统的历史

从 1973 年 UICC 和 AJCC 开始对肺癌进行分期以来,至今已修订到第 8 版,在此之前应用的是 2009 年的 UICC 第 7 版。

UICC 第 5 版出版于 1997 年,修订所采用的数据库包括 5319 例患者,其中 4351 例来自 Texas-MD Anderson 肿瘤中心,968 例来自北美各中心,病例资料起始于 1975 年,此版所做的修订有:① Ⅰ 期分为 Ⅰ A($T_1N_0M_0$)和 Ⅰ B($T_2N_0M_0$);② Ⅱ 期分为 Ⅱ A 和 Ⅱ B;③ $T_3N_0M_0$ 和 $T_2N_1M_0$ 的 5 年生存率相近,分别为 24% 和 22%,因此均归于 Ⅱ B 期;④同侧胸腔不同肺叶转移视为 M_1,而同叶内转移视为 T_4。此版的特点是数据库主要由手术病例组成,另外是在此期间用于临床分期的检查手段改进很大,尤其是 CT 检查逐渐广泛应用,导致病例资料在一定程度上存在不统一性。

2002 年 UICC 第 6 版未对肺癌分期进行任何修改。数据库的 5315 例病例包括 Texas-MD Anderson 肿瘤中心 1975—1988 年的病例(4351 例)和美国国家肿瘤协会肺癌协作组 1977—1982 年的病例(968 例),也即此分期的数据库来自于一个国家的同一体系中。

上述既往版本的缺陷可概括为以下几点:①未分别对 T、N、M 进行效度研究,很少有内部效度研究,缺乏外部效度研究;②数据库来源于有限的地理区域,不是全球性数据;③主要为手术病例;④病例数量少。

UICC 第 7 版 IASIC 2009 年修订是由 IASIC 发起于 1998 年,非营利性机构、总部在北美西雅图的肿瘤研究和生物统计(cancer research and biostatistics,CRAB)参与统计。1990—2000 年的全球 47 个数据库中的 100 869 例患者进入筛选,81 021 例符合以下条件被采用:①有完整的 T、N、M 资料(临床或病理之一);②组织学类型已知;③有生存随访;④初诊病例;⑤仅包括 SCLC 和 NSCLC。其中,67 731 例 NSCLC 中,53 464 例有临床分期(clinical TNM staging,cTNM),33 933 例有病理分期(pathologic TNM staging,pTNM),二者兼有的为 20 006 例;在治疗方法的种类上,36% 仅接受手术,11% 仅接受放疗,21% 仅接受化疗,9% 仅接受最佳支持治疗,其余的接受综合治疗;综合治疗病例中的 53% 接受了手术治疗,30% 接受化疗,29% 接受放疗。另外,12 000 余例为 SCLC。对于随访时间要求,95% 的病例随访至死亡或至少 2 年,88% 的病例随访至死亡或至少 5 年,17 754 例仍生存的患者中位最后一次随访时间为 5.3 年。

之所以选择这一时间段的数据库,是因为这一期间肺癌的临床分期检查手段无大的变动,CT 在全世界都已广泛应用,且所有病例均能保证 5 年的随访时间。该版本原定于 2007 年发布,但直到 2009 年才出版,2010 年 1 月 1 日开始使用,可见修订过程中工作的繁冗和细致。

UICC 第 7 版修订所分析的数据来自五大洲的 47 个数据库,样本数量数倍于以往,兼顾手术病例和非手术病例,统计分析时分别对 T、N、M 进行效度研究,并进行外部和内部效度研究,前者指比较数据库来源(协会、外科系列、临床实验及系列/登记等来源)和分布地区间(如北美、澳大利亚和欧洲等)

的差别,后者指在病例数足够的前提下按细胞类型、性别、年龄进行校准,计算各相邻组的危险比(hazard ratio,HR)并以此评估建议各组别的预后价值。当分析显示某一分期中的某一个因素的预后与同一分期中其他因素的预后有差别时,有两种策略可采用:①把它保留在原有分期中,按字母顺序标注下缀,如第 6 版中与原发灶同叶的单个或多个的卫星灶定为 T_4,分析显示其与其他 T_4 因素的预后不同,而与 T_3 分期的预后相似时,可标记为 T_{4a},与原发灶不同叶的单发或多发病灶原为 M_1,可标记为 M_{1a};②把该因素移至与其预后相似的分期中,例如,与原发灶同叶的单个或多个的卫星灶从 T_4 移至 T_3,与原发灶同侧不同叶的单发或多发病灶从 M_1 移至 T_4。第一个策略的优势是能最大限度地与原有数据库相吻合,但统计因素太多(大致为 20 个),形成的 TNM 组合更在 180 个之上,难以实际操作,因而第二种策略更可取。在第二种策略中,随机抽取数据库中的 2/3 病例供分析之用,剩余的用来验证所得到的分析结果。

所有病例临床分期的获得手段包括化验、影像学检查、纵隔镜检查,不包括开胸手术。因这一时期中 PET-CT 不普及,暂无这部分资料。

病理分期的获得是在临床分期资料的基础上加上开胸手术的病理结果。

第 7 版分期系统的不足之处:虽然数据库的样本量很大,但因并不是特意为分期的修订而建立的,故对 T、N、M 资料描述并不详尽,具体到各个 T、N、M 分期单独分析时可用的病例数量就大为减少。如 T 分期分析中,最初 100 869 例患者进入筛选,81 021 例符合 TNM 分期数据库的初步筛选条件被留下,其中 cN_0 期接受手术的有 15 347 例,但仅有 3554 例(23%)有详尽的 T 分期资料,cT_4 组更仅有 19%(110 例/582 例)的病例可进入统计分析。未进行手术的患者符合

统计条件者更少。地域的分布也有空白,没有非洲、南美洲和印度次大陆的病例,其他人口大国如俄罗斯、中国和印度尼西亚没有或仅有很少病例。

UICC 第 8 版修订所分析的数据来自 16 个国家的 35 个数据库,无来自临床试验的数据,涉及 1999－2010 年诊断的 94 708 例患者,其中,欧洲(49%)仍然是贡献最多的地区、亚洲(44%)由于日本的巨大贡献紧随其后、北美洲(5%)和澳大利亚(1.7%)的贡献较前减少,南美洲(0.3%)首次贡献了病例。经过筛选,70 967 例 NSCLC 和 6189 例 SCLC 患者可供修订分期系统时使用,57.7% 为单纯手术患者,27% 接受了手术和化/放疗,9.3% 仅接受化疗,4.7% 接受了化疗和放疗,1.5% 仅接受放疗。此次分期比较了年代、区域对不同 T、N 和 M 或临床分期、病理分期的影响。此版本的修订审核比历届版本更严格,数据分析工作仍由 CRAB 完成。

即便如此,虽然数据库的样本量同样很大,但因同样并不是特意为分期的修订而建立的,故对 T、N、M 资料描述并不详尽,与以往的数据库有相同的局限性;新版分期虽然增加了亚洲人群比例,但主要是日本贡献了大部分的病例,中国作为肺癌患病大国,提供的病例数较少,而且主要来源为上海和广东,不具备代表性;另外,虽然首次将南美洲病例纳入研究,但非洲、俄罗斯及印度患者的数据仍然缺乏。此次分期比较了年代、区域对不同 T、N 和 M 分期或临床分期、病理分期的影响,并在研究中发现由于欧亚人种的个体差异性较大,对治疗的反应及耐受性存在一定差异,其生存率也受到一定影响,例如对于 pN_0 分期的患者,5 年生存率就存在明显的地域性差异,亚洲患者预后最好,5 年生存率高达 79%,而欧洲患者预后最差,仅为 54%,之间相差了 25 个百分点,但此次分期并没有进行人群特征校正分析,虽然这种差异随着

pN 分期的增加而最终消失,但是对于不同地域患者生存率及预后判断仍可能存在一定偏差。

此次分期修改还有一个明显的缺陷是,肺癌患者的驱动基因状态及由此得到的相应的肺癌分子分型并未在新分期中得到体现。近年来,肺癌分子遗传学研究取得了显著进展,基于遗传特征的分子分型广泛应用于临床,使中晚期肺癌的治疗步入了个体化分子靶向治疗的时代,大大改善了部分中晚期肺癌患者的预后,提高了患者远期生存率,然而体现靶向治疗敏感性的肺癌驱动基因,如 EGFR、ALK 及 ROS1 等基因的状态,或者 PD-L1、PD-1 表达水平等分子生物学标志,均仍未在第 8 版分期中有所体现。

除此之外,由于地域发展不平衡及样本量的限制,部分病例在统计肿瘤大小、淋巴结转移状况、转移灶器官及个数,以及治疗方案的选择方面都存在一定偏差,加上放、化疗病例数偏少,由此也导致数据统计上的偏差。另外,虽然 PET-CT 已在大多数国家及地区应用于临床,但由于价格昂贵并没有作为常规检查项目,因此其研究结果也并未纳入新版分期。尽管如此,新版分期相比 UICC 第 7 版分期还是有了明显的改善和提高,更能适应目前的临床需求。

二、UICC 第 8 版具体内容

(一)UICC 第 8 版的修订要点

UICC 第 8 版与第 7 版相比,有以下变化。

1. 原发肿瘤大小(T)　T 分期调整概括见表 9-1。

(1)仍以 3cm 分割 T_1 和 T_2 期,但按照每厘米的差距将 T_1 细分为 T_{1a}、T_{1b}、T_{1c},即 T_{1a}($\leqslant$1cm),T_{1b}(>1 但$\leqslant$2cm),T_{1c}(>2cm 但$\leqslant$3cm)。

(2)T_2 改为 3~5 cm,T_2 分为 T_{2a}(>3 但$\leqslant$4cm)和 T_{2b}(>4cm 但$\leqslant$5cm);侵犯主支气管仍为 T_2,但不常见的表浅扩散型肿瘤,不论体积大小,侵犯限于支气管壁时,虽可能侵犯主支气管,仍为 T_{1a}。

(3)重新分类>5cm 且$\leqslant$7cm 的肿瘤分为 T_3。

(4)重新分类>7cm 或更大的肿瘤分为 T_4。

(5)支气管受累距隆突<2 cm,但不侵犯隆突,由 T_3 改为 T_2;伴有肺不张/肺炎,无论部分还是全部(全肺原为 T_3),均为 T_2。

(6)侵犯膈肌分为 T_4。

(7)删除纵隔胸膜浸润这一 T 分期术语。

表 9-1　T 分期调整——肿瘤大小

第 7 版	修改	第 8 版
$T_{1a}\leqslant$2cm	每 1cm 为分割点	$T_{1a}\leqslant$1cm
		T_{1b}>1cm 但$\leqslant$2cm
T_{1b}>2cm 但$\leqslant$3cm	上调	T_{1c}>2cm 但$\leqslant$3cm
T_{2a}>3cm 但$\leqslant$5cm	4cm 为新分割点	T_{2a}>3cm 但$\leqslant$4cm
		T_{2b}>4cm 但$\leqslant$5cm
T_{2b}>5cm 但$\leqslant$7cm	上调	T_3>5cm 但$\leqslant$7cm
T_3>7cm	上调	T_4>7cm

2. 淋巴结转移（N）　继续使用原 N 分期方法，但增加了转移淋巴结的多少和位置：nN（单站与多站）；存在和不存在跳跃式淋巴结转移：pN_{1a}、pN_{2a1}、pN_{2a2} 和 pN_{2b}，可能对预后的评价更为精确。

3. 远处转移（M）　把 M 分期的 M_{1a}、M_{1b} 细分为 M_{1a}（胸腔内）、M_{1b}（胸腔外单发转移）、M_{1c}（单或多个器官多处转移），新版的 M_{1b} 与"寡转移"的概念相呼应。

（1）M_{1a} 局限于胸腔内，包括胸膜播散（恶性胸腔积液、心包积液或胸膜结节）及对侧肺叶出现癌结节归为 M_{1a}。

（2）远处器官单发转移灶为 M_{1b}。

（3）多个或单个器官多处转移为 M_{1c}。

4. TNM 分期的变化　TNM 分期的调整概括见表 9-2。

（1）IA 细分为 IA_1，IA_2，IA_3。

（2）$T_{1a,b}N_1$ 由 IIA 期改为 IIB 期。

（3）T_3N_1 由 II 期改 IIIA 期。

（4）T_3N_2 由 IIIA 期改为 IIIB 期。

（5）$T_{3\sim4}N_3$ 更新为 IIIC 期。

（6）M_{1a} 和 M_{1b} 更新为 IV_a，M_{1c} 更新为 IV_b。

表 9-2　第 8 版 TNM 分期的迁移

第 7 版	修改	第 8 版
IA	细分	IA_1
		IA_2
		IA_3
IIA：$T_{1a,b}N_1$	上调	IIB：$T_{1a,b}N_1$
IIB：$T_3N_1M_0$	上调	IIIA：$T_3N_1M_0$
IIIA：$T_3N_2M_0$	上调	IIIB：$T_3N_2M_0$
	新	IIIC：$T_{3\sim4}N_3M_0$
IV	细分	IVA：$TNM_{1a,b}$
		IVB：TNM_{1c}

（二）UICC 第 8 版的内容

UICC 第 8 版于 2017 年 7 月 1 日开始使用，具体内容如下。

1. 非小细胞肺癌　肺癌 TNM 分期中 T、N、M 的定义。

（1）T 分期

①T_X：未发现原发肿瘤，或者通过痰细胞学或支气管灌洗发现癌细胞，但影像学及支气管镜无法发现。

②T_0：无原发肿瘤的证据。

③T_{is}：原位癌。

④T_1：肿瘤最大径≤3cm，周围包绕肺组织及脏胸膜，支气管镜见肿瘤侵及叶支气管，未侵及主支气管。

T_{1a}：肿瘤最大径≤1cm。

T_{1b}：肿瘤最大径>1cm，≤2cm。

T_{1c}：肿瘤最大径>2cm，≤3cm。

⑤T_2：肿瘤最大径>3cm，≤5cm；侵犯主支气管（不常见的表浅扩散型肿瘤，不论体积大小，侵犯限于支气管壁时，虽可能侵犯主支气管，仍为 T_1），但未侵及隆突；侵及脏胸膜；有阻塞性肺炎或部分或全肺肺不张。符合以上任何一个条件即归为 T_2。

T_{2a}：肿瘤最大径>3cm，≤4cm。

T_{2b}：肿瘤最大径>4cm，≤5cm。

⑥T_3：肿瘤最大径>5cm，≤7cm。直接

侵犯以下任何一个器官,包括胸壁(包含肺上沟瘤)、膈神经、心包;同一肺叶出现孤立性癌结节。符合以上任何一个条件即归为 T_3。

⑦T_4:肿瘤最大径>7cm;无论大小,侵及以下任何一个器官,包括纵隔、心脏、大血管、隆突、喉返神经、主气管、食管、椎体、膈肌;同侧不同肺叶内孤立癌结节。

(2)N 分期

①N_X:区域淋巴结无法评估。

②N_0:无区域淋巴结转移。

③N_1:同侧支气管周围和(或)同侧肺门淋巴结及肺内淋巴结有转移,包括直接侵犯而累及的。

④N_2:同侧纵隔内和(或)隆突下淋巴结转移。

⑤N_3:对侧纵隔、对侧肺门、同侧或对侧前斜角肌及锁骨上淋巴结转移。

(3)M 分期

①M_X:远处转移不能被判定。

②M_0:没有远处转移。

③M_1:远处转移。

M_{1a}:局限于胸腔内,包括胸膜播散(恶性胸腔积液、心包积液或胸膜结节)及对侧肺叶出现癌结节(许多肺癌胸腔积液是由肿瘤引起的,少数患者胸腔积液细胞学检查多次阴性,既不是血性也不是渗液,如果各种因素和临床判断认为渗液与肿瘤无关,那么不应该把胸腔积液纳入分期因素)。

M_{1b}:远处器官单发转移灶为 M_{1b}。

M_{1c}:多个或单个器官多处转移为 M_{1c}。

2. 第 8 版非小细胞肺癌 TNM 分期见表 9-3 和表 9-4。

表 9-3　第 8 版 NSCLC 的 TNM 分期

M_0	亚组	N_0	N_1	N_{12}	N_{13}
T_1	Tia(mis)	ⅠA$_1$			
	$T_{1a} \leqslant 1cm$	ⅠA$_1$	ⅡB	ⅢA	ⅢB
	$1cm < T_{1b} \leqslant 2cm$	ⅠA$_2$	ⅡB	ⅢA	ⅢB
	$2cm < T_{1c} \leqslant 3cm$	ⅠA$_3$	ⅡB	ⅢA	ⅢB
T_2	$3cm < T_{2a} \leqslant 4cm$	ⅠB	ⅡB	ⅢA	ⅢB
	$4cm < T_{2b} \leqslant 5cm$	ⅡA	ⅡB	ⅢA	ⅢB
T_3	$5cm < T_3 \leqslant 7cm$	ⅡB	ⅢA	ⅢB	ⅢC
T_4	$7cm < T_4$	ⅢA	ⅢA	ⅢB	ⅢC
M_1	M_{1a}	ⅣA	ⅣA	ⅣA	ⅣA
	M_{1b}	ⅣA	ⅣA	ⅣA	ⅣA
	M_{1c}	ⅣB	ⅣB	ⅣB	ⅣB

表 9-4　第 8 版 NSCLC 的 TNM 分期

分期	T	N	M
隐匿性癌	Tis	N_0	M_0
ⅠA$_1$ 期	T_{1a}(mis)	N_0	M_0
	T_{1a}	N_0	M_0
ⅠA$_2$ 期	T_{1b}	N_0	M_0
ⅠA$_3$ 期	T_{1c}	N_0	M_0
ⅠB 期	T_{2a}	N_0	M_0
ⅡA 期	T_{2b}	N_0	M_0

（续　表）

分期	T	N	M
ⅡB 期	$T_{1a\text{-}c}$	N_1	M_0
	T_{2a}	N_1	M_0
	T_{2b}	N_1	M_0
	T_3	N_0	M_0
ⅢA 期	$T_{1a\text{-}c}$	N_2	M_0
	$T_{2a\text{-}b}$	N_2	M_0
	T_3	N_1	M_0
	T_4	N_0	M_0
	T_4	N_1	M_0
ⅢB 期	$T_{1a\text{-}c}$	N_3	M_0
	$T_{2a\text{-}b}$	N_3	M_0
	T_3	N_2	M_0
	T_4	N_2	M_0
ⅢC 期	T_3	N_3	M_0
	T_4	N_3	M_0
ⅣA 期	任何 T	任何 N	M_{1a}
	任何 T	任何 N	M_{1b}
ⅣB 期	任何 T	任何 N	M_{1c}

3. 小细胞肺癌　对于接受非手术的小细胞肺癌患者采用 LD 和 ED 分期方法，对于接受外科手术的小细胞肺癌患者采用第 8 版分期标准。

三、UICC 第 8 版的 T 分期

若单独考虑 T 因素与手术的关系，循证医学的证据把能切除的指征定为 UICC 第 6 版的 T_3 以内，而把部分 T_4（不包括胸腔积液、心包积液）列为有切除可能或在新辅助治疗后能切除，因而 T_3、T_4 的区分对确定手术的可能性及手术时机的选择尤为重要。另一方面，目前 T_1 或 $T_2 N_0 M_0$ 的病例经手术切除后，也仅有 50% 的患者能获得长期生存。考虑到患者术后辅助治疗的受益程度，目前循证医学的证据认为ⅠA 期的患者从辅助化疗中受益不大，不建议辅助化疗，然而ⅠA 期的患者根治手术后的 5 年生存期也仅在 70% 左右，其中确有一部分患者术后出现了转移，肿瘤细胞的生物学特性不同固然是一个重要原因，但不得

不考虑ⅠA 期的肿瘤大小跨度为 $0\sim3cm$，是否导致ⅠA 期过于笼统，如能再进一步划分肿瘤大小，分析各组间的生存率差别，可望从分期的角度筛选出ⅠA 期中的高危患者进入辅助治疗组；完全切除的ⅠB 期患者，不推荐常规应用术后辅助化疗，可选择观察，也可对"高危人群"给予辅助化疗，包括肿瘤 >4cm、低分化、脉管癌栓、脏胸膜受累、肿瘤切缘阳性、N_x 等，可见同一分期中的肿瘤大小不同影响治疗方法的选择。基于以上考虑，UICC 第 8 版中的 T 分期在对数据库背景资料进行大量分析后进行了修订。

1. UICC 第 8 版 T 分期的数据库背景资料　在共 70 967 例 NSCLC 患者中，33 115例满足了 T 分期数据库的初步要求：①NSCLC；②M_0；③有完整的 cTNM 或 pT-NM 分期；④T 分期资料描述详细。患者分布于四大洲：欧洲、北美洲、亚洲和澳洲。

2. UICC 第 8 版中 T 分期的统计分析结果

（1）肿瘤大小对预后的影响：根据 NSCLC 患者原发肿瘤大小不同，IASLC 分期和预后因子委员会 T 分期组研究者将其分为≤1cm、1～2cm、2～3cm、3～4cm、4～5cm、5～6cm、6～7cm 这 7 个组别观察其术后预后差别（图 9-1，图 9-2），研究发现对于≤5cm 的前五组，每增加 1cm，各组的 5 年生存率存在明显差异（$P<0.001$），而最后两组生存差异不大，因此将其合并为 T_3（肿瘤最大径

$>5cm,\leqslant7cm$）。由于肿瘤最大径≤3cm 及>3cm 生存差异很大（$P<0.001$），因此将 3cm 仍作为 T_1、T_2 的分界点，前三组 T_1 又依次分为 T_{1a}、T_{1b}、T_{1c}，中间两组 T_2 分又为 T_{2a} 及 T_{2b}，每个分期间隔为 1cm。同时，研究发现肿瘤最大径>7cm 的患者的预后与第 7 版分期的 T_4 患者的生存率类似，因此，第 8 版将>7cm 归为 T_4（图 9-3，图 9-4）。

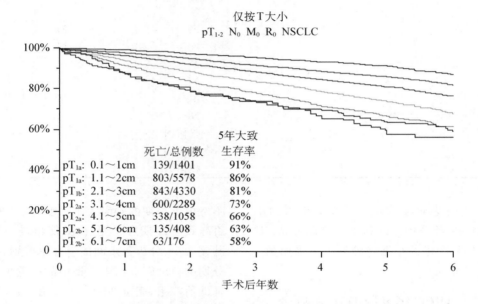

图 9-1　按肿瘤大小分组时 pT_1-、pT_2-、R_0 切除患者的总生存率比较，按 1cm 间隔分组（MST 为中位生存时间）

（2）主支气管受累距隆突的距离：第 7 版分期中将肿瘤累及主支气管距离隆突≥2cm 归为 T_2，累及主支气管且距离隆突<2cm 但未累及隆突者为 T_3。新分期研究却发现，在所有的研究人群中，累及主支气管且距离隆突≥2cm 与其他因素的 T_2 预后一致，生存差异并无统计学意义，而累及主支气管且距离隆突<2cm 但未累及隆突者，预后明显好于其他因素的 T_3，因此，第 8 版分期对于主支气管受累，只要未侵犯隆突，无论距离隆突多远均归为 T_2，不再作为 T 分期的依据。

（3）肺不张/阻塞性肺炎的范围：第 7 版

TNM 分期将肿瘤导致的部分肺不张或阻塞性肺炎归为 T_2，若导致全肺不张则归为 T_3。新分期研究在所有研究人群中发现：合并部分肺不张或阻塞性肺炎的患者预后与其他因素的 T_2 预后一致，但合并全肺不张或阻塞性肺炎患者预后明显好于其他因素的 T_3，因此，第 8 版分期无论肺不张或阻塞性肺炎范围大小、累及全肺与否均归为 T_2，不再作为 T 分期依据。

（4）侵犯膈肌及纵隔胸膜：第 7 版 TNM 分期将肿瘤直接侵犯膈肌及纵隔胸膜均归为 T_3。新分期研究发现膈肌浸润患者要比其

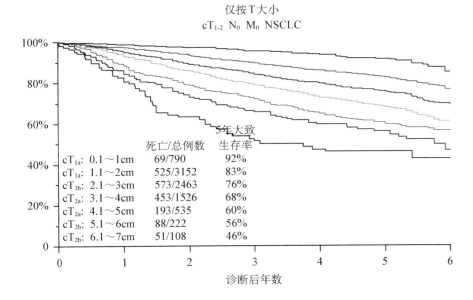

图 9-2　按肿瘤大小分组时 cT_1-、cT_2- R_0 切除患者的总生存率比较，按 1cm 间隔分组

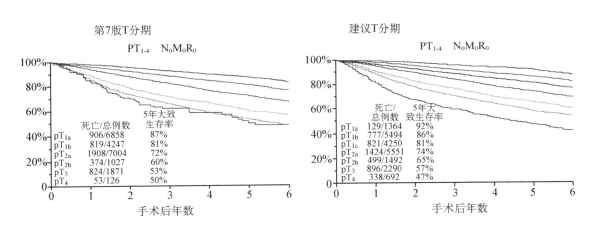

图 9-3　按肿瘤大小分组时第 7 版和新版中病理分期为 pT_{1-4} R_0 切除患者的总生存率比较

他 pT_3 患者预后更差，类似于 pT_4 患者，因此新版 TNM 分期将侵犯膈肌归为 T_4。对于纵隔胸膜浸润，研究者认为需要进行手术切除或胸腔镜活检后才能进一步确认，与壁胸膜不同，纵隔胸膜受累没有明显征象，当发现纵隔胸膜受累时往往肿瘤已越过胸膜侵犯到胸膜内组织或脏器，而且病理界定有一定困难，在病理分期中，极少见仅单独纵隔胸膜受侵而没有浸润到纵隔内组织的情况，因此，

将纵隔胸膜浸润纳入临床分期并不可靠，故而在新版分期中删除了纵隔胸膜受累的 T 分期因素。

总之，通过按肿瘤大小分组后分析生存率发现，肿瘤大小的分割点的最佳位置分别为 3cm、5cm 和 7cm。仍以 3cm 分割 T_1 和 T_2 期，但把 T_1 再分为 T≤1cm 为 T_{1a}，1cm＜T≤2cm 为 T_{1b}，2cm＜T≤3cm 为 T_{1c}；3cm＜T≤5cm 为 T_2 组，再分为 3cm＜T≤

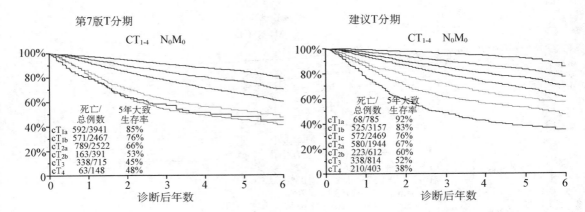

图 9-4　按肿瘤大小分组时第 7 版和新版中临床分期为 cT_{1-4} R_0 切除患者的总生存率比较

4cm 为 T_{2a}，4cm＜T≤5cm 为 T_{2b}；5cm＜T≤7cm 由 T_{2b} 改为 T_3；T＞7cm 原初步定为 T_3，但分析发现其生存率与其他 T_3 组之间有显著性差异，与 T_4 反无明显差别，故修订为 T_4。根据预后的相似性，原发灶同叶的单个或多个的卫星灶组仍为 T_3；原发灶同侧不同叶的单发或多发病灶仍为 T_4；胸膜播散（包括恶性胸腔积液、恶性心包积液、胸膜转移结节）仍为 M_1。

四、UICC 第 8 版的 N 分期

对尚未发生血行转移的肺癌患者来说，淋巴结转移程度的认定，对患者手术、放疗和全身治疗的可行性和各种治疗方法先后时机的选择是尤为重要的。简单来说，单纯考虑 N 分期和根治性手术的可行性，N_2 期以内的淋巴结转移可以切除，N_3 淋巴结转移中部分直接有根治性手术机会，部分在新辅助治疗（化疗、放疗）后再评估，可能获得二次手术机会。局部晚期肺癌指肺癌伴有纵隔淋巴结 N_2 转移或侵犯纵隔重要脏器的结构（T_4）或有锁骨上淋巴结转移的 N_3 患者（UICC 肺癌分期为 T_3 或 T_4），分期为Ⅲ期，这组患者在肺癌的治疗中最为复杂，治疗方案最多，也是最具争议的一组。即使是 N_2 期患者，根治性手术患者的 1 年和 5 年生存率也不理想，仅分别为

55% 和 16%，对 N 分期进行细分或许可有助于筛选出受益人群。已有循证医学证据证明，新辅助治疗的意义不仅在于使局部晚期患者通过新辅助化疗后降期使一部分患者获得手术机会，更在于新辅助治疗可减少术后的复发转移概率。但遗憾的是，UICC 第 8 版中最终仍然未能对 N 分期进行修订。

1. 肺癌 N 分期的历史　20 世纪 50 年代早期，Cahan 首先描述了根治性纵隔淋巴结清扫术，在手术之前尽量准确地评价淋巴结转移的理念才逐渐被人接受，行纵隔镜、影像学检查，如 CT 和 PET-CT 也因而成为肺癌临床分期的标准程序。在对淋巴结的认定上，日本 Naruke 淋巴结图（图 9-5）和美国胸部协会认定的 Mountain-Dresler（MDATS）淋巴结修订图最得到认可（图 9-6）。一般 N_2 或 N_3 期淋巴结标记为一位数 1～9 组，N_1 期淋巴结标记为两位数 10～14 组。两个淋巴结图的区别见表 9-5。

表 9-5　日 本（Naruke）和 美 国 Mountain-Dresler（ATS）淋巴结图对淋巴结组命名的比较

Naruke	Mountain-Dresler（ATS）
组 1	组 1 和组 2
组 2，组 3，组 4R，组 4L	组 4R 和组 4L
组 7 和组 10（隆突下）	组 7

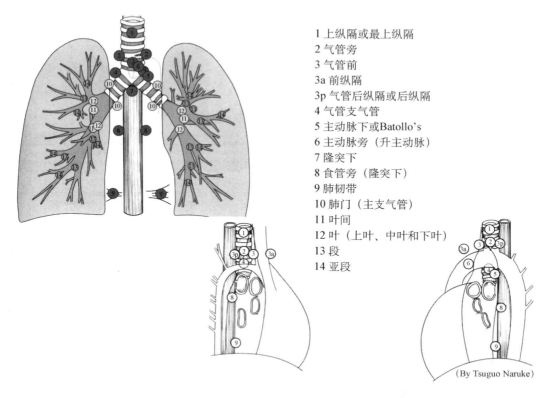

1	上纵隔或最上纵隔
2	气管旁
3	气管前
3a	前纵隔
3p	气管后纵隔或后纵隔
4	气管支气管
5	主动脉下或Batollo's
6	主动脉旁（升主动脉）
7	隆突下
8	食管旁（隆突下）
9	肺韧带
10	肺门（主支气管）
11	叶间
12	叶（上叶、中叶和下叶）
13	段
14	亚段

(By Tsuguo Naruke)

图 9-5　Naruke 淋巴结图

1973 年，国际肺癌分期系统 UICC 第 1 版对 N 进行了分期，规定：N_0 为无区域淋巴结转移；N_1 为转移至同侧支气管旁淋巴结和（或）同侧肺门淋巴结和肺内淋巴结；N_2 为转移至同侧纵隔淋巴结；N_3 为转移至对侧纵隔或锁骨上淋巴结。此后虽觉得此分期过于笼统，但在其后的各版修订中限于当时数据库数据有限的缺陷，未能提出修改意见，使用延续至今。

2. UICC 第 8 版中 N 分期的数据库背景资料　1999－2010 年数据库中诊断为肺癌的 94 708 例患者中，38 910 例和 31 426 例患者分别有临床或病理 N 分期的记载。日本贡献了 23 012 例（59.1%）cN 患者、23 463 例（74.7%）pN 患者，来自日本的病例是按日本肺癌协会官方认定的 Naruke 日本淋巴结图标记淋巴结情况，其余的是按美国胸部协会认定的 Mountain-Dresler 淋巴结修订图（MDATS）来标记淋巴结情况的。两个淋巴结图的主要分歧在于，Naruke 日本淋巴结图认为沿着主支气管下缘的、在隆突下间隙中的淋巴结为第 10 站（因而为 N_1），而 MDATS 认为是第 7 站（因而为 N_2），然而在收集的数据库中，是没有办法对这种差异进行调整或修改的。

3. UICC 第 8 版中 N 分期的统计分析结果　所有 cN 患者的生存期比较见图 9-7。

进一步细分，某个 T 分期下 M_0 患者按 cN 分期的生存率比较见图 9-8。

所有 pN 患者的生存率比较见图 9-9。

进一步细分，某个 T 分期下 M_0 患者按 pN 分期的生存率比较见图 9-10。

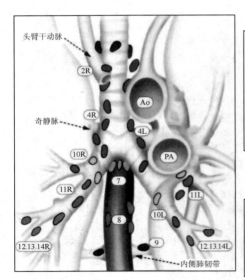

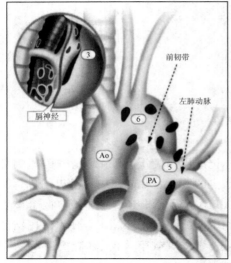

上纵隔淋巴结

- ● 最上纵隔
- ● 上气管旁
- ● 血管前和气管后
- ● 下气管旁（包括奇静脉淋巴结）

上区（R）

N_2＝同侧
N_3＝对侧或锁骨上

主动脉淋巴结

- ● 主动脉弓下（主–肺动脉窗）
- ● 主动脉旁（升主动脉或膈神经旁）

AP区（L）

前纵隔淋巴结

- ● 隆突下　　隆突下区
- ● 食管旁（隆突水平下）
- ● 肺韧带

下区

N_1淋巴结（淋巴结位于纵隔胸膜反褶外）

- ● 肺门
- ● 叶间（淋巴结位于叶支气管之间）

肺门区

- ● 叶（淋巴结邻近远侧叶支气管）
- ● 段（淋巴结邻近段支气管）
- ● 亚段（亚段支气管周围淋巴结）

外周区

图 9-6　Mountain-Dresler 淋巴结图

　　不同地理区域的患者 5 年生存率明显不同，尤其是 pN_0、pN_1 患者，亚洲人 pN_0 患者 5 年生存率为 79％，欧洲人为 54％，南/北美洲为 67％，澳大利亚为 58％，亚洲和欧洲之间存在 25％的差别。亚洲人 pN_1 患者 5 年生存率为 54％，欧洲人为 34％，南/北美洲为 48％，澳大利亚为 41％。同样，亚洲和欧洲之间存在 20％的差别。随着淋巴结转移级别的增加，地域对生存率的影响逐渐消失。按地域分析任何 T、M_0 分期下 R_0 切除后不同 pN 分期患者的生存率比较见图 9-11。

　　此次分期亦着重研究了淋巴结转移的个数对生存率的影响（图 9-12）。根据各站淋巴结转移的个数（单个或多个），pN 进一步细分：pN_1 分为 pN_1 单个（pN_{1a}）和 pN_1 多个（pN_{1b}），pN_2 分为 pN_2 单个（pN_{2a}）和 pN_2 多

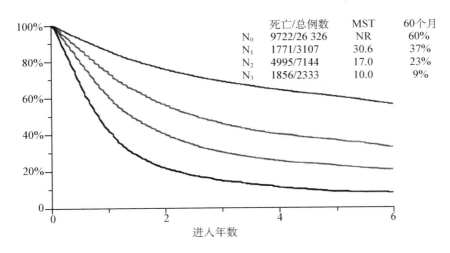

	死亡/总例数	MST	60个月
N_0	9722/26 326	NR	60%
N_1	1771/3107	30.6	37%
N_2	4995/7144	17.0	23%
N_3	1856/2333	10.0	9%

图 9-7　任何 T、M_0 患者按 cN 分期的生存率比较

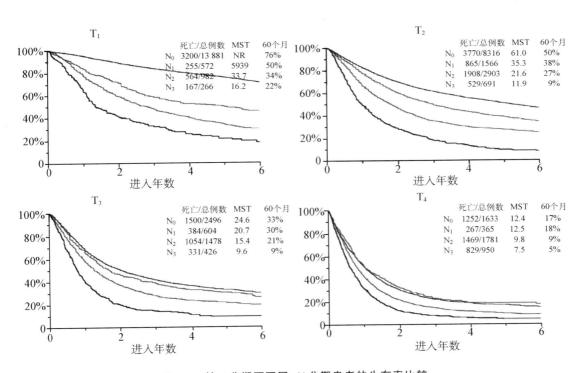

T_1

	死亡/总例数	MST	60个月
N_0	3200/13 881	NR	76%
N_1	255/572	5939	50%
N_2	564/982	33.7	34%
N_3	167/266	16.2	22%

T_2

	死亡/总例数	MST	60个月
N_0	3770/8316	61.0	50%
N_1	865/1566	35.3	38%
N_2	1908/2903	21.6	27%
N_3	529/691	11.9	9%

T_3

	死亡/总例数	MST	60个月
N_0	1500/2496	24.6	33%
N_1	384/604	20.7	30%
N_2	1054/1478	15.4	21%
N_3	331/426	9.6	9%

T_4

	死亡/总例数	MST	60个月
N_0	1252/1633	12.4	17%
N_1	267/365	12.5	18%
N_2	1469/1781	9.8	9%
N_3	829/950	7.5	5%

图 9-8　某 T 分期下不同 cN 分期患者的生存率比较

个（pN_{2b}）。研究者发现,无论切除是否达到 R_0 切除,pN_{1b} 和 pN 2a 的生存曲线是重叠的,而 pN_{1a} 和 pN_{1b} 之间、pN_{2a} 和 pN_{2b} 之间有显著性差异,因此跳跃式转移被纳入分组系

统:pN_{2a} 分为 pN_2 单个伴随跳跃（即无 pN_1 阳性淋巴结,pN_{2a1}）,pN_2 单个无跳跃转移（即 pN_1 亦为阳性,pN_{2a2}）,pN_{2b} 未再细分。生存率在 pN_{2a1} 和 pN_{2a2}、pN_{2a2} 和 pN_{2b} 之间均出现

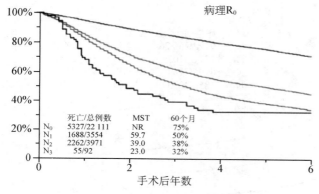

N₀ vs N₁ vs N₂ vs N₃比较，按组织学（腺或其他、性别、年龄60＋和种族调整后Cox PH回归R₀病例）		
比较	HR	P
N₁ vs N₀	2.13	<0.0001
N₂ vs N₁	1.65	<0.0001
N₃ vs N₂	1.56	0.0012

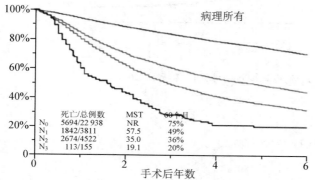

N₀ vs N₁ vs N₂ vs N₃比较，按组织学（腺或其他、性别、年龄60＋和种族调整后Cox PH回归R₀病例）		
比较	HR	P
N₁ vs N₀	2.10	<0.0001
N₂ vs N₁	1.63	<0.0001
N₃ vs N₂	1.66	<0.0001

图 9-9　任何 T，M₀ 患者手术后按 pN 分期的生存率比较

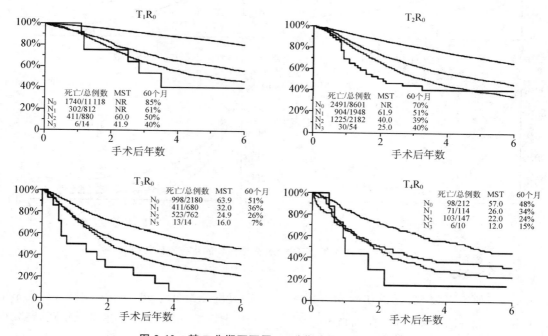

图 9-10　某 T 分期下不同 pN 分期患者的生存率比较

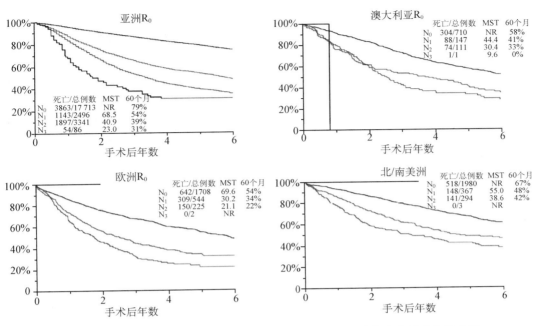

图 9-11 按地域分析任何 T、M_0 分期下 R_0 切除后不同 pN 分期患者的生存率比较

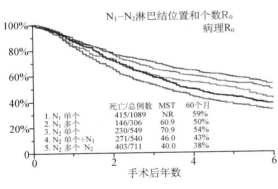

N_{1a} vs N_{1b} vs N_{2a1} vs N_{2a2} vs N_{2b}比较，按组织学（腺或其他）、性别、年龄60＋和种族调整后（Cox PH回归R_0病例）		
比较	HR	P
N_{1b} vs N_{1a}	1.39	0.0005
N_{2a1}(sklp) vs N_{1b}	0.89	0.2863
N_{2a2} vs N_{2a1} (sklp)	1.35	0.0007
N_{2b} vs N_{2a2}	1.26	0.0028
N_{2a2} vs N_{1b}	1.21	0.064

N_1 单个 = N_{1a}
N_1 多个 = N_{1b}
N_2 单个 N_2 ("sklp mets") = N_{2a1}
N_2 单个 N_2 + N_1 = N_{2a2}
N_2 多个 N_2 = N_{2b}

N_{1a} vs N_{1b} vs N_{2a1} vs N_{2a2} vs N_{2b}比较，按组织学（腺或其他）、性别、年龄60＋和R_0切除后（Cox PH回归所有病例）		
比较	HR	P
N_{1b} vs N_{1a}	1.38	0.0005
N_{2a1}(sklp) vs N_{1b}	0.92	0.4331
N_{2a2} vs N_{2a1} (sklp)	1.37	0.0002
N_{2b} vs N_{2a2}	1.21	0.0117
N_{2a2} vs N_{1b}	1.26	0.0197

图 9-12 pN_1 和 pN_2 患者各区淋巴结不同转移个数的生存率比较

了显著性差异,但是在 pN_{1b} 和 pN_{2a1} 之间仍无显著性差异,提示无 N_1 淋巴结转移(跳跃转移)的单个 N_2 的 pN_{2a1} 组的预后类似于无 N_2 淋巴结转移的 N_1 多个的 pN_{1b} 组。

因为各地理区域提供的病例数差别很大,而且采用了两种淋巴结图来记录,且在收集的数据库中,是没有办法对这种差异进行调整或修改的,更主要的原因是,鉴于不论是临床分期还是病理分期,都进一步证明了生存期在现有分期的不同 N 分期中有显著差异,因而,此次分期修改委员建议:①第 8 版分期系统继续沿用第 7 版分期系统中的 N 分期;②研究发现,按照转移淋巴结位置的组合情况,nN(单站或多站),跳跃式转移存在与否,分为 pN_0、pN_{1a}、pN_{1b}、pN_{2a1}、pN_{2a2} 和 pN_{2b} 可能会提示更加准确的预后情况,但若用于分期系统还有待于前瞻性评估;③IASLC淋巴结图和解剖学定义应该用于描述肺癌淋巴结的受累情况。

五、UICC 第 8 版的 M 分期

如前所述,准确的临床分期对患者治疗原则的制订非常重要,远处转移的认定,更直接决定了一个患者是有机会接受长期生存/治愈性治疗还是姑息性治疗。NSCLC 的治愈大多是以根治性手术为前提的,不同 cT、不同 cN 之间的生存率差异主要出现在接受手术治疗的患者中。一个患者一旦定为 M 期,意味着不能行根治性手术,也即意味着治愈的可能性极小。

另一方面,笔者在临床中有所体会,UICC 6 中未定为 M 的患者,如胸膜播散患者,即使勉强行根治性手术,也没有取得应有的好结果,这再一次验证了 M 分期的准确评估非常关键。UICC 第 8 版中 M 分期的内容做了部分修订。

新版的 M 分期对第 7 版的 M_{1b} 进行了较大调整,使之更加细化,与第 7 版分期的最大区别在于引入了远处寡转移病例,其研究结果主要来自西德癌症医学中心 Eberhardt 等的研究。他们对 225 例单一远处器官出现的单一转移病灶、229 例单一远处器官出现的多发转移病灶及 247 例远处多个器官出现的多发转移 3 组患者进行预后分析,发现远处单个器官的单发转移组中位生存时间为 11.4 个月,明显好于其余两组的 6.3 个月,显示转移灶数目与患者预后密切相关,而且转移灶数目比转移器官数更有预后价值。因此,新版分期将转移器官及转移灶数目纳入分期系统,将第 7 版的 M_{1b} 重新调整为 M_{1b}(单个远处器官的单发转移,即寡转移)和 M_{1c}(单个器官多发转移或多个器官多发转移)。对于 M_{1a},由于研究发现胸腔内单发转移与多发转移预后无统计学差异,因此仍然沿用原来的 M_{1a} 分期。新的 TNM 分期中 M_{1b} 的预后与 M_{1a} 类似,明显优于 M_{1c}。

1. UICC 第 8 版中 M 分期的数据库背景资料 用于 M 分期研究的对象严格限制于未切除的 M_1 患者时,2411 例 NSCLC 患者可供研究,但仅是其中来源于 EDC 的 1059 例完全符合 IASLC 设定的标准,为避免混乱,最后仅有这 1059 例患者进入研究。

2. UICC 第 8 版中 M 分期的结果 第 7 版分期中一个很大的遗憾是不清楚为何对侧肺转移(M_{1a})与肺以外的转移(M_{1b})有明显差别,因为当时的数据无法把对侧肺转移分为单结节组和多结节组,对于单结节,总是有一个问题悬而未决,即它是转移灶还是多原发灶,最终的答案将会有重要意义,可能能解释二者的差别,即一部分患者可按第二原发肿瘤进行手术,从而改善 M_{1a} 患者预后。鉴于此,临床医师在对待对侧肺单结节转移患者时,要始终抱着"怀疑有益"原则,不要随便把对侧肺转移按播散性疾病给予全身治疗,而要考虑是否为第二原发肿瘤,有无可能是均在根治性治疗范围内的双原发疾病。

此次分期所采用的 M 分期的数据库有了明显质的飞跃,使得 IASLC 第一次在

NSCLC 中的分期中提出了"寡转移"的概念。研究者将转移个数和转移部位进行了区分，分为单个器官的单个转移灶（225 例）、单个器官的多个转移灶（229 例）及多个器官的多个转移灶（247 例）。总的来说，单个器官出现 1 个或多个转移时，此器官的种类并不重要。有资料显示肾上腺转移后预后差，但不同来源的数据对比后结果相互矛盾，当两个大的来源国的病例（西班牙和中国）被分割出去后，肾上腺转移的不良预后意义不再明显，同样的情况存在于单个部位的多发转移，因

而转移病灶的多少可能比转移部位的多少更有预后意义。另外，单个远处转移病灶的预后与 M_{1a} 类似。

研究发现，现有 M_{1a} 中的各因素预后一致，因而继续保留，包括①胸膜/心包浸润；②对侧肺/双侧肺结节；③胸膜/心包结节；④多个 M_{1a} 因素。

新的分期将 M_1 分为 M_{1a}、M_{1b}（单个器官的单发转移病灶）和 M_{1c}（单器官或多个器官的多发转移灶）后，3 个亚分期的数据统计见图 9-13。

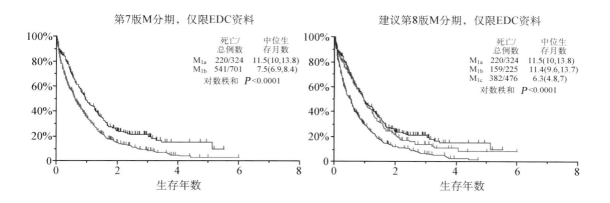

图 9-13　第 7 版和第 8 版中不同 M 分期的中位生存时间比较

为了进一步研究不同器官中单发转移灶的预后，新分期建议进一步将 M_{1b} 按器官分类登记，如脑、肝、骨、远处淋巴结/皮肤/腹膜和肾上腺，并进行前瞻性研究，以供将来的分期研究。

新分期还建议进一步将 M_{1c} 进行细分登记：单个器官的多发转移灶；多个器官的多个转移灶。借鉴 T 分期中肿瘤体积大小对预后的影响，以后的病例登记中建议增加转移灶的数目及转移器官的数目。

六、UICC 第 8 版的 TNM 分期

对肿瘤患者来说，正确治疗的第一步是明确的病理诊断，第二步就是准确的临床分

期了。通过准确的临床分期，可以选择出有根治性可能的患者，施以合理安排的、足够强度的综合治疗以求达到长期生存/治愈，也可以筛选出无根治性可能的患者，避免过度的、强烈的治疗及由此带来的生活质量的下降。一般来说，肺癌术后的 5 年生存率的高低依赖于准确的临床分期及根据分期实行的手术的彻底性，不完全的切除不能达到肺癌根治的效果，仅有经过严格评估的小部分晚期患者能从手术中受益，因而区分有手术可能的局部晚期和不能手术的远处转移的晚期肺癌尤为重要；另一方面，术后辅助治疗也依赖于准确的临床分期，淋巴结转移阴性的ⅠB期 NSCLC 在根治术后行辅助化疗的价值存在

争议,不同的临床试验和临床数据有不同的结论,可能与巨块原发灶病例占比例多少的差异有一定关系,也即 T>3cm 均归为 T_2 期的跨度确实有点过大。再一方面,NSCLC 患者中约 35% 在诊断时表现为 Ⅲ 期(Ⅲ A 和 Ⅲ B),即所谓的局部晚期,这是一个预后异质性很强的群体,需要的治疗方式可能完全不同,有的可以直接手术,有的应该术前化疗或术前放、化疗,有的只能做放疗和化疗等非手术治疗,在临床上区分出这几个亚组的意义显而易见,再一次突显准确分期是关键。

T、N、M 各分期因子的修订必然要带来

TNM 分期的调整,由此也带来治疗策略的调整,临床医师需要适应这一修订,并在临床实践中验证这一修订的准确性。

本次修订在前述对 T、N、M 分别修订的基础上,病例按最佳分期(即病理分期优于临床分期),按照建议中的 T、N、M 分期,采用 log rank 统计利用递归分区和合并分析生成了生存率的树型模型(图 9-14),在此基础上把相近组组合成了几个新的组合,结合进一步统计分析及临床实践经验形成了最终 TNM 分期,见表 9-1。

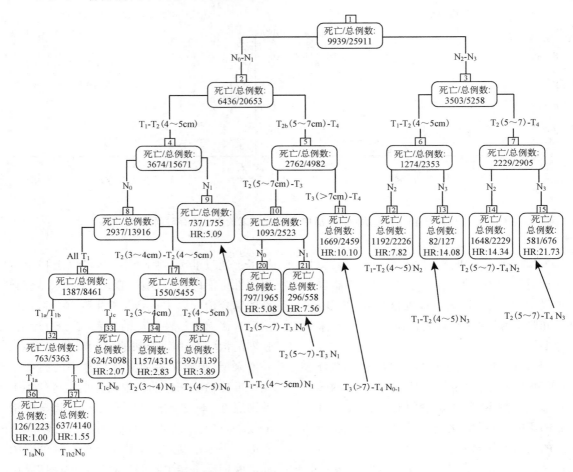

图 9-14　25 911 例 Mo 病例按最佳分期,利用递归分区和合并分析生成了生存率树。终止节点下的数字是 HR

图 9-15 和图 9-16 进一步给出了第 7 版 和第 8 版按 TNM 分期的生存率比较。

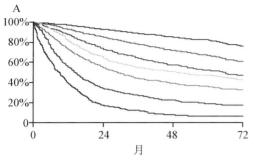

第7版	死亡/总例数	MST	24个月	60个月
ⅠA	1119/6303	NR	93%	82%
ⅠB	768/2492	NR	85%	66%
ⅡA	424/1008	66.0	74%	52%
ⅡB	382/824	49.0	64%	47%
ⅢA	2139/3344	29.0	55%	36%
ⅢB	2101/2624	14.1	34%	19%
Ⅳ	664/882	8.8	17%	6%

第8版	死亡/总例数	MST	24个月	60个月
ⅠA1	68/781	NR	97%	92%
ⅠA2	505/3105	NR	94%	83%
ⅠA3	546/2417	NR	90%	77%
ⅠB	560/1928	NR	87%	68%
ⅡA	215/585	NR	79%	60%
ⅡB	605/1453	66.0	72%	53%
ⅢA	2052/3200	29.3	55%	36%
ⅢB	1551/2140	19.0	44%	26%
ⅢC	831/986	12.6	24%	13%
ⅣA	336/484	11.5	23%	10%
ⅣB	328/398	6.0	10%	0

图 9-15 按第 7 版和第 8 版进行临床分期的总生存率(中位生存时间和 5 年生存率)。A. 按第 7 版进行临床分期的总生存率(中位生存时间和 5 年生存率);B. 按第 8 版进行临床分期的总生存率(中位生存时间和 5 年生存率)

七、UICC 第 8 版的 SCLC 分期

SCLC 仅占肺癌的 15%～20%,而且在大多数国家男性中的患病率在下降,女性中反而上升。因为放化疗技术的发展及其对放、化疗的高度敏感性,20 世纪 70－90 年代其中位生存期和 5 年生存率都有了很大改善,但从那以后无论是局限期还是广泛期,治疗效果似乎都进入了平台期。

第 1 版 SCLC 分期是由退伍军人医院肺癌研究组(the vateran's administration lung group,VALG)于 20 世纪 50 年代制定的,把 SCLC 简单地分为局限期(limited disease,LD)和广泛期(extensive disease,ED)。LD 指肿瘤局限于一侧胸腔,包括局部侵犯胸壁和纵隔结构,以及同侧不同叶的病变及锁骨上淋巴结转移的存在,前提是能按原发灶被一个放射野囊括。ED 指超出此范围的病变。

30 年后即 1989 年,IASLC 才对此分期系统做了第一次修改,把 LD 修订为病变局限于一侧胸腔伴有区域淋巴结转移,后者包括肺门、同侧和对侧纵隔、同侧和对侧锁骨上淋巴结,但不能有明显的上腔静脉压迫、声带麻痹和胸腔积液。

因为 SCLC 早期即出现淋巴结转移和远处播散的特点,2/3 的病例在初诊时已有血行转移,剩余的 1/3 中,大多数已有淋巴结的广泛转移,即使无淋巴结和血性转移的早期病例,原发灶能完全手术切除,也常出现复发和转移,不易达到根治,而 TNM 分期更多地适合于手术为主的治疗,故 SCLC 采用

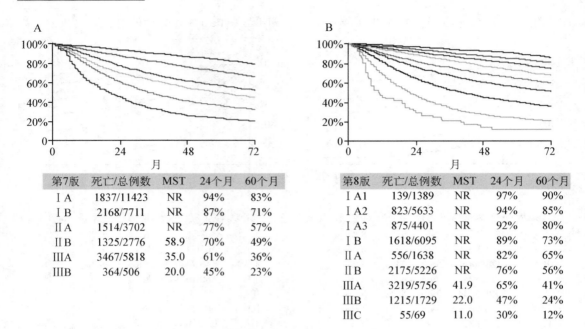

图 9-16　按第 7 版和第 8 版进行病理分期的总生存率（中位生存时间和 5 年生存率）。A. 按第 7 版进行病理分期的总生存率（中位生存时间和 5 年生存率）；B. 按第 8 版进行病理分期的总生存率（中位生存时间和 5 年生存率）

TNM 分期的很少，仅用在考虑手术治疗的患者中。按 LD 和 ED 分期更适用于大多数 SCLC 患者，然而对于接受放疗的 LD 患者，从尽量减少局部复发的角度，放射野的划定似乎需要精确的淋巴结分区，也即按 TNM 来分期，因为原来按照 LD 期的概念，放射野要包括原发灶和所有淋巴结，而如此大范围的照射野，放疗剂量只能达到姑息量，这造成了原发灶的高复发率，为了弥补这个缺陷，现行放疗仅照射肿瘤床和受累淋巴结，放疗剂量达到根治量。UICC 第 7 版 IASLC 2009 中探讨了对 SCLC 进行 TNM 分期的可行性，UICC 第 8 版对 SCLC 的 TNM 分期未再进一步进行修订。

1. UICC 第 7 版和第 8 版中 SCLC 分期的数据库背景资料　UICC 第 7 版的数据库中 SCLC 总例数为 12 620 例，套用 NSCLC 分期系统后，8088 例可进行 TNM 分期的病例进入统计：3430 例 cM_0 中 343 例有病理分

期，4530 例为 cM_1。地区分布如下：欧洲 56%，北美洲 35%，亚洲 3%，澳洲 6%。

UICC 第 8 版的数据库中 SCLC 患者有 6189 例（8%），由 16% 降到 8%，而且以广泛期的患者为主，而 NSCLC 所占的比例明显增加，由原来的 84% 提高到 92%。

2. UICC 第 7 版中 SCLC 分期的统计分析结果　若按 T 分期为主线进行分析，其中的 M_0 病例随着 T 的增加，其 1 年和 5 年生存率逐渐下降，相邻期之间均有显著差异，但 T_1 期的生存率明显好于其他 T 分期（表 9-6）。若按 N 分期为主线进行分析，在 M_0 病例中，随着 N 的增加，其 1 年和 5 年生存率逐渐下降，而 N_0 和 N_1 期的生存率明显好于其他 N 分期，N_0 和 N_1 期之间没有显著差别（表 9-7），在 N_3 中，因为资料不充分，未能对比对侧纵隔的 N_3 和锁骨上淋巴结转移的 N_3 生存率有无差别。按 TNM 分期为主线进行分析后，随着 TNM 分期增加，生存率下降，

但ⅡA(仅有 8 例)和ⅠB 期例外(表 9-8)。对于胸腔积液,LD 期伴有胸腔积液的患者(145 例)其生存率介于 LD 期不伴有胸腔积液的患者(1113 例)和 ED 期(4500 例)患者之间,因病例样本不够,未能对比细胞学阳性和阴性组之间的差别。

总之,UICC 第 7 版对 SCLC 的 TNM 分期标准仅对于接受外科手术的 $T_1N_0M_0$ 患者采用更为合适。准确的 TNM 分期改变不了绝大多数 SCLC 的治疗策略,其价值似乎仅体现在一部分 LD 患者中,即用来判断锁骨上淋巴结转移是否应包括在放射野中。

表 9-6 $T_{1\sim4}$(任何 N)M_0 SCLC 患者的生存期比较(IASLC 资料)

T	n	1 年生存率(%)	5 年生存率(%)	对比	HR	P
T_1	470	73	29			
T_2	1396	62	15	T_2 vs. T_1	1.48	<0.0001
T_3	564	55	11	T_3 vs. T_2	1.14	0.0185
T_4	1000	49	10	T_4 vs. T_3	1.17	0.0055

表 9-7 $cN_{0\sim3}$(任何 T)M_0 SCLC 患者的生存期比较(IASLC 资料)

N	n	1 年生存率(%)	5 年生存率(%)	对比	HR	P
N_0	750	68	24			
N_1	348	68	20	N_1 vs. N_0	1.02	0.7552
N_2	1592	56	12	N_2 vs. N_1	1.40	<0.0001
N_3	740	50	9	N_3 vs. N_2	1.18	0.0006

表 9-8 cTNM 分期 SCLC 患者的生存期比较(IASLC 资料)

分期	n	1 年生存率(%)	5 年生存率(%)	比较	HR	P
ⅠA	211	77	38			
ⅠB	325	67	21	ⅠB vs. ⅠA	1.48	0.0003
ⅡA	55	85	38	ⅡA vs. ⅠB	0.62	0.0075
ⅡB	270	70	18	ⅡB vs. ⅡA	1.57	0.0118
ⅢA	1170	59	13	ⅢA vs. ⅡB	1.32	0.0003
ⅢB	1399	50	9	ⅢB vs. ⅢA	1.21	<0.0001
Ⅳ	4530	22	1	Ⅳ vs. ⅢB	2.16	<0.0001

(李 钧)

参 考 文 献

[1] 陆再英.内科学(7 版).北京:人民卫生出版社,2008

[2] 孙燕.内科肿瘤学(2 版).北京:人民卫生出版社,2005

[3] 石远凯.肺癌诊断治疗学.北京:人民卫生出版

社,2008

[4] 王莉,贾志凌,刘畅,等.CA50、CEA、Cyfra21-1和 SCC 在肺癌患者中的表达及其临床意义.临床肺科杂志,2010,15(12):1693-1694

[5] 程黎明,邓玲燕,李辉军,等.血清肿瘤标志物

检测在肺癌诊断与临床分期中的应用.华中科技大学学报(医学版),2010,39(3):402-407

[6] 郭忠燕,方晓慧,申咏梅,等.血清多种肿瘤标志物联合检测对肺癌的诊断价值.苏州大学学报(医学版),2011,31(5):652-654

[7] 刘磊,刘彬,朱莉莉,等.肺鳞癌患者血清CYFRA21-1和SCC检测及ROC曲线和截断点的理论分析.中华肿瘤防治杂志,2012,19(4):260-263

[8] 郭其森.现代肺癌诊断治疗学.济南:山东科学技术出版社,2010

[9] Rami-Porta R,Bolejack V,Giroux DJ,et al. The IASLC Lung Cancer Staging Project:the new database to inform the eighth edition of the TNM classification of lung cancer.J Thorac Oncol,2014,9:1618-1624

[10] Goldstraw P,Crowley J,Chansky K,et al.The IASLC lung cancer staging project:proposals for the revision of the TNM stage groupings in the forthcoming (7th) edition of the TNM classification for Lung Cancer.J Thorac Oncol,2007,2(8):706-714

[11] Sobin L,Wittekind Ch,et al.TNM Classification of Malignant Tumours (Sixth Edition). New York:Wiley-Liss,2002

[12] Detterbeck FC,Chansky K,Groome P,et al. The IASLC Lung Cancer Staging Project: Methodology and Validation Used in the Development of Proposals for Revision of the Stage Classification of NSCLC in the Forthcoming (Eighth) Edition of the TNM,Classification of Lung Cancer.J Thorac Oncol,2016, (9):1433-1446

[13] Goldstraw P,Chansky K,Crowley J,et al.The IASLC lung cancer staging project:proposals for revision of the TNM stage groupings in the forthcoming (eighth) edition of the TNM classification for lung cancer. J Thorac Oncol,

2016,11(1):39-51

[14] Rami-Porta R,Bolejack V,Crowley J,et al.The IASLC Lung Cancer Staging Project:proposals for the revisions of the T descriptors in the forthcoming eighth edition of the TNM classification for lung cancer.J Thorac Oncol,2015, 10:990-1003

[15] Asamura H,Chansky K,Crowley J,et al.The IASLC Lung Cancer Staging Project:proposals for the revision of the N descriptors in the forthcoming eighth edition of the TNM classification for lung cancer.J Thorac Oncol,2015

[16] The Japan Lung Cancer Society.Classification of Lung Cancer,1st English Ed.Tokyo:Kanehara & Co,2000

[17] Mountain CF.Regional lymph node classification for lung cancer staging.Chest,1997,111 (6):1718-1723

[18] Eberhardt WEE,Mitchell A,Crowley J,et al. The IASLCLung Cancer Staging Project:proposals for the revision of the M descriptors in the forthcoming (8th) edition of the TNM classification of lung cancer.J Thorac Oncol, 2015,10:1515-1122

[19] van der Sijp JR,van Meerbeeck JP,Maat AP, et al.Determination ofthe molecular relationship between multiple tumors within one patient is of clinical importance.J Clin Oncol, 2002,20(4):1105-1114

[20] Shepherd FA,Crowley J,Van Houtte P,et al. The International Association for the Study of Lung Cancer lung cancer staging project:proposals regarding the clinical staging of small cell lung cancer in the forthcoming (seventh) edition of the tumor,node,metastasis classification for lung cancer.J Thorac Oncol,2007,1 (12):1067-1077

第 10 章　肺癌的放射治疗

第一节　早期非小细胞肺癌的放射治疗

一、常规剂量分割放射治疗

在非小细胞肺癌（NSCLC）中，有 20% ~ 30% 为早期肺癌（Ⅰ、Ⅱ期），术后 5 年生存率Ⅰ期约为 55%，Ⅱ期约为 33%。但是此类患者中有一部分采用非手术治疗，其原因：一是由于严重的内科并发症，多为心肺方面的，可能造成围术期的高风险；二是因为高龄，心肺功能储备不足；三是由于部分患者拒绝手术。对于上述不能手术的患者，放射治疗提供了更多治疗的机会。2001 年 Rowell 和 Williams 等对研究 26 组共 2003 例Ⅰ/Ⅱ期 NSCLC 根治性放射治疗的结果进行了系统评估，生存率 2 年为 33% ~ 72%，3 年为 17% ~ 55%，5 年为 0 ~ 42%。肿瘤特异生存率，2 年为 54% ~ 93%，3 年为 22% ~ 56%，5 年为 13% ~ 39%；完全缓解率（CR）为 33% ~ 61%；局部失败率为 6% ~ 70%。该结果显示肿瘤缓解率和生存率与肿瘤大小和照射剂量有关。尽管随着放射治疗技术的改进，早期 NSCLC 的疗效有了一定的提高，但是，放射治疗的总剂量、靶区范围、分割剂量等问题尚未根本解决。

Jeremić 总结了最近 20 年报道的早期 NSCLC 放射治疗的结果（表 10-1），虽然不同的报道在治疗方法、放疗剂量、入选条件方面有所不同，总体结果显示，Ⅰ期和Ⅱ期病例的 5 年生存率分别为 30% 和 25%。

表 10-1　早期非小细胞肺癌常规放射治疗结果

作者（年份）	病例数	中位年龄（岁）	分期	剂量（Gy）	中位生存期（个月）	5 年总生存率（%）
Haffty 等（1988）	43	64	$T_{1~2}N_{0~1}$	54 ~ 60	28	21
Noordijk 等（1988）	50	74	$T_{1~2}N_0$	60	27	16
Zhang 等（1989）	44	57	$T_{1~2}N_{0~2}$	55 ~ 70	>36	32
Talton 等（1990）	77	65	$T_{1~3}N_0$	60	~16[a]	17
Sandler 等（1990）	77	72	$T_{1~2}N_0$	50 ~ 60	20	10
Ono 等（1991）	38	—	T_1N_0	39 ~ 70	~40	42
Dossretz 等（1992）	152	74	$T_{1~3}N_{0~1}$	50 ~ 70	17	10
Hayakawa 等（1992）	64	—	$T_{1~2}N_{0~1}$	50 ~ 80	19	24
Rosenthal 等（1992）	62	68	$T_{1~2}N_1$	18 ~ 65[b]	17.9	12
Kaskowitz 等（1993）	53	73	$T_{1~2}N_0$	50 ~ 70	20.9	6
Slotman 等（1994）	47	75	$T_{1~2}N_0$	32 ~ 56	20	15
Graham 等（1995）	103	67	$T_{1~2}N_{0~1}$	18 ~ 65[b]	16.1	14
Gauden 等（1995）	347	70	$T_{1~2}N_0$	50	27.9	27
Krol 等（1996）	108	74	$T_{1~2}N_0$	60 ~ 55	~24	15

作者（年份）	病例数	中位年龄 （岁）	分期	剂量（Gy）	中位生存期 （个月）	5 年总生存率 （%）
Slotman 等（1996）	31	75	$T_{1\sim2}N_0$	48	33	8
Kupelian 等（1996）	71	—	$T_{1\sim2}N_0$	50～60	～16	12
Morita 等（1997）	149	75	$T_{1\sim2}N_0$	55～74	27.2	22
Jeremić 等（1997）	49	63	$T_{1\sim2}N_0$	69.6	33	30
Sibley 等（1998）	141	70	$T_{1\sim2}N_0$	50～80	18	13
Hayakawa 等（1999）	36	—	$T_{1\sim2}N_1$	60～81[c]	～33[a]	23
Jeremic 等（1999）	67	60	$T_{1\sim3}N_{0\sim1}$	69.6	27	25
Cheung 等（2000）	102	71.5	$T_{1\sim2}N_{0\sim1}$	50～52.5	24	16
Zierhut 等（2001）	60	69	$T_{1\sim2}N_{0\sim1}$	60	20.5	—
Hayakawa 等（2001）	114	69	$T_{1\sim2}N_0$	60～80	—	12
Cheung 等（2000）	33	72	$T_{1\sim2}N_{0\sim1}$	48	22.6	46（2 年）
Lagerwaard 等（2002）	113	—	$T_{1\sim2}N_0$	66～70	20	12
Firat 等（2002）	50	69	$T_{1\sim2}N_0$	31～77	13[a]	5

a. Estimated from the available survival curve；b. median dose，60 Gy；c. one patient irradiated with 48 Gy

二、放疗总剂量

对 NSCLC 的放射治疗剂量方面的研究，认为高剂量放疗能得到较好的疗效。有学者研究认为对于 Ⅰ 期 NSCLC，剂量≥65Gy 有更好的总生存率。Bradley 等利用三维适形技术，研究了 56 例 Ⅰ 期 NSCLC，常规分割方式，单因素和多因素分析均显示剂量≥70Gy 有较高的生存率。由于研究的分割剂量、总剂量、分割方式，治疗时间都有所不同，所以 Cheung 等的研究结果更有说服力。他们应用生物等效剂量（biologically effective dose，BED）比较了 6 组研究例数＞30 的早期 NSCLC 的局部控制率与 BED 的关系（表 10-2），结果显示 BED 和局部控制率呈正相关。

表 10-2　BED 与局部失败率的关系

研究者	肿瘤总剂量 （Gy）	每次剂量 （Gy）	总治疗时间 （d）	肿瘤 BED（Gy）	局部 失败率（%）
Haffty	54（中位）	2.75（中位）	40	59.6	47（15/32）
Kaskowitz	60（中位）	2	40	62.8	42（22/53）
Noordijk	60	3	47	63.4	70（35/50）
Morita	64.7（平均）	2	44	65.3	44（66/149）
Cheung	52.5	2.625	26	57.8	41（42/102）
Slotman	48	4	16	76.4	6（2/31）

$BED=D\times[1+d/\alpha/\beta]-\ln\times(T-T_K)/(\alpha\times T_P)$，D 是总剂量，d 是每次剂量，T 是总治疗时间；T_K 是 "kick-off time"（按 28d 计算）；T_P 为潜在倍增时间（按 3d 计算）；α 按 0.3 计算；肿瘤的 α/β 按 10 计算

因此，尽管剂量上尚存争议，但大多数肿瘤学家推荐常规分割照射时，照射剂量应不低于 60Gy。以治愈为目的的治疗，在常规剂量分割条件下，照射剂量应＞65～70Gy，或

在改变分割时给予相对应的生物等效剂量。利用三维适形放射治疗,在组织充分保护的情况下,剂量递增的实验还在进行。RTOG-9311 的初步结果显示,利用三维适形放射治疗,最大耐受剂量可达到 90.3Gy。

三、靶 区 范 围

临床纵隔淋巴结未受侵的早期 NSCLC 的放疗中,靶区范围的关键是是否给予纵隔淋巴结预防性照射(elective lymph node irradiation,ENI),这是临床上尚未解决的问题。

首先,做 ENI 一直是肺癌常规治疗范围的一部分,在没有资料证明淋巴结区照射无效的情况下,临床应用中总是遵循经验的方法。另一方面,文献报道肺癌淋巴结转移率较高,这也是 ENI 的重要原因。Suzuki 研究了 389 例临床分期为 I A 的 NSCLC,患者已行肺大部切除及纵隔淋巴结清扫术,术后病理检查示淋巴结转移高达 23%,若肿瘤 > 2cm 或中至低分化或有胸膜侵犯,则淋巴结阳性的概率更高,这也是传统上给予淋巴结预防照射的依据。

其次,不做 ENI,虽然在肺癌的常规放射治疗中,纵隔、同侧肺门淋巴结区域一直作为放射治疗的范围,但这种治疗的临床效果和价值没有文献报道:①因为放射治疗后 X 线片及 CT 上的改变,难以区分纤维化和复发;②放射治疗后原发病灶控制率低,医师不注重评价淋巴结的情况。另外,有学者认为纵隔淋巴结对放射治疗反应要比原发灶好。临床上不注意报道淋巴结的治疗结果,非手术

肺癌放射治疗后失败原因分析时多数报道只关注了局部复发或区域复发。因此,在以往的临床资料中,很难评价肺癌选择性淋巴结照射意义。由于 ENI 临床价值的不确定性,在肺癌放射治疗时不做 ENI,在正常组织耐受剂量范围内更容易实现提高靶区照射剂量,可以减少肺的损伤,另外还可以观察 ENI 的作用。

很多文献研究了早期 NSCLC 的失败模式,试图从失败模式上说明不做 ENI 的合理性。研究表明,早期 NSCLC 根治性放射治疗后的失败原因在局部,文献报道仅有局部复发者为 11%~55%,总的局部失败率[包括局部复发合并区域复发和(或)远处转移]最高为 75%。单独区域失败仅有 0~7%,总的区域失败率最高 15%。单独远处转移 3%~33%,总的远处失败率最高 36%。在 Cheung 的研究中,近 50% 的首次复发为单纯局部复发,单独区域复发仅占 6.6%。Jeremic 研究了 49 例 I 期的 NSCLC,每次 1.2Gy,每天 2 次,总量 69.6Gy,不做化疗和免疫治疗,也不做纵隔淋巴结的预防照射,无 1 例单独区域复发。所以,从以上的失败模式分析,局部控制仍是 NSCLC 治疗的难题,单独区域失败率很低,故 ENI 可不做。

再就是选择性 ENI,Sawyer 等分析了 346 例临床 I、II 期的 NSCLC 手术患者,他们按气管镜发现的肿瘤大小、病理分级把患者分为低危组、低中危组、中高危组和高危组。研究发现,N_1/N_2 淋巴结和(或)局部、区域复发的概率 4 个组分别为 15.6%、35.2%、41.7% 和 68.2%(表 10-3)。

表 10-3 N_1/N_2 和(或)局部、区域复发的危险分组

$N_1/N_2/LRR$ 相对危险	危险因素	$N_1/N_2/LRR$ 发生率(%)
低危(32 例)	气管镜阴性,肿瘤 1~2 级	15.6
低中危(227 例)	气管镜阴性,肿瘤 3~4 级	35.2
中高危(22 例)	气管镜阴性,肿瘤 ≤3cm	41.7
高危(44 例)	气管镜阴性,肿瘤 >3cm	68.2

在临床放疗实践中,靶区的选择范围不是对所有病例都一成不变的,要结合患者的具体情况,体现治疗的个体化。因为,在判断是否采取 ENI 时,应根据具体病例淋巴结转移可能性的高低,还要考虑患者的情况,包括一般状况、肺功能、年龄等。综合上述因素,评估何种治疗方案患者可能获得最大的益处,从而决定治疗的选择。近年来 PET 在肺癌临床分期中的应用,提高了肺癌区域淋巴结转移和远处转移的诊断敏感性,对早期肺癌临床放疗中精确地确定靶区范围具有重要的参考价值。

四、分割剂量的选择

100 多年来的临床实践证明,分割放射治疗是行之有效的放射治疗基本原则。对放射治疗的时间、剂量分割等因素的合理调整,可提高晚反应组织的耐受量,增加肿瘤的放射生物效应,是放射治疗研究的一个重要方面。根据放射生物学近年的观点,在改变放射治疗分割方案的时候应该考虑以下因素。①分次剂量:晚反应组织损伤与分割剂量的大小密切关系,因此降低每次照射剂量就会提高晚反应组织对于放射线的耐受性。相反,增大每次照射剂量而总的治疗剂量不变就可能产生严重的后期并发症。②照射间隔时间:应使得靶区内晚反应组织在照射间隔的时间内完成亚致死性损伤的修复,以避免严重的并发症。一般认为两次照射的间隔时间至少 6h,才可使得 94% 的细胞损伤得到修复。③总的治疗时间:虽然延长总的治疗时间可以减轻正常组织急性反应,但却可能导致肿瘤控制率的降低。对于肿瘤倍增快、放疗后加速再群体化明显的肿瘤,为了克服肿瘤干细胞的增殖,放射治疗必须在尽可能短的时间内完成。

以下重点介绍早期 NSCLC 分割的大剂量分割(hypofractionation)和超分割放射治疗(hyperfractionated radiotherapy)。

1. 大剂量分割放射治疗　Slotman 报道了 31 例早期 NSCLC,用"邮票野"(Postage stamp 放射野不包括纵隔和肺门)照射,48Gy/12F(周一至周五,每天照射 1 次),效果较好,患者的中位生存时间 33 个月;1、2、3、4、5 年的总生存率分别为 81%、72%、42%、33%、8%;疾病生存率(disease-specific survival)2 年为 93%,4 年为 76%;复发率为 19%。加拿大的学者用同样的方法研究了 33 例早期周围型 NSCLC,不做选择性淋巴结区的照射,中位生存时间 22.6 个月,2 年的总生存率、疾病相关生存率和无复发生存率分别为 46%、54.1% 和 40%。复发 15 例,疗效较 Slotman 的要差,确切的原因尚未完全明了,可能是病例选择的问题。应用这一方案,假如从同一开始放射治疗,则整个疗程 16d 可结束,这对于有很多内科并发症、一般情况差的 NSCLC 来说,无疑是增加了耐受性和依从性,患者能更加方便地完成放射治疗计划,而且效价比(cost/effectivenesss)更高。此方案比较安全,无治疗相关的死亡,没有 3 级以上的放射性肺炎,最常见的毒性反应是急性皮炎和皮肤、皮下组织纤维化。

2. 超分割放射治疗　在 Rowell 和 Williams 对 Ⅰ/Ⅱ 期 NSCLC 根治性放射治疗结果进行的系统评估中,随机对照研究显示连续加速超分割照射(CHART 54Gy,36 次,12d)优于常规分割照射(60Gy,30d),2 年生存率分别为 37% 和 24%。

Jeremić 等研究了 Ⅰ/Ⅱ 期 NSCLC,每次 1.2Gy,每天 2 次,总量 69.6Gy。49 例 Ⅰ 期的 NSCLC 不做化疗和免疫治疗,也不做纵隔淋巴结的预防照射,中位生存时间 33 个月,5 年生存率 30%,5 年的无复发生存率为 41%。67 例 Ⅱ 期 NSCLC 的中位生存时间 27 个月,5 年生存率 25%,5 年局控率 44%。然而,同期常规放射治疗(每天 1 次,每次 1.8~2Gy,总量 60Gy)中位生存时间 19 个月,5 年生存率只有 17%,疗效均低于超分割放射治疗。单因素分析显示超分割放射治疗对于高的 KPS 评分、疗前体重下降 <5%、T_1 分期有更好的疗效。

评价一个分割方案的优劣,应该看是否满足下述要求:①提高放疗疗效;②正常组织的放射操作减轻或不超过常规方案;③疗效与常规分割方案相同,但疗程明显缩短,并能提高设备利用率。从上述研究结果看,分割方案的改变在一定程度上提高了 NSCLC 的疗效,但上述研究多为回顾性分析,有待于未来大宗病例的随机分组研究。

五、立体定向放射治疗

立体定向放射治疗(stereotactic radiotherapy,SRT)是利用立体定向装置、CT、磁共振和 X 射线减影等先进影像设备及三维重建技术确定病变和邻近重要器官的准确位置和范围,利用三维治疗计划系统确定 X 线的线束方向,精确计算出靶区与邻近重要器官间的剂量分布计划,使射线对病变实施"手术"式照射。SRT 与常规的外照射相比具有靶区小、单次剂量高、靶区定位和治疗立体定向参数要求特别精确、靶区与周边正常组织之间剂量变化梯度大、射线从三维空间分布汇聚于靶区等特点。

2001 年,日本学者报道了 50 例早期($T_{1\sim2}N_0$)NSCLC 的立体定向放射治疗结果。50～60Gy,5～10 次,1～2 周。中位随访 36 个月。3 年总生存率 66%,3 年的肿瘤特异生存率(cancer specific survival)为 88%,29 例可手术的病例,3 年总生存率为 86%。该作者认为 SRT 对早期 NSCLC 是安全有效的治疗方法。2002 年日本学者研究了 23 例单次大剂量照射周围型肺癌的初步结果。结果显示,10 例剂量 <30Gy 的患者中有 3 例复发,13 个月的局部无进展率为

63%;剂量 >30Gy 的 13 例患者中只有 1 例复发,13 个月的局部无进展率为 88%($P=0.102$);1 例患者出现 2 级放射性肺炎。尽管随访时间较短,此结果首次证明,单次 >30Gy 的大剂量照射可控制 ≤40mm 的周围型肺癌。

SRT 为早期 NSCLC 的治疗提供了一种新的治疗手段,初步的临床实验表明,SRT 是安全、可行的。SRT 在降低正常组织受照射剂量的同时增加了肿瘤剂量,提高了局部控制率,缩短了整个治疗时间,改善了生存率,同时还有一些未完全解决的问题,如呼吸运动的控制、靶区的确定、是否需要同时配合化疗等,还需要在今后的工作中不断完善和发展。

适形放射治疗和立体定向放射治疗的临床研究进展显示了放疗在早期 NSCLC 治疗中的应用前景。Cheung 和 Mackillop 等对 102 例早期 NSCLC 行局部野(involved-field)照射,照射剂量为 52.5Gy,20 次,每天 1 次,4 周。中位生存期 24 个月,3 年生存率 35%,5 年生存率 16%。因此认为,对早期 NSCLC 局部野照射能使部分病例获得治愈,可应用于不能适用手术的病例和因严重肺功能不全不能耐受大野照射的病例。

近 10 年放射治疗技术得益于计算机技术的发展而不断提高,三维适形放射治疗技术(3-dimensional conformal radiationthera-py,3D CRT)和 SRT 的临床应用结果,显示了放射治疗技术在早期 NSCLC 治疗中的价值。放射治疗成为早期 NSCLC 继手术之后的另一根治性治疗手段。它既是对早期 NSCLC 单一外科治疗的挑战,又减轻了外科医师面对手术高风险病例时产生的压力。

(盛　巍　宋英华)

第二节　局部晚期非小细胞肺癌的放射治疗

放射治疗在以往被认为是局部晚期 NSCLC 的标准治疗方法。放射治疗能够提高生存率并对大部分病例起到姑息治疗效果。放射治疗后患者的中位生存期为 9 个月,2 年生存率 10%～15%,5 年生存率为 5%。临床研究显示化疗合并放射治疗能够提高生存率。放射治疗与化疗的综合治疗是目前局部晚期 NSCLC 的治疗策略,而同步放化疗已成为局部晚期 NSCLC 的临床治疗模式。

最早的同步化放疗研究是 EORTC 应用单药顺铂合并放疗。其目的是试图应用顺铂的放射增敏作用提高局部控制率。实验分 3 组:放疗＋顺铂 $30mg/m^2$,每周 1 次;放疗＋顺铂 $6mg/m^2$,每日 1 次;单纯放疗。结果显示,综合治疗组(前两组)局部控制率和生存率均优于单纯放疗组。日本的一组研究比较序贯化放疗和同步化放疗对Ⅲ期 NSCLC 的作用,对化疗有效的病例,在放疗结束后再追加 1 周化疗。结果显示,5 年生存率同步放化疗组优于序贯组,分别为 15.8% 与 8.9%。中位生存期为 16.5 个月和 13.3 个月。1、3 年无局部复发生存率分别为 49.9%、33.9%。以上两个研究是同步化放疗序贯化放疗的比较,虽然证实同步化放疗能够提高局部控制率和生存率,然而,从肿瘤内科的角度认为,在同步放疗/化疗中仅仅接受两个周期的化疗作为全身治疗,治疗强度显然不足,因此,在同步化放疗前给予诱导化疗或在其后给予巩固化疗是否会得到更好的结果,成为 CALGB 研究和 SWOG 研究试图回答的问题。

CALGB-39081 研究目的是观察诱导化疗能否提高局部晚期 NSCLC 的生存率。研究分为:A 组,同步化放疗组(CT/X);B 组,诱导化疗＋同步化放疗组(Ind→CT/X)。有效率(CR＋PR),A 组为 66%,B 组为 62%。中位生存时间(MST)分别为 11.4 个月和 13.7 个月,2 和 3 年生存率分别为 28%、18% 和 32%、24%。

研究结论认为,同步化放疗加上诱导化疗虽然从表面数据上提高中位生存时间 2 个月,但没能显著提高无复发生存率(PFS)和总生存率(OS)。

BROCAT Study(Huber RM)选择不能手术的ⅢA/ⅢB 期 NSCLC 先给予泰素(紫杉醇)＋卡铂方案(Paclitaxel $200mg/m^2$,Carboplatin AUC＝6)化疗后无进展的病例随机分为单纯放射治疗或同步放化疗,化疗给予每周方案,泰素 $60mg/m^2$。303 例患者入组,275 例完成诱导化疗,219 例进入随机分组。诱导化疗加单纯放疗(C＋R)115 例,诱导化疗加同步放化疗(C＋R/C)104 例。中位生存时间分别为 14.1 个月和 18.7 个月($P＝0.007$)。中位 PFS 时间分别为 5.6 个月和 11.4 个月($P＝0.000\ 3$)。复发率分别为 88.8% 和 62.1%(Pearson χ^2 值:$P<0.001$)。研究结果显示,PC 方案诱导化疗后每周泰素的同步放化疗优于 PC 方案诱导化疗加单纯放疗,但该研究并不能说明同步放化疗加或不加诱导化疗的作用。在该研究中,同步放化疗选择的单药每周给药的模式,其目的偏重于增加放疗的局部效果。若无诱导化疗,仅靠每周低剂量的单药化疗,全身治疗强度明显不足。

Carter 的研究方案是:诱导化疗＋同步放化疗±巩固化疗,目的是研究巩固化疗的作用。入组患者 220 例为不能手术的ⅢA/ⅢB 期 NSCLC,先给予泰素＋卡铂方案(Paclitaxel $200mg/m^2$,Carboplatin AUC＝6)化疗 2 个周期,然后患者每周接受泰素＋卡铂(Paclitaxel $45mg/m^2$,Carboplatin AUC＝2)

化疗同时合并放疗,放疗剂量 66.6Gy,37 次。以上被称为标准治疗,完成上述治疗后再进行随机分组,分为观察组和巩固化疗组,后者每周给予泰素 70mg/m² 方案,连续 6 个月。结果显示,观察组和巩固治疗组有效率为 71% 和 63%,中位生存期分别为 26.9 个月和 16.1 个月,3 年生存率分别为 34% 和 23%。观察组优于巩固治疗组,提出巩固化疗没能改善 NSCLC 患者生存率。

SWOG 首先对同步化放疗后巩固化疗进行了系列的 Ⅱ 期临床研究,S 9019 和 S 9504 研究方案分别是 PE/RT→PE 巩固化疗和 PE/RT→D(泰索帝)巩固化疗。PE 方案:顺铂 50mg/m²,第 1、第 8、第 29、第 36 天;VP-16 50mg/m²,第 1～5、第 29～33 天。放疗从第 1 天开始,总剂量 61Gy,每次 1.8～2Gy。S 9019 采用同样的化疗方案巩固化疗 3 个周期,S 9504 采用单药泰索帝化疗,75～100mg/m²,第 1、第 21 天为 1 个周期,连续给 3 个周期。2005 年 ASCO 报道了两个研究的长期随访结果(表 10-4)。

表 10-4　S 9504、S 9019 远期随诊结果

研究方案	中位生存期(个月)	3 年总生存率(%)	4 年总生存率(%)	5 年总生存率(%)
PE/RT→D(S 9504)	26(CI 18～43)	40(CI 24～55)	29(CI 19～29)	29(CI 19～29)
PE/RT→PE(S 9019)	15(CI 10～22)	17(CI 7～27)	17(CI 6～28)	17(CI 6～28)

S. 美国西南肿瘤组;PE. DDP＋VP-16;RT. 放射治疗;D. 泰索帝

该研究结果显示,PE 巩固化疗没能有效提高同步化放疗的效果,而 S 9504 的结果则显示较好的治疗结果,被认为是 ⅢB 期最好的结果。

在此基础上,SWOG 设计了 S0023 研究,S0023 是 Ⅲ 期临床研究,其研究设计如下。

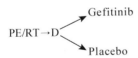

该研究包括 3 个部分:PE 方案同步化放疗,泰索帝巩固化疗,Gefitinib 维持治疗。结果为 574 例完成了同步化放疗到达巩固化疗阶段,263 例到达维持治疗阶段。

该研究没有报道总的中位生存期,维持治疗病例的中位生存期见表 10-5,显示 PE 方案同步化放疗后单药泰索帝巩固化疗在局部晚期 NSCLC 治疗中取得较为满意的临床疗效,作者提出 PE/RT→D 治疗的 277 例,≥3 级肺炎的发生率为 8%,与 RTOG 9410、CALGB 39801 等比较,放射性肺炎的发生率并不高。

表 10-5　S 0023 研究的 MST 和 MPFT

观察指标	Gefitinib	Placebo	P
MST	19m	29m	NS
MPFT	11m	10m	NS

NS. 无统计学差异(no significance);MST. 中位生存时间(median survive time);MPFT. 中位无进展生存时间(median progression-free survive time);Placebo. 安慰剂;Gefitinib. 吉非替尼

同步放化疗是当前局部晚期 NSCLC 治疗的模式。目前临床调查分析显示 3/4 以上的局部晚期 NSCLC 采用同步化放疗。新的临床研究体现在以下方面:①含有新的化疗药物组成的化疗方案;②采用三维适形放疗技术;③探讨同时放/化疗前或后给予全身化疗(诱导化疗或巩固化疗)对控制远处转移的作用;④生物靶向治疗与放/化疗的联合应用。

(盛 巍 李 钧)

第三节 局部晚期 NSCLC 单纯化疗与放/化疗

对不能手术的局部晚期 NSCLC 放射治疗是经典的治疗手段，放/化疗综合治疗是目前局部晚期 NSCLC 治疗的基本模式。化疗对 NSCLC 治疗有较好的疗效，然而对局部晚期 NSCLC 单纯化疗的疗效是非常有限的。Kubota 等报道了日本的一组 III 期临床研究结果比较了化疗＋放疗与单纯化疗的效果，显示单纯化疗的效果明显低于放疗/化疗综合治疗的结果（表 10-6）。

表 10-6 单纯化疗与放/化疗 III 期临床研究

	中位生存时间(d)	2 年生存率(%)	3 年生存率(%)	5 年生存率(%)
化疗→放疗	461	36	29	9.7
化疗	447	9	3.1	3.1

引自 Kubota. J Clin Oncol,1994,12:1547-1552

鉴于上述研究结果，目前认为局部晚期 NSCLC 患者应由肿瘤科医师和肿瘤放射治疗医师联合决定治疗方案。单纯化疗仅适用于因肿瘤体积大、肺受照射体积大、病人的肺功能差等因素不宜放疗的患者。而对一般情况差、合并内科疾病、明显的体重减轻，不宜化疗的患者应考虑行姑息性放射治疗。

（盛 巍）

第四节 可手术 III A(N$_2$)期 NSCLC 的治疗

SWOG 8805 II 期临床研究，对经活检或穿刺证实纵隔淋巴结转移的病例给予三联综合治疗，即术前周期放化疗＋手术。化疗方案：顺铂 50mg/m^2，第 1、第 8、第 29、第 36 天，VP-16 50mg/m^2，第 1～5 天、第 29～33 天，同时放疗（45Gy，每次 1.8 Gy，每周 5 次）。治疗停止 2～4 周后开胸手术。全组病例中位生存期 15 个月，2 年生存率为 40%。该结果与局部晚期 NSCLC 同步放化疗的结果接近。因此，有学者对 III A(N$_2$)病例的手术治疗价值提出疑问。在此基础上，由 RTOG 牵头组织了多个协作中心共同参与的 III 期临床研究（RTOG 9309；T$_{1～3}$ N$_2$ NSCLC）。随机分为两组：A 组，同时化疗放射治疗（45Gy）＋手术＋化疗；B 组，同时化疗放射治疗（45Gy）＋放射治疗（Boost 16Gy）＋化疗，目的是评价手术对 III A(N$_2$)

病例的价值。2003 年和 2005 年 ASCO 大会报道了 Intergroup 0139（RTOG 9309）的研究结果，手术组无疾病进展生存时间（PFS）高于非手术组，5 年 PFS 分别为 22% 和 11%；中位 PFS 分别为 12.8 个月和 10.5 个月。而手术组非肿瘤死亡率高于非手术组。两组中位生存期无明显差别（23.6 个月 vs 22.2 个月，$P = 0.24$），HR0.87（0.70，1.10）。5 年生存率分别为 27.2% vs 20.3%，5 年生存的风险比（odd ratio）为 0.63（0.36，1.10，$P = 0.10$）。女性和体重减轻是独立的预后因素。在 A 组中，5 年生存率与术后病理的关系，术后病理 pN$_0$ 者 5 年生存率为 41%，pN$_{1～3}$ 者为 24%；未手术的病例为 8%。该研究的结论是：①对 III A(N$_2$)病例，手术组 PFS 优于非手术组，但总生存率无差别；②三联治疗（triple therapy）有提高 5 年生存率的趋势;③手术后病理 pN_0 的病例预后好;④对合适的病例可用 CT/RT+手术治疗方式;⑤对需要做全肺切除的病例,这种三联治疗方式可能不是最佳的选择。因此,ⅢA(N_2)病例仍然是综合治疗临床研究的热点。

EORTC 08941:选择 NSCLC ⅢA(N_2)病例,先给予 3 周期顺铂为基础的方案诱导化疗(Cisplatin-based induction chemotherapy)。对化疗有效的病例随机分为根治性手术组(radical surgery,S)和胸部放疗组(thoracic radiotherapy,TRT)。登记入组进行诱导化疗的病例 572 例,诱导化疗有效率为 61.5%,333 例进入随机分组,手术组 167 例,放射治疗组 166 例。154 例接受了手术

治疗,其中,探查手术 14%,根治性切除术 51%,病理降期 42%,手术死亡率 4%;39% 的病例接受了手术后放疗。随机进入放疗组的患者,155 例接受了放疗,纵隔照射剂量 40Gy,局部补量 20Gy。放疗组 3/4 级毒性发生率 3.9%。中位随诊 72 个月,S 和 TRT 组中位生存时间为 16.4 个月和 17.5 个月;2 年、5 年生存率为 35% vs 41%,16% vs 13%。中位 PFS 为 9.0 个月 vs 11.4 个月;2 年 PFS 为 27% vs 24%,$P=0.6$。研究结论认为,对诱导化疗有效的 ⅢA(N_2)病例,手术与放射治疗比较既不能改善生存率也不能改善无病生存率。

(盛　巍　王　栋)

第五节　NSCLC 的术后放射治疗

临床诊断的 NSCLC 中,仅 20% 的病例能够行根治性手术切除,并且即使是手术切除的病例,其 5 年生存率仅为 30%～40%。治疗失败的原因主要是局部复发和(或)远处转移。

为提高局部控制率和生存率,术后放射治疗被广泛应用于 N_1(Ⅱ期)和 N_2(ⅢA 期)病例。术后放射治疗对局部控制率和生存率的影响,以及放射治疗的不良反应,随着临床研究资料的积累有了新的认识。

MRC 应用荟萃分析(meta analysis)方法对 9 组 NSCLC 术后放射治疗随机临床研究结果进行综合分析。全部 2128 例,手术+放射治疗 1056 例,单纯手术 1072 例,中位随访时间 3.9 年。术后放射治疗生存率不但没能提高反而有所降低(hazard ratio 1.21,CI 1.08～1.34)。2 年生存率 S+R 组和 S 组分别为 48% 和 55%,$P=0.001$。2 年无复发生存率分别为 46% 和 50%,$P=0.018$。分层分析显示,术后放射治疗对生存率的负相作用与分期有相关性,Ⅰ期最为明显,其次为Ⅱ

期,而Ⅲ期病例术后放射治疗对生存率没有明显影响。认为对根治术后的Ⅰ、Ⅱ期病例,不提倡常规术后放疗,对Ⅲ(N_2)病例需要进行进一步的临床研究。

中国医学科学院肿瘤医院对肺癌术后 N_1、N_2 的病例进行术后放射治疗随机分组研究,可供分析的 296 例,S+R 134 例,单纯手术 162 例。3 年和 5 年生存率分别为 51.9% 和 42.9%、50.2% 和 40.5%($P=0.56$),3 年和 5 年无病生存率分别为 50.7% 和 42.9%、44.4% 和 38.2%($P=0.28$)。对 $T_{3\sim4}N_1M_0$ 病例,术后放射治疗显示具有提高生存率和无病生存率的趋势,但未达到统计学意义水平($P=0.092$,$P=0.057$)。术后放疗能明显降低胸腔内复发率(12.7% vs 33.2%,$P<0.01$)。

因此也认为,Ⅰ、Ⅱ期病例术后放射治疗对总生存率有负相影响,不宜行术后放疗。ⅢA 病例虽然单纯手术后复发率和死亡率高,但术后放疗的价值仍不明确。目前认为肺癌术后放射治疗宜限于以下方面:①术后

有肿瘤残存的病例；②N₂或 T₃~₄ N₁ 病例根治术后需要进行计划性临床研究（包括放射治疗和化疗）；③采用三维适形放射治疗技术，明确治疗体积，优化剂量分布以降低肺和心脏的受照射体积和照射剂量；④总剂量不超过 60Gy，分次剂量≤2Gy；⑤放射治疗和化疗联合应用时，要注意放射治疗和化疗毒性作用的相互加强。

然而，2002 年意大利学者对 I 期 NSCLC 术后放射治疗的Ⅲ期研究结果，使得我们需要对 NSCLC 术后放射治疗重新认识和评价。该研究结果显示，I 期 NSCLC 术后放射治疗能够提高局部控制率，能够改善总生存率和无病生存率，并且治疗相关毒性可以耐受。

在 2005 年的 ASTRO 年会上，耶鲁大学的 Lally 为了确定术后放疗在 Ⅱ、Ⅲ 期 NSCLC 根治术后的应用价值，从 SEER 数据中筛选了 1988－2001 年确认为Ⅱ、Ⅲ期 NSCLC 患者 6953 例，其中采用术后放疗的患者共 3390 例（48.76%）。观察指标是总生存率（OS）及疾病专项生存率（DSS）。入组标准主要为手术根治性切除，不包括 N₃ 患者，为了避免围术期死亡的影响，手术后 3 个月内死亡的患者均出组。该作者在单因素分析中发现，肿瘤直径＞3cm、T 分期晚（T₃、T₄）、淋巴结阳性、3 个或更多的阳性淋巴结、

支气管肺泡癌、术后放疗的使用等因素均提示总生存率差，但进入多因素分析时后两者却没有统计学差异。当对疾病专项生存率分析时发现，无论是在单因素分析还是在多因素分析中，术后放疗均提示 DFS 差；对 N₃ 患者单因素分析发现术后放疗可以提高总生存率（$P=0.0029$）及疾病相关生存率（$P=0.0336$），术后放疗的 N₂ 患者的 5 年生存率为（26.9±1.4）%，不行术后放疗的则为（18.7±2.0）%，疾病专项生存率则分别为（35±1.6）%及（25.8±2.4）%。多因素分析显示术后放疗对于 N₂ 患者明显提高了 OS 及 DFS。该作者提出术后放疗似乎对患者总生存并无不利影响，但术后放疗组的 DFS 明显降低，这可能是由于在临床实践中对于有更多预后不良因素的早期肺癌医师往往推荐行术后放疗的缘故，而对于 N₂ 患者，术后放疗既能够提高总生存率也能够提高疾病专项生存率。

术后放疗的临床应用虽然缺乏充分的临床证据，但术后放疗仍然在各临床指南中广为推荐应用，NCCN2005 年指南推荐在下列情况考虑为使用术后放疗的指征：阳性手术切缘、N₂ 和 T₄ 根治切除后，N₁ 根治术后有预后不利因素（淋巴结清扫不充分、包膜受侵、多个肺门淋巴结转移及切缘过近）。

（盛　巍　王　栋　宋英华）

第六节　NSCLC 的适形放射治疗

放射治疗是肺癌的主要治疗手段之一，但常规放射治疗的疗效尚不能令人满意，临床Ⅱ、Ⅲ期病例 2 年生存率为 33%～72%，3 年生存率 17%～55%，5 年生存率 0～43%。完全缓解率（CR）为 33%～61%。局部失败率为 6%～70%。局部晚期病例（ⅢA/B），5 年生存率为 5%～10%。局部控制率低是造成这种结果的一个主要原因，临床随诊结果显示局部控制率为 13%～70%。根据

Fletcher 的基础放射生物原理，要杀灭临床治疗中的局部晚期 NSCLC 可能需要接近 100Gy 的剂量。应用数学模型对密歇根大学的资料分析显示，对 NSCLC 要达到＞50% 的局部控制率，常规照射需要 84Gy。但由于肺组织耐受剂量的限制，给予 60Gy 以上更高的剂量在常规放疗中是不可能的。3D CRT 为解决这一难题提供了可行的手段。3D CRT 的两个优点：一是提高靶区的精确

性,确保靶区内剂量的较均匀分布,提高靶区剂量,提高局部控制率;二是降低靶区周围正常组织的受照射剂量,从而降低并发症的发生率。3D CRT 治疗计划能够提供精确的剂量分布(dose volume histogram,DVH)。DVH 对正常组织的受照射剂量提供一个量化的体积-剂量分布图。根据 DVH 能够精确判断某一治疗计划产生正常组织并发症的可能性(normal tissue complication probability,NTCP)。

肺癌的放疗技术复杂,是进行治疗计划评价研究的最佳范例。精确的治疗计划需要应用不规则野、组织补偿、给角照射及摆位重复性要求。真正的最佳治疗计划设计是非常困难的,表现在以下几个方面:①精确靶区确认困难;②胸腔内敏感器官(心脏、肺及食管等);③胸廓外轮廓不规则;④治疗区组织密度不均一(肺、骨);⑤需要不规则野计算;⑥器官运动幅度大(呼吸运动、心脏和血管的搏动)。Emami 等报道了美国 4 个研究机构对肺癌 3D TP(treatment plan)临床应用研究结果,认为 3D TP 在肺癌的治疗中,在肿瘤区剂量分布和正常组织保护方面提供了优化的治疗计划。与常规治疗计划相比,常规治疗难以给予一个安全肿瘤区高剂量照射、不能控制正常组织的照射在一适当的剂量范围内。3D TP 的应用使放射肿瘤学家实现高剂量无并发症的肺癌治疗成为可能。

精确的靶区确认是实现精确放射治疗的前提。肿瘤诊断的影像学技术发展为精确放射治疗的实现提供了可能。生物影像技术——PET 的应用克服了 CT/MRI 的不足,从解剖诊断向功能诊断发展,使放射治疗靶区的确定更为精确。影像导引下放射治疗(image-guided radiotherapy,IGRT)将是放射治疗发展的方向。

三维适形治疗(3-dimetional conformal radiation treatment,3D CRT)是一种高精度的放疗,其实施过程需要有流程和规范,本节将对 3D CRT 在肺癌放疗实施的流程及每一步骤的基本要求进行阐述。

一、临床准备阶段

实施精确放疗前必须有完善的分期检查和临床分期诊断,应综合分析所有临床资料和相关辅助检查信息以保证准确合理的实施 3D CRT。对于 NSCLC,影像学资料非常重要,主要有胸部 X 线片、CT、MRI 和 PET-CT 等。其中 CT 应用最为广泛,在骨与软组织可能受侵时可行 MRI 检查,PET-CT 是代谢性的影像检查,在确定病变范围尤其是纵隔淋巴结的分期上有一定的优势。其他检查也很重要,如支气管镜、纵隔镜和腔内超声等。支气管镜可明确气管受侵情况,从而为病变分期和确定放疗靶区提供了可靠的依据;纵隔镜和腔内超声的使用在国内还不普及,这两种检查有助于确定纵隔淋巴结的转移情况。

二、CT 扫描及靶区定义

1. 患者的体位与体位的固定　肺癌放疗通常选用的体位应为仰卧位,双手抱肘上举过顶,使用不同的固定装置。目前较为常用的体位固定技术主要为 3 种:消解塑料成形技术、真空袋成形技术和液体混合发泡成形技术,国外尚有丁字架及肺板等固定装置。总体上应遵循两个原则:一是患者的舒适性好,二是体位重复性强。

2. 放射治疗专用 CT 模拟定位机　CT 模拟定位机是高质量的三维适形放疗实施的重要设备,其特点是除了普通 CT 的功能外还带有放射治疗专用的激光定位系统及图像软件系统。

(1)扫描要求:层厚应该<5mm 以更好识别纵隔小淋巴结。2～3mm 层厚所得的 CT 图像可以生成高质量的数字重建射野影像(DRR),而高质量的 DRR 是虚拟定位(virtual simulation)所必需的。

(2)中心点的确定:既往使用 CT 模拟机扫描时一般是要给出一个参考中心并予以标记,设计三维计划时会再次设计一个合适的中心,计划完成以后于 CT 模拟机或普通定位机上找出计划中心,整个过程需要两次上定位机,这种做法已被证实增加了系统误差,故多数学者均提倡 3D CRT 的治疗中心应该在 CT 模拟机扫描时确定,而不应该在设计三维计划时确定,对计划的校正应该在计划系统生成的 DRR 图像与加速器上的射野摄片之间进行。

(3)静脉增强及其影响:如果没有近期的增强 CT 可用,做定位 CT 扫描时应该做静脉增强。McGibney 等发现使用静脉增强 CT 勾画 GTV 与无增强 CT 相比可以减少 22%～34% 的 GTV 体积,而增强 CT 对三维计划系统的运算没有明显的影响。

3. 靶区定义及靶区勾画 关于靶区的定义如下:GTV 指肿瘤的临床灶,为一般的诊断手段能够诊断出的、可见的、具有一定形状和大小的恶性病变的范围,包括转移的淋巴结和其他转移的病变;CTV 指在 GTV 的基础上包括周围的亚临床灶可能侵犯的范围包括淋巴引流区;ITV 是包括人体内部运动所致的 CTV 体积和开关变化的范围;PTV 指包括 CTV、ITV、摆位误差及治疗中靶位置和靶体积变化等因素后的照射范围。

(1)GTV:包括原发灶和转移淋巴结。肺内病变在肺窗中勾画,纵隔病变则应在纵隔窗中勾画。而 Giraud 等证实肺窗窗宽1600,窗位 600,纵隔窗窗宽 400,窗位 20 时 CT 显示的病变大小与实际大小最为接近,故这些参数应预置在软件系统内以便医师更准确地勾画靶区。对纵隔淋巴结勾画应根据改良 Naruke 纵隔淋巴结分区图。CT 扫描中纵隔淋巴结短径≥10mm 通常被作为纵隔淋巴结转移的标准,阳性淋巴结均勾画入 GTV。

PET 及 PET-CT 已越来越多地运用到临床,已有研究证实 PET 的应用使得放疗医师勾画 GTV 的个体差异减小。另有研究证实,对于有肺不张和胸膜浸润的患者应用 PET 可以明显减小靶区范围。如果患者有梗阻性肺不张,应考虑根据 PET 或 PET-CT 图像将不张的部分置于 GTV 以外,如无条件行 PET 或 PET-CT 检查,增强 CT 也有助于肺不张范围的判断。经过一段时间治疗,不张的肺可能已经张开,肿瘤可能移位,此时应重新定位。PET 对于纵隔淋巴结的诊断明显优于 CT。

(2)CTV:肺腺癌的平均微浸润距离是 2.69mm,鳞癌是 1.48mm;如欲包及 95% 的微小浸润病变腺癌需外放 8mm,鳞癌需外放 6mm。来自手术切缘的研究表明,鳞癌较腺癌更易向近端支气管浸润,鳞癌的最大浸润距离是 3cm,腺癌的最大浸润距离是 2cm,1.5cm 的支气管切缘可以保证 93% 的 NSCLC 患者切缘干净,这个标准同样适用于放疗。实际临床工作中为了简化工作程序及减少失误可能,考虑均外放 8mm。中心性肺癌近主支气管处应外放 1.5cm。实际勾画过程中应注意不要超出解剖边界,除非有外侵证据。例如,如果没有 CT/MRI 的影像学表现证明有肿瘤外侵,CTV 就不应包括胸壁或者椎体,纵隔内的器官和大血管有一定的屏障作用,故勾画 CTV 的时候应予以考虑。

目前多数学者赞成不做预防性淋巴结照射(elective node irradiation,ENT),在以下情况下实施特定区域的预防性照射。对于右中下叶或者左舌叶及左下叶病变,如果纵隔淋巴结受侵,隆凸下淋巴结应包入 CTV;对于左上叶病变,如果纵隔淋巴结包括隆凸下淋巴结受侵,主肺动脉窗的淋巴结应包入 CTV;如果隆凸下淋巴结或者纵隔淋巴结受侵,同侧肺门应包入 CTV。

在临床实际工作中不宜教条,应在提高肿瘤剂量与降低正常组织剂量之间取得一个较好的平衡。如果患者的肺功能很差,或者 CTV 体积较大,需要在使肿瘤获得良好剂量分布的同时考虑到放射毒性,必要时可以考虑修改 CTV。

(3)ITV:这是 ICRU62 号报告针对运动问题特别提出一个概念,指由于运动而致的 CTV 体积和形状变化的范围。可以通过以下方法生成 ITV。①在普通模拟定位机上测量运动的范围。②合成"运动 GTV"。具体方法是用慢速 CT 扫描(每层 4s),通过延长扫描时间获得肿瘤在呼吸过程中的整个轨迹,即为"移动 GTV",此基础上勾画出的 CTV 即为 ITV;普通 CT 多次扫描后进行图像融合也可以获得近似的效果,有研究证实将慢速 CT 扫描肿瘤图像加上 5mm 的边缘所得到的"运动 GTV"与快速螺旋定位 CT 6 次扫描后图像融合所获的"运动 GTV"相似且重复性很强。合成"运动 GTV"对设备要求不高,相对简便易行。③通过四维 CT 获取 ITV。四维 CT 是一组在呼吸的不同时相所获的 CT 图像。它使得放疗医师可以观察到三维状态下肿瘤的运动情况,而且所获图像质量较胸透高。但扫描时间延长、海量数据、过多的辐射都使其使用价值备受争议,其对照射野边界的影响目前尚需要验证。以上方法各单位可根据自身情况选用。

(4)PTV:等于 CTV 加上运动及摆位误差。肺癌的运动主要包括呼吸运动及心血管搏动,前者尤其重要。既往研究显示呼吸运动没有规律,不同患者呼吸运动是不一样的,而同一患者不同呼吸之间也会变异。头足方向的肿瘤位移大于前后及侧方位移,下叶大于上叶。而有学者通过对纵隔钙化淋巴结的研究发现在头足、前后及侧方纵隔淋巴结的呼吸移动均值分别为 6.6cm、2.6mm 和 1.4mm,小于原发灶的运动,各区淋巴结之间运动幅度也无明显差异。

目前通常做法是在 CTV 的基础上外放一个所谓的"标准边缘"形成 PTV,但是由于 CT 模拟定位机扫描只是取得了体内肿瘤和风险器官运动的瞬间图像,用建立在这种静态 CTV 基础上的"标准边缘"治疗动态肿瘤是不合适的,已有研究证实这种方法既会造成肿瘤遗漏又会让正常组织受到不必要的照射,故应在 ITV 的基础上形成 PTV,由于运动的无规律性及影像检查的误差应给 ITV 加上一定的误差范围,目前考虑为 3~5mm,另外再加上摆位误差就行成 PTV,也就是最终的照射靶区。

由于呼吸运动明显增加了靶区体积,故有很多研究致力于减小呼吸的影响。常用的方法有:①网罩固定可以减小呼吸幅度,但影响有限;②浅呼吸法,需要对患者训练;③腹部压迫法,部分患者难以耐受;④深吸气屏气法这种方法能有效缩小视野边界,但约有 40% 的患者难以忍受,且并不能排除心血管搏动造成的运动;⑤主动呼吸门控系统需专门的设备及训练;⑥靶区跟踪技术这项技术已经成功地运用在头颈部肿瘤,但在胸部由于呼吸所致的运动没有规律,有很多变异,尚需更多的研究才能完善;⑦呼吸门控技术应选择早期病例使用,如肿瘤体积 $<100cm^3$(若类圆形则通常直径 $<5cm$)。以上这些方法有些比较简单,有些则需要复杂的操作和不菲的费用才能实现,目前还不知道何种类型的患者应选择什么样的方法,但临床工作中仍应根据实际条件尽可能地提高靶区剂量及保护正常组织。

由于摆位误差受机器设备、人员训练、质控状况等多种因素影响,各个治疗中心的误差水平是不一样的,为了准确界定 PTV 的边界,各治疗中心均应测出各自的误差值。在线校正(online correction)和离线校正(off-line correction)两种方法可以减少误差,前者需要在每个患者治疗前完成,明显增加了每个患者的治疗时间;后者则是通过在每个患者治疗时采用电子射野影像系统(EPID)多次摄片,测算出误差的均值并予以校正。

三、三维适形放疗计划的评估

三维治疗计划完成后应进行评估,包括对靶区剂量的评估及风险器官剂量的评估两个方面,剂量体积直方图(DVH 图)是基本的评估工具,从中可以看到 PTV 等靶区及风险器官的剂量分布,但其不能提供等剂量曲线在三维空间中的分布。对于靶区应尽可能提高剂量并兼顾其剂量均匀度及冷热点分布,要求至少 95% 的 PTV 达到处方剂量,剂量均匀度 95%～107%。临床工作中因肿瘤的体积或位置等原因有时很难兼顾,临床医师应根据经验决定取舍。已有研究显示,放宽靶区内最大剂量的限制可使肿瘤获得更高的剂量。

需要注意的正常组织限量包括肺、食管、脊髓、心脏等。肺是主要的风险器官,具体见表 10-7。已有的一系列研究显示,V_{20}、V_{30} 及平均肺剂量(MLD)等 DVH 参数与放射性肺炎的发生明显相关。而同步放化疗与序贯放化疗相同的 V_{20} 意味着更高的放射性肺炎发生率。食管最大剂量是否超过 58Gy 可能与重度放射性食管炎的发生明显相关。Hirota 等认为将全周食管接受剂量 ≥45Gy 的长度限制在 9.5cm 以内将明显减少重度放射性食管炎的发生。脊髓受照体积增加时,发生脊髓损伤的概率也会增加。当较大体积的脊髓已经接受到极限剂量时,医师应考虑尽早避开脊髓。脊髓剂量不应当超过 45Gy,大分割照射脊髓剂量上限应为 40Gy。有关心脏毒性研究还缺乏足够的数据。

表 10-7　剂量体积的一些限定

正常器官	单纯放疗(Gy)	同步放化疗(Gy)	同步放化疗(Gy)＋手术
脊髓	45	45	45
肺	20(<35%)	20(<30%)	10(<40%)
			15(<30%)
			20(<2%)
心脏	40(<100%)	未知	未知
	50(<50%)		
食管	60(<50%)	55(<50%)	未知

三维适形放疗计划评估应由医师与物理师共同完成,但医师与物理师的角度不同,后者多从物理角度出发,而前者必须兼顾生物及物理剂量两个方面,综合权衡利弊。

四、三维适形放疗的实施与疗效毒性的评估

现有的资料强烈支持 EPID 的使用,其在 3D CRT 的治疗中能明显减少摆位误差。在线校正系统操作复杂,占用时间多,相比之下建立在 EPID、DRR 和图像比较软件基础上的离线校正系统有优势,可以有效地减少 CTV 到 PTV 的边界。在图像比较的过程中,前后位重复性最高的参考标记是胸壁和气管,侧位方向上则为椎体和胸骨。有学者提出使用能量大于 10M 的射线是不合适的,因为会导致增加散射电子线在肺内运动的距离从而增宽了照射野的半影。

疗效评估采用 RECIST 标准;毒性评估则采用了 CTC 3.0 标准(common toxicity criteria v3.0),这个版本由欧洲和美国的协会共同制定,涵盖了各种肿瘤的急性和晚期治疗反应。

肺癌适形放射经过近 10 年的临床研究,有一些初步的研究结果报道。Sim 等 2001 年报道了 152 例 Ⅲ 期 NSCLC 3D CRT 的结

果。70 例单独放疗,中位剂量 70.2Gy;82 例采用诱导化疗加放疗,中位剂量 64.8Gy。单放组和综合组的中位生存时间分别为 11.7 个月、18.1 个月($P=0.001$);2 年的局部控制率分别为 35.4%、43.1%($P=0.1$)。2002 年 Singh 等报道了 207 例不能手术 NSCLC

的 3D CRT 的结果,中位剂量 70Gy,1、2 年生存率分别为 59% 和 41%。这些临床结果都表明用适形放疗后患者生存率高于常规放疗,但其放疗并发症并无明显增加。

(盛　巍　李　钧)

第七节　小细胞肺癌的放射治疗

1. 放射治疗在 SCLC 治疗中的价值　小细胞肺癌恶性度高,生长快,远处转移率高,但对化疗十分敏感,化疗可以获得40%～68%的完全缓解率。在全身化疗作为 SCLC 的主要临床治疗手段后,一些学者对放射治疗在局限期 SCLC(limited disease SCLC,LD SCLC)治疗中的价值提出疑问。即 LD SCLC 是否需要行放疗,化疗后 CR 的病例是否也需要行放疗及放射治疗对局部控制率、生存率的影响如何等。

自 20 世纪 70 年代后期,有关放射治疗在 LD SCLC 治疗中的价值进行了大量的临床研究。研究结果显示,胸部照射能够提高局部控制率和生存率。化疗合并胸部照射的病例局部和区域(locoregional)复发率为 30%～60%,而单纯化疗的病例为 75%～80%。Pignon 等对 13 个随机对照研究共 2140 例 SCLC 进行分析,认为化疗合并放射治疗优于单纯化疗,3 年生存率分别为 15% 和 9%;5 年生存率分别为 11% 和 7%($P=0.001$)。2 年局部复发率分别为 23% 和 48%($P=0.0001$)。此后,放射治疗加化疗的综合治疗成为 LD SCLC 的临床治疗模式。

2. 放疗剂量　照射剂量是临床上对于 SCLC 实施放射治疗时所必须面对的问题,然而,对于 SCLC 的最佳照射剂量,并不像对恶性淋巴瘤的放疗那样有较明确的临床研究结果,对所谓的"最佳剂量"直到目前仍无明确答案。

放射治疗的剂量是直接影响局部控制率的重要因素。NCIC(National Cancer Institute of Canada)将接受 3 个周期化疗有效的病例,随机分为标准剂量(SD)(25Gy,10 次,2 周)和高剂量(HD)(37.5Gy,15 次,3 周)两组进行放疗。放射野根据化疗前肿瘤边界外放 2cm。可分析病例 168 例,完全缓解率 SD 组为 65%,HD 组为 69%;中位局部病变无进展时间两组分别为 38 周和 49 周($P=0.05$);两年局部未控率分别为 80% 和 69%,($P<0.05$);总生存率两组无显著差别。吞咽困难发生率 SD 组和 HD 组分别为 26% 和 49%($P<0.01$)。Work 等报道 197 例 LD SCLC 的治疗结果,比较不同放射治疗剂量组的治疗疗效,近期疗效和远期疗效见表 10-8。45Gy 组与 40Gy 组比较,显示有提高生存率的趋势,但无统计学显著意义。

表 10-8　照射剂量与近期疗效和生存率

剂量组	病例数	CR(%)	PR(%)	2 年生存率(%)	5 年生存率(%)
40Gy	85	60	26	15.1	9.3
45Gy	112	60	28	22.1	12.8
P 值					0.18

MGH 回顾性分析 1974－1986 年收治的 154 例 LD SCLC，放射治疗剂量由 1974－1977 年 30～40Gy 提高到 1978－1986 年 44～52Gy。分析照射剂量与局部复发率的关系。50Gy、45Gy、40Gy、35Gy、30Gy 组的 2.5 年局部和区域失败率分别为 37％、39％、49％、79％、84％。50Gy 组与 35Gy 组比较，$P<0.05$。50Gy 组与 40Gy 组比较差别无显著意义。该研究结果显示局部控制率随剂量增加而提高的趋势。

虽然对最佳剂量临床上尚无有力的证据和明确的答案，但是在临床治疗和研究中，多数学者有一定的共识，低于 40Gy 将导致局部控制率降低，而高于 54～56Gy 似乎无明显的益处。

3. 照射体积　在制定放射治疗计划时，照射体积与照射剂量同样重要。但到目前为止，对于 SCLC 的照射体积仍无定论。Perez 等把照射体积作为质量控制的一部分进行回顾性分析，照射野被分为"恰当"和"不恰当"，前者局部复发率为 33％，而后者局部复发率为 69％。White 进行了相同的回顾性分析，结果显示照射野恰当组和照射野不恰当组的

局部复发率分别为 43％和 69％。因此，以上各位学者的观点倾向于大野照射。如对原发灶位于左上叶的病变伴同侧肺门、纵隔淋巴结转移的病例，照射体积应包括肿瘤边缘外 2cm，左、右肺门区，纵隔（胸廓入口至隆凸下）和双侧锁骨上。这种大野照射的优点在于采用中等剂量的照射能够获得较好的局部治疗效果，但大野照射同时也阻碍了提高照射剂量的可能。

SWOG 对 SCLC 照射体积的随机对照研究结果，也是唯一的关于照射体积的随机对照研究。将诱导化疗后达到部分缓解和稳定的患者随机分为大野照射和小野照射，可分析病例 191 例，结果显示远期生存率和复发形式两组无明显差别（表 10-9）。并发症的发生率则大野照射组显著高于小野照射组（表 10-10）。

Uppsala 大学的研究结果显示，86％的胸腔内复发是野内复发，提示是照射剂量不恰当而不是照射野不恰当。其他学者认为改变照射体积不影响治疗结果，而且减少照射体积还可以在不超过正常组织耐受的范围内，提高照射剂量。

表 10-9　照射体积与生存期和缓解期

组别	病例数	中位生存期（周）	缓解期（周）
Pre-field	93	51	31
Post-field	98	46	30
P 值		0.73	0.32

表 10-10　照射体积与严重的并发症

	Pre-field			Post-field		
	S	LT	F	S	LT	F
食管炎	1	0	0	2	0	0
放射性肺炎	4	0	0	2	1	0
PLT	2	1	0	0	0	0
WBC	32	15	2	27	7	1

S. 严重的（severe）；LT. 威胁生命的（life threaten-ing）；F. 致死性的（fatal）

美国 Intergroup trial 0096 的临床研究中所采用的照射野为肿瘤边缘外放 1.5cm，同侧肺门，纵隔从胸廓入口至隆凸下区，不做对侧肺门和双侧锁骨上区的预防照射。这一原则已广泛被北美和欧洲的临床研究中采纳。

4. 在综合治疗中放射治疗的时间　随着 PE 方案作为 SCLC 的标准化疗方案的应用，多数临床研究认为 PE 方案化疗同时合并放射治疗是可以耐受的，并被广泛接受。交替治疗方法可以降低治疗毒性和耐受性，但间断放射治疗被认为是不合理的放射治疗模式。Murray 对放射治疗和化疗联合应用的时间间隔与治疗疗效的关系进行了分析，其结果仍具有重要的参考价值（表 10-11）。

表 10-11　放疗和化疗间隔时间的荟萃分析

间隔时间（周）	平均间隔时间（周）	病例数	3 年无进展生存率（%）
0～2	0	426	18.9
3～5	4	304	22.2
6～10	9	176	14.1
11～19	17	453	12.7
20+	20	388	13
未放疗	不适合	493	6.7

目前，有 7 个关于放射治疗时间和顺序的Ⅲ期临床研究。EORTC 比较了交替治疗与序贯治疗的疗效。全组 169 例，化疗采用 CDE 方案，交替治疗组放疗在治疗开始后的第 6 周进行，照射剂量 50Gy，20 次，89d；序贯组放疗在化疗完成后（第 14 周）开始，照射剂量 50Gy，20 次，26d。局部复发率两组无显著差别（50% vs 45%），3 年生存率两组相同（14%）。法国的一组研究比较了交替放化疗与同步放化疗。同步放化疗组放疗在第 2 周期化疗结束后立即开始，照射剂量 50Gy，20 次，36d。交替治疗组化疗方案 CDE 方案，放射治疗：第 36～47 天，20 Gy，8 次；第

64～75 天，20Gy，8 次；第 92～101 天，15 Gy，6 次。结果两组的中位生存期和 3 年生存率也无显著差别。有学者对放疗化疗同时进行的研究，认为早放疗组和晚放疗组的局部复发率和 5 年生存率无显著性差异。

加拿大国立肿瘤研究所（NCIC）的随机对照研究，比较早放射治疗和晚放射治疗对预后的影响，化疗采用 CAV/EP 交替。虽然两组的局部控制率相同（55%），远期疗效早放射治疗组优于晚放射治疗组（表 10-12）。

Jeremić 等也得出早放疗组优于晚放疗组的结论。

表 10-12　放疗时间与预后

研究组	病例数	CT	RT(Gy)	中位生存期（个月）	5 年生存率（%）	P 值
CALGB	—	CEVA	50	—	—	—
Early-RT	125	—	—	13.04	6.6	
Late-RT	145	—	—	14.54	12.8	NS

（续　表）

研究组	病例数	CT	RT(Gy)	中位生存期(个月)	5 年生存率(%)	P 值
Aarhus	—	CAV/EP	40～45	—	—	—
Early-RT	99	—	—	10.7	10	—
Late-RT	100	—	—	12.9	10	NS
NCIC	—	CAV/EP	40	—	—	—
Early-RT	155	—	—	21.2	22.0	—
Late-RT	153	—	—	16.0	13.0	0.013
Yugoslavia	—	Carb/EP	54	—	—	—
Early-RT	52	—	—	34	30	—
Late-RT	51	—	—	26	15	0.027
JCOG	—	EP	45	—	—	—
Early-RT	114	—	—	31.3	30	—
Late-RT	113	—	—	20.8	15	<0.05

CALGB. 美国癌症和白血病研究组；NCIC.加拿大癌症研究中心；JCOG.日本临床肿瘤研究组；CEVA.cyclophosphamide，eto-poside，vincristine，and doxorubicin；RT.radiation therapy；NS.not significant；CAV.cyclophosphamide，doxorubicin，and vincristine；EP.etoposide and cisplatin；carbo，carboplatin

综上所述，根据现有临床研究证据，有关放射治疗的时间、顺序可总结为以下几点：①放射治疗提高 LD SCLC 的生存率与治疗的时机有关，即与化疗结合的时间关系；②在同时放化疗的模式中，虽然放射治疗的最佳时间尚不确定，加拿大、日本和南斯拉夫的研究证据支持在治疗疗程的早期给予放疗，而 CALGB 的研究结果显示晚放疗优于早放疗；③没有证据支持在化疗全部结束以后才开始放射治疗；④对一些特殊的临床情况，如肿瘤巨大、合并肺功能损害、阻塞性肺不张，2 个周期化疗后进行放疗是合理的，这样易于明确病变范围，缩小照射体积，使患者能够耐受和完成放疗。

5. 放射治疗的剂量分割　由于应用常规放射治疗提高照射剂量的方法在 SCLC 的治疗中是不成功的，临床上转向对提高局部治疗强度的研究——改变剂量分割，以缩短治疗时间。加速超分割照射技术正适合应用于 SCLC——因其细胞增殖快，照射后细胞存活曲线的肩区不明显，因此理论上能够提高治疗疗效。

Turrisi 等于 1988 年报道了每天 2 次照射，每次照射 1.5 Gy，同时合并 EP 方案化疗的 Ⅱ 期临床研究结果，此后多家类似的临床研究报道（表 10-13）显示了较好的前景。2 年生存率 40% 左右，毒性反应主要为骨髓抑制和食管炎，但可耐受，3 级粒细胞减少 70%～80%，3 级食管炎 35%～40%。

表 10-13　每天 2 次照射＋EP 化疗的 Ⅱ 期临床研究

研究者	剂量(Gy)	分次数	周期/放疗	病例数	2 年生存率(%)	局部控制率(%)
Turrisi	45	30	1C	23	56	91
ECOG	45	30	1C	40	36	90
NCI-Navy	45	30	1C	31	60	91
ECOG	45	30	1A	34	40	86
Mayo Clinic	48	30	3C	29	47	83

C. concurrent(同步)；A. alternating(交替)

在上述 Ⅱ 期临床研究的基础上,美国于 1989—1992 年开展了多中心 Ⅲ 期临床研究 (Intergroup 0096)。419 例局限期 SCLC 随机分为加速超分割治疗组和常规分割治疗组,每天 2 次照射,每次 1.5Gy,总量 45 Gy。

两组均在治疗的第 1 天同时应用 EP 方案化疗,化疗共 4 个周期。全部病例均随诊 5 年以上,结果显示加速超分割治疗组明显优于常规治疗组(表 10-14)。

表 10-14　加速超分割与常规分割治疗的结果(Intergroup Trial 0096)

	1.8 Gy,每天 1 次	1.5 Gy,每天 2 次	P 值
病例数	206	211	—
中位生存期(个月)	19	23	—
2 年生存率(%)	41	47	—
5 年生存率(%)	16	26	0.04
无复发生存率(%)	24	29	0.10
局部失败率(%)	52	36	0.06
局部+远处失败率(%)	23	6	0.005
3 级食管炎	11	27	<0.001

Intergroup. 美国协作组

6. 脑预防照射(prophylactic cranial irradiation,PCI)　脑部是 SCLC 常见的转移部位,发生率高达 50%。多药联合化疗和放射治疗的应用,使 SCLC 患者的长期生存率提高,但是脑转移的发生率也随之增加,文献报道,治疗后生存 5 年以上的 SCLC 病例中枢神经系统转移率高达 80%。

选择性 PCI 能够降低 SCLC 的脑转移率。Pedersen 等报道 PCI 组中枢神经系统复发率降低为 6%,而对照组为 22%,两者有显著差别。PCI 综合分析协作组(Prophylactic Cranial Irradiation Overview Collaborative Group)对 SCLC 完全缓解病例,PCI 随机对照研究资料进行荟萃分析,结果显示,SCLC 完全缓解病例脑预防照射能够提高生存率和无病生存率(DFS)。PCI 组 3 年生存率提高了 5.4%(20.7% vs 15.3%);与对照组比较,PCI 组死亡的相对危险性(RR)为 0.84(95% CI=0.73~0.97,P=0.01);DFS 提高(RR=0.75,95% CI=0.65~0.86,P<0.001);脑转移率降低(RR=0.46,95% CI=0.38~0.57,P<0.001)。对不同照射剂量分析显示,脑转移率随剂量增加而降低。PCI 给予的时间对脑转移的影响显示,PCI 给予越早越能降低脑转移率。

(盛 巍 李 钧 周 军)

第八节　肺癌的姑息性放射治疗

一、适　应　证

为减轻近期症状,对于局部晚期肿瘤患者或远处转移灶极可能导致严重临床症状的病例,应行姑息放疗减症。

根据 Erkurt(2000)调查,现约 75% 临床医师认为放疗并不能治愈手术不能切除的局部晚期 NSCLC,仅能达到缓解症状及有限延长生存期的目的。

二、照 射 技 术

1. 胸部　胸部照射野仅包入产生症状的病灶。建议预期存活＜6个月者照射总剂量（DT）20Gy，5次，1周，预期存活6～12个月者DT 30Gy，10次，2周，或DT 45Gy，15次，3周，一般情况好，瘤体直径＜10cm者采用根治性放疗技术照射。缓解阻塞性肺炎症状可行腔内近距离照射，剂量参考点黏膜下1.5cm，只照射1次DT 10～15Gy。

2. 脑　多发脑转移者，全脑照射DT 30Gy，10次，2周，或DT 45Gy，15次，3周；单发转移局部加量DT 12Gy，4次，1周，也可以不行全脑照射，单纯手术或者光子刀治疗（参见第15章）。

3. 骨　骨转移照射野应包入整块受累骨，也可单纯照射局部。一般照射DT 30Gy，10次，2周或DT 8Gy，1次。半身照射一般照射DT 6～8Gy，1次。

三、疗　　效

1. 症状及体征消失情况　中国医学科学院肿瘤医院报道放射治疗后咯血、胸痛、气短、发热及上腔静脉压迫综合征缓解情况见表10-15。由图表中数据可以看出，放射治疗对改善局部症状，消除上腔静脉压迫综合征有效。肺不张的复张率约23％，声嘶消失约6％，两者症状缓解率均与症状出现时间长短有关。姑息性放疗对控制肺癌转移有效率为70％～90％，骨转移疼痛缓解率＞80％。

表 10-15　姑息性放射治疗后局部症状改善情况

症状	例数	消失		改善		改善率（％）
		例数	百分比（％）	例数	百分比（％）	
血痰	244	188	77.0	35	14.3	19.3
胸痛	273	124	45.4	104	38.1	83.5
气短	218	93	42.7	89	40.8	83.5
发热	72	46	63.9	12	16.7	86
SVCS	25	18	72	5	20	92

2. 胸部病灶姑息性放疗疗效　Nestle于2000年的随机分组研究了152例Ⅲ～Ⅳ期病例，一组常规剂量分割照射DT 60Gy，另一组超分割姑息照射，每次2Gy，每日2次，间隔6h，总量DT 32Gy，10d，结果中位生存期（MST）在姑息组稍长，2年生存率同为9％。另一项随机分组研究发现姑息治疗了230例T_4有轻微胸部症状的病例，分为即刻放疗或症状出现加重后再放疗甚至不行放疗，放疗剂量DT 8.5Gy，2次，1周，或10Gy，1次，结论是各组存活质量和时间无差异。加拿大学者随机分组比较了184例肺癌患者DT 20Gy，5次，1周姑息放疗方式和英国DT 10Gy，1次的方式，2组疗效无差异。RTOG随机研究报道照射DT 30Gy，10次，4周，DT 40Gy，10次，4周和DT 40Gy，20次，4周，3种治疗方式姑息效果无差异，回顾性与照射剂量＞DT 60Gy比，还是照射剂量高于DT 60Gy者预后好，但延长的生存时间却无统计学差异。目前尚无高于DT 60Gy剂量与低量姑息比较的随机研究资料。

（盛　巍　朱良明　林晓燕）

参 考 文 献

[1] Rowell NP，Williams CJ．Radical radiotherapy for stage Ⅰ/Ⅱ non-small cell lung cancer in patients not sufficiently fit for or declining surgery（medically inoperable）：a systematic review．Thorax，2001，56(8)：628-638

[2] Milicić B，Casas F，Wang L，et al．Radiation therapy for early stage（Ⅰ/Ⅱ）non-small cell lung cancer．Front Radiat Ther Oncol，2010，42：87-93

[3] Bradley JD，Bae K，Graham MV，et al．Primary analysis of the phase Ⅱ component of a phase Ⅰ/Ⅱ dose intensification study using three-dimensional conformal radiation therapy and concurrent chemotherapy for patients with inoperable non-small-cell lung cancer：RTOG 0117．J Clin Oncol，2010，28(14)：2475-2480

[4] Suzuki K，Nagai K，Yoshida J，et al．Predictors of lymph node and intrapulmonary metastasis in clinical stage Ⅰ A non-small cell lung carcinoma．Ann Thorac Surg，2001，72(2)：352-356

[5] Sawyer TE，Bonner JA，Gould PM，et al．Patients with stage Ⅰ non-small cell lung carcinoma at postoperative risk for local recurrence，distant metastasis，and death：implications related to the design of clinical trials．Int J Radiat Oncol Biol Phys，1999，45(2)：315-321

[6] Jeremić B，Milicić B，Dagović A，et al．Pretreatment prognostic factors in patients with early-stage（Ⅰ/Ⅱ）non-small-cell lung cancer treated with hyperfractionated radiation therapy alone．Int J Radiat Oncol Biol Phys，2006，65(4)：1112-1119

[7] Albain KS，Crowley JJ，Turrisi AT 3rd．Concurrent cisplatin，etoposide，and chest radiotherapy in pathologic stage ⅢB non-small-cell lung cancer：a Southwest Oncology Group phase Ⅱ study，SWOG 9019．J Clin Oncol，2002，20(16)：3454-3460

[8] Kelly K，Chansky K，Gaspar LE，et al．Phase Ⅲ trial of maintenance gefitinib or placebo after concurrent chemoradiotherapy and docetaxel consolidation in inoperable stage Ⅲ non-small-cell lung cancer：SWOG S0023．J Clin Oncol，2008，26(15)：2450-2456

[9] Kubota K，Furuse K，Kawahara M，et al．Role of radiotherapy in combined modality treatment of locally advanced non-small-cell lung cancer．J Clin Oncol，1994，12(8)：1547-1552

[10] Machtay M，Bae K，Movsas B，et al．Higher biologically effective dose of radiotherapy is associated with improved outcomes for locally advanced non-small cell lung carcinoma treated with chemoradiation：an analysis of the Radiation Therapy Oncology Group．Int J Radiat Oncol Biol Phys，2012，82(1)：425-434

[11] O'Brien ME，Splinter T，Smit EF，et al．Carboplatin and paclitaxol（Taxol）as an induction regimen for patients with biopsy-proven stage Ⅲ A N_2 non-small cell lung cancer．an EORTC phase Ⅱ study（EORTC 08958）．Eur J Cancer，2003，39(10)：1416-1422

[12] PORT Meta-Analysis Trialists Group．Postoperative radiotherapy fornon-small cell lung cancer．Cochrane Database Syst Rev，2003，(1)：CD002142

[13] Emami B，Graham MV，Purdy JA．Three-dimensional conformal radiotherapy in bronchogenic carcinoma：considerations for implementation．Lung Cancer，1994，11（Suppl 3）：S117-28

[14] Hirota S，Tsujino K，Endo M，et al．Dosimetric predictors of radiation esophagitis in patients treated for non-small-cell lung cancer with carboplatin/paclitaxel/radiotherapy．Int J Radiat Oncol Biol Phys，2001，51(2)：291-295

[15] Sim S，Rosenzweig KE，Schindelheim R，et al．

Induction chemotherapy plus three-dimensional conformal radiation therapy in the definitive treatment of locally advanced non-small-cell lung cancer. Int J Radiat Oncol Biol Phys, 2001,51(3):660-665

[16] Singh AK, Lockett MA, Bradley JD. Predictors of radiation-induced esophageal toxicity in patients with non-small-cell lung cancer treated with three-dimensional conformal radiotherapy. Int J Radiat Oncol Biol Phys,2003,55 (2):337-341

[17] Work E, Bentzen SM, Nielsen OS, et al. Prophylactic cranial irradiation in limited stage small cell lung cancer: survival benefit in patients with favourable characteristics. Eur J Cancer, 1996, 32A(5):772-778

[18] Roof KS, Fidias P, Lynch TJ, et al. Radiation dose escalation in limited-stage small-cell lung cancer. Int J Radiat Oncol Biol Phys, 2003, 57 (3):701-708

[19] Perez EA, Geoffroy FJ, Hillman S, et al. Phase II study of oral etoposide and intravenous paclitaxel in extensive-stage small cell lung cancer. Lung Cancer, 2004, 44(3):347-353

[20] White D, Beringer T. Paraneoplastic limbic encephalitis in an elderly patient with small cell lung carcinoma. Ulster Med J, 2010, 79(1): 22-24

[21] Le Péchoux C, Dunant A, Senan S, et al. Standard-dose versus higher-dose prophylactic cranial irradiation (PCI)in patients with limited-stage small-cell lung cancer in complete remission after chemotherapy and thoracic radiotherapy (PCI 99-01, EORTC 22003-08004, RTOG 0212, and IFCT 99-01):a randomised clinical trial. Prophylactic Cranial Irradiation (PCI) Collaborative Group. Lancet Oncol, 2009, 10(5):467-474

[22] Ahmed I, DeMarco M, Stevens CW, et al. Analysis of incidental radiation dose to uninvolved mediastinal/supraclavicular lymph nodes in patients with limited-stage small cell lung cancer treated without elective nodal irradiation. Med Dosim, 2011, 36(4):440-447

[23] Murray N, Turrisi AT. A review of first-line treatment for small-cell lung cancer. J Thorac Oncol, 2006, 1(3):270-278

[24] Tjan-Heijnen VC, Postmus PE, Ardizzoni A, et al. Reduction of chemotherapy-induced febrile leucopenia by prophylactic use of ciprofloxacin and roxithromycin in small-cell lung cancer patients: an EORTC double-blind placebo-controlled phase III study. Ann Oncol, 2001, 12(10):1359-1368

[25] Turrisi AT 3rd. Concurrent chemoradiotherapy for limited small-cell lung cancer. Oncology (Williston Park), 1997, 11(Suppl 9):31-37

[26] Yuen AR, Zou G, Turrisi AT, et al. Similar outcome of elderly patients in intergroup trial 0096:Cisplatin, etoposide, and thoracic radiotherapy administered onc e or twice daily in limited stage small cell lung carcinoma. Cancer, 2000, 89(9):1953-1960

[27] Arriagada R, Le Chevalier T, Rivière A, Patterns of failure after prophylactic cranial irradiation in small-cell lung cancer: analysis of 505 randomized patients. Ann Oncol, 2002, 13 (5):748-754

[28] Nestle U, Nieder C, Walter K, et al. A palliative accelerated irradiation regimen for advanced non-small-cell lung cancer vs. conventionally fractionated 60 Gy: results of a randomized equivalence study. Int J Radiat Oncol Biol Phys, 2000, 48(1):95-103

第 11 章　肺癌的化学治疗

1933 年,美国外科医生 Evart A. Graham 完成了世界上第 1 例次单侧全肺切除术,拉开了肺癌外科治疗的序幕,也标志着肺癌现代治疗的开始。如今 75 年过去了,肺癌的治疗已经从手术切除的单一治疗手段,发展到今天的集外科手术治疗、放射治疗(简称放疗)、内科药物治疗(包括化学治疗、靶向治疗、内分泌治疗和中医药治疗)及针对肿瘤病灶局部的微创治疗等为一体的综合治疗模式,特别是近年来化学治疗(简称化疗)药物研究的进步和分子靶向治疗的兴起,使肺癌的整体治疗水平有了明显提高。下面将重点阐述肺癌内科治疗中化疗部分的研究和应用。

第一节　化疗的基本知识

目前肿瘤化疗的疗效可分为以下 4 个层次:①单纯化疗能达到治愈的肿瘤,如睾丸癌、淋巴瘤、某些儿童肿瘤和急性白血病等;②术前新辅助治疗、术后辅助治疗(包括放疗、化疗、靶向治疗和内分泌治疗等)能提高治愈率的肿瘤,如乳腺癌、大肠癌及卵巢癌等;③化疗疗效显著,能明显延长生存期、少数能达到治愈(治愈率 30% 以下)的肿瘤,如胃癌及肺癌等;④化疗只有姑息性疗效的肿瘤,如肾癌等。

现在化疗不再仅仅是肿瘤综合治疗中的一种姑息疗法或辅助疗法,而已经成为一种根治性的方法,是临床上不可缺少的重要治疗手段之一。不可否认,化疗仍有其局限性,抗肿瘤药物的不良反应限制了药物应用的剂量,或会使治疗被迫中断;其次,肿瘤细胞对化疗药物的抗药性也可造成肿瘤治疗的失败。

一、肿瘤细胞增殖动力学

近年来对于肿瘤细胞增殖动力学和各类药物作用靶点和机制的研究,为选择安全有效的治疗方案提供了可靠的理论基础。

1. 肿瘤细胞群　从病理学的角度,肿瘤的主要组成细胞为肿瘤细胞,而肿瘤细胞群包括增殖细胞群和非增殖细胞群。增殖细胞群中部分处于细胞增殖周期中,这部分细胞所占的比例称为生长比率,是肿瘤生长速度的决定因素之一,其余细胞处于静止期(G_0)。生长缓慢的实体瘤,多数细胞长时间停留在 G_0 期,这些细胞有增殖能力但暂不进行分裂,对各类药物都不敏感,当某些因素使增殖细胞大量死亡或受某些因素刺激时,G_0 期细胞即进入增殖周期而成为肿瘤复发的根源,这也是目前肿瘤化疗的难题之一。非增殖细胞群包括无增殖力或已分化到终末期的细胞,数量很少,目前相关研究较少;另外一部分非增殖肿瘤细胞是因某些原因如缺血缺氧等造成的已经死亡或将要死亡的细胞。

2. 细胞增殖周期　增长迅速的肿瘤如急性白血病等,生长比率较大,对化疗药物最敏感,增长缓慢的肿瘤如多数实体瘤等,生长比率较小,化疗疗效较差;增长较快的正常组织,如骨髓、发囊和胃肠道上皮细胞等,也易受到某些化疗药物的损伤,产生药物不良反应,从而限制了这些药物的使用。肿瘤细胞与正常细胞一样,分为 4 个时相,具体如下。

(1)合成前期(G_1):细胞进行 RNA 及蛋

白质合成并准备 DNA 合成,此期时间变异最大,决定着细胞增殖的速率。

(2)DNA 合成期(S):正常细胞和肿瘤细胞的 S 期长短不同,一般持续 10～30h,处于此期的细胞对干扰核酸合成的药物较敏感。

(3)合成后期(G2):细胞继续进行 RNA 及蛋白质合成并准备进入有丝分裂期,一般持续 1～12h。

(4)有丝分裂期(M):持续 1h,处于此期的细胞对作用于微管蛋白的药物较敏感。经此期后每个细胞分裂成 2 个子细胞,新生成的细胞,一部分直接进入增殖周期,另一部分暂时静止或休止,不继续分裂,即成为 G0 期细胞,少部分分化为终末期细胞。近年来研究发现,有的细胞分裂后死亡,称为细胞裂亡,细胞裂亡现象在肿瘤生长发育中的作用是目前研究的热点之一。

二、抗肿瘤药物的分类

抗肿瘤药物数量和种类繁多,而且化学结构相差很大,作用机制各不相同,我们根据以下两方面进行介绍。

1. 根据对细胞增殖周期的影响分类

(1)细胞周期非特异性药物(cell cycle non-specific agents,CCNSA):是指对 G0 期及细胞周期中 4 个时相的细胞均有作用的药物,如铂类、烷化剂类、抗生素类等。其量效曲线呈指数性,杀伤能力随剂量而提高,在浓度(concentration,C)和时间(time,T)的关系中 C 是主要的,从发挥化疗药物的最大效用这一角度,CCNSA 到达峰浓度所需的时间越短,CCNSA 能达到的峰浓度就越高,疗效越好,即推注的疗效好于滴注,更好于其他非血管途径用药。某些情况下,若有支持手段帮助患者克服化疗药物的剂量限制性毒性,可通过增加 CCNSA 的剂量来达到更高的峰浓度,追求更好的疗效,如造血干细胞移植治疗白血病时,作为移植前的预处理措施,环磷

酰胺(Cyclophosphamide,Cytoxan,CTX)可使用远超于标准化疗的大剂量。

(2)细胞周期特异性药物(cell cycle specific agents,CCSA):此类药物选择性作用于细胞增殖周期中的某一个时相,对迅速增殖细胞的杀伤率比缓慢增殖细胞高。如氟尿嘧啶(Fluorouracil,5-FU)、吉西他滨(Gemcitabine,GEM)、羟基脲作用于 S 期,长春碱类和紫杉类作用于 M 期。这类药物的量效曲线也随剂量增大而提高,但达到一定剂量时即向水平方向转折,成为一个坪,即使再增加剂量,也不再有更多的细胞被杀死,一般这类药物的作用弱而慢,需要一定时间才能发挥作用,在浓度(C)和时间(T)的关系中 T 是主要的,从发挥化疗药物的最大效用这一角度,CCSA 应以缓慢滴注、肌内注射或口服为宜,从而尽可能维持长时间的有效浓度。

2. 根据其来源和作用机制分类

(1)烷化剂类:此类药物通过氮芥基团作用于 DNA、RNA、酶和蛋白质,导致细胞死亡。如氮芥、卡莫司汀(卡氮芥)、CTX、异环磷酰胺(Ifosfamide,IFO)、白消安(马利兰)、洛莫司汀(环己亚硝脲)等。

(2)抗代谢类:此类药物主要是抑制细胞代谢过程中的生物酶或以伪底物的形式对核酸代谢物与酶的结合反应有相互竞争作用,可影响与阻断核酸的合成,包括 5-FU、甲氨蝶呤(Methotrexate,MTX)、阿糖胞苷、GEM、替加氟(呋喃氟尿嘧啶)等。

(3)抗生素类:来源于抗生素,选择性作用于 DNA 模板,抑制 DNA 依赖的 RNA 聚合酶从而阻止 RNA 合成,包括蒽环类的多柔比星(阿霉素,Adriamycin,ADM)和表柔比星(表阿霉素,Epirubicin,EPI,E-ADM)、放线菌素 D(更生霉素)、丝裂霉素(Mitomycin,MMC)、博来霉素、平阳霉素、普卡霉素(光辉霉素)等。

(4)植物类:是从植物中提取的一大类药物,目前发现的主要是作用于有丝分裂的药

物,如长春碱类的长春新碱(Vincristine,VCR)、长春碱(Vinsblastine,VLB)、长春地辛(长春花碱酰胺,Vindesine sulfate,VDS)、长春瑞滨(去甲长春碱,Vinorelbine,NVB)及鬼臼毒素类的依托泊苷(足叶乙苷,Etoposide,VP-16)、替尼泊苷可阻止微管蛋白聚合和诱导微管解聚,紫杉类的紫杉醇(Paclitaxel,Taxol)和多西紫杉醇(多西他赛,Docetaxel,Taxotere,TXT)可阻止微管蛋白解聚,微管蛋白的异常聚合和解聚都可干扰细胞内纺锤体的形成,使细胞分裂停止于有丝分裂期;另一部分药物与 DNA 有关,如喜树碱类的羟喜树碱、伊立替康(Irinotecan,CPT-11)、拓扑替康(Topotecan,TPT)及鬼臼毒素类作用于拓扑异构酶导致 DNA 链断裂或通过改变 DNA 的构型而影响基因转录过程,使肿瘤细胞不能继续增殖而死亡。

(5)其他:如激素类对激素依赖性肿瘤,通过拮抗激素的作用、阻断激素合成或以伪底物的形式竞争与激素受体的结合,能改变机体内环境,进而影响肿瘤生长;铂类作用于 DNA 结构,有类似烷化剂双功能基团的作用,可以与 DNA 的碱基结合,使 DNA 分子链内和链间交互键联,不能复制,包括顺铂(Cisplatin,DDP 或 cDDP)、卡铂(Carboplatin,CBP)和草酸铂(Oxaliplatin,L-OHP)等。

3. 联合化疗方案的组合原则 联合化疗是指作用于细胞增殖不同环节的药物联合使用,一般而言,联合化疗优于单一用药,可以提高疗效,延缓抗药性的发生,而毒性增加不多,或联合使用能保持疗效,降低毒性。联合化疗方案的组合常参照以下原则。

(1)一般都包括两类以上、作用机制不同的药物,而且常常 CCNSA 类和 CCSA 类配合使用或作用于细胞增殖周期不同时相的 CCSA 类配合使用。

(2)选药时尽可能使药物的毒性不相重复,使每一种药物都可采用最适当的剂量,在

提高疗效的前提下毒性又无明显增加。

(3)药物数量一般以 2～3 种最好,更多药物联合并不一定能提高疗效,或者疗效增加不明显,而毒性增加很多。

(4)联合使用增效剂或减毒剂:一方面是解救治疗,如 MTX 可减少 5,10-甲烯四氢叶酸合成,先给予 MTX 后再给予叶酸补充可以减少 MTX 的毒性;另一方面有些药物可通过各种机制加强化疗药物的疗效,如甲酰四氢叶酸可增加 5-FU 与胸苷酸合成酶的结合,形成稳定的三聚体,通过抑制核苷酸的合成进而影响 DNA 合成及细胞增殖,在 5-FU 前使用甲酰四氢叶酸可增强 5-FU 的疗效。

4. 化疗药物的使用方法和顺序安排 为达到既能充分发挥联合化疗方案中各个药物的最大疗效,又不增加或降低毒性的目的,使用化疗药物时要注意以下几点。

(1)根据化疗药物对细胞增殖周期的影响,单从发挥化疗药物的最大效用这一角度,CCNSA 到达峰浓度所需的时间越短,CCNSA 能达到的峰浓度就越高,疗效越好,即推注的效果好于滴注,更好于其他非血管途径用药,因此临床上使用 CTX、蒽环类药物时通常采用静脉推注或快速静脉滴注给药;CCSA 的疗效与有效药物浓度持续的时间有关,应缓慢滴注、肌内注射或口服为宜,如 5-FU 长时间滴注较静推或短时滴注给药疗效好,紫杉类最初推荐每 3 周用药 1 次,但在临床实践和临床试验中,发现每周给药 1 次的疗效和耐受性可能优于 3 周 1 次的方案;VP-16、5-FU 和拓扑异构酶抑制药等药物的口服制剂可根据药物的半衰期安排用药频率,已显示较静脉短时用药临床疗效提高。

(2)联合化疗用药的顺序和间隔是当前研究的课题之一。增长缓慢的实体瘤 G_0 期细胞较多,一般先采用 CCNSA 类杀灭增殖期及部分 G_0 期细胞,使瘤体缩小而驱动 G_0 期细胞进入增殖周期,继而用 CCSA 类杀伤之。相反,生长比率高的肿瘤如急性白血病

等,则先用 CCSA 类,以后再用 CCNSA 类杀伤剩余细胞;按化疗药对细胞增殖周期时相的影响,先用 MTX 以减少 5,10-甲烯四氢叶酸合成,6h 内再进行 5-FU 滴注阻断脱氧胸苷酸合成,此种用药方法疗效最好而且毒性降低;CBP 和 GEM 联合化疗时以 CBP 给药 4h 后再给予 GEM 的疗效较好。

(3)有些用药顺序是在临床实践中根据患者的耐受和疗效逐渐调整到目前的常规方法,如紫杉类与蒽环类联合时,宜蒽环类在前、紫杉类在后可使心脏毒性降低,紫杉类与 cDDP 联合时,宜紫杉类在前、cDDP 在后可使肾毒性降低;培美曲塞和 cDDP 的联合,宜在培美曲塞给药 0.5h 后再给予 cDDP 为好;cDDP 和 GEM 联合用药,如将 GEM 在第 1、第 8 天给药,将 cDDP 放在第 8 天给药,不良反应会有所减轻;表皮生长因子单克隆抗体西妥西单抗(爱必妥,C225)使用之后 1h 再给予化疗为宜。

三、化疗的分类

从临床实践的不同角度,化疗可进行以下分类。

1. 根据化疗与手术的关系分类

(1)术后辅助化疗:术后辅助化疗是肿瘤根治性化疗策略的一部分,其目的是消灭残存的微小转移灶,减少复发的概率,消灭手术过程中可能造成的局部种植,提高外科治疗的治愈率。在化疗中应同时注意机体各器官功能的恢复,安排好攻补之间的关系。

(2)术前化疗:亦称新辅助化疗或诱导化疗,目的是降低肿瘤负荷,降低肿瘤分期,及早消灭微小转移灶,消灭可能的远处转移。通过新辅助化疗可提高手术切除的可能性和完全切除率,若能达到病理分期降低,还可增加患者的治愈概率或延长生存期,另外新辅助化疗还可为术后治疗提供最可靠的个体化的体内药敏试验结果。有些情况下新辅助化疗可与新辅助放疗同步。

(3)肿瘤综合治疗中不包括手术治疗的化疗:有些肿瘤单独使用根治性化疗即可治愈,不需手术;有些肿瘤诊断时已达晚期或复发转移,失去手术机会,以姑息性化疗为主要治疗手段;某些肿瘤,即便是早期,也一般不采用手术治疗,如 SCLC,以肿瘤内科治疗为主要手段,包括根治性治疗和姑息性治疗两种可能。

2. 根据化疗的目的分类

(1)姑息性化疗:顾名思义,姑息性化疗是指通过化疗暂时缓解患者的症状和控制病情的发展,以姑息化疗为目的的治疗方案不应给病人带来很大风险和痛苦,必须衡量治疗可能导致的利弊得失。复发及发生远处转移肿瘤的化疗大多属于此。

(2)根治性化疗:根治性化疗应尽可能地消灭肿瘤细胞,并采用必要的巩固和强化治疗,以期达到治愈,为此根治性化疗要保证足够的强度。如白血病、恶性淋巴瘤、绒毛膜细胞癌等单用肿瘤内科治疗包括根治性化疗即可治愈,术后辅助化疗在乳腺癌、骨肉瘤、睾丸肿瘤等的根治性治疗中不可缺少。

随着肿瘤治疗手段的进步及新的治疗手段的出现,更多的肿瘤化疗正从姑息性治疗向根治性治疗过渡,在制订化疗计划和方案前一定要明确肿瘤治疗的目的是姑息还是根治,以尽可能避免患者遭受不必要的痛苦,或者错失治愈机会。

3. 根据化疗的途径分类

(1)静脉化疗:是最常用的化疗途径,对肺部肿瘤来说,采用静脉给药,药物首先经右心进入肺,肺组织受药量最大。

(2)动脉介入化疗:理论上通过动脉给药可选择性把药物直接导入瘤组织内,其抗肿瘤效应可高于同剂量的静脉给药,到达全身其他部位的药物很少,可减少全身毒副作用,但动脉穿刺置管的风险性也相对增大,而且要求肿瘤的供血动脉相对单一才能达到把药物直接导入瘤组织内的目的。动脉介入化疗已证实可提高肝癌、肾癌的疗效,可通过肝、肾动脉注射到肝和肾肿瘤,而到达身体其余部位的药物很少。5-FU 衍生物氟尿嘧啶脱氧核苷酸属于原型药物,从药理学角度适于肝动脉滴注。

(3)口服化疗:生物利用度受药物吸收的难易程度及肝首关效应影响较大,疗效的个体差异较大。CCSA 类的疗效与药物的峰浓度无关,而更和药物的有效浓度持续的时间有关,VP-16、5-FU 和拓扑异构酶抑制药的口服剂型,可根据药物半衰期安排服药时间,维持长时间的有效浓度,已显示可提高临床疗效。

(4)腔内化疗:如胸膜播散、心包播散和腹腔转移患者除全身治疗外,可同时腔内给药,膀胱癌病人也可直接膀胱注射;腔内化疗要使用原型药物局部有效的药物,有些药物需代谢后发挥抗肿瘤作用,不适合局部灌注。

(5)病灶局部外涂化疗:影响药物在局部分布的有效浓度的因素很多,将药物直接在肿瘤部位使用是解决方式之一,如皮肤癌给予 1%～5% 5-FU 或 0.1%～0.2%平阳霉素软膏外涂是行之有效的治疗方法。

四、化疗患者的身体条件要求

患者的身体条件要达到一定的要求才可从化疗中受益并耐受化疗,要求如下。

1. 化疗只能使行为状态好的患者受益,ECOG 行为状态评分为 PS 0～1 的患者是标准化疗的适宜人群,老年或 ECOG 行为状态评分为 PS 2 的患者可根据具体情况行单药化疗或含铂的两药方案化疗,ECOG 行为状态评分为 PS≥3 的患者不能从化疗中受益,不建议进行。这里要区别对待的是这一种情况,若是恶性肿瘤本身造成的暂时的行为状态评分下降,有效的化疗使病灶控制后行为状态评分可明显改善,此时的 PS 评分高就不是化疗的禁忌证,如对于 SCLC 的化疗,ECOG 行为状态评分可放宽到 PS 3。

2. 化疗前血常规、肝肾功各指标一般应在正常范围以内,但若因肿瘤病变直接引起的功能异常则可以化疗,在治疗初期应合理减少化疗药用量。

3. 无明确的细菌、病毒感染和其他病原学感染。

4. 伴随心脏疾病的患者应避免使用有心脏毒性的药物,使用蒽环类药物的患者中有 1% 会出现延迟性、进行性心肌病变,表现为顽固性充血性心力衰竭,与累积剂量密切相关,应用此类药物前应进行心电图和超声心动图的检查,必要时应在心电监护下使用,可体内蓄积的药物重复使用前要注意计算累积剂量是否已达到限制性累积剂量:ADM 400mg/m²,EPI 500mg/m²,同时接受同步纵隔放疗时对心脏的损伤更大,需要特别注意的是少部分患者第 1 次使用蒽环类药物就可能对心脏造成损伤,应高度重视;蒽环类和紫杉类药物都会影响心肌传导系统,应用前应进行心电图检查,有严重心律失常基础疾病的患者应避免使用。

5. 过敏体质患者应避免使用有较高过敏风险的药物,如紫杉类药物。

6. 重要脏器的功能状态应可耐受化疗。

五、肺癌化疗的禁忌证

一般认为患者有以下情况应谨慎使用或不用化疗:①ECOG 行为状态评分为 PS≥3 的患者不能从化疗中受益,不建议进行;但要注意区分是否是局部病灶造成的暂时的行为状态评分下降,此时进行有效的化疗可控制病灶使行为状态评分明显改善,若是长期的肿瘤负荷过大导致患者已出现恶病质表现,此时化疗反不能使患者受益。②精神异常患者在化疗过程中不能配合化疗药物正确使用,或不能遵守化疗中的注意事项难以保证安全,应避免使用化疗。③肝肾功能异常且主要原因是非肿瘤性原因导致,如实验室指标超过正常值的 2 倍,或有严重并发症者不宜立即化疗。④白细胞<$3.0×10^9$/L,中性粒细胞<$1.5×10^9$/L、血小板<$6×10^{10}$/L、红细胞<$2×10^{12}$/L、血红蛋白<8.0g/dl 的肺癌患者原则上不宜化疗。

六、肺癌化疗前的注意事项

为保证化疗顺利进行,化疗前要注意:①治疗前所有患者必须有明确的组织病理学或针吸细胞学诊断,脱落细胞学检查仅作为参考诊断条件,不可作为确诊依据,不可做"诊断性治疗"或安慰剂治疗。②患者符合化疗的适应证,排除禁忌证。③许多化疗药物是按患者的体表面积计算给药剂量的,每次化疗前应核实身高、体重,并注意药物累积剂量勿超标。④患者或家属要签署化疗知情同意书,家属代签时应有患者的授权委托书。⑤化疗药物对血管内皮损伤极大,为避免长期输液对外周血管的破坏,也避免药物渗漏对局部组织的破坏,化疗患者尽量留置中心静脉导管,经外周静脉穿刺置入的中心静脉导管(peripherally inserted central catheter, PICC)或经锁骨下静脉置入的中心静脉导管置入后患者的舒适度较好,容易护理,为优先选择置管部位,必要时经颈内静脉置入中心静脉导管也可接受,不到万不得已不选择经股静脉置管;尽量避免经小血管和下肢血管化疗。⑥向家属和病人交代所用化疗药物的特殊注意事项,使患者和家属有充分的心理和物质上的准备,如围化疗期的饮食要求,假发的准备,紫杉类药物的预处理措施,奥沙利铂使用时避免接触冷风冷物及冷食水以免神经毒性加重等。⑦注意患者伴随疾病的处理,对化疗药物可能出现的不良反应有高度的警惕性并有处理措施。

七、化疗药物不良反应

通过对症支持治疗和辅助用药,把化疗过程中不良反应控制在 0～2 度,患者在化疗期间就能保持较好的舒适度,对化疗的依从性较好,不良反应达 3 度时要高度重视,不良反应达 4 度时,对患者生命有明显威胁,应当终止本次化疗,下次治疗时改用其他方案。

1. **局部反应** 一些刺激性较强的化疗药物在静脉注射时可引起严重的局部反应。

(1)静脉炎:表现为所用静脉部位疼痛、发红,有时可见静脉栓塞和沿静脉的皮肤色素沉着等。

(2)局部组织坏死:当刺激性强的发疱性药物,如蒽环类、长春碱类抗肿瘤药等,漏入皮下时可造成局部组织化学性炎症,出现红肿疼痛甚至组织坏死和溃疡,经久不愈。

2. **骨髓抑制** 大多数化疗药物均有不同程度的骨髓抑制,常为抗肿瘤药物的剂量限制性毒性。骨髓抑制在早期可表现为白细胞尤其是粒细胞减少,严重时血小板、红细胞、血红蛋白均可降低,不同的药物及其不同剂型对骨髓抑制作用的强弱、快慢和长短不同,不同患者耐受化疗的程度不一,所以反应程度也不同,患者可因骨髓抑制出现疲乏无力、抵抗力下降、易感染、发热、出血等相应的临床表现。

3. **胃肠毒性** 大多数化疗药物可损伤增殖旺盛的胃肠道黏膜细胞,引起胃肠道反应,表现为口干、食欲缺乏、恶心、呕吐,有时可出现口腔黏膜炎或溃疡,腹泻、胃肠道出血及腹痛也可见到,化疗药的神经毒性可导致便秘、麻痹性肠梗阻,抑制胃肠蠕动的止吐药物如 5-羟色胺 3(5-hydroxytryptamine 3,5-HT_3)受体拮抗药阻断迷走神经激活从而阻断呕吐反射,胃肠蠕动受抑制,也可导致便秘、麻痹性肠梗阻。CPT-11 对乙酰胆碱酯酶的抑制作用可引起急性腹泻,在用药 24h 内发生,给予阿托品治疗后症状可消失。CPT-11 的代谢产物 7-乙基-10-羟喜树碱(SN-38)在肠道内的蓄积可导致局部细胞毒性反应,杯状细胞分泌大量增多,出现延迟性腹泻。尿苷二磷酸葡萄糖醛酸转移酶(UGT)可灭活 SN-38,存在 UGT 基因多态性时该酶活性明显低于野生型,可导致严重腹泻。

4. 免疫抑制　机体免疫系统在消灭体内残存肿瘤细胞上起着很重要的作用,化疗药物一般多是免疫抑制药,对机体的免疫功能有不同程度的抑制作用,当免疫功能低下时,肿瘤不易被控制,反而加快复发或转移进程。免疫功能低下,患者也易出现感染或原有感染重新活动或加重。

5. 肾毒性　部分化疗药物可引起肾损伤,主要表现为肾小管上皮细胞急性坏死、变性、间质水肿、肾小管扩张,严重时出现肾衰竭。患者可出现腰痛、血尿、水肿、小便化验异常等。

6. 肝损伤　化疗药物引起的肝反应可以是急性而短暂的肝损害,包括坏死、炎症,也可以由于长期用药引起肝慢性损伤,如纤维化、脂肪性变、肉芽肿形成、嗜酸性粒细胞浸润等。临床可表现为肝功能检查异常、肝区疼痛、肝大、黄疸等。

7. 心脏毒性　临床可表现为心律失常、心力衰竭、心肌综合征(患者表现为无力、活动性呼吸困难,发作性夜间呼吸困难,心力衰竭时可有脉快、呼吸快、肝大、心脏扩大、肺水肿、水肿和胸腔积液等),心电图出现异常。多见于蒽环类和紫杉类化疗药。

8. 肺毒性　少数化疗药物如平阳霉素可引起肺毒性,表现为肺间质性炎症和肺纤维化。临床可表现为发热、干咳、气急,多急性起病,伴有粒细胞增多。

9. 神经毒性　部分化疗药物可引起周围神经炎,表现为指(趾)麻木、腱反射消失、肢体麻木、刺痛,有时还可发生便秘或麻痹性肠梗阻;有些药物可产生中枢神经毒性,主要表现为步态失调、共济失调、嗜睡、精神异常等。多见于长春碱类和草酸铂。

10. 脱发及其他　有些化疗药物可引起不同程度的脱发,一般只脱头发,有时其他毛发(如眉毛)也可受影响,这是化疗药物损伤

毛囊的结果,脱发的程度通常与药物的浓度和剂量有关,停药后可再生。化疗药还可引起听力减退、皮疹、面部或皮肤潮红、指甲变形、骨质疏松、膀胱及尿道刺激征、不育症、闭经、性功能障碍、男性乳腺增大等不良反应。

八、化疗的疗效评价

(一)近期疗效

1. 病灶的分类

(1)可测量的病灶:指临床或影像学至少可测一个径的病灶,其疗效评价标准在下文介绍,包括以下几点。

①临床检查可测量的病灶:如皮肤结节、表浅淋巴结。

②影像学检查可测量的病灶:若为肺内病灶,X 线胸片至少≥2cm×1cm,CT 检查至少≥1cm×1cm;若为肝内病灶,CT 或 B 超至少≥1cm×1cm。

(2)可评价不可测量病灶:细小病灶无法测量直径者,如肺内粟粒状或点片状病灶,评价疗效时可估计肿瘤总量,评价标准参照可测量病灶。

(3)溶骨性或成骨性病灶:也属于可评价不可测量病灶,评价疗效时可估计肿瘤总量,评价标准参照可测量病灶。因骨病灶改变缓慢,故至少在治疗开始后 8 周以上方可评价为宜。

2. 目标病灶和非目标病灶　一般情况下,所有可测量病灶都为目标病灶(靶病灶),但有脑转移存在的情况下,因存在血-脑屏障,大多数化疗药可能对此无效,则脑病灶属于非目标病灶。非目标病灶的存在/消失应进行评价和记录,如脑转移的出现,不论其他部位病灶如何变化,也应认为系肿瘤进展,但医生可以根据靶病灶的变化决定是否继续原方案治疗。

3. 近期疗效标准　可采用双径测量或单径测量(response evaluation criteria in solid tumors,RECIST)标准,疗效维持时间

需不少于4周。

客观缓解率（objective response rate，ORR）=CR+PR

疾病控制率（disease control rate，DCR）=CR+PR+SD

（1）完全缓解（complete response，CR）：可见的病变完全消失，超过4周。

（2）部分缓解（partial response，PR）

双径测量：①单个病变，肿瘤面积（指肿块两个最大垂径的乘积）缩小≥50%；②多个病变，多个肿块两个最大垂径的乘积之和缩小≥50%。

RECIST：单个病变的最大径或多个病变的最大径之和减少≥30%。

（3）稳定（steady disease，SD）：病灶无变化，或缩小未达PR或增大未到PD。

（4）进展（progress disease，PD）：出现新病灶，或单个病变的最大径或多个病变的最大径之和增加≥20%。

RECIST标准的改良：2008年美国肝脏病研究会发表肝癌临床试验研究终点指南，建议在临床试验中以"存活肿瘤"对靶病灶进行疗效评价，即改良RECIST标准，其中的"存活肿瘤"即动态CT或MRI动脉期显示造影剂摄取的病变范围或区域。这是因为传统RECIST标准的设立初衷是对细胞毒药物的疗效（肿瘤缩小）进行评价，因而主要基于测量靶病灶最大直径的总和，并没有考虑肿瘤内在的变化。目前在肿瘤临床治疗中应用越来越多的分子靶向治疗药物或介入治疗，主要作用是引起肿瘤坏死，并非肿瘤缩小，用传统标准评价往往低估，如肿瘤内出现空腔或坏死，但肿瘤总体积不变，或假阳性进展，治疗后肿瘤坏死或液化后肿瘤体积反而增大。肺癌的治疗也有同样问题存在，故有必要适时采用改良RECIST标准（表11-1）。

表11-1 传统RECIST标准和改良RECIST标准对整体治疗反应的认识

	传统RECIST标准	改良RECIST标准
CR	所有目标病灶消失	所有目标病灶动脉期增强显影均消失
PR	基线病灶长径总和缩小≥30%	目标病灶（动脉期增强显影）的直径总和缩小≥30%
SD	缩小未达PR或增加未到PD	缩小未达PR或增加未到PD
PD	病灶长径总和增加≥20%或出现新病灶	目标病灶（动脉期增强显影）的直径总和增加≥20%或出现新病灶

（二）远期疗效

1. 缓解期（response duration） 自出现达PR疗效之日起至肿瘤复发不足PD标准时的日期为止，一般以月计算，亦有按周或日计算的。

2. 中位缓解期 将各个缓解病例的缓解时间列出，由小至大排列，取其中间的数值即为中位缓解期。

3. 总生存（overall survival，OS） 患者从化疗开始之日起至死亡或末次随诊时间之日止的时间称为OS期，从化疗开始之日起至死亡或末次随诊时间之日止时生存患者占总数的比率为OS率。

4. 中位生存时间（median survival time，MST） 计算方法与中位缓解期的计算相同。

5. 无病生存期（disease free survival，DFS） CR病人从评价为CR开始之日起至肿瘤开始复发或死亡之日止的时间。

6. 疾病进展时间（time to progression，TTP） 指从随机分组开始到肿瘤进展的时间。只算到进展为止，死亡的病人不包括。

7. 无进展生存期（progression free survival，PFS） 指从随机分组开始到肿瘤进展或死亡时间,与 TTP 相比,PFS 与 OS 有更好的相关性。肿瘤进展或死亡哪个时间在先即以哪个时间为准,死亡的患者也包括,死亡前若进展就算到进展那天,死亡前没进展就算到死亡那天。

（李　钧　宋　伟）

第二节　非小细胞肺癌的化疗

据统计,目前非小细胞肺癌(non-small cell lung cancer,NSCLC)的治疗现状是,初诊时可手术早期肺癌患者只有 25%～30%,早期患者的 5 年生存率为 41%～90%(其中Ⅱ期患者的 5 年生存率为 53%～60%,ⅢA 期患者的 5 年生存率为 36%),因此尽管外科手术仍然是治愈肺癌的主要手段,但非常遗憾的是,术后复发率和死亡率非常高,ⅠB～ⅢA 期患者的术后复发及死亡可达 32%～64%。初诊时大部分(70%～75%)的非小细胞肺癌是不可手术的晚期患者,生存状况差,总生存期只有 7～11 个月。

从肺癌最初被人类认识之日起,人们就进行着药物治疗的尝试,但在 20 世纪 80 年代以前,由于当时缺乏有效的化疗药物和减轻化疗不良反应的辅助用药及措施,肺癌的化疗疗效一直不令人满意,20 世纪 80 年代后期辅助用药大大减轻了 cDDP 的肾毒性和胃肠道反应,该药得以顺利使用,为肺癌的治疗揭开了新的篇章,20 世纪 90 年代紫杉类、GEM 和 NVB 等药物的问世,更使 NSCLC 的治疗达到了新的水平。

NSCLC 的化疗方案目前经历了 3 个阶段:20 世纪 80 年代的第 1 代化疗方案以 EP(cDDP＋VP-16)方案为代表,有效率 20%～25%,具有价格便宜、耐受性好等优点,至今仍在采用;第 2 代化疗方案以三药含铂方案 MVP(MMC＋VDS＋cDDP)和 MIC(MMC＋IFO＋cDDP)为代表,有效率 30%左右,中位生存期 6～8 个月,从 20 世纪 90 年代开始使用后,因未被证实有更高的疗效,不良反应却更为明显,逐渐被第三代方案代替;第 3 代新药含铂方案(紫杉类、GEM 和 NVB＋铂类)从 21 世纪前后开始使用,有效率超过了40%,中位生存期延长至 8～10 个月,其中以NP 方案(NVB＋cDDP)较早,故被称为“二代半”方案。

一、NSCLC 的辅助化疗

1. 辅助化疗的适应证　根据现有的临床研究提供的循证医学证据,辅助化疗的周期数以 3～4 个为宜。目前在临床实践中采用的 NSCLC 的辅助化疗适应证为:①完全切除的ⅠA 期患者不适宜行术后辅助化疗;②完全切除的ⅠB 期患者,包括有高危因素的肺癌,由于缺乏高级别证据的支持,一般不建议辅助化疗(2A 类证据);③完全性切除的ⅡB 期患者推荐术后辅助化疗;④Ⅲ期中 T_3 N_1、部分 T_4 N_{0-1} 非肺上沟瘤(如肿瘤直接侵犯胸壁、主支气管或纵隔)伴或不伴有单站纵隔淋巴结转移的病变患者,首选手术治疗,术后行辅助化疗;⑤行新辅助治疗的患者于根治术后需要继续完成辅助化疗;⑥ⅠA 期、Ⅱ期、ⅡB 期($T_3$$N_0$)患者有手术指征而因其他医学原因不能行根治手术的,在根治性放疗或立体定向体部放射治疗(stereotactive ablative radiotherapy,SABR)基础上给予含铂双药方案化疗(2A 类证据,如无淋巴结转移 2B类证据)。

2. 辅助化疗的方案　NSCLC 辅助化疗的方案来自于 NCCN 指南 2012 年第 3 版。本章内容中“q28d”为“每 28 天为 1 个周期”,“q21d”为“每 21 天为 1 个周期”。

(1)标准方案为:cDDP 50mg/m²,第 1、第 8 天＋NVB 25mg/m²,第 1、8、15、22 天,q28d×4 周期;cDDP 100mg/m²,第 1 天＋

NVB 30mg/m²,第 1、8、15、22 天,q28d×4 周期;cDDP 75～80mg/m²,第 1 天＋NVB 25～30mg/m²,第 1、8 天,q21d×4 周期;cD-DP 100mg/m²,第 1 天＋VP-16 100mg/m² 第 1～3 天,q28d×4 周期;cDDP 80mg/m²,第 1、22、43、64 天＋VLB 4mg/m²,第 1、8、15、22 天,在 43d 后每 2 周 1 次,q21d×4 周期。

(2)其他可选择的方案为:cDDP 75mg/m²,第 1 天＋GEM 1250mg/m²,第 1、8 天,q21d×4 周期;cDDP 75mg/m²＋TXT 75mg/m²,q21d×4 周期;培美曲塞 500mg/m²＋cDDP 75mg/m²,q21d×4 周期(用于腺癌、大细胞癌和组织学类型不明确型不伴特殊组织类型者)。

(3)不能耐受 cDDP 者:紫杉醇 200mg/m²＋CBP AUC 6,q21d×4 周期。

3. 辅助化疗的应用 关于术后辅助化疗,从 20 世纪 90 年代开始已进行了大量的研究工作。1999 年日本西部肺癌手术研究会报道了一项随机研究,完全切除术后的 Ⅰ和Ⅱ期 NSCLC 患者术后辅以 PVM(cDDP＋VCR＋MMC)方案化疗 2 周期,然后口服优福啶(UFT)1 年,与单纯手术组比较,5 年生存率在实验组为 76.38%,对照组 71.7%,无显著性差异,但进一步分层后,$pT_1N_0M_0$ 的患者术后 5 年生存率在实验组为 90.7%,对照组 75.3%,一向认为是非辅助化疗对象的 $pT_1N_0M_0$ 患者反而显示出辅助化疗价值。

其后类似的阴性结果是 2002 年意大利发表的Ⅲ期临床研究 ALPI 结果。1209 例Ⅰ期(42%)、Ⅱ期(31%)、Ⅲ期患者随机分为术后 3 个周期的 MVP 化疗组和单纯手术组,术后放疗按各中心的规定执行,中位随访时间 63 个月,两组在死亡率、中位生存期和无进展生存期上均无显著性差异,分析原因,可能是化疗组的依从性较差(327 例/474 例,即 69%完成化疗)对结果造成了一定困扰,

三药联合方案引起的毒性反应较大可能是依从性较差的原因。

2003 年,ASCO 大会上国际肺癌辅助治疗项目 IALT 研究结果的公布,首次确定了术后辅助化疗的地位,具有里程碑意义。该研究纳入 33 个国家 148 个中心的 1867 例 NSCLC 患者,其中 pⅠ期 36%、pⅡ期 25%、pⅢ期 39%,试验组接受含铂两药方案的术后化疗 3～4 周期,对照组不接受辅助化疗,结果辅助化疗组 5 年 OS 率 45%,5 年无病生存率 39%,未化疗组分别为 40%和 34%,均有显著差异。

2004 年发表的 CALGB 9633 研究进一步验证了辅助化疗在 $T_2N_0M_0$ ⅠB 期 NSCLC 中的价值,是目前唯一的评价ⅠB 期 NSCLC 术后辅助化疗疗效的临床研究。344 例患者在肺叶切除术(占总患者的 89%)或肺切除术后 4～8 周内,随机接受紫杉醇 200mg/m² 静脉滴注超过 3h 联合 CBP AUC 6,第 1 天,q21d×4 周期辅助化疗或进入观察组,结果发现辅助化疗组的耐受性良好,3～4 度中性粒细胞减少的发生率为 36%,无化疗毒性相关死亡,两组死亡率无显著性差异,中位随访 34 个月时死亡人数分别为 36 例/173 例和 52 例/171 例,4 年 OS 率分别为 71%和 59%,有显著性差异。2008 年发表该研究随访 74 个月的结果,显示ⅠB 期的总人群生存率无明显差异,但分层分析发现肿瘤直径≥4 cm 时有明显的生存获益,此后ⅠB 期的辅助化疗不做常规推荐,仅在高危人群中进行。

2006 年,法国报道了 14 个国家 101 个中心ⅠB～ⅢA 期 NSCLC 患者 NVB＋cD-DP 方案辅助化疗的结果(ANITA 研究),其中ⅠB 期 301 例(36%)、Ⅱ期 203 例(24%)、ⅢA 期 325 例(39%),中位随访期 76 个月(43～116 个月),中位生存期在化疗组为 65.7 个月,在未化疗组为 43.7 个月(35.7～52.3 个月),化疗组的死亡风险较对照组显

著降低,化疗可使 5 年生存率增加 8.6%,7 年生存率维持增加 8.4%,这个研究为ⅠB~ⅢA 期 NSCLC 患者根治术后接受辅助化疗增添了循证医学证据。

2007 年,加拿大报道了 NSCLC 患者 NVB + cDDP 方案辅助化疗的结果(JBR.10),213 例/482 例患者接受化疗,尽管老年组(>65 岁)接受化疗药物的剂量强度低于非老年组,但和 JBR.10 的总人群一样,化疗可同样显著延长患者的总生存率,并且毒性可以接受。

2008 年,ASCO 会议再次报道了 IALT 研究随访 7.5 年的情况,与 ANITA 结果不同的是 5 年以上的长期生存率未显示优势,术后辅助化疗 5 年后化疗相关的死亡增加,生存优势仅表现在术后 5 年之内。

2008 年,LACE 研究对 5 个著名的临床研究(ALPI、ANITA、BLT、IALT 和 JBR.10)进行了 Meta 分析,共纳入了 4584 例病例,术后辅助化疗组与对照组相比,总生存率提高了 5.3%,NVB + cDDP 方案提高总生存率 9%,亚组(分期)分析的结果表明Ⅱ/Ⅲ期患者通过辅助化疗可以得到生存获益。LACE 研究的结果进一步为辅助化疗的地位奠定了坚实的基础。

2009 年,JBR.10 结果更新,是目前随访时间最长的 NSCLC 辅助化疗临床研究。尤其具有重要意义的是,中位随访时间已超过 9 年,NVB + cDDP 辅助化疗的生存优势和 5 年 OS 率一样维持增加了 11%,接受辅助化疗的患者未因其他原因或原发肿瘤本身造成死亡率的明显增加。

4. 辅助化疗存在的问题　辅助化疗不可回避的问题是血液学毒性,几项著名的研究结果中,血液学毒性最低的 17.5%,最高的达 85%,但大多在不良反应程度上可以接受,少部分导致化疗终止。术后辅助化疗尚存在以下几方面的问题:总生存率增加幅度无法令人满意,获益人群比例太低,有 80%

~90% 的患者接受了无效"冤枉"的化疗,到目前为止还没有明确的分子标志物指导化疗的选择(目前化疗药耐药分子标志物的最高证据级别仅为Ⅱ级);在化疗过程中,前 6 个月的非肺癌相关的死亡率明显增加(1.4%)。

二、NSCLC 的新辅助化疗

1. 新辅助化疗的指征　目前在临床实践中采用的 NSCLC 新辅助化疗的指征为对于Ⅲ期中 N_2 期肺癌患者,对其直接手术切除是有争议的,影像学检查发现单组纵隔淋巴结肿大或两组纵隔淋巴结肿大但没有融合估计能完全切除的病例,推荐行术前纵隔镜检查,若为阳性行新辅助化疗,条件具备后行手术治疗。对于Ⅲ期中 $T_4N_{0\sim1}$ 的患者要区别对待。

(1)相同肺叶内的卫星结节:在新的分期中,此类肺癌为 T_3 期,首选治疗为手术切除,也可选择术前新辅助化疗,术后辅助化疗。

(2)其他可切除之 $T_4N_{0\sim1}$ 期非小细胞肺癌:可酌情首选新辅助化疗,也可选择手术切除。如为完全性切除,考虑术后辅助化疗。

(3)肺上沟瘤的治疗:部分可手术患者,建议先行同步放化疗,然后再手术+辅助化疗。

(4)胸壁,近端气道或纵隔侵犯(T_3 浸润周围结构 $N_{0\sim1}$,T_4 侵犯周围器官组织 $N_{0\sim1}$):可给予新辅助放化疗或新辅助化疗后再酌情考虑手术切除。

2. 新辅助化疗的优点

(1)通过减少局部肿瘤负荷,达到肿瘤 T 和 N 的分期降低,增加手术的可切除性和手术切除率。

(2)早期治疗全身已存在的微转移灶,避免在原发灶切除后由于体内肿瘤总量减少而引起肿瘤加速生长。

(3)通过完整的血管输入药物,抑制、杀死存在于血管、淋巴管的微转移灶,推迟复发和转移时间。

（4）体内评价化疗的有效性，指导术后正确治疗。

（5）可缩小放射治疗野。

（6）使手术时肿瘤细胞活力降低，不易播散入血，防止手术中的肿瘤播散。

3. 新辅助化疗的缺点　化疗后胸膜和血管外膜明显增厚、水肿、正常组织间隙消失，血管外膜无法打开，淋巴结和支气管外膜及周围组织粘连紧密，术中因大量小血管渗血，而使手术难度可能增加。为了尽可能减少新辅助化疗对手术的可能影响，从目前看，新辅助化疗不要超过 2～3 个周期，化疗药物结束后休息 2 周为最佳手术时间。

4. 新辅助化疗的疗效　到目前为止，新辅助化疗的报道多是一些 II 期研究的结果。多中心、前瞻性的随机 III 期临床研究 EORTC 08941 本来被寄予厚望，该研究起始于 1994 年，病例入组截止于 2002 年，目的是比较对含铂类方案诱导化疗有客观反应的 III A（N_2）患者其后接受手术或放疗的生存情况，遗憾的是 EORTC 08941 研究最终因未达到统计学要求未得到结论，仅有其中的几个研究中心报道了其 II 期研究结果。

2003 年报道的 EORTC 08958 研究是 EORTC 08941 研究中的一个 II 期临床研究，52 例能耐受肺切除的 III A（N_2）NSCLC 患者，中位年龄 60 岁，接受紫杉醇 200mg/m^2 3h 静脉输注随后 CBP AUC 6，第 1 天，q21d，共 3 个周期的新辅助化疗，未出现 3～4 度贫血、血小板减少，6%（3 例）出现 3 度白细胞减少，其中 63%（32/52 例）3～4 度中性粒细胞减少，2%（1 例）伴随发热，未出现早期或毒性死亡及过敏反应，除了 39% 的患者出现 3 度脱发，8% 的患者出现虚弱，6% 的患者出现肌痛外，严重的非血液学毒性不常见。1 例患者达到 CR，32 例患者达到 PR，RR 达到 64%。随机分入手术组的 15 例患者，3 例患者拒绝手术，2 例患者（17%）在术后证实纵隔淋巴结转移为阴性。总中位生存

期（$n=52$）为 20.5 个月（16.1～31.2 个月），1 年生存率为 68.5%（55.2%～81.7%）。研究认为 III A（N_2）NSCLC 患者紫杉醇联合 CBP 是有效可行的诱导化疗方案。

EORTC 08955 研究是 EORTC 08941 中的另一个 II 期临床研究。47 例中位年龄 58 岁，PS 0～1 能耐受肺切除术的 III A（N_2）患者，接受 GC（GEM 1000mg/m^2，第 1、8、15 天 + cDDP 100mg/m^2，第 2 天，q28d×3 周期）新辅助化疗，然后随机进入手术组或放疗组。结果：3～4 度的血小板减少是主要的血液学毒性，出现于 60% 的患者中，但未出现出血，48% 的化疗疗程中 GEM 是足量的，严重的非血液学毒性不常见，2 例原来有自身免疫性肺纤维化伴随疾病的患者在放疗后肺功能恶化。33 例（70.2%）出现客观反应（3 例达到 CR，30 例达到 PR），53% 的患者达到纵隔淋巴结阴性，71% 实现完全切除。中位生存期为 18.9 个月，1 年生存率为 69%。该研究认为对 III A（N_2）患者，GC 是有效的、耐受性良好的诱导化疗方案，值得进行和手术或放疗联合的进一步研究。

2005 年报道了 EORTC 08941 研究中手术组的相关数据。167 例随机进入手术组的患者，1 例转到了放疗组，17 例资料不详，其他患者行根治术，术后有 74 例（49.7%）的患者手术切缘为阴性，61 例（40.9%）患者的病理分期降至 N_0 或 N_1，手术相关 30d 和 90d 死亡率分别为 4.0% 和 8.7%。死亡原因中呼吸系统疾病占 27.9%，胸腔疾病占 18.4%。术后并发症主要为肺炎、呼吸功能不全、心律失常、胸膜漏气、心脏失代偿、脓胸和支气管胸膜瘘，共有 12 例（8.1%）患者因切缘阳性、血胸、脓胸和支气管胸膜瘘行二次手术，此报道证明了诱导化疗后根治性手术的可行性。

EORTC 于 2009 年报道了起始于 2001 年 9 月到 2006 年 5 月的另一个多中心 II 期研究结果（NCT 30810），比较对 TP 方案 3

周期诱导化疗和后程加速同步放疗（22 次，共 44Gy）有客观反应的ⅢA(N_2)患者行手术治疗的生存情况。46 例患者中位年龄 60 岁（范围 28－70 岁），13 例（28%）为 N_3，36 例（78%）为 T_4，所有患者接受化疗，35 例（76%）接受了放疗。化疗的主要毒性是中性粒细胞减少，25 例（54%）为 3～4 度，其中发热性中性粒细胞减少 9 例（20%），放疗后的主要毒性是食管炎，10 例（29%）1 度，9 例 2 度，1 例 3 度。35 例（76%）接受了手术，其中 17 例为肺切除，27 例达到 R_0 切除。14 例出现围术期并发症，其中 2 例死亡（30d 死亡率 5.7%），7 例患者需要二次手术。28 例纵隔淋巴结阳性的患者经新辅助化疗后，11 例出现病理分期降期，达到病理学 CR6 例。12 个月时的 PFS 为 54%。中位随访 58 个月后，MST 为 29 个月，1、3、5 年的 OS 率分别为 67%、47% 和 40%。他们认为在新辅助化疗和放疗后进行手术在有选择的患者中是可行的，毒性值得注意但可控，ⅢA 期患者在新辅助化疗后获得组织学缓解的患者生存率获益情况更明显。

　　虽然在 NSCLC 的新辅助化疗中多中心、前瞻性的随机Ⅱ和Ⅲ期研究总是显得不太完善导致研究结论不太可靠，但新辅助化疗和放疗后给予手术治疗在有选择的患者中似乎是可行的，更多的回顾性临床观察结果证实着这一点。Stefani 于 2010 年回顾性分析了 175 例预期可切除的 N_2 期 NSCLC 患者接受新辅助化疗后再手术治疗的结果。患者大多（81%）接受 2 或 3 周期化疗，均为含铂方案，RR 为 62%。96 例患者随后接受了肺叶切除或双肺叶切除，79 例全肺切除，切除率 94%，围术期死亡率 4.5%；39% 的患者纵隔淋巴结分期降期；MST 为 34.7 个月，5 年 OS 率为 30%。患者的生存情况明显受到化疗疗效的影响，化疗有效和无效者的 MST 分别为 51 个月和 19 个月，5 年 OS 率分别为 42% 和 10%，患者的生存也受到 N 降期与否

的影响，MST 分别为 51 个月和 25 个月，5 年 OS 率分别为 45% 和 22%。化疗有效的患者即使未能达到降期也得到满意的生存获益，MST 为 30 个月，5 年 OS 率为 30%；化疗无效患者行肺叶切除术后未获得满意的生存获益，MST 为 20 个月，5 年 OS 率为 13%，行全肺切除者生存情况更差，MST 为 15 个月，5 年 OS 率为 6%。由此可以看出，经过选择的 N_2 期 NSCLC 患者接受新辅助化疗是有效的治疗选择，化疗有效（临床或病理完全或部分缓解）的患者生存获益明显，即使是 N_2 期新辅助化疗后疗效评价稳定的患者也得到满意的生存获益，化疗无效者预后差。

　　Pataer 等 2012 年报道了病理学改变可预测新辅助化疗带来的 OS 和 DFS 获益。192 例新辅助化疗患者手术标本中的活性肿瘤细胞残存量和病理分期均与 OS 和 DFS 相关，而直接手术患者未见此相关性，≤10% 的活性肿瘤残存较其他情况可显著延长 OS 和 DFS（5 年 OS 率为 85% vs 40%，5 年 DFS 率为 78% vs 35%），提示新辅助化疗后活性肿瘤细胞残存量具有预后意义。

　　5. 新辅助化疗后手术治疗的风险　单纯就新辅助化疗与手术风险的关系上，一般认为新辅助化疗可不同程度增加手术风险，尤其是肺切除术。如 1993 年 Fowler 等报道手术相关死亡率 23%，肺切除术增至 43%，但以后的报道中风险较前降低，甚至与对照组并未发现差别。2005 年 Martin 报道 470 例新辅助化疗或新辅助放化疗后肺叶或肺切除术的安全性，总死亡率为 3.8%，其中肺叶切除术 2.4%，肺切除术为 11.3%，尤其右肺切除术高达 23.9%，原因未能确定。

　　Mansour 等于 2007 年报道了该中心 298 例行肺切除术患者的手术并发症的回顾性、对比性分析。其中，60 例（20.1%）行新辅助化疗，其余的直接手术。两组中手术侧、伴随疾病及戒烟时间相似，但直接手术组年龄较大[(57.75±8.94) 岁 vs (61.83±9.58)

岁]且女性较多（5.0% vs 17.2%）。30d内手术死亡率分别为6.7%和5.5%，90d内手术死亡率分别为11.7%和10.9%，脓胸发生率分别为1.7%和2.1%，支气管胸膜瘘分别为1.7%和5.5%，急性呼吸窘迫综合征分别为3.3%和3.4%，均无显著性差异。

Gaissert 2009年报道了183例肺切除术患者的手术并发症的回顾性对比性分析，其中46例（25.2%）接受新辅助放疗联合化疗，137例直接进行手术。在临床特征上，临床分期为ⅡB期1例，ⅢA期35例，ⅢB期8例，Ⅳ期2例；接受新辅助放化疗的患者相对较年轻，伴随有心脏疾病的患者少，肺功能较好，支气管内肿瘤的发生概率少。分析发现两组的住院死亡率分别为4.3%（2例/46例）和6.6%（9例/137例）；心肺并发症的发病率亦无显著差异。

Weder 2010年报道了两个中心827例新辅助治疗的局部晚期患者中，其中的176例行肺切除术后手术并发症的回顾性分析。这些肺切除患者中，20%的患者术前单独行含铂双药方案化疗3~4周期，余80%的患者联合瘤床及纵隔放疗（45Gy）。手术后病理分期为0期36例（21%），Ⅰ期33例（19%），Ⅱ期38例（21%），Ⅲ期57例（32%），Ⅳ期12例（7%），病理分期比临床分期降期的达61%。90d内死亡率3%，死亡原因中，3例肺栓塞，2例呼吸衰竭，1例心力衰竭。22例（13%）出现了23人次的大并发症。这些肺切除患者的3年OS率为43%，5年OS率为38%，此结果再一次证明在有经验的中心，局部晚期患者在新辅助治疗后行肺切除是可行的，并发症可以接受，5年OS率达到了扩大切除术的效果。

总之，新辅助化疗目前尚缺乏大型Ⅲ期研究的支持，仅有的几个Ⅲ期研究也受到批评，大多是因为术前准确分期很困难，导致入组患者实际分期差别很大，另外入组患者的数量也较少。目前还没有新辅助化疗后再手术与直接手术后再化疗头对头比较的随机、多中心Ⅲ期研究，因而新辅助化疗的优势仍存在争议，但一般认为在有经验的中心，有选择的局部晚期患者在新辅助治疗后行肺叶切除甚或是一侧肺切除是可行的，并发症值得重视但可以接受。在2012年肺癌NCCN指南中指出，纵隔切开术证实纵隔淋巴结为阴性或仅有1个<3cm淋巴结转移的患者直接进行手术治疗是适宜的方法，对N₂患者，目前一半NCCN中心给予新辅助放化疗，另一半给予新辅助化疗，但患者若有多个病理学证实的>3cm的淋巴结转移最好不要手术，给予根治性放疗、化疗更适合。

三、晚期非小细胞肺癌的化疗

对于晚期NSCLC，在一线治疗上有几个选择。

1. 单独含铂方案的化疗　目前一般来说，第三代新药含铂化疗方案的ORR为25%~35%，TTP 4~6个月，MST一般为8~10个月，1年生存率30%~40%，2年生存率10%~15%，但要注意PS 3~4的患者并不能从化疗中获益。疗效达到SD的患者用4个周期，有客观疗效反应的患者可用至6个周期，随后可选择观察或维持治疗。

2. 靶向治疗　表皮生长因子受体（epidermal growth factor receptor，EGFR）突变阳性的患者可选择EGFR酪氨酸激酶抑制药（EGFR tyrosine kinase inhibitor，EGFR-TKI）；存在棘皮动物微管蛋白样4-间变性淋巴瘤激酶（echinoderm microtubule associated protein like 4-anaplastic lymphoma kinase，EML4-ALK）融合突变的患者一线治疗可选择ALK选择性抑制药克唑替尼（Crizotinib）。

3. 化疗和单克隆抗体的联合　如贝伐单抗和化疗的联合，西妥昔单抗和NP（NVB+cDDP）方案的联合等，此种联合中，化疗一般用至4~6周期，而单克隆抗体可继续维持至疾病进展。

4. 同步放化疗　局部晚期肿瘤中,同步放化疗的疗效优于单独化疗或序贯化疗、放疗。

在晚期 NSCLC 的化疗中,第 3 代新药含铂化疗方案的疗效基本相似,一般使用两药方案,增加药物虽然可以增加反应性,但不能带来 OS 获益。对于非鳞癌,培美曲塞＋cDDP 优于 GEM＋cDDP,但鳞癌则疗效相反。特殊情况下,如老年人或 PS 2 的患者可使用单药化疗,也可使用不含铂的第 3 代新药联合方案。

(一)一线化疗

1. 第 3 代新药含铂方案疗效的比较　2001 年报道的 SWOG9509 研究中,NVB＋cDDP 组(202 例,VC:NVB 每周 25mg/m²,cDDP 100mg/m²,第 1 天,q28d)和紫杉醇＋CBP 组(202 例,DCb:紫杉醇 225mg/m² 超过 3h 滴注,第 1 天,CBP AUC 6,第 1 天,q21d)相比较发现,2 个第 3 代含铂化疗方案

对未进行组织学类型分层分析的晚期 NSCLC 人群疗效无显著性差异。

确定晚期 NSCLC 患者一线化疗方案的关键研究之一是 2002 年的 ECOG1594 研究。以紫杉醇联合 cDDP(DC:紫杉醇 135mg/m² 超过 24h 滴注,第 1 天＋cDDP 75mg/m²,第 2 天,q21d)为对照组,紫杉醇＋CBP(DCb:紫杉醇 225mg/m² 超过 3h 滴注,第 1 天＋CBP AUC 6,第 1 天,q21d)、TXT 联合 cDDP(TC:TXT 75mg/m²,第 1 天＋cDDP 75mg/m²,第 1 天,q21d)、GEM 联合 cDDP(GC:GEM 1000mg/m²,第 1、8、15 天＋cDDP 100mg/m²,第 1 天,q28d)的 3 个第 3 代双药含铂方案为实验组,1207 例患者入组,1155 例可评价,结果发现 4 个化疗方案对不同组织学类型的 NSCLC 患者疗效相似,具体结果见表 11-2,在安全性方面,各组也相似。

表 11-2　4 个第 3 代双药含铂方案的效果

	紫杉醇联合cDDP (n=288)	吉西他滨联合cDDP (n=288)	多西紫杉醇联合 cDDP (n=289)	紫杉醇联合CBP (n=290)	总计 (n=1155)
反应率(%)*					
CR	<1	1	<1	<1	<1
PR	21	21	17	16	19
SD	18	18	25	23	21
PD	49	40	42	49	45
不能评价	13	20	16	11	15
总反应率(CR+PR,%)	21	22	17	17	19
生存					
中位生存时间(95%CI,月)	7.8(7.0~8.9)	8.1(7.2~9.4)	7.4(6.6~8.8)	8.1(7.0~9.5)	7.9(7.3~8.5)
1 年生存率(95%CI,%)	31(26~36)	36(31~42)	31(26~36)	34(29~40)	33(30~36)
2 年生存率(95%CI,%)	10(5~12)	13(7~15)	11(7~14)	11(7~14)	11(8~12)
中位进展时间(95%CI,月)	3.4(2.8~3.9)	4.2(3.7~4.8)[+]	3.7(2.9~4.2)	3.1(2.8~3.9)	3.6(3.3~3.9)

*. 因凑整的原因百分数总和未能为 100%,CI 代表可信区间;[+]P＝0.001

2003 年的 TAX326 研究发现第 3 代含铂化疗方案的疗效存在显著性差异。该研究中的病例数为 1218 例，DC 组（TXT 75mg/m² + cDDP 75mg/m²，q21d），DCb 组（TXT 75mg/m² + CBP AUC 6，q21d），VC 组（NVB 每周 25mg/m² + cDDP 100mg/m²，q21d），DC 组和 VC 组的中位生存期分别为 11.3 个月和 10.1 个月，2 年 OS 率分别为 21% 和 14%，总反应率分别为 31.6% 和 24.5%，而 DCb 无论在中位生存期还是总反应率上都与 VC 相似，证明 TXT 联合 cDDP 明显优于 NVB 联合 cDDP，且没有病理学类型的选择性，分析还发现，3 个方案中中性粒细胞减少、血小板减少、感染及发热性中性粒细胞减少都相似，但 TXT 联合 cDDP 或 CBP 在 3～4 度的贫血、恶心、呕吐等不良反应方面明显少于 NVB 联合 cDDP 方案，总体生活质量更好。

2007 年 Douillard 等对 7 项研究共 2867 例患者使用含紫杉类和含长春碱类化疗方案的 meta 分析也证明了含紫杉类化疗方案的疗效优于长春碱类。

2005 年的一项 meta 分析证明 GEM 联合铂类与其他方案比较，在疗效上存在显著性差异。13 项临床研究中的 4556 例患者随机接受 GEM 联合铂类化疗或其他含铂方案化疗，GEM 联合铂类化疗死亡率明显下降（HR 0.90），1 年 OS 率绝对值增加 3.9%，MST 分别为 9.0 个月和 8.2 个月。亚组分析显示 GEM 联合铂类化疗较第 1 代和第 2 代含铂方案明显获益（HR 0.84），但与第 3 代含铂方案相比仅出现获益趋势（HR 0.93）。GEM 联合铂类化疗较其他方案疾病进展风险明显降低（HR 0.88），中位 PFS 分别为 5.1 个月和 4.4 个月，亚组分析显示 GEM 联合铂类化疗较第 1 代、第 2 代和第 3 代含铂方案在 PFS 上都明显获益。

2. 第 3 代新药含铂方案与组织学类型的相关性　在化疗方案的疗效与组织学类型的相关性研究上，2008 年 JMDB 研究有所突破，该研究采用等效性实验，不仅证明了培美曲塞＋cDDP 与 GEM＋cDDP 的疗效相似（MST 分别为 10.3 个月和 10.3 个月，PFS 分别为 4.8 个月和 5.1 个月，ORR 分别为 30.6% 和 28.2%），且亚组分析显示两个方案对不同组织学类型的 NSCLC 患者疗效不同：对鳞癌，培美曲塞组的 OS 短于 GEM 组（MST 9.4 个月 vs 10.8 个月），但对腺癌，培美曲塞组的 OS 明显长于 GEM 组（MST 12.6 个月 vs 10.9 个月），同样对大细胞癌，培美曲塞组的 OS 明显长于 GEM 组（MST 10.4 个月 vs 6.7 个月），在不良反应方面，3～4 度的中性粒细胞减少、血小板减少、感染、白细胞减少及脱发在培美曲塞组明显低，但 3～4 度的恶心比较常见。基于该研究，2009 年版 NCCN 指南认为培美曲塞＋cDDP 一线治疗非鳞癌的疗效优于 GEM＋cDDP，且毒性更低。

2012 年 Saleh 等进一步把培美曲塞方案与安慰剂或其他治疗方案比较的 5 个研究进行了 meta 分析，研究包括一线、二线和维持治疗阶段，发现培美曲塞组都明显优于其他治疗，但这种优势仅限于非鳞癌。

（二）维持治疗

NSCLC 一线化疗方案治疗 4～6 个周期有效或稳定的患者是否维持治疗取决于组织病理学类型、PS 状态及治疗期间患者的不良反应程度。目前有两种尚存争议的治疗策略，分别为维持治疗和观察。

维持治疗策略又分两种：一种方法是继续维持治疗，也就是使用一线治疗方案中使用过的至少一个药物继续治疗，直至疾病进展、毒性不可接受或超过了预定治疗周期数，一般继续维持治疗中的治疗强度低于一线治疗方案中的强度。继续维持治疗的药物可选择其中的化疗药如培美曲塞、GEM，也可选择非化疗药物，如贝伐单抗、西妥昔单抗。另一种是更换维持治疗，即换用从药物分类或作用靶点与原治疗方案完全不同的另一种药物继续治疗,包括培美曲塞、厄洛替尼等。

对 NSCLC 的维持治疗,有几项代表性的研究,即 TXT 更换维持治疗的 Fidias 研究,培美曲塞更换维持治疗的 JMEN 研究,GEM 继续维持治疗的 CECOG 和 IFCT-GFPC 0502 研究及厄洛替尼更换维持治疗的 SATURN、ATLAS 和 IFCT-GFPC 0502 研究。

对于维持治疗的两种不同策略,2010 年 Fidias 做了 1999 年 1 月至 2010 年 1 月维持治疗研究的 meta 分析,发现用厄洛替尼和培美曲塞更换维持治疗可带来 OS 的改善,而继续维持治疗至今,只带来 PFS 延长,并没有转化成 OS 的延长。

1. Fidias 研究 2009 年的 Fidias 研究曾经确立了 TXT 维持治疗的疗效和地位。研究对象是伴有胸腔积液的ⅢB(UICC 6 分期)或Ⅳ期 NSCLC。方案设计为先给予 GEM 联合 CBP 方案化疗(GC:GEM 1000 mg/m², 第 1、8 天, CBP AUC 5, 第 1 天, q21d), 4 周期化疗后未进展的患者随机分组,一组为 TXT 维持治疗组 75mg/m², 第 1 天, q21d, 最多 6 个周期,另一组为 TXT 延迟治疗组。最终注册 566 例, 398 例完成 GC 方案治疗后, 309 例随机进入两个治疗组。TXT 维持治疗能够明显延缓疾病进展(中位 PFS 分别为 5.7 个月 vs 2.7 个月),并有延长总生存期的趋势(中位 OS 分别为 12.3 个月 vs 9.7 个月),毒性未增加,QOL 无显著性差异。但值得特别指出的是,延迟治疗策略使 37.2% 的患者大多由于疾病进展而丧失了继续接受 TXT 治疗的机会,这使得 TXT 维持治疗的证据级别仅为 2B 级,因后续研究未能提供更充分的证据, 2012 年 NCCN 指南把 TXT 从维持治疗中去除。

2. JMEN 研究 2009 年的 JMEN 随机双盲研究结果确立了培美曲塞维持治疗的疗效和地位。研究在 20 个国家的 83 个中心进行, 663 例ⅢB 或Ⅳ期 NSCLC 患者在 4 个周期含铂方案化疗未进展后,按 2:1 比率随机进入培美曲塞组(500mg/m², 第 1 天)或安慰剂组,均每 21 天为 1 个周期,并配合最佳支持治疗(best supportive care, BSC)。培美曲塞维持治疗显著延长 PFS(4.3 个月对 2.6 个月)和总生存期(13.4 个月 vs 10.6 个月);因药物毒性导致治疗终止的概率在培美曲塞组稍高(5% vs 1%),药物相关的 3～4 度毒性亦显著高于安慰剂组(16% vs 4%),尤其乏力(5% vs 1%)和中性粒细胞减少(3% vs 0)。无培美曲塞相关死亡出现,因药物毒性中断治疗后接受后续全身治疗的概率在安慰剂组显著高于培美曲塞组(51% vs 67%)。随后陆续发表的临床研究结果进一步巩固了培美曲塞维持治疗的地位, 2012 年 NCCN 指南把其证据级别由 2B 升至 2A。

3. CECOG 研究 2006 年的 CECOG 研究提出 GEM 维持治疗具有可行性。325 例患者接受 GEM 1250mg/m², 第 1、8 天＋cDDP 80mg/m², 第 1 天, q21d 一线化疗,其中 206 例达到有效或稳定者按 2:1 进入 GEM 维持治疗组(GEM 组)和最佳支持治疗组(BSC 组), TTP 分别为 6.6 个月 vs 5 个月,有显著差异, OS 分别为 13.0 个月 vs 11.0 个月。毒性反应轻微,最常见为 3～4 度中性粒细胞减少。

4. IFCT-GFPC 0502 研究 2010 年报道的 IFCT-GFPC 0502 研究中, 834 例患者给予 GEM＋cDDP 一线化疗 4 周期,达到有效或稳定的 464 例患者随机接受 GEM(GEM 1250mg/m², 第 1、8 天, q21d)或厄洛替尼(E 150mg/d)或观察,中位 PFS 分别为 3.7 个月、2.8 个月和 2.1 个月, G(HR 0.51)和 E(HR 0.83)维持治疗组较观察组明显延长了 PFS。2012 年 NCCN 指南增加了 GEM 作为晚期 NSCLC 一线治疗达到有效或稳定后继续维持治疗的药物,其证据级别为 2A。

2010 年的 SATURN 研究和 IFCT-GF-PC 0502 研究结果同样确立了厄洛替尼作为维持治疗的疗效和可行性。

(三)二线化疗

在一线治疗过程中或治疗后,部分患者病情进展,需要二线治疗,这部分患者的生存期在很大程度上依赖于他们开始二线治疗时的 PS 评分,肺癌的相关症状、以前所用化疗的残存毒性及伴随疾病的存在都可影响 PS 评分。近年来的多项研究确定了二线治疗在晚期 NSCLC 中的地位,包括两种化疗药 TXT 和培美曲塞及厄洛替尼、吉非替尼等 EGFR-TKI 制剂。

1. 多西他赛　TXT 二线治疗地位的确定是基于 TAX 317B 和 TAX 320 研究。2000 年报道的 TAX 317B 研究以 TXT D100（100mg/m²,第 1 天,q21d,$n=49$）和 BSC 比较,后因毒性相关死亡率较高,TXT 修改为 D75（75mg/m²,第 1 天,q21d,$n=55$）。研究发现 TXT 组的 TTP 明显高于 BSC 组（10.6 周 vs 6.7 周）,OS 也显著延长（中位 OS 7.0 个月 vs 4.6 个月）,尤其是 TXT 75mg/m² 组更优于 BSC 组（中位生存期 7.5 个月 vs 4.6 个月,1 年生存率 37％ vs 11％）。发热性中性粒细胞减少在 TXT 组是最常见的毒性（11 例发生于 TXT 100mg/m² 组,3 例死亡,1 例发生于 75mg/m² 组）,除腹泻以外的 3～4 度非血液学毒性在两组相似。同年发表的 TAX 320 研究则比较了 TXT D100 或 D75 与 NVB 或 IFO（V/I）的疗效差别,总反应率在 D100 为 10.8％,D75 为 6.7％,均与 V/I 的 0.8％ 有显著差异。TXT 组 TTP 时间显著延长,PFS 延长至 26 周,尽管 OS 无显著性差异,但 1 年生存率在 D75 组显著增加（32％ vs 19％）。一线治疗使用过紫杉醇的患者再使用 TXT 未减少 TXT 的反应率或影响患者生存情况。亚组

分析中铂类耐药与铂类治疗后复发的患者相比,PS 评分 0 或 1 与 2 的患者相比,TXT 组出现有效率更佳的趋势。不良反应方面,D100 毒性较大,但 D75 耐受性良好。

在 TXT 作为二线化疗方案的使用方法上,因 TXT3 周方案的毒性如乏力、骨髓抑制及疼痛较普遍,有数个研究探讨了 TXT 每周方案的可行性。2007 年 Di Maio 对其中的 5 个随机临床试验进行了 meta 分析,显示两者在生存上无明显差别（HR＝1.09）,但每周方案的毒性如发热性中性粒细胞减少显著降低。

2. 培美曲塞　2004 年的 JMEI 研究发现培美曲塞与 TXT 二线治疗的疗效相似而不良反应更少,从而确立了培美曲塞在二线化疗中的地位。在 JMEI 研究中,571 名患者随机接受培美曲塞 500mg/m²,第 1 天或 TXT 75mg/m²,第 1 天,q21d,总反应率分别为 9.1％ 和 8.8％,中位 PFS 均为 2.9 个月,MST 相似,为 8.3 个月 vs 7.9 个月,1 年生存率均为 29.7％。TXT 组有更多的 3～4 度中性粒细胞减少（40.2％ vs 5.3％）、发热性中性粒细胞减少（12.7％ vs 1.9％）、伴感染的中性粒细胞减少（3.3％ vs 0.0％）,因发热性中性粒细胞减少的住院率分别为 13.4％ 和 1.5％,其他不良反应造成的住院率无明显差别（10.5％ vs 6.4％）,脱发差别明显（37.7％ vs 6.4％）。

3. 厄洛替尼与吉非替尼　2005 年的 BR.21 研究确立了厄洛替尼二线治疗的疗效,2008 年 INTEREST 研究显示 TXT 与吉非替尼作为二线治疗的疗效相等,分别确立了靶向治疗药物厄洛替尼和吉非替尼二线治疗的地位。

4. 化疗和靶向药物的联合　详见第 12 章肺癌的靶向治疗。

（李　钧）

第三节　小细胞肺癌的化疗

与 NSCLC 相比,SCLC 细胞的倍增时间明显短,生长比率明显高,更早发生全身广泛转移,虽对化疗和放疗均有高度的反应性,但易获得性耐药。SCLC 的治疗原则是以化疗为主,辅以手术和(或)放疗。SCLC 的全身化疗肯定能延长生存,改善症状,对初治的大多数患者可以缩小病灶,但单纯化疗很少能达到治愈,由于耐药问题通常缓解期不到 1 年,因而综合治疗是达到根治的关键。

SCLC 分期是由退伍军人医院肺癌研究组(the veteran administration lung group,VALG)制订的,把 SCLC 简单地分为局限期(limited stage disease,LD)和广泛期(extensive stage disease,ED)。LD 期为病变局限于一侧胸腔伴有区域淋巴结转移,后者包括肺门、同侧和对侧纵隔、同侧和对侧锁骨上淋巴结,但不能有明显上腔静脉压迫、声带麻痹和胸腔积液,即所有病灶能安全地被一个放射野囊括。ED 指超出此范围的病变。

LD 期 SCLC 的治疗原则是首选化疗或放化疗同步治疗,酌情加用颅脑预防性放疗(prophylactic cranial irradiation,PCI),酌情在化疗和放疗后手术切除受侵的肺叶以除去耐药的残存癌细胞,也可切除混合性肿瘤中其他类型的癌细胞。经有创检查明确为 $T_1N_0M_0$ 的 SCLC 患者也可进行手术治疗,术后辅以化疗。

ED 期 SCLC 的治疗原则是采用以化疗为基础的治疗,根据病情酌情加局部放疗,如骨、颅内、脊柱等处病变首选放疗以尽快解除压迫或症状。

复发 SCLC 的治疗原则是给予姑息性放疗或化疗以解除症状,如有可能尽可能参加临床试验,以便争取机会试用新药。

一、小细胞肺癌的一线化疗

在 20 世纪 70 年代,CAV(CTX＋ADM＋VCR)成为 SCLC 的标准化疗方案,20 世纪 80 年代中期,EP(VP-16＋cDDP)方案作为一线化疗方案治疗开始显示出很好的效果,可使 80％以上的 SCLC 达到完全或部分缓解,在此基础上,EP 方案或是与其他方案交替,或是增加剂量强度,或是和造血干细胞移植/支持联合,或是增加第三种药物,都未能得到明显的生存获益,SCLC 化疗疗效进入平台期。

近年来用于 NSCLC 的第 3 代新药含铂方案进入 SCLC 的治疗,但因未显示出明显的生存优势,仍未能取代 EP 方案的地位,多数第 3 代新药含铂方案用于二线化疗,仅 CPT-11 方案已进入 ED 期 SCLC 的一线治疗。目前 ⅠA 期以后的 LD-SCLC 的一线标准治疗是 4～6 周期 EP 方案化疗,并尽可能在第一或第二周期时配合胸部同步放疗,或在化疗结束后有良好反应的患者可进行胸部放疗,RR 可达到 70％～90％,PFS 为 14～20 个月,2 年 OS 率为 40％。对 ED-SCLC,可给予 4～6 周期 EP 方案或 CPT-11 方案化疗,若远处转移灶达到 CR、胸腔病灶缩小很明显也可进行胸腔放疗,单纯化疗的 RR 可达到 60％～70％,PFS 为 9～11 个月,2 年 OS 率仅为 5％。

1.CAV 方案和 EP 方案　Evans 1985 年报道 31 例患者接受 EP 方案化疗,LD 期 11 例,其余的 ED 期患者中包括 8 例脑转移患者,结果 43％达到 CR,43％达到 PR,PFS 在 LD 期为 39 周,在 ED 为 26 周,有疗效患者的 MST 在 LD 期为 70 周(28～181 周),在 ED 期为 43 周(17～68 周)。在毒性反应方面,胃肠道毒性轻微,但白细胞减少和血小板减少较普遍,有 4 例败血症,其中 1 例死亡,15 例出现神经毒性并导致 2 例终止化疗。该作者认为 EP 方案较传统化疗有优势。

Johnson 等证明 CAV 方案化疗后 EP方案巩固治疗可增加生存率。在这个报道于 1993 年的包括 386 例 LD 期 SCLC 患者的Ⅲ期临床研究中,患者随机分为胸部放疗(thoracic radiotherapy,TRT)组和单纯化疗组,所有患者接受 CAV(CTX1000mg/m² + ADM 40mg/m² + VCR 1mg/m²,q21d)×6周期,放疗组患者在第 1 和第 2 周接受 10 次共 30Gy 放疗,在第 5 周接受剩余的 5 次共 15Gy 放疗。对 CAV 化疗有反应的患者随机接受 2 周期的 EP 方案巩固化疗(cDDP 20mg/m²,第 1～4 天 + VP-16 100mg/m²,第 1～4 天)或观察。他们发现放疗组和非放疗组的 CR 率(46% vs 38%)和 RR 率(67% vs 64%)无显著性差异,但 MST(14.4 个月 vs 12.8 个月)和 2 年 OS 率(33% vs 23.5%)在放疗组稍显优势,同时 4 度血液学毒性在放疗组明显多见,巩固化疗的患者 MST(21.1 个月 vs 13.2 个月)和 2 年生存率(44% vs 26%)明显延长。他们认为 CAV方案和同步 TRT 在 LD 患者未较单用 CAV方案化疗显示生存优势,致命血液学毒性反而多见,CAV 方案化疗(有或无同步 TRT)后给予 2 周期 EP 方案巩固治疗可增加生存率。

其后的Ⅲ期临床研究未能证明 EP 方案较 CAV 有生存优势,但与 TRT 联合治疗时 EP 方案显示出了更好的耐受性,很快 EP 方案成为最常用的 SCLC 化疗方案。2002 年Sundstrom 报道了 436 例患者随机接受 EP和 CEV 方案比较的Ⅲ期临床研究,EP 组为 cDDP 75mg/m²,第 1 天 + VP-16 100mg/m²,第 1 天,继之以口服 VP-16 200mg/m²,第 2～4 天,CEV 组为 CTX 1000mg/m²,第 1 天 + E-ADM 50mg/m²,第 1 天 + VCR

2mg/m²,第 1 天,均为 5 周期,另外 LD 患者在化疗第三周期接受同步 TRT,CR 患者接受预防性脑放疗。2 年和 5 年 OS 率在 EP组为 25% 和 10%,显著高于 CEV 组(8% 和 3%),在 LD 患者中,中位生存时间是 14.5个月对 9.7 个月,在 ED 患者中,两组生存率和生活质量无明显差异。

为了增加反应率,Ihde 等进行了高剂量和标准剂量 EP 方案在 ED 期 SCLC 患者中的前瞻性研究。95 例患者随机进入高剂量和标准剂量 EP 组,另外 25 例预计接受高剂量 EP 方案风险较大的患者直接进入标准剂量 EP 组。在第 1～2 周期,标准剂量 EP 组为 cDDP 80mg/m²,第 1 天 + VP-16 80mg/m²,第 1～3 天,q21d,高剂量 EP 组为 cDDP 27mg/m²,第 1～5 天 + VP-16 80mg/m²,第 1～5 天,q21d,第 3～4 周期都接受标准剂量 EP 方案化疗。在 5～8 周期,已达到 CR 的患者接受标准剂量 EP 方案化疗,其他的接受 CAV 或者按体外药敏实验组合的其他化疗方案化疗。结果显示,尽管高剂量组的剂量增加了 68%,但两组的 CR 率(23% vs 22%)、MST(10.7 个月 vs 11.4 个月)很一致。未随机患者的 CR 率为 4%,MST 为 5.8 个月。高剂量组白细胞减少、发热性白细胞减少及体重减少明显增加。此研究证明增加 EP 方案的剂量未能增加疗效,反而不良反应增加。

为了避免 cDDP 的毒性,CBP 被用来代替 cDDP,研究证实了这种替代未影响疗效。Skarlos 等报道,患者随机接受 EP:cDDP 50mg/m²,第 1～2 天或 CE:CBP 300mg/m²,第 1 天,均联合使用 VP-16 300mg/m²,第 1～3 天,q21d×6 周期。有反应的 LD 期患者和达到 CR 的 ED 期患者大多数在第三周期接受 TRT 和预防性脑放疗。化疗周期延迟天数在 EP 和 EC 组分别为 8d 和 9d,药物平均实际用量分别达到 74% 和 80%。CR率分别为 57% 和 58%,MST 分别为 12.5 个月和 11.8 个月,无显著差别,EP 组白细胞减少、中性粒细胞减少性感染、恶心、呕吐、神经毒性和高敏反应常见而且严重,显示 CE 不劣于 EP。

因 SCLC 极易获得性耐药,在 20 世纪 80－90 年代人们曾尝试交替两个化疗方案治疗。Roth 等进行了 EP、CAV 及两者交替化疗的 III 期临床研究,并在 1992 年公布结果。在该研究中,437 例 ED 期患者接受 12 周 EP 方案、18 周 CAV 方案或 18 周 CAV/EP 方案交替化疗,发现 3 组在有效率方面无显著差异,分别为 61%、51% 和 59%,CR 率分别为 10%、7% 和 7%,MST 分别为 8.6 个月、8.3 个月和 8.1 个月,TTP 在交替化疗组有延长趋势但与另外两组相比无显著差异,分别为 4.3 个月、4.0 个月和 5.2 个月,两组患者在病情进展后进行的交替二线化疗均出现反应率低、生存时间短的特点。骨髓抑制是所有各组的限制性毒性。该研究认为 4 个周期 EP 和 6 个周期 CAV 在 ED 期患者中疗效相等,并且在一定程度上存在着交叉耐药,交替化疗未显示出较任一单独化疗方案更有优势,因而不应被用作标准治疗。

因 SCLC 对化疗有高度的反应性,在 20 世纪 80－90 年代人们亦曾尝试在造血干细胞支持下提高化疗药剂量来增加疗效。Smith 等给予 36 例 SCLC 患者传统化疗(VP-16＋ADM＋VCR)后再给予高剂量 CTX 7 g/m² 化疗,最初的 17 例同时接受了自体造血干细胞解救,除了 1 例治疗相关性死亡外,患者对治疗的耐受性良好,15 例患者在高剂量 CTX 化疗前仍有可测量病灶,其中 12 例(80%)再次获得治疗反应,但维持时间较短,中位时间为 9 周,14 例在高剂量 CTX 化疗前已达到 CR 的 LD 期患者,其中的 11 例(79%)平均总 PFS 也仅为 10 个月。该研究证明,传统化疗后高剂量 CTX 化疗是可行的并且可增加反应率,但无论在整体还是亚组分析都没有转化成生存获益。

Rizzo 等 2002 年报道了 22 个自体血和骨髓移植中心中 103 例 SCLC 患者接受自体造血干细胞移植配合高剂量化疗的结果。常用预处理方案为 CBP(CTX＋卡莫司汀＋cDDP)(60%)和 ICE(IFO＋CBP＋VP-16)(28%)。从诊断到移植的平均时间为 6 个月(1～34 个月)。66% 在诱导化疗达到 PR 后、27% 在达到 CR 后接受移植。100d 死亡率为 11%。3 年 OS 率和 PFS 率为 33% 和 26%,负性影响因素为年龄超过 50 岁、ED 期、预处理方案不为 CBP 或 ICE。3 年 OS 率和 PFS 率在 LD 期和 ED 期差别明显(43% vs 10%,35% vs 4%),年龄超过 50 岁的患者死亡风险或进展风险加倍。该结果提示自体造血干细胞移植仅在年轻 LD 期 SCLC 患者中延长了生存期。

在 EP 方案联合放疗基础上增加第 3 个药物,如紫杉醇,未能显示生存获益。在 Ettinger 等 2005 年报道的 LD-SCLC 研究中第 1 周期化疗为紫杉醇 135mg/m² 3h 静脉滴注,第 1 天＋VP-16 60mg/m²,第 1 天静脉滴注,随后 80mg/m² 口服,第 1～3 天,cDDP 60mg/m²,第 1 天,同步 TRT 1.5 Gy 每天 2 次×15d,第 2～4 周期单用化疗,但紫杉醇增至 175mg/m² 3h 静脉滴注,第 1 天。55 例患者入组,53 例可评价,主要毒性为 3 度和 4 度的中性粒细胞减少(分别为 32% 和 43%),3 度和 4 度食管炎(分别为 32% 和 4%),1 例死于急性呼吸窘迫综合征,另 1 例死于败血症。MST 24.7 个月,2 年 OS 率为 54.7%,PFS 为 13 个月,2 年 PFS 率 26.4%,他们认为所用研究方案对 LD-SCLC 有效,但三药联合方案配合 TRT 不一定会比 EP 配合 TRT 改善生存率。

2. NSCLC 第 3 代新药方案　第 3 代新药方案也在 SCLC 中进行了研究。Lee 于 2009 年报道,ED-SCLC 或预后不良的 LD-SCLC 随机接受 GC(GEM＋CBP,n＝121)或 EP 方案化疗(n＝120),OS 未出现明显差异,MST 分别为 8.0 个月和 8.1 个月,中位 PFS 分别为 5.9 个月和 6.3 个月;3 度和 4 度骨髓抑制在 GC 组常见(贫血为 14% vs 2%;白细胞减少为 32% vs 13%;血小板减少 22% vs 4%),但未增加住院率、感染或死亡,2～3 度脱发(17% vs 68%)、恶心(43% vs 26%)在 PE 组常见;GC 组患者门诊治疗多见(89% vs 66%),即 GC 和 EP 在 OS 和 PFS 上同样有效,毒性更可接受。

3. 伊立替康方案 CPT-11 方案最早是用于 SCLC 的二线化疗方案。受其启发,Noda 等 2002 年完成了 CPT-11 联合 cDDP 与 EP 方案在 ED-SCLC 中的比较研究,这是一项多中心 III 期随机研究,由此奠定了 CPT-11 联合 cDDP 在 ED-SCLC 中的一线治疗地位。此研究原计划入组 230 例患者,但因在中期分析时即已显示出两组之间的明显差异,故最后仅入组 154 例。MST 分别为 12.8 个月和 9.4 个月,2 年 OS 率分别为 19.5% 和 5.2%,严重的或威胁生命的骨髓抑制在 EP 组更常见,严重的或威胁生命的腹泻在 CPT-11 组更常见。

同样为了避免 cDDP 的不良反应,Hermes 比较了 CPT-11 联合 CBP(IC)与口服 VP-16 联合 CBP(EC)在 ED-SCLC 中的疗效。IC:$n = 105$,卡铂 AUC 4 + CPT-11 175mg/m²,第 1 天,q21d 或 EC:$n = 104$,CBP AUC 4 + VP-16 口服 120mg/m²,第 1～5 天,q21d(1/3 的患者因 PS＝3～4 或年龄＞70 岁减少了剂量)。OS 在 EC 组显著低于 IC 组,MST 分别为 8.5 个月和 7.1 个月,1 年生存率分别为 34% 和 24%。CR 分别为 18 例和 7 例,有显著差异。两组在 3～4 度骨髓毒性上无显著差异,3～4 度腹泻在 IC 组常见,QOL 差别较小,但 IC 组较 EC 组有姑息疗效延长的倾向,即 IC 可延长生存期并伴有 QOL 稍有改善,但差异不如 CPT-11 联合 cDDP 与 EP 间的差别明显。

二、小细胞肺癌的二线化疗

在现行的放化疗模式下,90%～95% 的 SCLC 患者一线治疗后可达到延长生存的目的,但大多数患者在或长或短的化疗暂停期后会复发,需要进行二线化疗,此时区分出患者对诱导化疗究竟是敏感还是耐药,对二线化疗方案的选择很重要,3 个月内复发的一般认为是耐药,要另外选择无交叉耐药的药物。SCLC 二线治疗虽较多,但有临床收益的结果少见,至今,所有化疗方案中并未发现反应率和生存受益有明显差异。其中最常见的是喜树碱类化疗药,该方案反应率和生存受益较安慰剂好,但与 CAV 方案相比毒性要强,CAV 或 CPT-11 化疗都优于最佳支持治疗。TPT 除了静脉使用外,口服用药也是一种选择。

1. 喜树碱类 含喜树碱类方案在 SCLC 二线治疗中的研究较多。Masuda 1992 年报道了单中心、前瞻性、非随机对照 II 期临床研究,16 例患者一线接受含铂类强烈化疗后耐药或复发,其中 5 例接受过 cDDP＋VCR＋ADM＋VP-16(CODE)诱导化疗,6 例接受过 EP 方案化疗和胸腔同步放疗,中位停止化疗时间为 7.3 个月(1.9～15.1 个月)。患者接受 CPT-11 每周 100mg/m² 90min 静脉滴注,其后根据不良反应情况调整剂量。7 例对 CPT-11 有反应的患者中位 TTP 时间为 58d,主要毒性为骨髓抑制、腹泻和肺毒性,提示 CPT-11 值得进一步研究。

Von Pawel 证明了 TPT 在复发 SCLC 的二线化疗中,和 CAV 方案在有效性上是相等的,并可得到严重症状的改善。患者接受 TPT 1.5mg/m²,第 1～5 天,q21d($n = 107$)或 CAV:CTX 1000mg/m² + ADM 45mg/m² + VCR 2mg,第 1 天,q21d($n = 104$)化疗,反应率分别为 24.3% 和 18.3%,无显著差异,TTP 分别为 13.3 周和 12.3 周,中位生存期分别为 25.0 周和 24.7 周,均

无显著差异,但在呼吸困难、缺氧、声嘶、疲劳、无力及对日常生活的困扰等症状改善上,TPT 更有优势。在不良反应上,4 度中性粒细胞减少分别为 37.8% 和 51.4%,4 度血小板减少和 3～4 度贫血分别为 9.8%、17.7% 与 1.4%、7.2%,有显著差别,非血液学毒性主要为 1～2 度。

为了比较 TPT 的使用方法之间的疗效差异,一线治疗停止至少 90d 后复发的患者随机接受口服 TPT 2.3mg/(m² • d)× 第 1～5 天,q21d($n = 52$)或静脉使用 TPT 1.5mg/(m² • d)× 第 1～5 天,q21d($n = 54$),反应率分别为 23% 和 15%,MST 分别为 32 周和 25 周,两组在症状控制上相似。耐受性较好,骨髓抑制是主要的毒性,4 度中性粒细胞减少分别为 35.3% 和 67.3%,有显著性差异,超过 2 度的发热或感染与 4 度中性粒细胞减少有关,败血症分别为 5.1% 和 3.3%,非血液学毒性主要为呕吐(分别为 36.5% 和 31.5%)和恶心(分别为 26.9% 和 40.7%),此研究提示口服 TPT 用于复发的、一线化疗敏感的 SCLC 在疗效上和静脉使用相似,4 度中性粒细胞减少降低,使用方便。

2006 年 O'Brien 比较了口服 TPT 二线化疗[2.3mg/(m² • d),第 1～5 天,q21d,$n = 71$]与单纯最佳支持治疗($n = 70$)相比的疗效差别,发现 TPT 组生存时间延长,MST 分别为 25.9 周和 13.9 周,在治疗终止时间短的亚组(≤60d)也保持了这种显著优势。TPT 组患者 7% 达到 PR,44% 达到 SD,QOL 恶化速度及症状控制较好。TPT 组的毒性主要为血液学毒性,4 度中性粒细胞减少 33%,4 度血小板减少 7%,3～4 度贫血为 25%。4 度感染分别为 14% 和 12%,败血症 4% 和 1%,其他 3～4 度事件包括呕吐分别为 3% 和 0,腹泻分别为 6% 和 0,呼吸困难分别为 3% 和 9%,疼痛分别为 3% 和 6%,TPT 组中的 4 例(6%)因毒性死亡,分组后 30d 内任何原因死亡率分别为 13% 和 7%。另一个

Ⅱ期临床研究也证明口服 TPT 用于治疗一线治疗敏感的复发 SCLC,在疗效上与静脉使用相似。

2. 紫杉类 紫杉醇已被证明在耐药的实体瘤中有效,如耐铂类的卵巢癌、耐蒽环类的乳腺癌,而且在 SCLC 的一线化疗中也被证实有一定疗效。Smit 等尝试把紫杉醇单药用于一线化疗后 3 个月内复发的 24 例患者,紫杉醇 175mg/m² 超过 3h 静脉滴注,q21d,并按上一周期出现的不良反应情况调整后续周期中的剂量,21 例患者的疗效可评价,2 例患者在化疗早期死亡,2 例患者因毒性死亡,无达到 CR 病例,7 例达到 PR (29%),7 例达到 SD,MST 为 100d,共 4 例患者出现致命毒性。类似的结果可见于之前 Smyth 1994 年的报道,28 例患者的 PR 率为 25%,TTP 3.5～12.6 个月。

3. 吉西他滨 Masters 2003 年报道了 GEM 在二线治疗耐药或复发的 SCLC 的 Ⅱ期临床研究,方法是患者按对一线化疗的反应分为顽固性耐药组($n = 20$)和敏感组($n = 26$),中位年龄 60 岁,中位 PS 评分为 1。患者接受 GEM 1000mg/m²,第 1、8、15 天,q28d,主要的 3～4 度血液学毒性为中性粒细胞减少(27%),血小板减少(27%)。主要的 3～4 度非血液学毒性为肺(9%)和神经毒性(14%),客观反应率 11.9%,其中 1 例(5.6%)在顽固性耐药组,4 例在敏感组(16.7%)。总中位生存期 7.1 个月,研究认为 GEM 二线治疗 SCLC 作用有限,但毒性较低,可考虑进一步做和其他化疗药或靶向药联合的研究。

三、小细胞肺癌的辅助化疗

(一)SCLC 的手术治疗

1. SCLC 的手术指征 SCLC 的手术治疗限于 $T_{1～2}N_0M_0$ 的患者,在确定手术治疗前患者需经过以下流程:经胸、上腹强化 CT 及脑 CT 或 MRI 检查确定临床分期为 $T_{1～2}$

N_0M_0 后初步考虑手术切除的可能性,必须进一步行 PET-CT 检查排除远处转移后,再采取有创手段进行纵隔淋巴结病理分期,这些有创手段包括纵隔镜、纵隔切开术、支气管镜或食管镜下超声引导淋巴结穿刺活检术、电视胸腔镜术等,若排除纵隔淋巴结转移,才可行肺叶切除术并纵隔淋巴结清扫或取样活检,术后辅以全身化疗,手术病理若显示纵隔淋巴结为阳性,则行全身化疗并纵隔同步放疗。

2.SCLC 手术治疗的争议　20 世纪 60 年代以前,外科手术是所有肺癌的标准治疗,20 世纪 70 年代以后认识到 SCLC 是全身性疾病,手术治疗被放弃,20 世纪 90 年代以后,随着化疗和放疗疗效的提高,手术在 SCLC 中的地位重新被审视。1999 年的一个 II 期临床试验结果显示,术前或者术后化疗都是可行的,5 年 OS 率因原发灶范围不同在 10%~50% 波动。2008 年 Lim 回顾性分析了 1980—2006 年间接受手术的 59 例 SCLC 患者的结果。患者分期情况 I A($n=$ 9),I B($n=21$),II A($n=0$),II B($n=13$),III A($n=9$),III B($n=1$),中位随访时间 2.8 年(0.79~8.65 年),结果发现 1 年和 5 年 OS 率分别为 76% 和 52%,不同 T 和 $N_{0～2}$ 分期未导致明显差别,提示 I～III 期的 SCLC 患者有必要重新评估肺切除和淋巴结清扫作为主要治疗的可能,此时采用 TNM 分期筛选能手术者是很有用的。

(二)SCLC 的辅助化疗方案

辅助化疗方案可选择 EP 或 CE 方案,均用 4～6 个周期。

1.EP 方案

cDDP 60mg/m², 第 1 天 ＋ VP-16 120mg/m², 第 1～3 天,q21d。

cDDP 80mg/m², 第 1 天 ＋ VP-16 100mg/m², 第 1～3 天,q21d。

2.CE 方案

CBP AUC5～6, 第 1 天 ＋ VP-16 100mg/m², 第 1～3 天,q21d。

（李　钧）

第四节　老年肺癌患者的化疗

因绝大多数临床研究是探讨某种治疗的疗效,患者的入组标准中即已把老年人排除在外,目前老年人化疗的受益和毒性尚不明了。在肿瘤治疗中,老年人群的设定标准一般认为是≥65 岁,少数情况下为≥70 岁。一般认为,老年人是否能给予化疗,功能状态比年龄本身更重要,若老年患者 PS 评分为 0～1,化疗能使患者受益,但骨髓抑制、疲劳及器官功能降低的概率要比年轻患者高,因而需要更为仔细地观察和处理。

一、老年非小细胞肺癌的化疗

目前认为,PS 评分为 0～1 的老年 NSCLC 可以从第三代新药的单药化疗中获益,其中一部分可以考虑接受联合化疗。

据 TAX 326 研究报道,对进展期 NSCLC 患者,TP（TXT 75mg/m² ＋ cDDP 75mg/m², 第 1 天, q21d）和 DCb（TXT 75mg/m² ＋CBP AUC 6）的耐受性优于 NP（NVB 25mg/m², 第 1、8、15、22 天 ＋ cDDP 100mg/m², 第 1 天, q28d）。研究者们以年龄 65 岁为界做了分层分析,发现 TP 方案化疗在老年人中的一线治疗疗效与相对年轻者相似,老年人对此方案的耐受性良好,毒性稍微增加。研究的具体情况如下:1218 例患者中,401 例年龄≥65 岁。DC 组和 NP 组相比生存情况有差别,MST 分别为 12.6 个月和 9.9 个月,1 年 OS 率分别为 52% 和 41%,2 年 OS 率分别为 24% 和 17%,DCb 组生存情况和 VC 组相似,MST9.0 个月,1 年生存率

38%,2 年 OS 率 19%,各治疗组中老年人和非老年人的生存情况相似,但老年人中 3～4 度乏力、感染和肺功能毒性中等程度增多,腹泻和感觉神经毒性在 cDDP 组多见。大多数血液学毒性在老年人和非老年人中相似,仅中性粒细胞减少在老年人中稍多见。

WJTOG 9904 研究在 70 岁以上未经化疗的ⅢB/Ⅳ期 NSCLC、PS 评分为 2 或以下的老年患者中,比较了 TXT 和老年患者的标准治疗——NVB 单药化疗的安全性和疗效。182 例患者随机接受 TXT 60mg/m²,第 1 天或 NVB 25mg/m²,第 1、8 天,q21d×4 周期。中位年龄 76 岁(70－86 岁)。结果发现 OS 分别为 14.3 个月和 9.9 个月,无显著差异,PFS 分别为 5.5 个月和 3.1 个月,RR 分别为 22.7%和 9.9%,均有显著差异。最常见 3～4 度毒性分别为中性粒细胞减少(82.9% vs 69.2%)和白细胞减少(58.0% vs 51.7%),其他毒性轻微。TXT 在改善疾病相关症状上比 NVB 明显,提示 TXT 是老年 NSCLC 患者除 NVB 单药治疗之外的另一种选择。

2007 年加拿大报道了 NSCLC 患者 NVB＋cDDP 方案辅助化疗的结果(JBR.10),213 例/482 例患者接受化疗,尽管老年组(＞65 岁)接受化疗药物的剂量强度低于非老年组,但和 JBR.10 的总人群一样,化疗可同样显著延长老年患者的总生存率,并且毒性可以接受。

Juan 等于 2011 年利用流行病学和死亡(surveillance epidemiology and end results,SEER)登记资料,回顾性分析了老年ⅡA 期、ⅡB 期或ⅢA 期 NSCLC 患者接受辅助化疗的效果。按年龄筛选,65 岁以上患者共有 3759 例,其中的 435 例患者被剔除出统计样本:114 例患者不是根治性肺癌切除术,另外 321 例接受了长期的治疗措施。剩余3324例中,684 例(21%)接受铂类方案化疗。中位随访时间为 39 个月。接受化疗和未接受

化疗的患者相比,患者明显相对年轻,白种人和已婚者明显多,病理分类和分期上也有明显差别,接受放疗的也较未化疗组多。未接受化疗的患者伴随疾病较多。分析发现辅助化疗可明显延长 OS,5 年 OS 率也增加,分别为 35%和 27%,即使按放疗因素的有无和器官功能状态做了校准,OS 也显著延长,70 岁以上和 70－79 岁的患者在 OS 受益上和相对年轻者相比无明显差别,但 80 岁以上未见获益。在不良反应上,共有 21 例患者(3.1%)在化疗开始后 12 周内死亡,13.0%的化疗组患者因至少 1 项严重不良反应住院,包括贫血(8.6%,n=59)、脱水(6.7%,n=46)和感染(5.3%,n=36),而非化疗组仅为 6.9%。发热和肾衰竭上无明显差别。手术 2 年后发生神经病变的危险率在化疗组也增加。

为了探讨 PS 状态好的老年患者能否像年轻患者一样耐受双药含铂方案化疗,Kurata 等进行了一项Ⅰ/Ⅱ期混合临床研究,评价 CBP＋GEM 的毒性和最大耐受剂量(maximum tolerated dose,MTD)及疗效。在从未接受过化疗的 75 例老年 NSCLC 患者中,最常见的毒性为血液学毒性,尤其是血小板减少,3 例接受剂量水平 3(GEM 1000 mg/m²＋CBP AUC 5)的患者全部出现剂量限制性毒性,而在 7 例接受剂量水平 2(GEM 1000mg/m²＋CBP AUC 4)的患者仅有 1 例出现剂量限制性毒性。在Ⅱ期研究中,ORR 为 22.2%,中位 MST 为 14.2 个月,提示在低于年轻患者的剂量水平上,CBP＋GEM 是可以耐受的,并且可带来生存获益。

二、老年小细胞肺癌的化疗

总的来说,老年 SCLC 的预后与相对年轻的患者相似。但既往因担心老年患者对化疗的耐受性,往往把剂量强度降低,如给予单药 VP-16 治疗,或 VP-16 口服代替静脉滴注,得到的疗效差于联合治疗。现认为短程

的足量化疗如 2 周期的化疗＋胸部放疗是一种可行的选择,4 周期 EP 方案更为可行,这是因为计算 CBP 的剂量时已把年龄因素带来的肾功能下降考虑进去,选择 AUC 5 较 AUC 6 更为可取。

有人观察到短程的足量化疗如 2 周期化疗＋胸部放疗是老年 SCLC 患者除单药治疗以外的一种可行的选择。Murray 等治疗了 55 例老年、虚弱或不愿接受标准治疗的 SCLC 患者(中位年龄 73 岁),第一周期给予 CAV 方案(CTX＋ADM＋VCR)化疗,3 周后给予一周期 EP 方案(VP-16＋cDDP)化疗配合胸部同步放疗(20～30Gy),均为足量化疗,28 例(51%)达到 CR,21 例达到 PR(38%),中位 OS 为 54 周,2 年生存率 28%,5 年生存率 18%,3 例患者死于治疗相关毒性。

EP 方案是 SCLC 的首选方案,但老年人的剂量和安全性不甚明了。Matsui 等探讨了＞70 岁的老年初治 SCLC 患者接受 VP-16＋CBP 联合化疗的剂量和安全性。CBP 按 Chatelut 公式计算,采用剂量递增方法,VP-16＋CBP 的剂量分 4 个剂量梯度,起始剂量为 VP-16 90mg/m^2＋CBP AUC 4。共有 17 例患者入组,平均年龄 77 岁(71－87 岁)。剂量限制性毒性(dose-limiting toxicity,DLT)见于剂量水平 4(CBP AUC 5,VP-16 100mg/m^2,第 1～3 天),血液学毒性是主要的 DLT,4 度血小板减少和白细胞减少见于剂量水平 4。非血液学毒性不明显。ORR 为 94%。他们认为老年患者的推荐剂量是 VP-16 100mg/m^2,第 1～3 天＋CBP AUC 4.5,q28d。

(李　钧)

参 考 文 献

[1] 孙燕.内科肿瘤学.北京:人民卫生出版社,2001

[2] 马军,沈志祥,秦叔逵.蒽环类药物心脏毒性防治专家共识(2011 年).中华血液学杂志,2011,32(10):727-728

[3] 于琳.2011 中国肺癌高峰论坛访谈录.循证医学,2011,11(2):70-78

[4] 石远凯.肺癌诊断治疗学.北京:人民卫生出版社,2008

[5] 卫生部.2010－2011 年中国《原发性肺癌临床诊疗规范》.全科医学临床与教育,2011,9(5):486-489

[6] Goldstraw P,Chansky K,Crowley J,et al. The IASLC lung cancer staging project:proposals for revision of the TNM stage groupings in the forthcoming (eighth) edition of the TNM classification for lung cancer. J Thorac Oncol,2016,11(1):39-51

[7] The International Adjuvant Lung Cancer Trial Collaborative Group. Cisplatin-based Adjuvant Chemotherapy in Patients with completely re-sected non-small cell lung cancer. N Eng J Med,2004,350(4):351-360

[8] Strauss GM,Herndon JE 2nd,Maddaus MA,et al.Adjuvant paclitaxel plus carboplatin compared with observation in stage ⅠB non-small-cell lung cancer:CALGB 9633 with the Cancer and Leukemia Group B,Radiation Therapy Oncology Group,and North Central Cancer Treatment Group Study Groups,2008,26(31):5043-5051

[9] Douillard JY,Rosell R,De Lena M,et al.Adjuvant vinorelbine plus cisplatin versus obser-vation in patients with completely resected stage ⅠB-ⅢA non-small-cell lung cancer (Adjuvant Navelbine International Trialist Association[ANITA]):A randomised con-trolled trial. Lancet Oncol,2006,7(9):719-727

[10] Winton T,Livingston R,Johnson D,et al.Vi-norelbine plus cisplatin observation in resected non-small-cell lung cancer. N Engl J Med,

2005，352(25):2589-2597

[11] Arriagada R，Dunant A，Pignon JP，et al. Long-term results of the international adjuvant lung cancer trial evaluating adjuvant Cisplatin-based chemotherapy in resected lung cancer.J Clin Oncol，2010，28(1):35-42

[12] Pignon JP，Tribodet H，Scagliotti GV，et al. Lung adjuvant cisplatin evaluation:a pooled analysis by the LACE Collaborative Group. J Clin Oncol，2008，26(21):3552-3559

[13] Butts CA，Ding K，Seymour L，et al. Randomized phase III trial of vinorelbine plus cisplatin compared with observation in completely resected stage I B and II non-small-cell lung cancer:updated survival analysis of JBR-10.J Clin Oncol，2010，28(1):29-34

[14] Stupp R，Mayer M，Kann R，et al. Neoadjuvant chemotherapy and radiotherapy followed by surgery in selected patients with stage III B non-small-cell lung cancer:a multicentre phase II trial.Lancet Oncol，2009，10(8):785-793

[15] Stefani A，Alifano M，Bobbio A，et al.Which patients should be operated on after induction chemotherapy for N_2 non-small cell lung cancer? Analysis of a 7-year experience in 175 patients.J Thorac Cardiovasc Surg，2010，140(2):356-363

[16] Pataer A，Kalhor N，Correa AM，et al.Histopathologic Response Criteria Predict Survival of Patients with Resected Lung Cancer After Neoadjuvant Chemotherapy.Thorac Oncol，2012，7(5):825-832

[17] Mansour Z，Kochetkova EA，Ducrocq X，et al. Induction chemotherapy does not increase the operative risk of pneumonectomy! Eur J Cardiothorac Surg，2007，31(2):181-185

[18] Gaissert HA，Keum DY，Wright CD，et al. Point:Operative risk of pneumonectomy-influence of preoperative induction therapy.J Thorac Cardiovasc Surg，2009，138(2):289-294

[19] Weder W，Collaud S，Eberhardt WE，et al. Pneumonectomy is a valuable treatment option after neoadjuvant therapy for stage III non-small-cell lung cancer. J Thorac Cardiovasc Surg，2010，139(6):1424-1430

[20] Douillard JY，Laporte S，Fossella F，et al. Comparison of docetaxel and vinca alkaloid-based chemotherapy in the first-line treatment of advanced non-small cell lung cancer:a meta-analysis of seven randomized clinical trials. J Thorac Oncol，2007，2(10):939-946

[21] Le Chevalier T，Scagliotti G，Natale R，et al. Efficacy of gemcitabine plus platinum chemotherapy compared with other platinum containing regimens in advanced non-small-cell lung cancer:a meta-analysis of survival outcomes. Lung Cancer，2005，47(1):69-80

[22] Scagliotti GV，Parikh P，von Pawel J，et al. Phase III study comparing cisplatin plus gemcitabine with cisplatin plus pemetrexed in chemotherapy-naïve patients with advanced-stage non-small-cell lung cancer.J Clin Oncol，2008，26(21):3543-3451

[23] K. Al-Saleh，C. Quinton，P. M. Ellis. Role of pemetrexed in advanced non-small-cell lung cancer:meta-analysis of randomized controlled trials，with histology subgroup analysis. Curr Oncol，2012，19(1):e9-e15

[24] Fidias P，Novello S.Strategies for prolonged therapy in patients with advanced non-small-cell lung cancer.J Clin Oncol，2010，28(34):5116-5123

[25] Fidias PM，Dakhil SR，Lyss AP，et al.Phase III study of immediate compared with delayed docetaxel after front-line therapy with gemcitabine plus carboplatin in advanced non-small-cell lung cancer.J Clin Oncol，2009，27(4):591-598

[26] Ciuleanu T，Brodowicz T，Zielinski C，et al. Maintenance pemetrexed plus best supportive care versus placebo plus best supportive care for non-small-cell lung cancer:a randomised，double-blind，phase 3 study.Lancet，2009，374(9699):1432-1440

[27] Brodowicz T，Krzakowski M，Zwitter M，et al.Cisplatin and gemcitabine first-line chemo-

therapy followed by maintenance gemcitabine or best supportive care in advanced non-small cell lung cancer:a phase Ⅲ trial.Lung Cancer, 2006, 52(2):155-163

[28] Perol M, Chouaid C, Milleron BJ, et al.Maintenance with either gemcitabine emcitabine or erlotinib versus observation with predefined second-line treatment after cisplatin-gemcitabine induction chemotherapy in advanced NSCLC: IFCT-GFPC 0502 phase Ⅲ study. J Clin Oncol, 2010, 28(suppl 15):7507

[29] Di Maio M, Perrone F, Chiodini P, et al.Individual patient data meta-analysis of docetaxel administered once every 3 weeks compared with once every week second-line treatment of advanced non-small-cell lung cancer.J Clin Oncol, 2007, 25(11):1377-1382

[30] Hanna N, Shepherd FA, Fossella FV, et al. Randomized phase iii trial of pemetrexed versus docetaxel in patients with non-small-cell lung cancer previously treated with chemotherapy.J Clin Oncol, 2004, 22(9):1589-1597

[31] Shepherd FA, Rodrigues Pereira J, Ciuleanu T, et al. Erlotinib in previously treated non-small-cell lung cancer. N Engl J Med, 2005, 353(2):123-132

[32] Kim E, Hirsh V, Mok T, et al.Gefitinib vs docetaxel in previously treated non-small-cell lung cancer (INTEREST): a randomised phase Ⅲ trial.Lancet, 2008, 372(9652):1809-1818

[33] Ettinger DS, Berkey BA, Abrams RA, et al. Study of paclitaxel, etoposide, and cisplatin chemotherapy combined with twice-daily thoracic radiotherapy for patients with limited-stage small-cell lung cancer:a Radiation Therapy Oncology Group 9609 phase Ⅱ study. J Clin Oncol, 2005, 23(22):4991-4998

[34] Lee SM, James LE, Qian W, et al.Comparison of gemcitabine and carboplatin versus cisplatin and etoposide for patients with poor-prognosis small cell lung cancer. Thorax, 2009, 64(1):75-80

[35] Kawahara M. Irinotecan in the treatment of small cell lung cancer: a review of patient safety considerations. Expert Opin Drug Saf, 2006,5(2):303-312

[36] Hermes A, Bergman B, Bremnes R, et al.Irinotecan plus carboplatin versus oral etoposide plus carboplatin in extensive small-cell lung cancer:a randomized phase Ⅲ trial.J Clin Oncol, 2008, 26(26):4261-4267

[37] Cheng S, Evans WK, Stys-Norman D.Chemotherapy for relapsed small cell lung cancer:a systematic review and practice guideline. J Thorac Oncol, 2007, 2(4):348-354

[38] O'Brien MER, Ciuleanu TE, Tsekov H, et al.Phase Ⅲ trial comparing supportive care alone with supportive care with oral topotecan in patients with relapsed small-cell lung cancer.J Clin Oncol, 2006, 24(34):5441-5447

[39] ECOG Masters GA, Declerck L, Blanke C, et al.Phase Ⅱ trial of gemcitabine in refractory or relapsed small-cell lung cancer:Eastern Cooperative Oncology Group Trial 1597. J Clin Oncol, 2003, 21(8):1550-1555

[40] Lim E, Belcher E, Yap YK, et al.The role of surgery in the treatment of limited disease small cell lung cancer: time to reevaluate. J Thorac Oncol, 2008, 3(11):1267-1271

[41] Belani CP, Fossella F.Elderly subgroup analysis of a randomized phase Ⅲ study of docetaxel plus platinum combinations versus vinorelbine plus cisplatin for first-line treatment of advanced nonsmall cell lung carcinoma (TAX 326).Cancer, 2005, 104(12):2766-2774

[42] Kudoh S, Takeda K, Nakagawa K, et al. Phase Ⅲ study of docetaxel compared with vinorelbine in elderly patients with advanced non-small-cell lung cancer:results of the West Japan Thoracic Oncology Group Trial (WJ-TOG 9904). J Clin Oncol, 2006, 24 (22): 3657-3663

[43] Juan PW, Cardinale BS, Stuart P, et al.Survival and risk of adverse events in older patients Receiving postoperative adjuvant chem-

otherapy for Resected stages Ⅱ-Ⅲ A lung cancer: observational Cohort study. BMJ, 2011，343:d4013

[44] Kurata T，Hirashima T，Iwamoto Y，et al. A phase Ⅰ/Ⅱ study of carboplatin plus gemcit- abine for elderly patients with advanced non- small cell lung cancer: West Japan Thoracic Oncology Group Trial (WJTOG) 2905. Lung Cancer，2012，77(1):110-115

第 12 章　肺癌的靶向治疗

第一节　概　　述

广义来讲,针对某一或某些作用靶点进行相应治疗均为靶向治疗,但现在提到的靶向治疗一般是指针对细胞分裂增殖和转移过程中各种不同分子信号通路上的关键分子或基因的治疗。寻找驱动基因(指对细胞功能至关重要的基因)异常(包括基因突变、扩增或异常表达)及其相应的靶向药物是肿瘤分子水平研究的重要途径,常用的是针对细胞信号通路,如表皮生长因子受体(epidermal growth factor receptor,EGFR)、血管内皮生长因子受体(vascular endothelial growth factor receptor,VEGFR)或其他信号传导通路中的关键环节进行阻滞。

非小细胞肺癌(non-small-cell lung cancer,NSCLC)中分子生物学标记物的研究是肺癌研究的热点领域,随着利用分子学手段筛选治疗方法的深入探讨,NSCLC 的个体化治疗已达到了较高水平。同时分子靶向药物在 NSCLC 治疗中的疗效也引发了肿瘤工作者探索其在小细胞肺癌中(small-cell lung cancer,SCLC)治疗中的作用,但目前研究显示无论靶向治疗是单靶点、双靶点或多靶点,或针对驱动基因,还是对 EGFR、VEGFR 及其他信号传导通路的关键环节的阻滞,以及采用联合化疗或化疗后维持治疗,均未获得阳性结果。

现有资料显示,在 NSCLC 预后和治疗有关的异常驱动基因中,EGFR 是被识别的第一个有效靶点。东亚(黄种人)NSCLC 患者的 EGFR 突变率明显高于白种人(30%~40% vs 10%),如中国患者中占 30%,日本

为 25%~40%,韩国为 17.4%。

NSCLC 患者的棘皮动物微管蛋白样 4-间变性淋巴瘤激酶(echinoderm microtubule associated protein like 4-anaplastic lymphomakinase,EML4-ALK)融合突变是继 EGFR 基因突变之后发现的第二个有效靶点,其发生率也存在种族差异:亚裔患者 EML4-ALK 融合突变发生率为 2.3%~6.7%,意大利和西班牙患者的发生率为 7.5%,高加索患者最低,为 0.5%~1.4%。在患者的临床特征上,EML4-ALK 融合突变的发生率在非吸烟者为 20%,在腺癌较其他病理类型更多见。在我国,广东省肺癌研究所统计的数据显示,中国 NSCLC 患者中 EML4-ALK 融合突变的患者占 11%,进一步分析发现,EML4-ALK 融合突变的发生率在腺癌、非吸烟和无 EGFR 及 K-ras 突变的人群中分别为 16.13%、19.23% 和 42.8%。

肺癌研究中一个很重要的分层因素为从不吸烟(吸烟总支数少于 100 支)或很少吸烟(每年吸烟总支数不超过 10 盒)和大量吸烟者(每年吸烟总支数超过 10 盒)相比较。研究发现,不吸烟和很少吸烟的肺癌患者在临床特征上与吸烟者有很大差别:不吸烟和很少吸烟的肺癌患者 70% 是肺腺癌,在东亚占 30%,而在北美和欧洲国家占 10%;在性别差异上,女性多于男性。另外,从不吸烟的肺腺癌患者在分子水平上与吸烟者也明显不同,Sun 等首先在 52 例东亚不吸烟肺腺癌患者中发现 90% 左右的驱动基因突变局限在 EGFR、K-ras、HER2(EGFR-2;HER2/neu)

和 ALK 四个基因上,而且它们是相互排他的,随后他们又检测了另外 202 例东亚不吸烟肺腺癌患者,发现驱动基因突变分布为 EGFR 突变 75.3%、HER2 突变 6%、K-ras 突变 2%、ALK 突变 5%、ROS1 融合基因 1%,但未再检测到 BRAF 突变。他们还发现有 EGFR 突变的患者较无 EGFR 突变者相对年老(58.3 岁 vs 54.3 岁),也就是 EGFR 突变多发生于年长者,未检测出任何驱动基因突变的患者较未检出者相对年轻(52.3 岁 vs 57.9 岁)。

吸烟患者和鳞癌患者的基因突变谱目前还不明确,因而还缺乏可靠的靶向治疗药物。

与不吸烟患者不同的是,吸烟患者发生突变的驱动基因不是一个,而是复杂网络,这给其个体化治疗的研究造成了很大挑战。在鳞癌患者中,其盘菌素基因受体 2(discoidin domain receptor 2,DDR2)激酶基因中可检测到成纤维细胞生长因子受体 1(fibroblast growth factor receptor 1,FGFR1)的基因扩增和突变。另外,还检测出存在 PIK3CA、SOX2 扩增及 EGFR 变异Ⅲ突变,这些基因异常已成为鳞癌正在研究的靶点或潜在的研究靶点。

(李　钧　周　军　宋　伟)

第二节　EGFR 突变及酪氨酸激酶抑制药

一、EGFR 及其突变特点

转化生长因子-α(transforming growth factor-alpha,TGF-α)是一种恶性肿瘤自分泌的生长因子,TGF-α 过表达及其特异性受体 EGFR 异常与肿瘤的侵袭性及预后不良有关。

EGFR 是跨细胞膜的表面酪氨酸激酶受体中 HER/ErbB 家族的一部分,控制着跨膜信号通路的传导,进而影响着重要的细胞功能,包括细胞增殖、血管生成和细胞凋亡。EGFR 由胞外结构、跨膜及胞内结构三部分组成,胞外结构与配体结合,接受外部信息,

与之相连的是一段跨膜结构,胞内结构为酪氨酸激酶活性区域(图 12-1)。EGFR 以无活性的单体存在,一旦有信号分子与其细胞外结构域结合,两个单体受体分子在膜上形成同源或异源二聚体,其细胞内结构域的尾部相互接触,激活其蛋白激酶功能,使酪氨酸残基发生磷酸化,后者立即成为细胞内信号蛋白的结合位点,可能有 10～20 种不同的细胞内信号蛋白与之结合后被激活。信号复合物通过几种不同的信号传导途径,级联放大,激活细胞内的一系列生化反应;或者将不同的信息综合起来引起细胞的综合性应答。

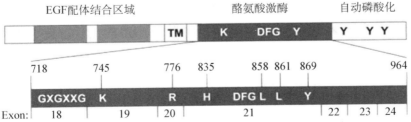

图 12-1　NSCLC 中 EGFR 的结构图解及主要功能域

放大部分为外显子 18～24(氨基酸 718～964)编码的 TK 功能域。功能标志区域为 719 处的 GXGXXG,对 ATP 结合至关重要的有 K745、855 处的 DFG、869 处的酪氨酸。已发现的突变位点为 G719、L747～A750、S752、R776、H835、L858 和 L861

在包括 NSCLC 在内的恶性细胞中,EGFR 的活性出现失控,表现为基因扩增、表达上调和突变。

在 NSCLC 的 EGFR 基因突变中,19 外显子在 LeuArgGluAla 序列(E746-A750)中的缺失和 21 外显子 Leu858Arg(L858R)突变占 85%～90%。各突变位点的预后意义并不明朗;另一方面,20 外显子的插入突变及原发性 T790M 点突变与 EGFR-TKI 的原发耐药有关。

二、EGFR 酪氨酸激酶抑制药

为下调 EGFR 活性,研究者们进一步研究了 EGFR 抑制药,目前分两大类(图 12-2):EGFR 酪氨酸激酶抑制药(EGFR tyro-sine kinase inhibitor,EGFR-TKI)通过与酪氨酸激酶水解基团中的 ATP 竞争性结合来抑制酪氨酸激酶活性;单克隆抗体(mono-clonal antibodies)可与配体直接结合,从而阻断配体与受体结合引起的受体活化。这两大类 EGFR 抑制药的特点如下:① EGFR-TKI,如厄洛替尼和吉非替尼等,是小分子制剂,口服可吸收,其敏感性与 EGFR 的 19 外显子缺失或 21 外显子 L858R 突变有关。已有多项随机对照研究证实,存在 EGFR 突变的患者使用 EGFR-TKI 一线治疗,无进展生存(progression-free survival,PFS)优于使用单纯化疗,75% 的突变型患者使用 EGFR-TKI(厄洛替尼和吉非替尼)后出现影像学缓解,PFS 为 12 个月左右,较野生型(wide type,

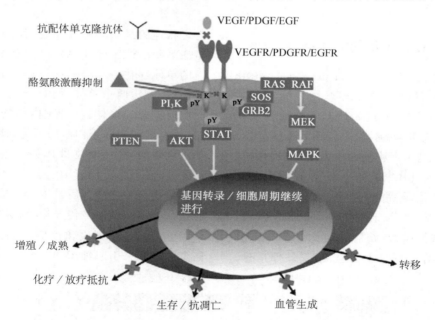

图 12-2 酪氨酸激酶抑制药和单克隆抗体阻断信号传导的途径

EGF. 表皮生长因子;EGFR. 表皮生长因子受体;GRB2. growth factor receptor bound protein-2,生长因子受体结合蛋白-2;MAPK. mitogen-activated protein kinase,丝裂原激活的蛋白激酶;MEK. MAPK/extracellular signal-related kinase,MAPK/胞外信号-相关的激酶;PI₃K. phosphoinositide 3-kinase,磷脂酰肌醇酯;PDGF. platelet-derived growth factor,血小板源性生长因子;PTEN. phosphatase and tensin homologue deleted on chromosome,染色体上缺失的磷酸酶和张力蛋白同源物;STAT. signal transducer and activator of transcription,转录信号传感器和激活者;VEGF. vascular endothelial growth factor,血管内皮生长因子;VEGFR. vascular endothelial growth factor receptor 血管内皮生长因子受体

WT)患者有显著差异,部分研究中总生存(overall survival,os)也有差异,现 EGFR-TKI 已成为存在 EGFR 突变的晚期 NSCLC 患者一线治疗方案的优先选项;在二线治疗中,EGFR-TKI 的疗效明显优于安慰剂,与化疗的疗效相当,已成为二线治疗的一个选项;EGFR-TKI 在辅助治疗中的作用正在研究中。下面笔者将按二线治疗、一线治疗、辅助治疗的研究顺序介绍 EGFR-TKI 的进展。②大分子的 EGFR 抗体,如西妥昔单抗等,这类制剂只能静脉使用,其疗效与 EGFR 突变无关,而与 K-ras 突变负相关。EGFR 抗体的疗效研究将在本章第六节中介绍。本章中"q21d"为"每 21 天为 1 个周期","q28d"为"每 28 天为 1 个周期"。

EGFR-TKI 目前已批准上市的有 3 代,第 1 代有吉非替尼、厄洛替尼、埃克替尼;第 2 代为不可逆性,具有多个作用靶点,选择性较差,虽然在临床前实验中可以抑制 T790M 突变,但其对野生型 EGFR 也有一定的结合力而引起相关毒性,因此在临床试验中无法达到抑制 EGFR T790M 突变需要的足够药物剂量;第 3 代亦为不可逆性的、选择性的 TKI,致力于克服 T790M 介导的药物抵抗,显示出了令人鼓舞的疗效,同时对 EGFR 敏感突变亦有抑制作用,对野生型受体没有明显的抑制作用,目前批准上市的仅有奥西替尼(AZD9291)。第 1 代和第 2 代已成为 EGFR 突变阳性晚期 NSCLC 患者的标准一线治疗,2017 年 7 月 27 日公布的 FLAURA 研究是奥希替尼和 1 代 TKI 头对头比较的大型Ⅲ期研究结果,该研究达到其主要研究终点,奥希替尼一线治疗 EG-FR 突变的 NSCLC 较 1 代 TKI 能显著延长无进展生存时间,并具有统计学差异和临床意义,使得第 3 代也有望成为一线治疗的选择。

(一)EGFR-TKI 用于晚期 NSCLC 二线治疗

在 NSCLC 的二线治疗中,EGFR-TKI 的疗效已被证实明显优于安慰剂,与标准二线化疗相比疗效相当,不良反应轻微(1~2 度),主要为皮肤反应和腹泻。值得注意的是,EGFR-TKI 用于晚期 NSCLC 二线治疗的研究都是在未经 EGFR 突变筛选的人群中进行的,是针对总人群得到的上述结论,分层分析显示在亚洲、女性、腺癌和终身未吸烟者疗效更好,故用于 NSCLC 的二线及以上治疗时,对新鲜的肿瘤组织进行 EGFR 突变检测能较好的预测 EGFR-TKI 的疗效,其次是 EGFR 突变状态未知时符合 EGFR 突变优势临床特点的目标人群受益可能性较大,最后即便是在总人群中,EGFR-TKI 的疗效也优于安慰剂,与标准二线化疗疗效相当,也就是对 NSCLC 患者的二线治疗,EGFR-TKI 是不可或缺的一个选项。

1. IDEAL1 研究 2003 年发表的以日本为主、同时在欧洲、澳大利亚和南非国家中进行的 IDEAL1 研究报道了不同剂量吉非替尼在 NSCLC 二线或多线治疗中的疗效和耐受性。在这个随机、双盲、平行、国际多中心Ⅱ期临床研究中,既往接受过 1 个或 2 个化疗方案、其中至少一个为含铂方案的 210 例患者随机接受 250mg 或 500mg 吉非替尼口服治疗,直至病情进展或毒性不可耐受,结果发现两组的有效率相似:疾病控制率分别为 54.4% 和 51.4%,中位疾病控制维持时间为 3.2 个月和 4.6 个月,客观肿瘤反应率(objective response rate,ORR)分别为 18.4% 和 19.0%,症状改善率分别为 40.3% 和 37.0%,中位 PFS 分别为 2.7 个月和 2.8 个月,中位生存时间(median survival time,MST)分别为 7.6 个月和 8.0 个月,在有疗效反应的病例中症状改善率分别为 69.2% 和 85.7%,症状改善出现时间早,中位时间为 8d。在不良反应方面,两组中不良反应均较轻微(1~2 度),主要为皮肤反应和腹泻,在高剂量组多见,两组中分别有 1.9% 和 9.4% 的患者退出治疗。在此研究中,日本人和非日本人的 ORR 分别为 27.5% 和 10.4%,两者有显著性差异,但两者的血浆吉非替尼浓度并未发现明显差别,且经多因素模型分析后发现吉非替尼有 4 个疗效预测因素,包括行为状态(performance status,PS)评分、性别、组织学类型和既往免疫/激素治疗史,而种族因素未成为疗效预测因素,因为日本人和非日本人的危险比为 1.64,无显著差异。研究人员认为吉非替尼有希望成为一种重要的二线或三线治疗选择,剂量以 250mg/d 更为合适。

2. IDEAL2 研究 与 IDEAL1 同年发表的 IDEAL2 研究评价了吉非替尼上述两个剂量带来的症状和影像学变化。同样为随机、双盲、平行、国际多中心Ⅱ期临床研究,入组的ⅢB 期或Ⅳ期 NSCLC 患者(n=216)至少曾接受过 2 个化疗方案化疗。患者随机接受 250mg 或 500mg 吉非替尼口服治疗直至病情进展或毒性不可耐受。研究发现吉非替尼 2 个剂量组在有效率方面未出现显著性差异:分别有 43%和 35%患者症状改善(75%的患者出现在 3 周内),有 12%和 9%患者达到影像学上的部分缓解(partial response,PR),PR 的患者中 96%的患者出现症状改善,1 年 OS 率为 25%。在不良反应方面,500mg 组明显多见一过性痤疮样皮疹和腹泻。此研究再一次提示吉非替尼用于二线或多线治疗的耐受性良好,并可带来症状和影像学的改善。分层分析发现 EGFR-TKI 的疗效与性别、组织学类型、种族及吸烟状态有关,女性、亚洲人、腺癌和不吸烟或少量吸烟者疗效好。

3. ISEL 研究 2005 年报道的Ⅲ期安慰剂对照的 ISEL 研究发现吉非替尼在总人群中较安慰剂未带来生存上的改善,这个研究结果曾一度成为吉非替尼获得 FDA 认可的障碍,但幸运的是亚组分层分析显示治疗效果明显不同,非吸烟组和亚洲人组可从吉非替尼治疗中获得生存受益,正是此亚组分析的结果推动了 EGFR-TKI 的进一步研究,并最终得到 FDA 的认可。在 ISEL 研究中,1692 例患者以 2∶1 比率随机进入吉非替尼(250mg/d)或安慰剂组,中位随访 7.2 个月时,两组总人群 MST 分别为 5.6 个月和 5.1 个月,其中腺癌患者两

组的 MST 分别为 6.3 个月和 5.4 个月,均无显著差异,但亚组分析显示在非吸烟组(n=375)、亚洲人组(n=342)中吉非替尼组患者的 OS 明显高于安慰剂组,分别为 8.9 个月和 6.1 个月、9.5 个月和 5.5 个月。同既往的研究类似,吉非替尼的耐受性良好。

4. BR.21 研究 与 ISEL 研究同年报道的国际多中心随机、双盲、安慰剂对照的Ⅲ期 BR.21 研究确立了厄洛替尼在 NSCLC 中的二线治疗地位。确诊为临床ⅢB 期或Ⅳ期的 731 例患者中位年龄 61.4 岁,PS 评分 0~3,既往接受过 1 个或 2 个方案化疗(总人群的 49%接受过 2 个方案化疗,接受化疗人群的 93%接受过含铂方案化疗),按研究中心、PS 评分、既往化疗反应、既往化疗方案个数、既往含铂方案化疗等因素分层,按 2∶1 随机分配接受厄洛替尼 150mg/d 或安慰剂,其中 EGFR 突变阳性率分别为 24%和 27.6%。两组的 RR 分别为 8.9%和<1%,中位疗效持续时间分别为 7.9 个月和 3.7 个月,PFS 分别为 2.2 个月和 1.8 个月,OS 分别为 6.7 个月和 4.7 个月,均有显著性差异。在毒性反应上,厄洛替尼组有 5%的患者因毒性反应终止治疗。此研究同样发现在亚洲、女性、腺癌和终身未吸烟者疗效更好。

5. SIGN 研究 BR.21 和 ISEL 研究都是 EGFR-TKI 与安慰剂的对照性研究,2006 年公布结果的Ⅱ期非盲态 SIGN 研究是 EGFR-TKI 与化疗的比较,主要比较了吉非替尼(250mg/d,n=60)与多烯紫杉醇(多西他赛,TXT,175mg/m²,q21d,n=73)用于二线治疗时患者生存质量(quality of life,QOL)改善的情况,根据主要研究终点的需要,研究药物的使用时间较短,中位使用时间分别为 3.0 个月和 2.8 个月。研究发现两组在有效性和 QOL 改善上相似,症状改善率分别为 36.8%和 26%,RR 分别为 13.2%和 13.7%,中位 PFS 分别为 3 个月和 3.4 个月,MST 分别为 7.5 个月和 7.1 个月;QOL 改善分别为 33.8%和

26%;不良反应率分别为 51.5% 和 78.9%,其中 3～4 度不良反应率分别为 8.8% 和 25.4%,吉非替尼的耐受性明显优于化疗。

6. Interest 研究 2008 年报道的 Interest 研究同样是吉非替尼与 TXT 二线治疗的比较,是在 24 个国家 149 个中心进行的Ⅲ期非盲态研究,证明了吉非替尼与 TXT 二线治疗疗效相似。1466 例进展期 NSCLC 患者既往接受过至少 1 个含铂方案化疗,随机分配接受吉非替尼(250mg/d)或 TXT(75mg/m²,第 1 天,q21d),发现吉非替尼的 OS 不比 TXT 差,MST 分别为 7.6 个月和 8.0 个月,EGFR 基因拷贝数高的患者使用吉非替尼未较 TXT 显示出明显优势(72/85 vs 71/89,MST 分别为 8.4 个月和 7.5 个月),吉非替尼组与 TXT 组比较最常见的不良反应为皮疹或痤疮(49% vs 10%)、腹泻(35% vs 25%);在 TXT 组中性粒细胞减少(5% vs 74%)、虚弱(25% vs 47%)、脱发(3% vs 36%)更常见。

(二)EGFR-TKI 用于晚期 NSCLC 一线治疗

EGFR-TKI 用于晚期 NSCLC 一线治疗的Ⅰ期研究发现吉非替尼配合化疗的耐受性良好,但随后 EGFR-TKI 一线治疗同步配合化疗的Ⅲ期临床研究是以失败告终的,反而是 EGFR-TKI 单独用于伴有 EGFR 突变的晚期 NSCLC 患者一线治疗的疗效较化疗具有明显优势,现 EGFR-TKI 单药治疗已成为伴有 EGFR 突变的晚期 NSCLC 患者一线治疗的优先选择。

1. INTACT-1 研究 2004 年报道的Ⅲ期 INTACT-1 临床研究未能证实 EGFR-TKI 一线治疗同步配合化疗较单用化疗有优势。该研究是在标准一线化疗方案吉西他滨(GEM)联合顺铂(cDDP)(GP:cDDP 80mg/m²,第 1 天,GEM 1250mg/m²,第 1、8 天,q21d)的基础上加用吉非替尼 500mg/d、250mg/d 或安慰剂。化疗最多使用 6 个周期,吉非替尼或安慰剂一直用至疾病进展。共入组 1093 例,各治疗组间的疗效未出现明显差异:MST 分别为

9.9 个月、9.9 个月和 10.9 个月,中位无进展生存期(time to progression,TTP)分别为 5.5 个月、5.8 个月和 6.0 个月,RR 分别为 49.7%、50.3% 和 44.8%,除腹泻和皮疹外,不良反应方面无明显差异。

2. INTACT-2 研究 与 INTACT-1 研究同期进行的Ⅲ期 INTACT-2 临床研究也得到了阴性结果。该研究在标准一线化疗方案紫杉醇联合卡铂(CBP)(PC:CBP AUC 6,第 1 天,紫杉醇 225mg/m²,第 1 天,q21d)的基础上加用吉非替尼 500mg/d、250mg/d 或安慰剂,化疗最多使用 6 个周期,吉非替尼或安慰剂一直用至疾病进展。共入组 1037 例,各治疗组间的 OS 未出现明显差异(分别为 8.7 个月、9.8 个月和 9.9 个月),中位 TTP 和 RR 亦无明显差别,除腹泻和皮疹外,不良反应方面无明显差异,仅在亚组分析中显示腺癌患者生存期明显延长。

3. TARGET 研究 EGFR-TKI 一线治疗同步配合化疗的研究失败后,随着 EGFR 突变与 EGFR-TKI 敏感性之间的关系得到认识,经过选择的患者一线接受吉非替尼单药治疗的研究获得成功。2008 年美国报道的 TARGET 研究是Ⅱ期前瞻性多中心研究,目的是为了研究晚期 NSCLC 伴有 EGFR 突变的患者一线接受吉非替尼治疗的效果,并分析 EGFR 突变亚型的意义及 TKI 耐药机制。该研究分两步筛选患者:第 1 步从伴有胸腔积液的ⅢB 期或Ⅳ期患者中筛选出至少符合一项突变优势临床特点(女性、腺癌的各种亚型、不吸烟、东亚人)的人群,第 2 步对其肿瘤组织直接进行 EGFR 18～21 外显子测序,筛选出有 EGFR 突变的患者,给予吉非替尼 250mg/d 直至病情进展或毒性不可接受。98 例患者符合第 1 步筛选标准,在第 2 步筛选中 34 例(35%)患者检测出 EGFR 突变阳性,其中 19 外显子缺失最常见(53%),其次为 21 外显子的 L858R 突变(26%),21% 为其他亚型:20 外显子插入突变(T790M 突变),T790M/L858R

共存突变,G719A 和 L861Q 突变。除 1 例患者拒绝使用吉非替尼、1 例 T790M/L858R 突变和 1 例 20 外显子插入患者因可能存在耐药被研究者剔除外,余 31 例患者接受了吉非替尼。结果显示 RR 为 55%,其中 1 例达到完全缓解(complete response,CR),16 例达到 PR,中位 PFS 为 9.2 个月(6.2～11.8 个月),MST 为 17.5 个月(13.5～21.3 个月),1 年 OS 率为 73%。治疗的耐受性良好,13% 的患者出现 3 度毒性,包括 1 例 3 度肺炎,2 例有活化突变基因的患者出现原发耐药,1 例为 T790M/L858R 共存突变,另 1 例为编码肝细胞生长因子受体(hepatocyte growth factor receptor,HGFR)的 MET 基因扩增和 19 外显子缺失共存。TARGET 研究提示在检测出 EGFR 突变阳性的患者一线给予吉非替尼临床效果很好,耐受性良好。

4. IPASS 研究 在 EGFR-TKI 用于 NSCLC 一线治疗中与安慰剂相比取得良好疗效和耐受性的基础上,陆续有研究把 EGFR-TKI 一线治疗的疗效和标准化疗进行了比较,并得到了令人欣喜的研究结果,为 EGFR-TKI 成为 EGFR 突变的晚期 NSCLC 患者一线治疗的优先选择提供了充足的循证医学证据。

2009 年报道的Ⅲ期随机非盲性易瑞沙亚太地区研究(IPASS)比较了在从不吸烟或少量吸烟腺癌患者中随机给予吉非替尼(250mg/d,$n=609$)CBP/紫杉醇(PC:CBP AUC5 或 6,第 1 天,紫杉醇 200mg/m² ,第 1 天,q21d,$n=609$)一线治疗的疗效差异。结果发现,随访 12 个月时的 PFS 率分别为 24.9% 和 6.7%,吉非替尼组明显优于化疗组。以 EGFR 突变状态进行亚组分析显示,261 例 EGFR 突变阳性患者接受吉非替尼后 PFS 明显长于化疗组,176 例 EGFR 突变阴性患者接受化疗后 PFS 明显长于吉非替尼组。吉非替尼组常见的不良反应为皮疹或痤疮(66.2%)、腹泻(46.6%),化疗组为神经毒性(69.9%)、中性粒细胞减少(67.1%)和脱发(58.4%),显

示出吉非替尼在从不吸烟或少量吸烟的腺癌患者中一线治疗优于化疗,EGFR 突变是吉非替尼疗效的强烈预后因子,EGFR 突变阳性患者接受吉非替尼疗效好,EGFR 突变阴性患者接受化疗疗效好。

5. WJTOG3405 研究 2010 年日本 Mitsudomi 等报道了Ⅲ期非盲态多中心 WJTOG3405 研究结果,入组了 177 例 75 岁以下ⅢB 期或Ⅳ期或术后复发 NSCLC 伴有 EGFR 突变(19 外显子缺失或 L858R 点突变)的未经化疗患者,随机接受吉非替尼(250mg/d)或 cDDP 联合 TXT 化疗(TP:cDDP 80mg/m² ,第 1 天,TXT 60mg/m² ,第 1 天,q21d,3～6 个周期),结果吉非替尼组 PFS 明显延长,中位 PFS 分别为 9.2 个月(8.0～13.9 个月)和 6.3 个月(5.8～7.8 个月)。骨髓抑制、脱发和疲劳在化疗组多见,但皮肤毒性、肝功能失常及腹泻在吉非替尼组常见,吉非替尼组出现 2 例间质性肺炎(2.3%),其中 1 例死亡。该研究提示经过 EGFR 突变检测筛选的患者接受吉非替尼治疗较 cDDP 联合 TXT 化疗有明显的 PFS 优势。

6. NEJ002 研究 2010 年日本报道的 NEJ002 研究原计划入组 230 例转移性 NSCLC 伴有 EGFR 突变(19 外显子缺失或 L858R 点突变)的未经化疗患者,随机接受吉非替尼或 CBP/紫杉醇治疗,但在对 200 例患者的中期分析中即发现吉非替尼组 PFS 明显延长(死亡或疾病进展 HR=0.36),入组提前终止。最终分析显示在吉非替尼或化疗组,PFS 分别为 10.8 个月和 5.4 个月,RR 分别为 73.7% 和 30.7%,均有显著差别,但 MST 分别为 30.5 个月和 23.6 个月,无明显差别。吉非替尼组最常见的不良反应为皮疹(71.1%)、转氨酶升高(55.3%),1 例患者死于间质性肺炎;化疗组为中性粒细胞减少(77.0%)、贫血(64.6%)、食欲下降(56.6%)、感觉性神经病变(54.9%)。NEJ002 研究进一步提示经过 EGFR 突变检测筛选的患者接受吉非替尼治

疗较标准化疗有明显的 PFS 优势,毒性可以接受。

7. OPTIMAL 研究 2011 年中国报道了 OPTIMAL 初步研究结果,同样为Ⅲ期非盲态研究,入组对象为 18 岁以上ⅢB 期或Ⅳ期 NSCLC 伴有 EGFR 突变(19 外显子缺失或 21 外显子 L858R 点突变)的初治患者,随机接受厄洛替尼直至病情进展(150mg/d,$n=83$)或 cDDP 联合 GEM 化疗最多 4 个周期($n=82$),两组间 EGFR 突变类型、组织学亚型(腺癌或非腺癌)和吸烟状态的分层比例相似。厄洛替尼组较化疗组 PFS 明显延长,中位 PFS 分别为 13.1 个月(10.58~16.53 个月)和 4.6 个月(4.21~5.42 个月)。化疗组有较多的 3~4 度骨髓毒性(中性粒细胞减少为 42%、血小板减少为 40%),厄洛替尼组未出现;厄洛替尼组最常见的 3~4 度毒性为丙氨酸转氨酶浓度升高(4%)、皮疹(2%)。此研究结果提示经过 EGFR 突变检测筛选的中国患者接受吉非替尼一线治疗较标准化疗也有明显的 PFS 优势,且耐受性更好。

8. EURTAC 研究 这是一个在法国、意大利和西班牙进行的 EGFR 突变阳性(19 外显子缺失或 21 外显子 L858R 点突变)的晚期 NSCLC 患者一线给予厄洛替尼治疗并与标准化疗进行比较的多中心、非盲态、Ⅲ期随机对照研究,仅接受过新辅助化疗或辅助化疗结束超过 6 个月的患者也允许入组。患者随机接受厄洛替尼 150mg/d($n=86$)或化疗($n=87$,cDDP 75mg/m^2,第 1 天,联合 TXT 75mg/m^2,第 1 天或 GEM 1250mg/m^2,第 1、8 天),不能耐受 cDDP 者的化疗方案可用 CBP 代替:CBP AUC 6 联合 TXT 75mg/m^2,第 1 天或 CBP AUC 5 联合 GEM 1000mg/m^2,第 1、8 天。中期分期显示已达到其主要研究终点,故未再继续入组患者。厄洛替尼和化疗组的中位 PFS 分别为 9.7 个月和 5.2 个月,有显著差异,在 3~4 度毒性中,皮疹分别为 13% 和 0,中性粒细胞减少分别为 0 和 22%,贫血分别为

1% 和 4%,转氨酶升高分别为 2% 和 0,治疗相关的严重不良反应率分别为 6% 和 20%,分别有 1 例和 2 例治疗相关死亡。此研究结果提示经过 EGFR 突变检测筛选的欧洲患者接受吉非替尼一线治疗较标准化疗也有明显的 PFS 优势,且耐受性更好。

(三)EGFR-TKI 用于 NSCLC 的辅助治疗

NSCLC 患者即使有机会接受根治性手术,随后再接受辅助化疗和(或)辅助放疗,其生存结果仍不理想,5 年 OS 率 45%,其中 5 年无病生存率 39%。术后辅助化疗的总生存率增加仅有 10%~20%,增加幅度无法令人满意,获益人群比例太低,有 80%~90% 的患者接受了无效"冤枉"的辅助化疗,鉴于 EGFR-TKI 在 EGFR 突变阳性 NSCLC 患者一线治疗中有明显的 PFS 优势,且耐受性良好,把 EGFR-TKI 用于辅助治疗的研究已在进行。

2011 年 Janjigian 等报道,在 167 例手术切除的 EGFR 突变阳性的Ⅰ期到Ⅲ期肺腺癌患者中,56% 有 19 外显子缺失,44% 有 21 外显子突变,33% 的患者接受 EGFR-TKI 治疗后,在同时对性别、分期、手术类型和辅助铂类治疗等进行多因素分析后,2 年 PFS 在 EGFR-TKI 辅助治疗组为 89%,对照组为 72%,2 年 OS 率分别为 96% 和 90%,虽无显著差异,但已显示出 EGFR-TKI 辅助治疗有延长 PFS 的趋势。

EGFR-TKI 用于术后辅助治疗的重要研究还有 BR19 和 MSKCC 单中心回顾性研究。BR19 是一项随机、双盲、安慰剂对照的Ⅲ期临床研究,由 Goss 于 2010 年在 ASCO 大会上报道了结果。完全切除的ⅠB 期、Ⅱ期和ⅢA 期的 NSCLC 患者随机接受吉非替尼 250mg/d 或安慰剂治疗。分析结果是,吉非替尼组和安慰剂组相比未见 PFS 和 OS 获益,中位 PFS 分别为 4.2 年和未达到,MST 分别为 5.1 年和未达到。357 例患者进行 EGFR 突变状态分析,出人意料的是,EGFR 突变患者接受吉非替尼治疗后生存率低。这可能是因为 BR19

的研究存在一些不足之处：入组的研究对象中51.7％为ⅠB期患者（这类患者辅助化疗的价值仍存在争议），ⅢA期患者仅占13.3％；入组患者以白种人（93％）、吸烟（89％）患者为主；研究提前终止时，所有患者停用吉非替尼，中位用药时间仅4个月；实际入组人数（503人）不到预计的50％；EGFR基因突变未被列为预设的分层因素。另一项研究是美国纽约纪念医院的单中心回顾性研究，手术完全切除的167例Ⅰ～Ⅲ期肺腺癌患者有EGFR外显子19或21突变，56例患者接受厄洛替尼或吉非替尼辅助治疗，中位治疗时间为20个月。结果显示，与未接受TKI治疗的患者相比，2年PFS率分别为89％和72％，2年OS率分别为96％和90％，均无显著性差异。这项回顾性研究也存在患者基线特征不平衡的现象：Ⅰ、Ⅱ期患者占70％以上，患者自然生存期比较长；以2年无病生存率不足以反映总生存结果；Ⅲ期患者接受EGFR-TKI治疗明显多于未治疗组，可能使结果产生偏倚。MSKCC第一次证明了EGFR突变肺腺癌患者根治术后给予EGFR-TKI辅助治疗有延长无病生存期的趋势，但尚需基于EGFR突变状态的前瞻性随机对照试验进一步证实，而且这些研究的对照组为安慰剂，而非标准辅助化疗方案，故不能明确回答辅助靶向治疗是否优于辅助化疗。

2017年6月ASCO会议上，我国吴一龙教授就ADJUVANT研究做了口头报告，这是第一个吉非替尼与辅助化疗用于早期EGFR突变NSCLC的、头对头比较疗效和安全性的Ⅲ期多中心临床试验，患者为Ⅱ～ⅢA（N_1～N_2）期，实验组为吉非替尼250mg，每日1次至2年，对照组为标准方案化疗4周期：长春瑞宾25mg/m²，第1、第8天，顺铂75mg/m²，第1天。研究达到了主要研究终点，与化疗组相比，吉非替尼组能够延长DFS 10.7个月（28.7 vs 18.0），HR＝0.60，肿瘤复发风险比下降40％，3年DFS得到显著提高（34.0 vs 27.0，P＝0.013）。此研究结果证实，吉非替尼或可成

为可切除N_1/N_2 EGFR突变NSCLC的首选治疗方案。

（四）EGFR-TKI耐药性及其阻断

EGFR突变阳性腺癌患者给予厄洛替尼或吉非替尼或埃克替尼治疗后，少部分患者无效，75％的患者会有影像学缓解，PFS大致为12个月，绝大多数患者仍会再次出现疾病进展。目前已经发现了导致EGFR-TKIs耐药的部分原因，也进行了一些研究来克服耐药。

Camidge将EGFR-TKI耐药分为4类，包括：①出现耐药突变，如T790M突变；②旁路激活，如c-Met扩增；③表型改变，如腺癌向小细胞肺癌转化，上皮细胞向间叶细胞转化；④下游信号通路激活，如BIM的多态性导致EGFR-TKI的原发耐药或削弱TKI的临床疗效，在TKI治疗前即应进行检测；通过MAP-KI扩增直接激活下游增殖信号通路产生EG-FR-TKI的继发性耐药。

1. EGFR-TKIs耐药的常见原因

（1）K-ras突变：与EGFR-TKIs的原发性耐药有关。K-ras是一种GTP结合蛋白，与G蛋白偶联的信号通路有关，若K-ras发生突变，则K-ras一直处于活化状态，可以转化为永生细胞，并促进细胞增殖和生存。如同前文已提到的，Pao等发现在NSCLC中，K-ras突变和EGFR突变是互相排他的，就是说K-ras突变的NSCLC患者不会同时存在EGFR突变，自然缺乏对EGFR-TKIs的敏感性，同样，有EGFR突变的患者都不存在K-ras突变，说明发生继发性耐药现象与此无关。

（2）T790M突变：有EGFR突变的患者出现EGFR-TKIs原发或继发耐药最常见的原因是EGFR的20外显子插入突变（T790M突变）及其他少见的第二位点突变，这些第二位点突变可以与EGFR-TKIs结合而不能发挥对EGFR的抑制作用，从而表现为细胞对FR-TKIs的耐药。T790M突变单独存在的细胞对1代EGFR-TKI是原发耐药的，与EGFR-TKI敏感突变共存时则可能出现原发或继发

耐药,这与 T790M 突变出现的时间有关,若 T790M 突变出现于 EGFR-TKI 治疗前,表现为原发耐药,或者疗效维持时间很短,数周后很快耐药,大多数情况下肿瘤在治疗之前仅存在 EGFR-TKI 敏感突变,但在治疗过程中出现了 T790M 突变,表现为继发性耐药。

20 外显子插入突变的发生率并不高,在 5 个对 EGFR 的 18～21 外显子测序的研究中,共 1018 例 NSCLC 患者,其中 350 例有 EGFR 突变,18 例为 20 外显子插入突变。

Pao 等在 5 例出现吉非替尼或厄洛替尼继发性耐药的患者中,有 2 例检测出除存在 EGFR-TKI 敏感突变外,还存在第二位点突变,即 20 外显子的 T790M 突变,在 EGFR-TKI 治疗前后,分别进行 EGFR 突变检测显示在这两例患者的治疗前肿瘤标本中未检测到 EGFR 突变,这与继发性耐药的现象相吻合。肺癌转化细胞的生物化学分析及生长抑制研究提示 T790M 突变可使携带有 EGFR-TKI 敏感突变的细胞变得对吉非替尼或厄洛替尼耐药。有意思的是,类似于 T790M 的突变在另一种激酶抑制药伊马替尼的继发性耐药中也能检测得到。

Kobayashi 等在《新英格兰杂志》上报道了 1 例吉非替尼治疗达到完全缓解 2 年后复发的患者,EGFR 基因测序也检测出 T790M 突变,结构模拟和生物化学分析提示正是这种突变导致了吉非替尼耐药,但这种突变对第二代,即非可逆性的 EGFR-TKI CL-387 785 的疗效影响不大。Greulich 等证实 EGFR 突变具有致癌基因的活性,可在外源性上皮细胞生长因子不存在的情况下转化成纤维细胞和肺上皮细胞,使之具有肿瘤细胞的特点。他们也发现,大多数 EGFR 突变可使细胞对吉非替尼或厄洛替尼敏感,但 20 外显子插入突变却不一样,它使细胞出现对吉非替尼或厄洛替尼的耐药,但对 CL-387 785 更加敏感。

(3)MET 基因扩增:是 EGFR-TKIs 的另一个耐药原因。MET 癌基因编码 HGFR,与细胞的生长、转化、细胞的运动性、侵袭性、转移、上皮细胞向间充质细胞转化(epithelial-mesenchymal transition,EMT)过程中血管生成和伤口愈合或组织再生有关,MET 基因扩增可同样激活 EGFR 信号通路的下游信号,因而可使细胞对 EGFR-TKIs 产生耐药。

Engelman 等发现对吉非替尼或厄洛替尼耐药的 NSCLC 患者中 22%(4/18)检测出 MET 基因扩增。他们在吉非替尼敏感细胞中转入 MET 基因使之扩增后,细胞出现对吉非替尼的耐药,抑制 MET 基因表达后可恢复对吉非替尼的敏感性。他们进一步研究发现 MET 基因扩增激活了 ERBB3(HER3)依赖的 PI_3K 信号通路,这条信号通路被认为是 EGFR/ERBB 家族受体特有的。

(4)EMT:也被证实是 EGFR-TKIs 耐药的原因之一。Lee 等研究了可诱导 EMT 的跨膜 4L 第六家族成员第五成员(transmembrane 4 L six family member 5,TM4SF5)是否可导致吉非替尼耐药。对吉非替尼耐药的细胞和敏感细胞相比,TM4SF5 表达增加及间质细胞表型更多见,在吉非替尼敏感细胞中导入 T790M 突变可引起 TM4SF5 表达增强、和细胞接触有关的 E-钙黏蛋白丢失及吉非替尼耐药。另外,TM4SF5 过表达可使 NSCLC 细胞对吉非替尼敏感性下降,在吉非替尼耐药细胞中抑制 TM4SF5 可使之变得对吉非替尼敏感、上皮细胞的特性增多、间质细胞的特性减少,证明了对吉非替尼耐药的是间质细胞样肿瘤细胞,而不是上皮细胞样肿瘤细胞。

(5)CRKL 扩增:最近也被发现可导致 EGFR-TKIs 耐药。Hiu 等发现 CRKL 过表达可使人呼吸道上皮细胞株的生长失去控制,发生癌变,抑制 CRKL 表达后可使存在 CRKL 扩增的 NSCLC 细胞死亡。在 EGFR 突变细胞株中过表达 CRKL 可通过激活 ERK 和 AKT 信号途径发生吉非替尼耐药。

2. 第一代 EGFR-TKI 耐药后的治疗策略 第一代 EGFR-TKI 耐药后应区分不同的

进展方式予以不同治疗方式：①如出现局部进展，有增大或出现1~2处新的非靶病灶，没有症状或症状没有变化，可认为属于癌基因成瘾，此阶段停药可能会出现疾病暴发进展，因此可以继续靶向治疗联合局部治疗。美国Colorado大学将适合局部治疗的情况归纳为：适合全脑放疗或脑立体定向治疗或手术切除的没有脑膜转移的颅内进展；颅外≤4个病灶，同时适于体部立体放射或常规分割放疗或外科切除的进展；②如出现广泛进展，可以根据IMPRESS研究的结果，不再给予第一代TKI，而是单用化疗，方案可选择培美曲塞/顺铂两药化疗；若患者检测存在T790M突变，也可换用第3代TKI；③缓慢、无痛、无症状的疾病进展根据ASPIRATION研究可以继续应用最初的药物，在临床医生感觉继续维持不会获益时再改变治疗方案。

（1）换用或加用EGFR单抗：EGFR-TKI和EGFR单抗作用于EGFR的位点不同，一个只选择EGFR激酶区，一个结合于EGFR的胞外区阻止其与天然配体的结合。理论上两者联合应用，可从不同部位同时抑制EGFR，具有协同作用，但Neal等尝试在EGFR-TKI治疗进展之后给予西妥昔单抗治疗，未能得到临床受益。之前接受过化疗和EGFR-TKI（平均治疗次数＝4.2）的18例患者，接受西妥昔单抗400mg/m²，第1天，然后250mg/m²，每周1次，结果RR为0，SD为28%，中位PFS为1.8个月（1.6~5.4个月），MST为7.5个月（2.2~19个月），3例患者有EGFR突变，其中1例达到SD并维持6个月，不良反应轻微，包括疲劳、皮疹和恶心呕吐，2例出现间质性肺炎，其中1例危及生命。

为了探讨EGFR协同阻断是否能克服肺腺癌对厄洛替尼产生的耐药，Yelena等在一个Ⅱ期临床研究中给予厄洛替尼耐药的患者厄洛替尼100mg/d，同时给予西妥昔单抗500mg/m²，每2周1次。共有19例患者入组，最常见毒性是皮疹、疲劳、低镁血症，未出现影像学缓

解，提示此种联合用药对厄洛替尼获得性耐药亦无明显克服作用。

（2）联合使用c-MET扩增抑制药：c-MET扩增与NSCLC预后不良及存在EGFR-TKI耐药有关，联合使用EGFR-MET TKI可能克服这种耐药。Tivantinib（ARQ197）是一种选择性的、可口服的、非ATP竞争性的、小分子的MET-TKI。Sequist等2011年报道的国际Ⅱ期临床研究，入组了167例既往治疗中不包括EGFR-TKI的晚期NSCLC患者，随机给予厄洛替尼150mg/d联合Tivantinib 360mg，每天2次（ET组）或厄洛替尼联合安慰剂（EP组），病情进展后两组患者可以交叉。中位PFS分别为3.8个月和2.3个月，无显著差异，但分层分析显示伴有K-ras突变者在两个治疗组的中位PFS有显著性差异。两组的ORR分别为10%和7%，从EP交叉到ET的患者中有2例亦出现客观反应，其中包括1例EGFR突变和MET基因拷贝数超过5的患者。两组不良反应无明显差别。此研究提示厄洛替尼联合Tivantinib耐受性良好，尽管PFS无显著性差异，但出现PFS改善的趋势，尤其是伴有K-ras突变者。

Goldman等2012年报道了32例实体瘤患者接受Tivantinib联合厄洛替尼的Ⅰ期研究结果。Tivantinib的设定递增剂量为120mg、240mg、360mg和480mg，每天2次，联合厄洛替尼150mg，每天1次，若未出现剂量限制性毒性，每个患者在第一个治疗周期内（21d）接受一次或多次剂量增加。不考虑原因的最常见（≥20%）不良事件（AEs）包括皮疹（$n=17$）、疲劳（$n=12$）、恶心（$n=10$）、腹痛（$n=10$）、腹泻（$n=9$）、心率缓慢（$n=9$）、贫血（$n=7$）。87.5%（$n=28$）的患者出现和治疗有关的不良反应，5例（15.6%）出现治疗相关严重AEs，包括中性粒细胞减少、白细胞减少、晕厥、窦性心动过缓、病态窦房结综合征，32例（46.8%）患者中出现PR 1例，稳定（steady disease，SD）14例，其中6例/8例NSCLC达到

SD,提示 Tivantinib 联合厄洛替尼可进入Ⅱ期研究,推荐使用的剂量为 Tivantinib 360mg,每天 2 次,联合厄洛替尼 150mg,每天 1 次。

(3)第二代 EGFR-TKI:NSCLC 对 EGFR-TKI 出现原发性和继发性耐药的难题引发了对第二代 EGFR-TKI 的研制。这些药物的研制采取两种策略。一是将第一代 EGFR-TKIs 药物与靶标的可逆结合改为共价不可逆结合,在前文也已提到与 EGFR 不可逆结合的药物 CL-387 785 已被证实可以克服 20 外显子的 T790M 突变导致的继发性耐药;二是拓展细胞内药物结合受体的范围,除了阻断 EGFR 信号外,还阻断 ErbB 家族的其他靶点,如 HER2 或下游靶区及与之对应的 VEGFR 旁路等,多靶点药物将在后文中介绍。

(4)第三代 EGFR-TKI:包括奥希替尼(AZD9291)、Rociletinib(CO-1686)、Olmutinib(BI1482694/HM61713)、艾维替尼(AC0010)等,其中奥希替尼于 2015 年 11 月 13 日经 FDA 加速批准上市,是首个获批上市用于经 EGFR-TKI 治疗时或治疗后病情进展的 T790M 突变阳性 NSCLC 的靶向药。AZD9291 剂量攀升试验 AURA 1 的结果发表在《新英格兰医学杂志》上,138 例患者中的 127 例明确检测到 T790M 突变阳性的 ORR 为 61%(95% CI,52~70),中位 PFS 为 9.6 个月。

二期临床试验 AURA 2 的最新数据结果发表于 Lancet Oncology,随访时间中位数为 13.0 个月(IQR 7.6~14.2)。独立中心评估了 199 例中的 140 例 T790M 突变阳性对一代 FGFR-TKI 治疗后出现耐药的患者接受 AZD9291 治疗的情况(70%;95%CI 64~77):6 例(3%)患者完全缓解,134 例(67%)患者部分缓解。最常见的 3 级和 4 级不良事件是 6 例肺栓塞(3%)、心电图 QT 间期延长 5 例(2%)、中性粒细胞计数减少 4 例(2%)、贫血、呼吸困难、低钠血症、谷丙转氨酶升高和血小板减少(1%)。严重不良事件 52 例(25%),

11 例(5%)被认为与 AZD9291 治疗相关。基于此研究结果,奥希替尼于 2015 年 11 月 13 日经 FDA 加速批准上市。

三期临床研究 AURA3 纳入 400 余例二线 TKI 经治的伴有 EGFR T790M 阳性突变的非鳞癌 NSCLC 患者,279 例在奥西替尼组,其一线 EGFR TKIs 治疗药物吉非替尼＞厄洛替尼＞阿法替尼,140 例在铂-培美曲塞联合实验组(其中 54% 患者使用了培美曲塞维持治疗,60% 的患者在治疗 4 个月后出现进展交叉到了奥西替尼组)。PFS 分别为 10.1 个月和 4.4 个月(HR 0.30;95% CI,0.23~0.41;P<0.001);ORR 为 71%(95% CI,65~76)vs 31%;(95% CI,24~40)(odds ratio,5.39;95% CI,3.47~8.48;P<0.001)。3 级和 4 级事件的报告率分别为 23% 和 47%。此研究进一步确定了奥西替尼二线治疗在 TKI 经治的伴有 EGFR T790M 阳性突变的非鳞癌 NSCLC 患者的优势地位。

奥希替尼对 CNS 转移的疗效亦引起关注,早在 2015 ESMO 大会报道,AURA 和 AURA Ⅱ期的 Pooled 分析中 39% 的患者在入组时脑转移,应用奥希替尼的总人群 ORR 达到 66%,中位 PFS 9.7 个月,而其中脑转移患者的 ORR 则达到 62%,中位 PFS 8.0 个月。

2016 年 ASCO 会议上,台湾大学杨志新教授口头汇报 BLOOM 研究,奥希替尼在中枢转移的作用大放异彩,其在经治的 EGFR 突变的软脑膜转移 NSCLC 患者中的疗效令人振奋。该研究纳入 EGFR-TKI 治疗耐药的,并且脑脊液细胞学确诊为脑膜转移的 NSCLC 患者,给予奥希替尼 160 mg,1/d 治疗。截至 2016 年 3 月 10 日,入组 21 例患者中(全是亚洲患者),15 例患者还在接受治疗,其中 7 例患者治疗时间超过 9 个月;7 例患者(33%)达到已确认的影像学 PR,9 例患者(43%)达到已确认的颅内疾病 SD,另外有 2 例未确认的颅内 SD;有 2 例患者退出研究;5 例患者有确认的神经功能的提升。9 例患者 ddPCR 方法检测 CSF 中 EGFRm DNA 拷贝数,其中 6 例患者有＞50％的降低,且维持到第 9 个治疗周期,其中 2 例患者 DNA 是达到了完全被清除。安全性方面,没有药物相关的 AE 导致药物中断或减量,发生 3 度以上药物相关的 AE 分别是:1 例患者(5％)腹泻,1 例患者(5％)疲劳。此研究提示奥希替尼在 CNS 转移中具有显著的疗效。

(五)EGFR-TKI 和化疗的联合使用

1. 临床前研究 尽管临床研究中 EGFR-TKI 联合化疗未能证实较单用化疗受益,但临床前研究确实提示吉非替尼(ZD-1839)配合化疗可起到协同作用。Ciardiello 等在共表达 EGFR 和 TGF-α 的人卵巢癌细胞(OVCAR-3)、乳腺癌细胞(ZR-75-1,MCF-10Aras)、GEO 结肠癌细胞中,单用 ZD-1839 或与不同作用机制的细胞毒性药物,如 cDDP、CBP、奥沙利铂、紫杉醇、TXT、多柔比星、足叶乙苷、拓扑替康和雷替曲塞等一起使用,发现在所有的细胞中,ZD-1839 均以浓度依赖的方式抑制软琼脂糖中的克隆形成,这种抑制增殖作用主要为抑制细胞生长,但高浓度 ZD-1839 可引起 2～4 倍的凋亡增加,联合用药较单用药相比可显著增加凋亡率。携带人 GEO 结肠癌异位移植瘤的裸鼠使用 ZD-1839 后对肿瘤生长显示出相反的剂量抑制作用,表现为在治疗后期 GEO 肿瘤恢复到了与对照组一样的生长速率;另一方面,与细胞毒制剂联合使用时,所有小鼠的生长都得到抑制,在治疗结束时肿瘤生长减慢了 4～8 周,然后才又获得与对照组一样的生长速度,ZD-1839 和细胞毒制剂联合使用时 GEO 肿瘤的大小在 4～6 周内与对照组者有明显不同,在 6～8 周内和 ZD-1839 单用者明显不同,ZD-1839 联合拓扑替康、雷替曲塞或紫杉醇治疗的小鼠中 50％分别在 10 周、12 周和 15 周仍存活。上述优势证明了吉非替尼(ZD-1839)配合化疗可起到协同作用。

Sirotnak 等同样在人异位移植瘤如人外阴细胞癌(A431)、肺癌(A549、SK-LC-16NSCL

和 LX-1)和前列腺癌(PC-3 和 TSU-PR1)中验证了 ZD-1839(每天 5 次,共 2d)联合细胞毒制剂(腹腔注射,每 3～4 天 1 次,共 4 次)治疗 2 周的效果。最大耐受剂量 150mg/kg 使高表达 EGFR 的 A431 肿瘤达到 PR,EGFR 低表达的肿瘤(A549、SKLC-16、TSU-PR1 和 PC-3)得到 70％～80％抑制,表达 EGFR 很低的 LX-1 肿瘤得到 50％～55％抑制,提示 ZD-1839 在所有肿瘤中均可加强细胞毒药物的效果,且与 EGFR 状态无关。加用 ZD-1839 较单用铂类药物,对肿瘤生长的抑制作用增加了数倍,且在 A431 和 PC-3 肿瘤中出现一些缩小;尽管紫杉类药物,如紫杉醇或 TXT,单一用药时已可显著抑制 A431、LX-1、SK-LC-16、TSU-PR1 和 PC-3 肿瘤的生长,但在和 ZD-1839 联用时,常可出现部分或完全缓解;对 A549 肿瘤,联合使用 ZD-1839 可使多柔比星的生长抑制作用增加 10 倍(＞99％);叶酸类似物依达曲沙对 A549、LX-1 和 TSU-PR1 肿瘤有显著的生长抑制作用,联合使用 ZD-1839 时可使之部分或完全缓解;对 A431 肿瘤,紫杉醇单用可显著抑制其生长或者使之缩小,联合使用 ZD-1839 时,可出现显著缩小;ZD-1839 和吉西他滨联用既不增加也不减少其细胞毒作用;ZD-1839 和长春瑞滨联用时耐受性很差。

2. 临床研究 临床前研究似乎提示着 EGFR-TKI 与化疗联合使用的前景很好,但随后 EGFR-TKI 持续给药配合化疗的Ⅲ期临床研究却以失败告终。如前述的吉非替尼联合 GEM 和 cDDP 一线治疗的 INTACT-1 研究和吉非替尼联合紫杉醇和 CBP 一线治疗的 INTACT-2 研究,得到类似阴性结果的还有 2005 年发表的厄洛替尼联合紫杉醇和 CBP 一线治疗的 TRIBUTE 研究和 2007 年发表的厄洛替尼联合 GEM 和 cDDP 一线治疗的研究。

TRIBUTE 研究中 1059 例ⅢB 期或Ⅳ期患者入组,均接受最多 6 周期 CBP 和紫杉醇方案化疗,同时随机接受厄洛替尼 150mg/d

或安慰剂,结果发现 MST 分别为 10.6 个月和 10.5 个月,在 ORR 和 TTP 上亦无明显差别,但从不吸烟的患者(72 例在厄洛替尼组,44 例在安慰剂组)使用厄洛替尼 OS 得到显著改善(22.5 个月 vs 10.1 个月)。

Gatzemeier 等 2007 年报道了厄洛替尼联合 GEM 和 cDDP 一线治疗的Ⅲ期、随机、双盲、安慰剂对照的多中心研究结果。1172 例Ⅲ B 期或Ⅳ期患者入组,均接受最多 6 周期 GEM 联合 cDDP 方案化疗(GEM 1250mg/ m^2 ,第 1、8 天,cDDP 80mg/ m^2 ,第 1 天,q21d),同时随机接受厄洛替尼 150mg/d 或安慰剂。MST 分别为 43 周和 44.1 周,TTP、RR 或 QOL 亦无显著差异,在从不吸烟的人群,OS 和 PFS 在厄洛替尼组延长。

EGFR-TKI 联合化疗失败的原因一方面可能是上述 4 个研究是在未经 EGFR 突变选择的人群中进行的,当时尚未能识别出可预测厄洛替尼或吉非替尼疗效的临床和分子生物学特点,在方案设计上存在一定的先天缺陷,若能进一步对 EGFR 突变状态进行检测并分层分析可能得到阳性结果;另一方面可能与 EGFR-TKI 使用的方式有关,联合化疗时 EGFR-TKI 是连续使用的,未能使患者获益的原因可能是因为 EGFR 野生型细胞接触到吉非替尼后停滞在 G_1 期,使得这些细胞对化疗产生抵抗,因为后者更易使 G_2 或 M 期细胞发生凋亡。

3. 研究策略的改变　Solit 等改变给药时间,在人 EGFR 野生型 NSCLC 的动物模型中发现,在紫杉醇化疗时间断给予吉非替尼较单用任何两者之一或连续使用吉非替尼都能使肿瘤明显缩小,在紫杉醇前先给予 2d 大剂量吉非替尼效果最好。也有研究发现,在紫杉醇后给予厄洛替尼效果更好。

Gregory 等 2009 年报道了他们在现在或过去有吸烟史的 86 例包括各种组织类型的初治Ⅲ B 期或Ⅳ期 NSCLC 患者中间断使用厄洛替尼配合化疗的研究结果,其中 11 例检测到存在 EGFR 突变,2 例存在 KARS 突变。化疗方案为 CBP AUC 6 联合紫杉醇 200mg/ m^2 ,第 1 天,q21d,最多 6 个周期,按厄洛替尼的不同使用方法随机分 3 组:150 PRE 组,厄洛替尼 150mg,第 1~2 天,第 3 天化疗;1500 PRE 组,厄洛替尼 1500mg,第 1~2 天,第 3 天化疗;1500 POST 组,第 1 天化疗,厄洛替尼 1500mg,第 2~3 天。共有 86 例患者入组,3 组 RR 分别为 18%、34% 和 28%,MST 为 10 个月、15 个月和 10 个月。最常见的 3~4 度毒性为中性粒细胞减少(39%)、疲劳(15%)和贫血(12%),而 3~4 度皮疹和腹泻少见。该研究提示 1500 PRE 组反应率最好,生存期最长,可进入Ⅲ期临床研究。

(六)EGFR 异常的检测方法和标本来源

1. EGFR 异常的分类及其意义　EGFR 异常根据检测方法的不同分为不同类型,包括 EGFR 扩增突变检测(amplification mutation refractory system)、荧光原位杂交技术(fluorescence in situ hybridization,FISH)检测 EGFR 基因拷贝数增加、测序法检测 EGFR 基因突变和免疫组织化学法(immunohistochemical method,IHC)检测 EGFR 蛋白表达增加等,但至今,仅 ISEL 和 BR.21 研究证明 EGFR 基因拷贝数增加对 EGFR-TKI 的疗效有正向预测价值,其余研究都支持 EGFR 基因突变是 EGFR-TKI 疗效的唯一可靠预测因素。

在 TARGET 研究中,31 例接受吉非替尼治疗的 EGFR 突变患者中,29 例进行了 EGFR 基因扩增检测,其中 76% 为 FISH 阳性,但 FISH 阳性和阴性的患者在 ORR 和 TTP 上无明显差别。2011 年 Fukuoka 等把 IPASS 研究中患者的 OS 和 RR 与 EGFR 的不同异常状态进行了相关性分析,发现 EGFR 基因拷贝数的预测价值与同时存在的 EGFR 突变有关,即有双向预测价值。IPASS 共入组 1217 例患者,其中 EGFR 突变检测 437 例,FISH 法检测基因拷贝数 406 例,IHC 检测蛋白表达 365 例。OS(954 例已死亡)在吉非替尼对 CBP 联合紫杉醇组、EGFR 突变阳性组对阴性组及 EGFR 突变各亚型间均相似。CBP 联合紫杉醇组中有 64.3% 的 EGFR 突变阳性的患者又接受了随后的 EGFR-TKI 治疗。EGFR 基因拷贝数增加并且突变阳性的患者接受吉非替尼后 PFS 显著延长，但 EGFR 基因拷贝数增加不伴突变阳性的患者接受吉非替尼后 PFS 显著缩短。他们认为 EGFR 突变是最强的吉非替尼或 CBP 联合紫杉醇一线治疗的 PFS 和疗效预测因子，EGFR 基因拷贝数的预测价值与同时存在的 EGFR 突变有关。两个治疗组 EGFR 突变亚型在 PFS 上的差别未转换成 OS 差别，可能与 CBP 联合紫杉醇组中 EGFR 突变阳性的患者大多数又接受了随后的 EGFR-TKI 治疗有关。

2. 检测 EGFR 突变时不同标本和检测方法的价值　因不能手术的晚期肿瘤患者难以获得手术病理标本，部分患者取得活检标本亦较为困难，而体液标本的获取要容易得多，因而研究者们不断尝试、验证用体液标本代替活检标本的可行性。Goto 等在 2012 年公布了 IPASS 研究中的日本患者（$n=233$），采用肿瘤组织 DNA（$n=91$）和预处理血清中循环游离 DNA（circulating free DNA，cfDNA）（$n=194$）进行 EGFR 突变检测的比较结果。发现预处理血清 cfDNA（23.7%）检测出的 EGFR 突变率较组织 DNA 中低（61.5%），cfDNA 无假阳性但有很高的假阴性（56.9%）。cfDNA EGFR 突变状态与 PFS 明显相关，cfDNA EGFR 突变阳性的患者在吉非替尼组 PFS 明显延长，ORR 明显高于化疗组，cfDNA EGFR 突变阴性的患者吉非替尼组 PFS 和 ORR 较化疗

组略有数字上的优势，可能与 cfDNA EGFR 突变假阴性高有关。该报道提示在目前的技术条件下，组织 DNA 中检测 EGFR 突变更值得推荐。

直接测序法检测 EGFR 突变最为常用，但它要求突变的基因成分要占到总基因成分的 30% 以上，这在肿瘤组织中是容易做到的，但不适于体液检测，因后者仅含有很少部分的 EGFR 突变基因，因而利用体液标本检测突变基因时需对直接测序法进行改进。

突变富集 PCR 偶合测序法（mutant-enriched PCR-coupled sequencing）可以检测到 $10^3 \sim 10^4$ 个野生型基因拷贝中的一个突变基因，Jiang 等采用此方法检测了中国进展期 NSCLC 患者血清中的 EGFR 突变基因，发现敏感性和特异性为 77.8% 和 100%，比未经富集检测敏感得多，与肿瘤组织标本的吻合度达到 93.1%。

有研究采用 Scorpion Amplification Refractory Mutation System（ARMS®）检测血清中的 EGFR 突变基因，与组织标本的吻合度为 92.9%。还有研究采用变性高通量液态色谱法（denaturing high-performance liquid chromatography，dHPLC）技术检测血清中的 EGFR 突变基因，也显示出与组织标本有很高的一致率。据报道微流体数字 PCR（microfluidic digital PCR）检测血浆中的 EGFR 突变基因时敏感性为 92%，特异性为 100%。

总之，虽然组织 DNA 中检测 EGFR 突变更值得推荐，但采用适当的技术，利用体液标本检测 EGFR 突变也是可行的。

（李　钧）

第三节　EML4-ALK 抑制药在 NSCLC 中的应用

EML4-ALK 融合突变最初于 2007 年报道，由 2 号染色体短臂插入引起，ALK 部分均包括开始于第 20 外显子的编码细胞内酪氨酸激酶结构域的基因片段，EML4 部分则包括长

短不一的编码蛋白 N 端肽链的基因片段，所有这些融合基因均有生物学功能，EML4-ALK 融合突变可导致 ALK 癌基因的替代性激活，其表达产物为一种嵌合赖氨酸激酶，在肿瘤发

生和发展中起关键作用。

一、临床特征

NSCLC 患者的 EML4-ALK 融合发生率与种族及一些临床特征有关。在不同种族中，亚裔患者 EML4-ALK 融合发生率为 2.3%～6.7%，意大利和西班牙患者的发生率为7.5%，高加索患者最低，为 0.5%～1.4%。在临床特征上，非吸烟者占 20%，腺癌更多见。在我国患者中，EML4-ALK 融合的表达率在腺癌、非吸烟和无 EGFR 及 K-ras 突变的人群中分别为 16.13%、19.23% 和 42.8%。

研究发现 EML4-ALK 重排人群具有独特的临床特点，治疗反应也不同于其他突变人群或野生型人群。美国麻省总医院 Shaw 等选择具有以下 2 项或 2 项以上特点的人群进入基因筛选，即女性、亚洲人、从不或少量吸烟、腺癌。采用 FISH 法检测 EML4-ALK 重排，IHC 法进一步证实 ALK 的表达，EGFR 和 K-ras 突变的检测采用直接测序法。结果发现，在选择的 141 例患者中，19 例（13%）是 EML4-ALK 突变，31 例（22%）是 EGFR 突变，91 例（65%）是 ALK 和 EGFR 均为野生型（WT/WT）。与 EGFR 突变及 WT/WT 人群相比，EML4-ALK 突变人群明显年轻，男性更多；与 WT/WT 人群相比，EML4-ALK 突变人群与 EGFR 突变人群一样，更明显多见于从不或少量吸烟人群；在病理类型的分布上，18 例/19 例 EML4-ALK 突变患者是腺癌。在已出现转移的患者中，EML4-ALK 阳性者不能从 EGFR-TKIs 的治疗中获益。EML4-ALK 突变人群和 WT/WT 人群对铂类化疗的反应率相似，在 OS 上也无差别。

二、ALK 酪氨酸激酶抑制药

克唑替尼是一种可口服、ATP 竞争性的、选择性抑制 ALK 和 MET 酪氨酸激酶的小分子化合物，抑制活化 ALK 中的酪氨酸发生磷酸化，从而静默融合基因的蛋白质产物的功能，化疗耐药的 EML4-ALK 融合突变阳性 NSCLC 患者对此药有 70% 的反应率。

Kwak 2009 年第一个报道了在目标 NSCLC 人群中 ALK 抑制药可缩小肿瘤的 I 期临床研究结果。得到的克唑替尼（PF02341066）推荐剂量为 250mg，每天 2 次，q28d。随后他们立即进行了扩展队列研究，并于 2010 年报道了结果。1500 例左右 NSCLC 患者中，82 例有 ALK 基因破裂（FISH 法检测）者进入研究（其中的 70 例最终得到中心实验室的确认）。在分子学分析中，其中 31 例有足够的标本量能采用 RT-PCR 法检测外显子断裂位点，最常见的基因型为 EML4 的 13 外显子和 ALK 的 20 外显子融合（13 例/29 例），另外还检测到有 EML4 的外显子 6、6b、18 和 20 断裂（7 例/29 例）。9 例未能证实存在 EML4-ALK 融合，可能是因为不是上述这些 EML4 外显子和 ALK20 外显子发生重排，也可能根本不是 EML4 和 ALK 重排。因可统计的样本量太少，对这些患者的分析不足以证实 EML4-ALK 的断裂点与吸烟史或反应率的关系。共有 25 例患者的标本量还可进行 ALK 的 IHC 检测，结果均为阳性，而 FISH 阴性标本或正常肺组织 IHC 检测 ALK 均为阴性。在临床特点分析中，存在 EML4-ALK 融合的患者比未融合者年轻、很少或从未吸烟、腺癌，尤以印戒细胞多见。在疗效上，平均治疗时间为 6.4 个月，总反应率 57%（47 例，其中 46 例达到 PR，1 例达到 CR）；33%（27 例）达到 SD，63 例患者（77%）在试验终止后仍继续用药，推测 6 个月 PFS 率为 72%，研究结果发表时尚未达到中位生存期，提示绝大多数患者服用 Crizotinib 后病灶可缩小或稳定，与二线化疗的 RR 10%、PFS 14 周、6 个月 PFS 率 27.2% 相比，Crizotinib 的疗效是令人难忘的。药物仅引起 1～2 度胃肠道反应。意外的是，所有病例的 MET 扩增是阴性的，引起了 Crizotinib 对 MET 的抑制作用是其作用机制之一的怀疑。另外值得一提的是，所有 EML4-

ALK 融合的患者都不伴有 EGFR 突变,而两者在几项关键临床特征上是相似的,如腺癌、非吸烟史。

不同于 EGFR-TKI 的I期和III期临床研究相隔了约 10 年,Crizotinib 的III期研究与第一项I期临床研究仅仅相隔 3 年后已在进行。鉴于II期研究中 Crizotinib 的突出疗效,2012 年 NCCN 指南已把 Crizotinib 列为存在 ALK 重排的患者一线治疗的选择。

(李 钧)

第四节 多靶点靶向治疗药物在 NSCLC 中的应用

多靶点靶向治疗药物多是在其他肿瘤应用有效的基础上,进一步探讨在 NSCLC 中应用的可能性,现已取得了一些值得期待的结果。

一、范德替尼(Vandetanib)

在临床前资料中,EGFR-TKIs 的耐药与肿瘤来源的或宿主来源的 VEGF 过多表达有关。范德替尼(Vandetanib)是可口服的同时针对 VEGFR 和 EGFR 的靶向制剂,在肺癌的异位移植瘤中证明范德替尼可阻断 EGFR-TKIs 的原发和继发耐药。

Natale 在 168 例至少经过一个含铂方案化疗 NSCLC 患者的II期临床研究中,比较了范德替尼和吉非替尼的差异。患者首先随机接受范德替尼 300 mg 或吉非替尼 250 mg 直至病情进展或毒性不可接受,然后经过 4 周的药物洗脱期,患者可自愿交换到另一组。在第一步治疗中,范德替尼组的 PFS 显著延长(11.0 周 vs 8.1 周),PR 率分别为 8% 和 1%,8 周时的疾病控制率分别为 45% 和 34%。患者交换后的第二步治疗中,范德替尼交换到吉非替尼的患者中 1 例出现 PR,8 周时的疾病控制率为 24%,未发现吉非替尼交换到范德替尼的患者达到 PR,8 周时的疾病控制率为 43%。OS 相似,范德替尼交换到吉非替尼的中位生存期为 6.1 个月,吉非替尼交换到范德替尼的中位生存期为 7.4 个月,第一步中范德替尼在 PFS 的优势未能转换成总治疗周期中的 OS 优势的原因不清。范德替尼的不良反应可接受,包括腹泻、皮疹和高血压。

ZEST 是范德替尼和厄洛替尼的头对头III期临床研究,PFS 分别为 11.3 周和 8.9 周,无显著性差异。

在范德替尼联合化疗用于 NSCLC 二线治疗的II期临床研究中,范德替尼 100mg/d 联合 TXT 与单用 TXT 相比可延长 PFS 和 ORR,亚组分析显示女性受益明显优于男性,联合组中范德替尼 100mg 比 300mg 更能延长 PFS 且耐受性更好。

二、拉帕替尼(Lapatinib)

EGFR 可通过同源二聚体或异源二聚体与 HER2 共用信号通路,因而将两者联合阻断可能发挥协同作用。拉帕替尼(GW572016H)是一个可口服的、可逆的 EGFR 和 EGFR-2(HER2/neu,HER2)双阻断药,已被批准联合卡培他滨治疗 ErbB-2 过度表达的、既往接受过包括蒽环类、紫杉类和曲妥珠单抗治疗的晚期或转移性乳腺癌。Helen 等把拉帕替尼 1500mg,每天 1 次,或 500 mg,每天 2 次用于复发或转移的 NSCLC 的二线治疗,1 例/75 例(1.3%)达到 PR,16 例(21%)达到 SD≥24 周,随后在目标人群(支气管肺泡癌或无吸烟史)中,14 例/56 例(25%)达到 SD≥24 周。达到 SD 的患者进行了 EGFR 和 HER2 的突变检测或扩增分析,其中有 3 例患者有 EGFR 突变、2 例有 EGFR 扩增,未发现 HER2 突变,2 例 HER2 扩增患者中 1 例肿瘤大小缩小了 51%,他们认为拉帕替尼单药未能达到显著增加有效率的目的。

三、舒尼替尼(Sunitinib)

舒尼替尼是 VEGFR-1、VEGFR-2、VEGFR-3、PDGFRs、KIT、FLT3、RET 和 CSF-1R 阻断药,已被批准用于转移性肾癌和伊马替尼耐药或不能耐受的胃肠道间质瘤的治疗,在 NSCLC 中也显示出抗肿瘤活性。

Pan 等研究了舒尼替尼单药同时或序贯与 TXT 联合用于 EGFR-TKI 耐药 NSCLC 细胞的效果。EGFR T790M 突变或 K-ras 突变的细胞分别给予舒尼替尼单药、TXT 单药或两者同时或序贯联合用药,舒尼替尼显示出和剂量相关的增殖抑制作用,使细胞停止在 G_1 期,TXT 使细胞停止在 S 期。尽管单药和同步用药显示出一定的抗肿瘤效果,序贯用药的抗肿瘤作用可明显增强,TXT 在舒尼替尼前使用可起到协同作用,原因在于 TXT 启动的信号通路被随后的舒尼替尼充分抑制,两者使用顺序相反,则表现出拮抗作用,可能与细胞被阻滞的不同时期有关。

Gervais 等则在一个非盲态、Ⅱ期临床研究中探讨了舒尼替尼用于复发或晚期 NSCLC 一线化疗后维持治疗的效果,84 例患者先接受紫杉醇联合 CBP 一线标准化疗(中位周期数 2,范围 1~20),随后有 66 例接受舒尼替尼 6 周方案治疗:起始剂量 50mg/d,连用 4 周停 2 周,直至病情进展或毒性不可耐受或不愿继续使用,尽管主要研究终点即 1 年生存率达到 55% 的目标未达到,但 1 年 OS 率也达到 40.5%,MST 为 10.4 个月,ORR 为 27.4%,最常见不良反应为疲劳/虚弱(55%)、腹泻(36%)、恶心(32%),提示舒尼替尼维持治疗可能有一定效果。

Scagliotti 等探讨了舒尼替尼联合厄洛替尼与单用厄洛替尼及安慰剂比较的差别。在这个Ⅲ期研究中,960 例接受过 1~2 个含铂方案化疗后复发且有厄洛替尼使用指征的患者,随机给予舒尼替尼 37.5mg/d 联合厄洛替尼 150mg/d,MST 分别为 9.0 个月和 8.5 个月,无显著差别,而中位 PFS 分别为 3.6 个月和 2.0 个月,ORR 分别为 10.6% 和 6.9%,均有显著差别,提示有一定效果。

四、索拉非尼(Sorafinib)

多靶点激酶抑制药索拉非尼(BAY43-9006)最初是将其作为一种对 C-Raf 有潜在影响的 RAF 激酶抑制药进行研发的,后发现该药有多靶点效应,除 C-Raf 外,还可抑制 BRAF、VEGFR2、PDGFR、Fms 样酪氨酸激酶-3(Fms-like tyrosine kinase-3,Flt-3)和干细胞生长因子(stem-cell grower factor,c-Kit),已被批准用于转移性肾癌和肝细胞肝癌的治疗。索拉非尼用于 NSCLC 的治疗尚处于临床研究阶段,目前结果尚不乐观。

在一项Ⅱ期研究中,索拉非尼用于反复治疗过的进展期 NSCLC,与安慰剂相比,2 个月生存率分别为 47% 和 19%,有显著差异。

另一个Ⅱ期研究中,索拉非尼单药用于 51 例肺鳞癌患者,SD 为 59%,OS 为 6.8 个月,PFS 为 2.8 个月。

但在 ESCAPE Ⅲ期临床研究中,患者一线接受紫杉醇联合 CBP 单独化疗或加用索拉非尼,因为索拉非尼对鳞癌患者的有害作用及其在非鳞癌患者中的疗效较差,研究在早期即被提前终止。

(李　钧)

第五节　BRAF 基因突变及 RAF 拮抗药

BRAF 基因编码受 RAS 调控的激酶,后者可介导细胞生长和恶性转化的激酶信号通路的激活。已发现 BRAF 突变在 7% 的肿瘤中存在,包括 60%~70% 的恶性黑色素瘤,

29%~83%的乳头状甲状腺腺癌,4%~16%的结直肠癌,在卵巢癌和 NSCLC 中较少。

2002 年 Marcia 等检测了 179 例 NSCLC 和 35 例恶性黑色素瘤的 BRAF 突变情况(外显子 11 和 15),5 例 NSCLCs(3%,1 例 V599 突变和 4 例非 V599 突变)和 22 例恶性黑色素瘤(63%,21 例 V599 突变和 1 例非 V599 突变)存在 BRAF 突变,尽管>90%(57/60)的报道显示 BRAF 突变在恶性黑色素瘤发生在密码子 599,但在 NSCLC 中 89%(8/9)为非 V599 密码子突变,强烈提示 BRAF 突变在 NSCLC 和恶性黑色素瘤中有质的不同,因而两者对 RAF 抑制药的反应也可能不同。

2011 年 Marchetti 等也发现 BRAF 突变存在于 4.9% 的白种人肺腺癌中,在吸烟者中更常见,并第一个发现 V600E 和非 V600E BRAF 突变出现于不同的 NSCLC 患者中。他们回顾性分析了 1046 例 NSCLC 患者,739 例为腺癌,307 例为鳞癌,均检测了 BRAF 和 EGFR 突变,BRAF 突变在腺癌中为 4.9%,鳞癌中为 0.3%,56.8% 为 V600E 突变,43.2% 为非 V600E 突变,女性多于男性(分别为 8.6% 和 0.9%)。具有 V600E 突变的肿瘤呈现高侵袭性特点,表现为 80% 有微小乳头状特征,和较短的 PFS 及 OS 明显相关,所有非 V600E 突变见于吸烟者,与临床病理和预后均无关。BRAF 和 EGFR 突变在两种肿瘤中可共存。

Vemurafenib(CEP-32496)在人类恶性黑色素瘤和结直肠癌细胞株中被证实是一个强有力的 BRAF(V600E)及丝裂原激活的蛋白质(MAP)/胞外信号调控的激酶磷酸化(pMEK)抑制药,在体内,CEP-32496 具有多激酶活性,然而对 BRAF(V600E)突变者较野生型者具有选择性细胞毒性,目前尚未见 Vemurafenib 与 NSCLC 的临床研究报道。

多靶点激酶抑制药索拉非尼有多靶点效应,除 C-Raf 外,还可抑制 BRAF、VEGFR2、PDGFR、Flt-3 和 c-Kit,已被批准用于转移性肾癌的治疗,在 NSCLC 中的研究见多靶点靶向治疗药物在 NSCLC 中的研究进展(见本章第四节)。

(李 钧)

第六节　NSCLC 的单克隆抗体靶向治疗

单克隆抗体可直接与配体结合从而阻断受体激活,化疗联合大分子靶向药物如 VEGF 的单克隆抗体贝伐单抗和 EGFR 的单克隆抗体西妥昔单抗等已被证实在 NSCLC 中较单用化疗有 TTP 和 OS 获益。

一、贝伐单抗

1. 贝伐单抗联合化疗　在一个 Ⅱ 期临床研究中一线 CBP 联合紫杉醇化疗加上贝伐单抗可改善疗效,然而鳞癌患者肺出血(pulmontaryhemorrhage,PH)的概率较腺癌增加,因而在其后的贝伐单抗 Ⅲ 期临床研究(E4599 和 AVAiL)都仅入组非鳞癌患者。

美国东部肿瘤合作组(ECOG)2006 年报道了 E4599 随机研究结果。878 例 ⅢB 期或 Ⅳ 期未化疗 NSCLC 患者随机给予 CBP/紫杉醇化疗($n=444$,化疗 q21d,6 个周期)或者 CBP/紫杉醇化疗联合贝伐单抗($n=434$,化疗 q21d,6 个周期,贝伐单抗治疗持续至病情进展或毒性不可接受),MST 分别为 10.3 个月和 12.3 个月,中位 PFS 分别为 4.5 个月和 6.2 个月,RR 分别为 15% 和 35%,均有显著性差异。1 年 OS 率分别为 44% 和 51%,2 年 OS 率分别为 15% 和 23%。患者的基线血浆 VEGF 水平与生存情况无明显相关性,类似于贝伐单抗联合伊立替康、氟尿嘧啶和亚叶酸钙治疗结直肠癌的临床研究。分层分析显示患者有无可测量病变、以前是否接受过放疗、体重降低 5% 以下或以上、ⅢB 期（胸膜播散）或Ⅳ期或复发不影响贝伐单抗对 PFS 和 OS 的改善，仅在男女患者之间有差别，两组 MST 在男性分别为 8.7 个月和 11.7 个月，在女性分别为 13.1 个月和 13.3 个月，可能原因包括两组间存在已知或未知的预后因子的失衡、二线或三线治疗的失衡、统计学原因或者男女间确实存在差异。在单纯化疗组较联合贝伐单抗组有更多的女性接受了二线化疗，但两组间接受 EGFR-TKI 后续治疗的女性数量无差别。明显出血率分别为 0.7% 和 4.4%，亦有显著性差异。联合贝伐单抗组有 15 例治疗相关死亡，其中包括 5 例肺出血，大多数死亡发生在最初两个治疗周期内。最常见的 3～4 度毒性包括高血压（5.6%）、蛋白尿（4.2%）、疲劳（5.1%）和呼吸困难（5.6%）。

另一个正在进行中的多中心、非盲态随机Ⅲ期研究（AvaALL）探讨了贝伐单抗一线配合化疗治疗进展后继续配合二线化疗使用的可能性。入组患者为经过 4～6 周期含铂方案一线化疗联合贝伐单抗治疗并最少经过 2 周期贝伐单抗维持治疗后进展的 NSCLC 患者，A 组给予贝伐单抗 7.5 或 15mg/kg，第 1 天，q21d，联合二线化疗（限于培美曲塞、TXT 或厄洛替尼）及二线以后化疗。B 组仅接受二线化疗（限于培美曲塞、TXT 或厄洛替尼）及二线以后化疗。该研究的最终结果还没有发表。

使用贝伐单抗后鳞癌患者肺出血的概率较腺癌者增加已被大家普遍认可，但 BRIDGE 研究几乎打破贝伐单抗在鳞癌中的禁忌，该研究尝试通过推迟贝伐单抗的开始使用时间及挑选无基线 PH 危险因素的患者，以降低鳞癌患者发生严重 PH 的风险。ⅢB 期、Ⅳ期或复发鳞癌患者先接受 CBP/紫杉醇化疗 2 周期，然后在第 3～6 个周期加上贝伐单抗，继之以单用贝伐单抗直至病情进展或毒性不可接受。主要研究终点是 3 度 PH 的发生率。结果发现，在 31 例至少接受过 1 次贝伐单抗的患者中出现 1 例≥3 度 PH，该患者退出治疗 10d 后，出现 4 度 PH，并死于疾病进展。未发生其他严重的出血现象，9 例（29.0%）的患者出现 3 度不良反应，包括 5 例高血压，5 例出现 4 度不良反应，包括呼吸困难、PH、基底节区梗死、脑缺血和疼痛。中位 PFS 为 6.2 个月。研究者们认为，尽管≥3 度 PH 的发生率仅为 3.2%（1 例），但限于此研究人群的数量亦较少，贝伐单抗用于鳞癌患者的治疗仍有待进一步研究。

2. 贝伐单抗联合 EGFR-TKI 在 2007 年报道的一个Ⅱ期研究中，作为非一线治疗，贝伐单抗联合厄洛替尼取得了贝伐单抗联合化疗相似的结果（MST 分别为 13.7 个月和 12.6 个月，有显著差异）。但随后 Hainsworth 未能在ⅢB 期研究中验证这一组合的疗效，MST 分别为 9.3 个月和 9.2 个月，没有显著差异。

Ⅲ期 ATLAS 研究比较了贝伐单抗联合厄洛替尼较单用贝伐单抗在 NSCLC 一线治疗后的维持治疗中的疗效，因中期分析显示联合组的 PFS 显著延长，此研究提前终止。

二、西妥昔单抗

西妥昔单抗是第一个应用于临床的抗 EGFR 人鼠嵌合型 IgG1 的单克隆抗体，由于在肿瘤缓解率、肿瘤控制率和 TTP 上的优势，美国 FDA 通过快速通道于 2004 年 2 月正式批准西妥昔单抗联合伊立替康用于治疗既往含伊立替康方案治疗失败且 EGFR 表达的转移性结直肠癌，也可单独用于伊立替康治疗失败且不能耐受伊立替康或不愿意接受化疗的 EGFR 表达的转移性结直肠癌。在 NSCLC 的使用也取得了一些进展，研究发现可延长进展期 NSCLC 的生存时间。

Hirsch 等第一个证实 EGFR FISH 检测结果可用来预测化疗配合西妥昔单抗的疗效。229 例未经化疗的进展期 NSCLC 患者参加了序贯或同步化疗配合西妥昔单抗的 Ⅱ 期研究,其中 59.2% 为 EGFR FISH 检测阳性(至少 40% 的细胞内有至少 4 个基因拷贝)。RR 在 FISH 检测阳性组较阴性组有优势(45% vs 26%),但无显著性差异,而疾病控制率分别为 81% 和 55%,PFS 分别为 6 个月和 3 个月,MST 分别为 15 个月和 7 个月,均有显著性差异,同步组优于序贯组。

2009 年报道的多国家、多中心、非盲态 Ⅲ 期临床研究(FLEX)比较了化疗联合西妥昔单抗较单用化疗在 EGFR 阳性(IHC 检测)湿性 Ⅲ B 期或 Ⅳ 期 NSCLC 中的疗效差异。化疗方案为 cDDP $80mg/m^2$,第 1 天,NVB $25mg/m^2$,第 1、8 天,q21d,6 个周期,西妥昔单抗 $400mg/m^2$,第 1 天,之后 $250mg/m^2$,每周 1 次,持续至病情进展或毒性不可接受。化疗联合西妥昔单抗组 557 例,单用化疗组 568 例,中位 PFS 分别为 11.3 个月和 10.1 个月,有显著性差异。与西妥昔单抗有关的主要不良反应为痤疮样皮疹(10%,3 度)。

Pirker 等为了找到西妥昔单抗的最大受益因素,探讨了 FLEX 研究中 1 121 例患者 EGFR 表达水平与临床结果之间的关系。他们把 IHC 中检测的 EGFR 表达水平连续分为 0～300,根据临床反应资料把 EGFR 表达水平的阈值设为 200,<200 为低表达,见于 31% 患者,≥200 为高表达,见于 69% 患者。在高表达组,化疗联合西妥昔单抗治疗较单用化疗时 OS 显著延长,分别为 12 个月(10.2～15.2 个月)和 9.6 个月(7.6～10.6 个月),不良反应无明显增加,在低表达组 OS 无明显差别,分别为 9.8 个月

(8.9～12.2 个月)和 10.3 个月(9.2～11.5 个月),提示 EGFR 表达水平可作为化疗联合西妥昔单抗治疗是否受益的生物学标志物。K-ras 突变、EGFR 基因拷贝数量及 PTEN 表达水平未被证实与西妥昔单抗受益有关。EGFR 突变与野生型者的 MST 在化疗联合西妥昔单抗组分别为 17.5 个月和 8.5 个月,在单独化疗组分别为 23.8 个月和 10.0 个月,提示存在 EGFR 突变者预后好,无论是单独化疗组还是化疗联合西妥昔单抗组,只要存在 EGFR 突变,生存期明显优于野生型,但 EGFR 突变不能预测化疗联合西妥昔单抗治疗是否能较单用化疗受益。另外,在化疗联合西妥昔单抗组,第一周期出现皮疹者的 OS 明显优于第一周期未出现皮疹者。

在另一个未把 EGFR 表达水平作为入组条件的 BMS099 研究中,CBP 联合紫杉类药物化疗加用西妥昔单抗未能获得 PFS 和 OS 受益。这是一个多中心、非盲态、随机性 Ⅲ 期临床研究,676 例湿性 Ⅲ B 期或 Ⅳ 期未经化疗的 NSCLC 患者入组,不限制组织类型或 EGFR 表达水平。TC 组为:紫杉醇 $225mg/m^2$ 或 TXT $75mg/m^2$ 联合 CBP AUC 6,第 1 天,q21d,最多用 6 个周期,西妥昔单抗/TC 组加用西妥昔单抗 $400mg/m^2$,第 1 天,之后 $250mg/m^2$,每周 1 次,持续至病情进展或毒性不可接受。中位 PFS 分别为 4.24 个月和 4.40 个月,MST 分别为 8.38 个月和 9.69 个月,均无显著差异,但 ORR 分别为 17.2% 和 25.7%,有显著差异。

西妥昔单抗目前还未被 FDA 批准用于肺癌治疗,但某些患者亚群可能会从中受益,值得我们进一步研究,尽管这些患者亚群还有待于识别。

(李　钧)

第七节　肺鳞癌的靶向治疗

Weiss 等在 232 例肺癌患者中,发现仅在鳞癌($n=155$)中常可见到灶性分布的 FGFR1 基因扩增(22%)。FGFR1 抑制药 PD173074 作用于 83 个肺癌细胞株,仅在存在 FGFR1 基因扩增的细胞株中能抑制细胞生长并诱导凋亡,另外 FGFR1 基因敲除能使动物模型中的肺癌异位移植瘤明显缩小。

Hammerman 等在 290 例鳞癌中发现 DDR2 酪氨酸激酶基因突变率为 3.8%($n=11$),他们还发现,多靶点酪氨酸激酶抑制药也可抑制 DDR2 的作用,如已被 FDA 批准用于针对慢性髓性白血病和急性淋巴母细胞白血病中 bcr-Abl 基因重排、胃肠道间质瘤中针对干细胞因子受体(CD117 或 c-KIT)和慢性髓单核细胞白血病中针对 PDGFR 中酪氨酸激酶的靶向治疗药物伊马替尼和 Dasatinib,可抑制存在 DDR2 突变的细胞株生长,其机制可能是选择性地阻断 ATP 与受体中酪氨酸激酶结合位点的结合,进而阻止了一系列信号传导,从而能发挥诱导凋亡作用。第二代 bcr-Abl 抑制药 Nilotinib 和第三代 bcr-Abl 抑制药 AP24534,也被证实可抑制 DDR2 突变的细胞株生长。使用小发夹结构 RNA(small hairpin RNA,sh-RNAs)干扰技术静默 DDR2 的功能可杀死 DDR2 突变细胞株。

(李　钧)

第八节　NSCLC 其他靶标的研究

K-ras 突变存在于 25% 的肺腺癌,吸烟者中更常见。尽管它被证实为驱动突变,但目前针对 K-ras 癌基因的靶向治疗是失败的,然而最近 BATTLE 临床研究提示索拉非尼对 K-ras 突变的患者仍有效。

ROS1 重组被 Bergethon 等证明了是 NSCLC 的一个基因突变类型。他们利用 FISH 技术,检测了 1073 例 NSCLC 的 ROS1 癌基因的重组突变,以及与临床特点、OS 及 ALK 重组之间的关系,发现 18 例(1.7%)存在 ROS1 重组,31 例(2.9%)是 EML4-ALK 重组,ROS1 重组突变在年轻人和非吸烟者更常见,所有出现 ROS1 重组突变的都是腺癌且有低分化趋势,临床特征与 EML4-ALK 重组者相似。ROS1 重组与否未影响 OS。虽然还没有 ROS1 特异性抑制药进入临床研究,但存在 ROS1 重组的 HCC78 细胞核转染了 CD74-ROS1 的 293 细胞对 ALK-TKI Crizotinib 敏感,1 例患者出现临床受益,且近于 CR。美国 FDA 于 2016 年 3 月将克唑替尼(赛可瑞,辉瑞)适应证扩展到含有 ROS-1 基因突变的转移性 NSCLC 患者。克唑替尼成为第一个 FDA 批准用于 ROS-1 阳性 NSCLC 患者的治疗药物,也是唯一一个 FDA 批准针对 ROS-1 和 ALK 两类不同分子靶点的靶向药物。

BATTLE 是第一个完全以活检为指导、生物标记物为基础的前瞻性的随机研究。255 例化疗后进展的肺癌患者,根据新获得的穿刺活检标本进行靶标分析,分别接受厄洛替尼、Vandetanib、厄洛替尼联合蓓萨罗丁及索拉非尼治疗,结果显示了 46% 的 8 周疾病控制率,证实了实时靶标分析可用来指导患者的个性化靶向药物治疗。相信随着对 NSCLC 信号通路的不断明晰,随着靶标检测技术的不断进展、靶向治疗药物的不断研发,以及最佳药物组合及剂量和给药方案的识别,NSCLC 患者的个性化靶向药物治疗时代会很快到来。

(李　钧)

参 考 文 献

[1] 于琳.2011 中国肺癌高峰论坛访谈录.循证医学，2011,11(2):70-78

[2] Zhang X，Chang A.Somatic mutations of the epidermal growth factor receptor and non small-cell lung cancer.J Med Gene，2007，44(3):166-172

[3] Wong DW，Leung EL，So KK，et al.The EML4-ALK fusion gene is involved in various histologic types of lung cancers from non smokers with wild-type EGFR and KRAS.Cancer，2009，115(8):1723-1733

[4] Zhang X，Zhang S，Yang X，et al.Fusion of EML4 and ALK is associated with development of lung adenocarcinomas lacking EGFR and KEAS mutations and is correlated with ALK expression.Mol Cancer，2010，13(9):188-199

[5] Sun Y，Ren Y，Fang Z，et al.Lung adenocarcinoma from East Asian never-smokers is a disease largely defined by targetable oncogenic mutant kinases.J Clin Onco，2010，28(30):4616-4620

[6] Li C，Fang R，Sun Y，et al.Spectrum of oncogenic driver mutations in lung adenocarcinomas from East Asian never smokers.PLoS One，2011，6(11):e28204

[7] Scagliotti G，Govindanbo R.Targeting Angiogenesis with Multitargeted Tyrosine Kinase Inhibitors in the Treatment of Non-Small Cell Lung Cancer.The Oncologist，2010，15(5):436-446

[8] Mok T，Wu YL，Thongprasert S，et al.Gefitinib or carboplatin/paclitaxel in pulmonary adenocarcinoma.N Engl J Med，2009，361(10):947-957

[9] Mitsudomi T，Morita S，Yatabe Y，et al.Gefitinib versus cisplatin plus docetaxel in patients with non-small-cell lung cancer harbouring mutations of the epidermal growth factor receptor(WJTOG3405):an open label，randomized phase 3 trial.Lancet Oncol，2010，11(2):121-128

[10] Makoto M，Akira I，Kunihiko K，et al.Gefitinib or Chemotherapy for Non-Small-Cell Lung Cancer with Mutated EGFR.N Engl J Med，2010，363(25):2380-2388

[11] Zhou C，Wu YL，Chen G，et al.Erlotinib versus chemotherapy as first-line treatment for patients with advanced EGFR mutation-positive non-small-cell lung cancer(OPTIMAL，CTONG-0802):a multicentre，open-label，randomised，phase 3 study.Lancet Oncol，2011，12(8):735-742

[12] Rosell R，Carcereny E，Gervais R，et al.Erlotinib versus standard chemotherapy as first-line treatment for European patients with advanced EGFR mutation-positive non-small-cell lung cancer(EURTAC):a multicentre，open-label，randomized phase 3 trial.Lancet Oncol，2012，13(3):239-246

[13] Janjigian YY，Park BJ，Zakowski MF，et al.Impact on disease-free survival of adjuvant erlotinib or gefitinib in patients with resected lung adenocarcinomas that harbor EGFRmutations.J Thorac Oncol，2011，6(3):569-575

[14] Lee MS，Kim HP，Kim TY，et al.Gefitinib resistance of cancer cells correlated with TM4SF5-mediated epithelial-mesenchymal transition.Biochim Biophys Acta，2012，1823(2):514-523

[15] HiuWing Cheung，Jinyan Du，Jesse SB，et al.Amplification of CRKL induces transformation and EGFR inhibitor resistance in human non small cell lung cancers.Cancer Discov，2011，1(7):608-625

[16] Neal JW，Heist RS，Fidias P，et al.Cetuximab monotherapy in patients with advanced non-small cell lung cancer after prior epidermal

growth factor receptor tyrosine kinase inhibitor therapy. JThorac Oncol, 2010, 5（11）: 1855-1858

[17] Goldman JW, Laux I, Chai F, et al. Phase 1 dose-escalation trial evaluating the combination of the selective MET（mesenchymal-epithelial transitionfactor）inhibitor tivantinib （ARQ197）plus erlotinib. Cancer, 2012, ［Epub ahead of print］

[18] Fukuoka M, Wu YL, Thongprasert S, et al. Biomarker analyses and final overall survival results from a phase Ⅲ, randomized, open-label, first-line study of gefitinib versus carboplatin/paclitaxel in clinically selected patients with advanced non-small-cell lung cancer in Asia （IPASS）. J Clin Oncol, 2011, 29（21）: 2866-2874

[19] Goto K, Ichinose Y, Ohe Y, et al. Epidermal growth factor receptor mutation status in circulating free DNA in serum: from IPASS, a phase Ⅲ study of gefitinib or carboplatin/paclitaxel in non-small cell lung cancer. J Thorac Oncol, 2012, 7（1）: 115-121

[20] Jiang B, Liu F, Yang L, et al. Serum detection of epidermal growth factor receptor gene mutations using mutant-enriched sequencing in Chinese patients with advanced non-small cell lung cancer. J Internal Medi Research, 2011, 39（4）: 1392-1401

[21] Yung TK, Chan KC, Mok TS, et al. Single molecule detection of epidermal growth factor receptor mutations in plasma by microfluidics digital PCR in non-small cell lung cancer patients. Clin Cancer Res, 2009, 15（6）: 2076-2084

[22] Shaw AT, Yeap BY, Mino-Kenudson M, et al. Clinical features and outcome of patients with nonsmall-cell lung cancer who harbor EML4-ALK. J Clin Oncol, 2009, 27（26）: 4247-4253

[23] Kwak EL, Camidge DR, Clark J, et al. Clinical activity observed in a phase Ⅰ dose escalation trial of an oral-c-MET and ALK inhibitor, PF-02341066. J Clin Oncol, 2009, 27 （Suppl）: 148s

[24] Kwak EL, Yung-Jue Bang, Ross Camidge, et al. Anaplastic Lymphoma Kinase Inhibition in Non-Small-Cell Lung Cancer. N Engl J Med, 2010, 363（18）: 1693-1703

[25] Naumov GN, Nilsson MB, Cascone T, et al. Combined vascular endothelial growth factor receptor and epidermal growth factor receptor （EGFR）blockade inhibits tumor growth in xenograft models of EGFR inhibitor resistance. Clin Cancer Res, 2009, 15（10）: 3484-3494

[26] Natale RB, Bodkin D, Govindan R, et al. Vandetanib versus gefitinib in patients with advanced non-small-cell lung cancer: results from a two-part, double-blind, randomized phase Ⅱ study. J Clin Oncol, 2009, 27（15）: 2523-2529

[27] Natale RB, Thongprasert S, Greco FA, et al. Vandetanib versus erlotinib in patients with advanced non-small cell lung cancer （NSCLC） after failure of at least one prior cytotoxic chemotherapy: A randomized, double-blind phase Ⅲ trial （ZEST）. J Clin Oncol, 2009, 27 （15 suppl）: Abstract 8009

[28] Helen JR, George R, Blumenschein J, et al. Randomized Phase Ⅱ Multicenter Trial of Two Schedules of Lapatinib as First-or Second-Line Monotherapy in Patients with Advanced or Metastatic Non-Small Cell Lung Cancer. Clin Cancer Res, 2010, 16（6）: 1938-1949

[29] Pan F, Tian J, Zhang X, et al. Synergistic interaction between sunitinib and docetaxel is sequence dependent in human non-small lung cancer with EGFR TKIs-resistant mutation. J Cancer Res Clin Oncol, 2011, 137（9）: 1397-1408

[30] Gervais R, Hainsworth JD, Blais N, et al. Phase Ⅱ study of sunitinib as maintenance therapy in patients with locally advanced or metastatic non-small cell lung cancer. Lung

Cancer, 2011, 74(3):474-480

[31] Scagliotti GV, Krzakowski M, Szczesna A, et al. Sunitinib Plus Erlotinib Versus Placebo Plus Erlotinib in Patients With Previously Treated Advanced Non-Small-Cell Lung Cancer: A Phase Ⅲ Trial. J Clin Oncol, 2012, 30(17): 2070-2078

[32] Schiller JH, Lee J, Hanna N, et al. A randomized discontinuation phase Ⅱ study of sorafenib versus placebo in patients with non-small cell lung cancer who have failed at least two prior chemotherapy regimens. J Clin Oncol, 2008, 26:427S

[33] Blumenschein GR Jr, Gatzemeier U, Fossella F, et al. Phase Ⅱ, multicenter, uncontrolled trial of single-agent sorafenib in patients with relapsed or refractory, advanced non-small-cell lung cancer. J Clin Oncol, 2009, 27(26):4274-4280

[34] Marchetti A, Felicioni L, Malatesta S, et al. Clinical features and outcome of patients with non-small-cell lung cancer harboring BRAF mutations. J Clin Oncol, 2011, 29(26):3574-3579

[35] Hainsworth JD, Fang L, Huang JE, et al. BRIDGE: an-open-label phase Ⅱ trial evaluating the safety of bevacizumab + carboplatin/paclitaxel as first-line treatment for patients with advanced, previously untreated, squamousnon-small cell lung cancer. J Thorac Oncol, 2011, 6(1):109-114

[36] Miller VA, O'Connor P, Soh C, et al. A randomized, double-blind, placebo controlled, phase ⅢB trial (ATLAS) comparing bevacizumab (B) therapy with or without erlotinib (E) after completion of chemotherapy with B for first-line treatment of locally advanced, recurrent, or metastatic NSCLC. J Clin Oncol, 2009, 27:799s

[37] Pirker R, Pereira JR, Szczesna A, et al. Cetuximab plus chemotherapy in patients with advanced non-small-cell lung cancer (FLEX): an open-label randomized phase Ⅲ trial. Lancet, 2009, 373(9674):1525-1531

[38] Pirker R, Pereira JR, vonPawel J, et al. EGFR expression as a predictor of survival for first-line chemotherapy plus cetuximab in patients with advanced non-small-cell lung cancer: analysis of data from the phase 3 FLEX study. Lancet Oncol, 2012, 13(1):33-42

[39] Lynch TJ, Patel T, Dreisbach L, et al. Cetuximab and first-line taxane/carboplat in chemotherapy in advanced non-small-cell lung cancer: results of the randomized multicenter phase Ⅲ trial BMS099. J Clin Oncol, 2010, 28(6): 911-917

[40] Weiss J, Sos ML, Seidel D, et al. Frequent and focal FGFR1 amplification associates with therapeutically tractable FGFR1 dependency in squamous cell lung cancer. Sci Transl Med, 2010, 2(62):62-93

[41] Hammerman PS, Sos ML, Ramos AH, et al. Mutations in the DDR2 kinase gene identify novel therapeutic targetins quamous cell lung cancer. Cancer Discov, 2011, 1(1):78-89

[42] Kim ES, Herbst RS, Wistuba Ⅱ, et al. The BATTLE trial: personalizing therapy for lung cancer. Cancer Discov, 2011, 1(1):44-53

[43] Bergethon K, Shaw AT, Ou SH, et al. ROS1 rearrangements define a unique molecular class of lung cancers. J Clin Oncol, 2012, 10, 30 (8):863-870

[44] Chiu CH, Yang CT, Shih JY, et al. Epidermal growth factor receptor tyrosine kinase inhibitor treatment response in advanced lung adenocarcinomas with G719X/L861Q/S768I mutations. J Thorac Oncol, 2015, 10: 793-739

[45] Soria JC, Wu YL, Nakagawa K, et al. Gefitinib plus chemotherapy versus placebo plus chemotherapy in EGFR-mutation-positive non-small-cell lung cancer after progression on first-line gefitinib (IMPRESS): a phase 3 randomised trial. Lancet Oncol, 2015, 16(8): 990-998

[46] Jänne PA, Yang JC, Kim DW, et al. AZD9291

in EGFR inhibitor-resistant non-small-cell lung cancer. N Engl J Med,2015,372:1689-1699

[47] Goss G,Tsai CM,Shepherd FA,et al. Osimer-tinib for pretreated EGFR Thr790Met-positive advanced non-small-cell lung cancer(AURA2):a multicentre, open-label, single-arm, phase 2 study. Lancet Oncol,2016,17:1643-1652

第13章 肺癌的生物治疗

肿瘤生物治疗主要包括免疫治疗和基因治疗,因其安全有效,且不良反应小,目前已经成为继手术、放疗、化疗之后的第四种肿瘤治疗模式,在肿瘤临床治疗中广泛应用。

第一节 肺癌的免疫治疗

肿瘤免疫学(tumor immunology)是研究肿瘤发生、发展与机体免疫系统之间的关系,以及应用免疫学原理对肿瘤进行预防、诊断和治疗的一门学科。下面我们将首先介绍机体抗肿瘤免疫应答的机制,随后讨论肿瘤逃避免疫系统监视的机制,最后总结一下肿瘤免疫治疗策略及免疫治疗在肺癌治疗中的应用。

一、机体抗肿瘤免疫的机制

免疫反应分为固有性免疫和适应性免疫。固有性免疫能够区分属于器官的正常组织和新遇到的非自身蛋白或异常细胞。因此,任何非自身物质,无论是起源于病毒感染、肿瘤转化,还是来源于另一个个体都会被效应细胞(如巨噬细胞、自然杀伤细胞等)非特异性识别并降解。适应性免疫是抗原特异性 T、B 淋巴细胞受到抗原刺激后被激活,并增殖、分化为效应细胞,最终发挥清除病原体或肿瘤细胞的作用。无论是固有性免疫还是适应性免疫都能对肿瘤细胞产生免疫应答。

1. 肿瘤抗原 肿瘤相关抗原(tumour associated antigen,TAA)通常分为三类。第一类是肿瘤特有抗原,它们多数是由肿瘤细胞变异基因产生,其产物有可能在肿瘤发生发展过程中起重要作用。典型的例子就是基因突变可使癌基因活化或使抑癌基因失活,这种突变基因产物一方面能诱导和维持肿瘤的恶性表型,另一方面也为免疫治疗提供了良好的靶抗原,目前已在肺癌、黑色素瘤、大肠癌、胰腺癌等肿瘤中发现该类抗原。第二类是过度表达的抗原,该类抗原实际上在多种组织和细胞上有表达,但在恶性肿瘤中过度表达,这些抗原通常是那些在正常情况下不表达的基因在转录水平上被重新激活所产生的。典型的例子是人表皮生长因子受体 2(human epidermal growth factor receptor 2,HER-2),它在细胞生长、增殖、黏附和移动等生命活动中起重要作用,约 30% 的乳腺癌高表达 HER-2,在肺癌、卵巢癌、结肠癌、胰腺癌和前列腺癌等恶性肿瘤中也发现有不同程度的表达。该类抗原还包括癌胚抗原(carcino embryonic antigen,CEA),甲胎蛋白(alpha fetal protein,AFP)等。第三类是来源于肿瘤起源组织的分化抗原,这些抗原在某些特定的组织中表达,因此也可出现在该组织来源的肿瘤细胞上,并且可能在肿瘤细胞上有更高的表达。另外,病毒相关肿瘤中的病毒产物同样能够对免疫系统产生强有效的刺激引起免疫反应。

2. T 淋巴细胞 T 淋巴细胞对控制具有免疫原性的肿瘤细胞的生长起重要作用。T 淋巴细胞并不能直接识别肿瘤抗原分子,而是需要抗原呈递细胞(antigen presenting cell,APC)摄取肿瘤抗原,将其处理成抗原多肽并与主要组织相容性复合物(major histo-compatibility complex,MHC)分子结合表达于 APC 表面,才能被 T 淋巴细胞识别。T

淋巴细胞活化需要双信号,第一信号来自于 T 淋巴细胞受体（T cell receptor,TCR）与 MHC 分子/抗原肽复合物的特异性结合,TCR 不仅要识别抗原肽,还要与 MHC 分子相匹配,称为 MHC 限制性。T 淋巴细胞活化的第二信号为协同刺激信号,由 APC 和 T 淋巴细胞表面黏附分子之间的相互作用产生,其中最重要的是 B7 与 CD28 分子之间的相互作用。第二信号对 T 淋巴细胞的活化同样非常重要,若缺乏第二信号,T 淋巴细胞不但不能激活,反而处于克隆无能状态。此外,APC 分泌的细胞因子,如 IL-2、IL-12 等,在 T 淋巴细胞的活化过程中也起重要作用。

T 淋巴细胞分为 $CD4^+$ T 淋巴细胞和 $CD8^+$ T 淋巴细胞,在抗原识别和免疫效应中分别受到 MHC class Ⅱ 分子和 MHC class Ⅰ 分子的限制。$CD4^+$ T 淋巴细胞主要通过分泌细胞因子激活其他效应细胞和诱导炎症反应发挥抗肿瘤作用。$CD4^+$ T 细胞分为 Th1 和 Th2 两个亚群,Th1 主要参与细胞免疫的调节,通过分泌 IL-2、IFN-γ、TNF 等细胞因子激活 $CD8^+$ T 细胞、NK 细胞和巨噬细胞,增强其杀伤能力,或促进靶细胞 MHC class Ⅰ 分子的表达,提高其对细胞毒性 T 淋巴细胞(cytotoxic T lymphocyte,CTL)的敏感性。Th2 主要参与体液免疫的调节,通过分泌 IL-4、IL-5、IL-6、IL-10 等细胞因子促进 B 淋巴细胞的增殖分化和抗体产生。

$CD8^+$ T 淋巴细胞被认为是抗肿瘤免疫应答最重要的效应细胞。激活的 $CD8^+$ T 淋巴细胞又称为 CTL,能够特异性杀伤肿瘤细胞,其杀伤机制包括:①分泌型杀伤,通过分泌效应分子(如穿孔素、颗粒酶、淋巴毒素、TNF 等)引起靶细胞的裂解或凋亡;②非分泌型杀伤,激活的 $CD8^+$ T 淋巴细胞表面表达 FAS 配体与肿瘤细胞表面的 FAS 分子结合,诱导肿瘤细胞凋亡。

3. B 淋巴细胞　在肿瘤抗原的刺激下,B 淋巴细胞可被激活,并分化、增殖形成浆细胞,分泌肿瘤抗原特异性抗体,介导体液免疫应答杀伤肿瘤细胞,同时 B 淋巴细胞还能摄取、加工和呈递抗原,是体内重要的 APC。体液免疫应答通过以下几种方式发挥抗肿瘤作用:①激活补体系统溶解肿瘤细胞:细胞毒性抗体 IgM 和某些 IgG 亚类与肿瘤细胞表面抗原结合后,发生变构并暴露出补体结合位点,以经典途径激活补体形成膜攻击复合物,使肿瘤细胞溶解,称为补体依赖性细胞毒性反应(complement dependent cytotoxicity,CDC)。②抗体依赖细胞介导的细胞毒作用:IgG 特异性结合肿瘤细胞表面抗原后,其 Fc 段可发生变构,与巨噬细胞、NK 细胞、中性粒细胞表面的 Fc 受体结合,并将其激活,激活的效应细胞通过释放 TNF、IFN-γ 等细胞因子和颗粒胞吐杀伤肿瘤细胞,称为抗体依赖细胞介导的细胞毒作用(antibody dependent cell-mediated cytotoxicity,ADCC)。③抗体的调理作用:吞噬细胞可通过其表面的 Fc 受体吞噬结合了抗体的肿瘤细胞,称为抗体的调理作用。④抗体的封闭作用:肿瘤细胞表面可过表达某些受体,与其相应的配体结合后可刺激肿瘤细胞生长。特异性抗体可通过与肿瘤细胞表面相应受体结合,阻碍其功能,从而抑制肿瘤细胞的增殖。⑤抗体改变肿瘤细胞的黏附特性:抗体与肿瘤细胞表面的抗原结合后,可干扰肿瘤细胞的黏附特性,阻止其克隆形成及与血管内皮的黏附,从而有助于控制肿瘤的生长与转移。

4. 树突状细胞　在没有共刺激信号的情况下,把抗原呈递给幼稚的 T 淋巴细胞可以导致免疫耐受。共刺激信号可以由细胞因子或者特异性的共刺激分子产生。共刺激分子主要表达在巨噬细胞、单核细胞、B 淋巴胞及树突状细胞(dendritic cells,DC)等 APC 的表面。有效的抗原呈递是通过 APC 把抗原呈递给幼稚的 T 淋巴细胞。

DC 是最有效的抗原呈递细胞。DC 呈递的抗原来自于内吞的抗原性物质,抗原性物质可以是可溶性的抗原甚至凋亡的肿瘤细胞。抗原性物质内吞后被 DC 内部处理,加工成小肽段,然后与 MHC 分子结合,并被呈递到细胞表面,同时共刺激分子表达在 DC 的表面上。DC 高表达 MHC 分子,这对 CTL 的识别是必需的。黏附分子和共刺激分子的大量表达及 T 淋巴细胞特异性趋化因子的产生对于免疫微环境的形成极为重要,只有在这种环境下,才能引起有效的免疫应答。自身诱导耐受的肿瘤细胞一旦和 DC 结合,便能引起有效的免疫应答。DC 除了在呈递抗原给 CTL 方面发挥作用外,在诱导 CD4[+] T 淋巴细胞和自然杀伤细胞反应方面同样非常重要,这使得 DC 成为抗肿瘤免疫反应的枢纽,具有巨大的临床应用价值。

5. 自然杀伤细胞 自然杀伤细胞(nature killer cell,NK)具有很强的杀伤肿瘤能力,其杀伤作用无肿瘤抗原特异性和 MHC 限制性,是机体抗肿瘤免疫的第一道防线。

NK 细胞无需预先致敏,可以直接杀伤恶性肿瘤细胞、病毒感染的细胞及 MHC 不相容的移植细胞,这是由于 NK 细胞识别它们与正常的自身组织不同。为获得这种选择性的杀伤效应,NK 细胞的活性通常是被表达于自身组织表面的自体 MHC class Ⅰ 分子通过特异性受体所抑制。恶性肿瘤细胞和病毒感染细胞会出现 MHC class Ⅰ 分子表达的下调,这就使 NK 细胞被激活并杀伤这些靶细胞。NK 细胞的杀伤机制包括:①释放穿孔素、颗粒酶、NK 细胞毒素因子、TNF 等使肿瘤细胞溶解破裂;②通过 ADCC 发挥抗肿瘤作用。ADCC 是清除细胞内病原体和肿瘤细胞的一个重要方法。在这种情况下,抗原通常以跨膜蛋白的形式表达于细胞表面,并且被抗体的抗原结合部位所识别,然后抗体的尾部结合到 NK 细胞和巨噬细胞的 Fc 受体上,从而产生一个活化信号,并最终导致靶细胞的裂解。

NK 细胞能够产生一系列细胞因子,包括 IFN-γ、TNF-α、粒细胞-巨噬细胞集落刺激因子(GM-CSF)、单核细胞集落刺激因子(M-CSF)、IL-2、IL-3、IL-5 和 IL-8 等。NK 细胞分泌的细胞因子能够影响 CD4[+] 辅助性 T 淋巴细胞反应,并激活巨噬细胞,从而影响适应性免疫反应的进程。NK 细胞还可以激活 B 淋巴细胞产生抗体,甚至发挥 APC 的功能,以 MHC class Ⅱ 限制性的方式呈递抗原给特异性的 T 淋巴细胞克隆,而且缺乏 NK 细胞会妨碍 CTL 的激活。因此,NK 细胞在调节 B 淋巴细胞和 T 淋巴细胞介导的免疫应答方面发挥重要作用。

6. 巨噬细胞 巨噬细胞不仅是 APC,而且还是吞噬、溶解和杀伤肿瘤细胞的效应细胞。巨噬细胞杀伤肿瘤细胞的机制包括:①活化的巨噬细胞与肿瘤细胞结合后通过溶酶体酶直接杀伤肿瘤细胞;②活化的巨噬细胞还可分泌 TNF、NO 等细胞毒性因子间接杀伤肿瘤细胞;③ 另外,巨噬细胞还通过 ADCC 杀伤肿瘤细胞。

二、肿瘤逃避免疫系统监视的机制

1. 识别与选择 有效的肿瘤识别和细胞毒反应对肿瘤细胞造成了一种选择压力。于是肿瘤以下面几种方式求得生存:①目前被识别的抗原不再表达,也就是所谓的抗原丢失变异;②抗原呈递关键分子发生基因编码突变,使肿瘤发生有缺陷的抗原呈递;③MHC分子表达下调,从而抑制 T 淋巴细胞的识别。

2. 免疫反应的下调 在通常的生理条件下,某些组织(如肝、眼和睾丸)能够下调直接针对这些重要器官的免疫反应,取得这种效果主要是通过局部释放抑制性因子及在细胞表面上表达 Fas 配体,它们与 T 淋巴细胞表面的相应受体或 Fas 分子的结合导致免疫效应细胞凋亡。Fas 配体同样表达在一些恶性肿瘤细胞表面,从而保护这些肿瘤细胞抵抗淋巴细胞的杀伤。

另外,某些肿瘤通过产生一种可溶性的假 Fas 分子来和免疫效应细胞上的 Fas 配体结合,从而保护肿瘤本身不发生凋亡。诱骗受体 3(decoy receptor3,DcR3)是一种可溶性受体,它能与 Fas 配体结合,抑制 Fas 配体诱导的细胞凋亡,帮助肿瘤细胞逃避机体免疫系统的清除。在许多人类恶性肿瘤,如肺癌、肝癌、胰腺癌、神经胶质瘤及病毒相关淋巴瘤中都可检测到 DcR3 表达增高。

3. 诱导耐受　肿瘤能够通过某些机制诱导免疫耐受。如上所述,T 淋巴细胞的活化需要双信号,第一信号为特异性的抗原识别信号,第二信号即协同刺激信号。协同刺激信号为 T 细胞活化所必需,它决定接受抗原刺激的 T 淋巴细胞发生增殖还是凋亡。免疫识别要引起细胞毒反应,必须存在共刺激分子,肿瘤细胞表面共刺激分子的缺失能够诱导免疫耐受,而且肿瘤不能提供使免疫效应细胞发挥最佳功能的“危险”信号微环境和相关的细胞因子,因为主要的过程是癌变而不是炎症。

4. 肿瘤抗原加工呈递障碍　抗原加工呈递可分为 MHC class Ⅰ 呈递途径、MHC class Ⅱ 呈递途径和交叉呈递途径。一般而言,内源性抗原经 MHC class Ⅰ 途径呈递,外源性抗原经 MHC class Ⅱ 途径呈递,另外还存在交叉呈递,部分外源性抗原可经 MHC class Ⅰ 途径呈递。巨大多功能蛋白酶(large multifunctional protease,LMP)和抗原肽转运子(transporter of antigen peptides,TAP)在抗原的加工呈递过程中起重要作用。Restifo 等利用重组痘苗病毒转染 26 种人类肿瘤细胞系,使其瞬时表达鼠的 MHC class Ⅰ 分子,观察肿瘤细胞的抗原呈递功能。研究发现 3 种人类小细胞肺癌细胞始终不能将内源性蛋白呈递给 MHC class Ⅰ 分子限制性痘苗特异性 CTL。原因是这些细胞的 LMP-1、LMP-2、TAP-1、TAP-2 分子 mRNA 表达水平降低,不能将 MHC class

Ⅰ 分子从胞质内质网转移到细胞表面。免疫组化分析表明包括肺癌在内的多种人类肿瘤 TAP-1 表达减少。

5. 癌症患者的免疫缺陷　前面提到的关于肿瘤逃避免疫系统监视的所有因素在肿瘤部位都有可能发挥一定作用。同时癌症患者营养不良、免疫抑制治疗也是重要因素,还可能包括其他未知因素。

三、免疫治疗在肺癌中的应用

(一)非特异性免疫刺激

免疫刺激药物能够以非特异性的方式调节免疫应答。这种方法主要是来源于 Coley 的观点,即通过应用细菌成分从总体上刺激免疫系统。来源于病毒的物质及各种化学物质也被应用到这种方法中。在这些物质当中除了卡介苗可以单独应用于治疗表浅膀胱癌外,其他物质目前主要是作为佐剂与其他形式的免疫治疗或化疗同时应用。

1. 卡介苗　卡介苗(bacillus calmette-guerin,BCG)是一种预防人类结核病的菌苗。BCG 注射能够引起细胞因子分泌和 DC 激活,这是其抗肿瘤机制之一。临床常用的方法包括皮肤划痕法和皮内注射法,膀胱肿瘤可采用膀胱内灌注法进行治疗。在一项研究中,155 例肺癌患者接受 BCG 治疗,随访 40 个月,与对照组相比,Ⅰ 期患者的生存率由 88% 提高到 100%,Ⅱ 期患者由 10% 提高到 55%,无远处转移的 Ⅲ 期患者中位生存时间由 7.6 个月提高到 17.2 个月,有远处转移的 Ⅲ 期患者中位生存时间由 3.4 个月提高到 12 个月,同时伴有恶性胸腔积液的肺癌患者胸腔内注射 BCG 可有效控制积液产生并延长患者生存期。但 Bottomley 等在一项 Ⅲ 期临床研究中应用抗神经节苷脂 GD3 独特型抗体/BCG 联合标准治疗方案治疗 550 例局限期小细胞肺癌,与标准治疗组相比,总生存期和无进展生存期均无显著提高。

2. 短小棒状杆菌　短小棒状杆菌是一

种革兰阳性厌氧杆菌,具有免疫佐剂的作用。它通过激活巨噬细胞,增强溶酶体活性,诱导 IFN 分泌和提高 NK 细胞活性起抗肿瘤作用。腔内注射短小棒状杆菌对消除癌性胸腔积液、腹水及瘤内注射治疗晚期肺癌、乳腺癌、黑色素瘤有一定效果。Issell 等联合应用化疗和短小棒状杆菌治疗 49 例非燕麦细胞肺癌患者,结果 8 例患者达到部分缓解。

3. 其他的免疫刺激物 其他免疫刺激物研究的最多的是 OK432。OK432 是一种用低温冻干法制备的灭活的链球菌。它能够增强 T 淋巴细胞、LAK 细胞和巨噬细胞的杀瘤活性。Ishida 等联合应用顺铂和 OK432 胸腔内注射治疗非小细胞肺癌引起的胸腔积液,结果与单独应用顺铂或 OK432 相比,180d 胸腔积液复发率分别为 13.3%、64.7%、52.9%。

(二)细胞因子

细胞因子(cytokine,CK)是指由免疫细胞和某些非免疫细胞合成和分泌的一类生物活性物质。CK 通过与 CK 受体结合而发挥其生物学效应,可作为细胞间的信号传递分子,介导和调节免疫应答、炎症反应,也可作为生长因子促进靶细胞的增殖、分化。细胞因子可以影响抗肿瘤免疫反应诱导过程,可以使本来微弱的免疫反应被放大。由于重组 DNA 技术的发展,目前人工制备的细胞因子安全、纯度高、质量稳定、数量充足,因此在临床治疗中被广泛应用。系统毒性是许多细胞因子免疫治疗过程中遇到的共同问题。细胞因子的活性主要作用于局部,这就意味着局部应用可以使被治疗的组织集中更多的细胞因子,从而获得更好的疗效。

1. 白细胞介素-2 白细胞介素-2(interleukin-2,IL-2)主要通过激活 CTL 细胞、巨噬细胞、NK 细胞、LAK 细胞和 TIL 细胞及诱导效应细胞分泌 TNF 等细胞因子而发挥抗肿瘤作用,也可以通过刺激抗体的生成而发挥抗肿瘤作用。Clamon 等进行的一项 II 期临床研究中,24 例化疗后没有达到完全缓解的小细胞肺癌患者接受 IL-2 治疗,结果 4 例完全缓解,1 例部分缓解。IL-2 联合淋巴细胞胸腔内灌注可用于肺癌转移引起的恶性胸腔积液的治疗,其可能机制为腔内灌注的 IL-2 持续刺激淋巴细胞,使其大量增殖并分泌多种细胞因子,同时 IL-2 胸腔内灌注局部药物浓度较高,而体循环药物浓度较低,使局部抗肿瘤作用增强而全身不良反应明显减轻。一项研究联合应用 IL-2 和褪黑素一线治疗 20 例晚期非小细胞肺癌患者,结果 20% 的患者部分缓解,50% 的病人病情稳定。

2. 干扰素 干扰素(interferon,IFN)在上调和下调癌基因和抑癌基因表达方面发挥重要作用,并且有抗血管生成效应。其中,IFN-γ 能够上调 MHC 表达并且可以增加血管通透性。干扰素在肺癌的临床应用包括干扰素单药辅助或维持治疗、干扰素联合放疗和干扰素联合化疗等。在小细胞肺癌治疗方面,一项临床研究表明 IFN-α 与传统化疗药物联合应用,疾病缓解率高于单纯化疗,但不能延缓复发。在放化疗诱导缓解后,给予 IFN-α 维持治疗并不能延长缓解时间,但在进展期患者中,IFN-α 治疗组的生存期延长。在非小细胞肺癌治疗方面,IFN 与传统化疗联合应用的效果并不优于单纯化疗。在恶性胸腔积液治疗方面,IFN-γ 胸腔灌注对恶性胸腔积液有一定的疗效。一项研究应用 IFN-γ 胸腔注射治疗癌性胸腔积液 46 例,其中 34 例有效,有效率为 74%。

3. 肿瘤坏死因子 肿瘤坏死因子(tumor necrosis factor,TNF)除具有直接杀伤肿瘤细胞的作用外,还可以通过激活巨噬细胞、NK 细胞、CTL 细胞、LAK 细胞的细胞毒作用杀伤肿瘤。在恶性胸腔积液治疗方面,TNF 可以作为炎性介质介导炎症反应,降低网膜组织内皮细胞的溶纤维蛋白活性,导致浆膜表面纤维蛋白增多,减少胸腔积液的产生,并促使胸膜粘连,达到治疗恶性胸腔积液的目的。大量临床研究结果表明，TNF 胸腔灌注对恶性胸腔积液具有确切疗效。

（三）分子结构已知抗原的免疫接种

1. 已知的抗原和抗原选择　制备肿瘤疫苗首先要选择将要治疗肿瘤所表达的抗原。一些肿瘤相关抗原（tumour associated antigen，TAA）为生理性蛋白，但在肿瘤中过度表达，它们可以作为制备肿瘤疫苗的抗原。一些肿瘤发生所必需的分子也可以作为肿瘤抗原。然而，当用生理性蛋白进行免疫接种时，可能引起抗自身组织的交叉反应，引起自身免疫病。通过选择只在某种组织或某群组织中表达的蛋白作为抗原，可以获得更加严格的特异性。如 CEA 用于大肠癌和其他的上皮性肿瘤及 HER-2/new 用于乳腺癌和卵巢癌。如果一种病毒产物与肿瘤发生密切相关，它可能作为非自身原性肿瘤抗原，因此一些肿瘤（如肝细胞癌和子宫颈癌）能够通过分别接种乙肝病毒疫苗和人类乳头瘤病毒疫苗来治疗。

2. 肿瘤抗原疫苗　肿瘤抗原首先在细胞中降解为短肽，然后形成抗原肽-MHC 复合物，通过与 T 淋巴细胞表面的 TCR 结合诱导机体产生 CTL 反应。一项研究将 Lewis 肺癌细胞经尾静脉注射给 C57BL/6J 纯系小鼠建立肺癌血源性转移模型，结果引起多脏器肿瘤播散，造成所有荷瘤小鼠死亡，但在注射 Lewis 肺癌细胞后 24h 应用负载 MUC-1 肿瘤抗原的 DC 作为肿瘤疫苗进行免疫接种，可以完全控制转移病灶的形成及肿瘤转移引起的死亡，且这些小鼠对 10 倍数量的 Lewis 肺癌细胞的再次攻击具有免疫保护作用，实验结果证实负载 MUC-1 的 DC 疫苗能够有效地清除血源性播散的肺癌细胞。Ueda 等应用 HLA-A24 限制性 CEA 衍生肽负载 DC 免疫治疗 18 例转移性胃肠癌或肺癌的患者（HLA-A24+），治疗后部分患者病情稳定，血清 CEA 水平降低。另有报道应用 HLA-A24 限制性 CEA 衍生肽负载 DC 用于

治疗 1 例肺部肿瘤患者和 1 例消化道肿瘤患者，均耐受良好，2 例患者的疾病稳定期分别为 6 个月和 9 个月。斯坦福大学的研究者提取肿瘤患者体内的 CEA 致敏 DC，作为疫苗治疗 12 例肺癌和结肠癌患者，其中 2 例患者肿瘤消退，2 例患者肿瘤稳定 6 个月，1 例患者肿瘤部分消退，无一例发生严重的不良反应。近年来研究发现黑色素瘤抗原基因-3（MAGE-3）在我国非小细胞肺癌中的表达率为 53.6%，而在正常肺组织中未见表达，目前 MAGE-3 抗原疫苗已用于非小细胞肺癌的临床试验研究。Perroud 等选取 5 例无法手术的 Ⅲ、Ⅳ 期非小细胞肺癌患者，根据免疫组化结果进行 WT1、CEA、MAGE-1、HER-2 抗原肽负载的 DC 细胞免疫治疗，其中 2 例同时表达 HER-2 和 CEA 的患者生存期比预期延长 1 倍。

3. 肿瘤核酸疫苗　肿瘤核酸疫苗是将编码某种抗原蛋白的外源基因直接导入体细胞，并通过宿主细胞的表达系统合成肿瘤抗原蛋白，由机体的抗原呈递细胞摄取这种抗原，通过加工呈递给免疫系统，诱导宿主产生对该抗原蛋白的免疫应答。它包括 DNA 疫苗和 RNA 疫苗，其中研究较多的是肿瘤 DNA 疫苗。目前用于构建核酸疫苗的外源基因主要是能引起保护性免疫反应的抗原基因（如 CEA、PSA、AFP 等）、抗体可变区基因等。核酸疫苗具有既可诱导体液免疫又可诱导细胞免疫，既可用于治疗又可用于预防，可同时携带多个肿瘤抗原基因，所携带的抗原基因易于修饰、易生产等优点。但由于在靶细胞中抗原基因的表达效率难于控制，如何产生最佳的免疫效果有待进一步研究。葡萄糖调节蛋白 78（glucose-regulated protein78，GRP78）是内质网分子伴侣蛋白，属于热休克蛋白 70（HSP70）家族成员，研究发现 GRP78 在非小细胞肺癌中高表达并与肿瘤耐药和肿瘤血管生成有关。由于 GRP78 在正常组织中低表达，因此可以作为肿瘤靶抗

原。一项研究将携带 GRP78 基因的真核表达载体肌内注射免疫 C57BL/6 小鼠,观察对非小细胞肺癌的预防作用及生存期影响,结果免疫后的治疗组肿瘤体积比对照组小32%,平均生存期比对照组延长 25d。Wang 等利用肺癌细胞总 RNA 负载 DC 体外诱导出有效的抗原特异性抗肿瘤免疫应答。

4. 独特型抗体疫苗　独特型是一个抗体的可变结合部位,它就像抗原的模具一样与之相适合。如果用 TAA 特异性抗体做免疫接种,就可以引起抗疫苗自身抗体的产生。这种诱导产生的抗体的可变区与"模具"相适合,因此与 TAA 本身极其相似。于是可以获得这种模拟的 TAA 用于在一个完全不同的环境中诱导免疫应答。这个系统有两个好处:①首先它使我们能够在不需要获得大量纯化抗原的条件下进行疫苗接种;②其次还可以使诱导对非蛋白抗原的免疫反应成为可能。一项研究应用独特型抗体 3F6 及其单链可变区片段免疫接种 BALB/c 小鼠,结果成功诱导针对小细胞肺癌的体液和细胞免疫反应。

(四)分子结构未知抗原的免疫接种

未知抗原免疫接种主要应用以完整的肿瘤细胞、细胞裂解物、凋亡细胞或热休克蛋白提取物形式存在的自体疫苗(作为抗原)。理论上该疫苗包括肿瘤的所有抗原性表位,可以刺激各种不同的 T 淋巴细胞前体,导致更大范围效应淋巴细胞的产生,既包括 CD4$^+$ 的又包括 CD8$^+$ 的,而且更多抗原的应用理论上减少了肿瘤选择与逃避的机会。

1. 树突状细胞介导的疫苗接种　树突状细胞(dendritic cell,DC)作为 APC 被认为在肿瘤免疫中发挥核心作用。DC 细胞免疫治疗已获美国 FDA 批准进入Ⅲ期临床。目前已经设计了很多方法来把肿瘤抗原表位结合到 DC 的 MHC 分子上。这些方法包括:①用肽、蛋白、细胞裂解物、凋亡的肿瘤细胞进行负载;②与完整的肿瘤细胞融合;③用病

毒载体进行转染等。Zhou 等应用射线照射的完整肺癌细胞与 DC 共培养体外诱导出有效的抗肿瘤免疫应答。Hirschowitz 等应用凋亡的异体肿瘤细胞系负载自体 DC,免疫接种治疗 16 例非小细胞肺癌患者,结果 6 例患者出现抗原特异性免疫反应。Um 等利用肿瘤细胞裂解物负载的 DC 疫苗免疫治疗Ⅲ期、Ⅳ期非小细胞肺癌患者,结果 9 例患者中5 例出现 CD8$^+$ T 淋巴细胞反应,2 例患者出现混合反应。

DC/肿瘤融合细胞疫苗是通过完整的肿瘤细胞和 DC 融合来将肿瘤抗原导入 DC。DC/肿瘤融合细胞在诱导抗肿瘤免疫过程中有其独特的优势:①DC/肿瘤融合细胞能表达整个肿瘤细胞的抗原决定簇,包括那些已知的和未知的肿瘤细胞表面特异性抗原,因而能诱导产生多克隆的细胞毒性 T 淋巴细胞反应,发挥最佳的抗肿瘤免疫作用;②DC/肿瘤融合细胞既表达这类肿瘤细胞特异性的抗原,也表达 MHC class Ⅰ、MHC class Ⅱ和其他协同刺激因子,这样就相当于激活了细胞免疫反应的两个强有力的臂,使抗肿瘤的免疫应答大大增强。目前认为 DC/肿瘤融合细胞疫苗在肺癌、恶性胶质瘤、肾癌、恶性黑色瘤和卵巢癌中具有良好的临床应用前景。Du 等研究发现将 DC 与 Lewis 肺癌细胞融合后在体内能够诱导出持续高效的抗肿瘤免疫反应。

2. 以肿瘤细胞为基础的免疫接种　完整的肿瘤细胞(包括经过射线照射的细胞、不同基因转导的细胞、死亡或裂解的细胞)可以作为肿瘤疫苗进行免疫治疗。

(1)整个肿瘤细胞疫苗:自体和异体肿瘤细胞经过裂解或射线照射可以释放大量肿瘤抗原。此种疫苗可以将整个肿瘤的特异性抗原和肿瘤相关抗原都暴露在免疫系统面前,包括那些已知的和未知的抗原。但是在肿瘤发展过程中机体已经形成了对肿瘤的免疫耐受,而且很多恶性肿瘤细胞 MHC 分子及 B7

等共刺激分子表达减弱甚至缺失,所以单纯使用肿瘤细胞进行免疫接种通常效果欠佳。通常肿瘤细胞疫苗临床试验都联合应用一种佐剂以增强特异性免疫反应。然而,多数临床研究结果表明这类疫苗的抗肿瘤免疫疗效不太理想。一项研究应用 Lewis 全细胞疫苗免疫接种 C57 小鼠,观察对肺癌的防治作用,结果并未引起有效的抗肿瘤免疫应答及对 Lewis 肺癌的免疫保护作用。

(2)基因修饰的肿瘤疫苗:基因修饰肿瘤细胞疫苗通常由一种免疫刺激基因转导自体肿瘤细胞,如将 IL-2、IFN-γ、MHC class Ⅰ 和共刺激分子 B7-1、B7-2 基因通过病毒载体导入自体肿瘤细胞,并使其在自体肿瘤细胞中表达,从而增强肿瘤疫苗诱导产生的抗肿瘤免疫应答。这些细胞因子修饰自体肿瘤细胞疫苗要求对每一位患者的肿瘤细胞进行培养,并将一些免疫刺激基因转导肿瘤细胞,整个过程耗时较长,这对患者的治疗有一定的影响。为了缩短时间,正在探索其他途径,包括使用修饰的异体肿瘤细胞疫苗或使用病毒载体增加转染的效率等。目前认为这种疫苗有较好的临床应用前景。一项研究用载有人类 B7-1 cDNA 的腺病毒感染肺癌细胞,结果使肺癌细胞表面产生充足的 B7-1 分子,增强了机体 T 淋巴细胞对肿瘤的免疫反应。另一项研究将 B7-1 和 HLA-A 基因同时转染异基因肺腺癌细胞系后免疫接种治疗 19 例非小细胞肺癌患者,结果 1 例患者部分缓解,5 例患者病情稳定,中位生存期为 18 个月。

(3)热休克蛋白疫苗接种:热休克蛋白(heat shock protein,HSP)是一种细胞内分子,作为一种抗原伴侣,可以结合抗原肽。当细胞暴露于高温环境下,热休克蛋白会结合细胞内多肽形成热休克蛋白-多肽复合物,通过纯化这种复合物就能够发现一些新的肿瘤抗原。作为一种肿瘤疫苗,可以通过 DC 将热休克蛋白-肿瘤肽复合物通过 MHC class Ⅰ和 MHC class Ⅱ途径呈递给 T 淋巴细胞,

从而诱导产生免疫应答。DC 有一个特殊受体(CD91)能与热休克蛋白结合,并促使 DC 的成熟。另外,热休克蛋白-肿瘤肽复合物能作为一种体内的危险信号,诱导机体产生更强的免疫应答。用于临床免疫治疗的热休克蛋白可以含有一种抗原或多种抗原,还可以从新鲜肿瘤标本中获得个体化的热休克蛋白-肿瘤抗原复合物。一项研究提取人肺腺癌 GLc-82 细胞热休克蛋白抗原肽复合物,免疫接种预防或治疗小鼠肺癌模型,结果预防接种可保护小鼠免受肿瘤细胞的攻击,治疗接种可抑制肿瘤细胞的生长和延长生存期。

(五)过继性细胞免疫治疗

过继性细胞免疫治疗是指将体外激活、扩增的自体或异体免疫效应细胞输注给患者,以杀伤患者体内的肿瘤细胞。通常免疫效应细胞已经在体外进行扩增,从而避开体内抑制免疫细胞扩增的机制。在过继性细胞免疫治疗中免疫效应细胞可以全身应用,也可以应用于肿瘤的局部;可以是特异性的,也可以是非特异性的。免疫效应细胞可来源于肿瘤浸润淋巴细胞(tumor infiltrating lymphocyte,TIL)或者外周血单核细胞(peripheral blood mononuclear cell,PBMC)。PBMC 比较容易获得,但是存在于外周血当中的肿瘤特异性淋巴细胞要比肿瘤部位少得多。通常选用自体细胞,因为异体细胞会很快被宿主排斥掉,而且异体细胞会攻击正常的细胞,导致移植物抗宿主反应。但是同时也发现移植的异体免疫细胞能够识别肿瘤细胞为非己成分,并引起治疗性反应即移植物抗疾病反应。通过清除某些细胞亚群,可以保持移植物抗疾病效应,同时却不发生移植物抗宿主反应。

1. LAK 细胞　1985 年,美国的 Rosenberg 等报道肿瘤患者自体的免疫细胞在体外经大剂量 IL-2 诱导、活化、扩增后回输可使肿瘤病灶消退,称为 LAK(lymphokine ac-

tivated killer，LAK）细胞。LAK 细胞在体外有广谱的抗自体及异体肿瘤的活性，为 MHC 抗原非限制性杀伤，其主要效应细胞表达 CD56、CD16 标志。Rosenberg 等报道了 LAK 细胞治疗 139 例恶性肿瘤的临床试验，结果 12 例肿瘤完全缓解（CR），另有 17 例肿块缩小 50％ 以上（PR）。其中肾细胞癌、黑色素瘤、结肠癌和非霍奇金淋巴瘤疗效显著，对肺癌、肝癌、骨瘤、皮肤癌亦显示了较好的治疗效果，LAK 细胞对肺腺癌的有效率在 20％左右。1987 年，Yasumoto 等首次报道使用 IL-2 胸腔内注射诱导 LAK 细胞生成治疗肺癌性胸腔积液 11 例，结果 9 例有效。在另一项Ⅲ期临床研究中，相比于标准的治疗，LAK 细胞联合放化疗治疗肺癌 5 年生存率由 33％提高到 54％。

2. 肿瘤浸润淋巴细胞　肿瘤浸润淋巴细胞（tumor infiltrating lymphocyte，TIL）是将肿瘤组织分离出的淋巴细胞经 IL-2 培养产生，其肿瘤杀伤活性为 MHC 限制性，为自体肿瘤特异性杀伤细胞。TIL 表达 CD3/CD8 或 CD3/CD4 标志。在体外同样数量 TIL 细胞的抗肿瘤作用比 LAK 细胞强 100 倍，但在人体内的抗肿瘤作用并未比之明显增加。TIL 的制备困难，如要制备出临床治疗量的细胞数需要在体外培养 3～6 周，而且一些患者甚至不能分离出有效数量的 TIL，因此实体瘤中的 TIL 获得较困难，而癌性胸腔积液中的淋巴细胞较易获得，多用于癌性胸腔积液的治疗。从目前的临床试验结果看，TIL 对肾癌和黑色素瘤、肺癌、结肠癌、纤维肉瘤及鳞状细胞癌等均有一定疗效。有研究表明，非小细胞肺癌 TIL 和局部肿瘤放射治疗有协同作用。Ratto 研究小组应用 TIL 协同大剂量 IL-2 治疗非小细胞肺癌，结果发现Ⅲ期患者 3 年生存率显著提高，局部复发率降低。

3. 细胞因子诱导的杀伤细胞　细胞因子诱导的杀伤细胞（cytokine induced killer

cells，CIK）是将人的外周血单个核细胞在体外用多种细胞因子（如抗 CD3 单克隆抗体、IL-2、IFN-γ、IL-1α 等）共同培养一段时间后获得的一群异质细胞，由于该种细胞同时表达 CD3 和 CD56 两种膜蛋白分子，故又称为 NK 细胞样 T 淋巴细胞，兼具有 T 淋巴细胞强大的抗肿瘤活性和 NK 细胞的非 MHC 限制性杀瘤优点。CIK 增殖速度快，杀瘤活性高，杀瘤谱广，对多种耐药肿瘤细胞同样敏感。CIK 对肿瘤细胞的杀伤一方面直接通过细胞质颗粒穿透封闭的肿瘤细胞膜进行胞吐，达到对肿瘤细胞的裂解，同时 CIK 细胞能分泌 IL-2、IL-6、IFN-γ 等多种抗肿瘤细胞因子，对正常细胞无毒性作用。因此，应用 CIK 细胞被认为是新一代抗肿瘤过继免疫治疗的首选方案。研究结果表明，对晚期肿瘤患者，CIK 治疗可在一定程度上缓解病情，改善患者的免疫功能及生活质量，并延长生存期，部分患者的转移病灶缩小甚至消失，疾病得到控制。而对于术后患者，CIK 细胞治疗可以降低患者的术后复发率，有效延长无疾病生存期。Wu 等对晚期非小细胞肺癌患者采用化疗联合 CIK 细胞治疗，结果发现与单独化疗组相比，联用 CIK 细胞治疗组，疾病控制率由 65.5％提高到 89.7％，疾病进展时间由 4.67 个月延长到 6.65 个月，中位生存时间由 11 个月延长到 15 个月。

进一步的研究结果显示，CIK 细胞与 DC 共培养较 CIK 细胞单独培养增殖速度加快，且细胞毒性增强。一项研究用肿瘤细胞冻融抗原冲击胸腔积液来源树突状细胞，然后与外周血来源 CIK 细胞共培养治疗 10 例肺腺癌患者，研究发现与 DC 共培养可以增加 CIK 细胞的特异性杀伤力。另一项将 DC 与 CIK 共培养后作用于肺腺癌细胞 spc-A1 的实验研究表明，CIK-A-DC（负载 spc-A1 抗原的 DC 与 CIK 共培养）的杀伤活性为 91.3％，明显高于单纯 CIK 的 59.7％和 DC-CIK 的 79.8％，提示 CIK-A-DC 细胞对肿瘤杀伤的特异性,而 DC-CIK 的杀伤活性也高于单纯 CIK,说明 DC 具有明显增强 CIK 细胞杀瘤活性的功能。Shi 等应用 DC-CIK 细胞治疗经化疗后达到稳定状态的ⅢB 期和Ⅳ期非小细胞肺癌患者,结果与对照组相比,无进展生存期由 2.56 个月延长到 3.20 个月。Zhong 等应用 CEA 多肽负载的自体 DC 联合 CIK 细胞治疗 14 例接受 4 周期长春瑞滨＋顺铂方案化疗的ⅢB 期和Ⅳ期非小细胞肺癌患者,结果与对照组相比无进展生存期显著延长,由 5.2 个月提高到 6.9 个月。

4. CD3AK 细胞　CD3AK 细胞(anti-CD3 McAb activated killer cells)是由抗 CD3 单克隆抗体激活的杀伤细胞,具有扩增能力强、体外存活时间长、细胞毒活性高、体内外抗肿瘤效果明显和分泌淋巴因子能力强等优点。国内外研究资料证实,采用 CD3AK 治疗肺癌、胃癌、肝癌、乳腺癌、食管癌、脑胶质瘤等各种肿瘤,在消除、缩小肿瘤病灶、提高患者免疫力、延缓和抑制肿瘤复发等方面均有一定疗效。高中度等采用 CD3AK 支气管动脉灌注联合化疗药物灌注治疗中晚期肺癌,比单纯支气管动脉化疗疗效明显提高。

5. 自然杀伤细胞　自然杀伤细胞(nature killer cell,NK)是除 T 淋巴细胞、B 淋巴细胞之外的第三类淋巴细胞。与 T 淋巴细胞不同,NK 细胞无需识别肿瘤特异性抗原便可以直接杀伤肿瘤细胞,杀伤活性不受 MHC 限制。Krause 等采用 HSP70 活化的自体 NK 细胞对 12 名晚期结肠癌及肺癌患者开展Ⅰ期临床研究,结果发现没有患者出现严重不良反应,2 名患者病情稳定。

6. 其他抗肿瘤效应细胞　其他抗肿瘤效应细胞还包括肿瘤抗原激活的杀伤细胞(tumor antigen activated killer cell,TAK)、激活的杀伤性单核细胞(activated killer monocyte,AKM)、自然杀伤 T 淋巴细胞(nature killer T cell,NKT)等。它们具有广阔的临床应用前景。

(六)抗体和双特异性抗体

肿瘤特异性抗原、肿瘤相关抗原、独特型决定簇、某些细胞因子的受体及一些癌基因产物可作为肿瘤特异性或相关靶分子,通过免疫学方法、细胞工程和基因工程技术制备抗这些靶分子的单克隆抗体,将单克隆抗体注入体内可对肿瘤进行免疫治疗,通过阻断癌细胞的异常信号传导通路及引起淋巴细胞肿瘤浸润和 Fc 受体介导的细胞毒反应抑制肿瘤的发展。研究显示抗神经节苷脂 GM2 单克隆抗体可有效抑制 GM2 阳性肺癌细胞的生长和转移。

双特异性抗体(bispecific antibody,BsAb)是指具有两种抗原结合特性的人工抗体。BsAb 分子上的两个抗原结合臂,一个与靶抗原结合,另一个与免疫效应细胞上的标记抗原结合,这样可以有效地将具有细胞毒性功能的免疫效应细胞直接导向肿瘤细胞。Renner 等利用双特异性抗体将 CD3AK 细胞直接导向肿瘤细胞,将单克隆抗体的高度特异性和 CD3AK 细胞的杀伤效应联合起来,提高了对肿瘤细胞的杀伤作用。Vuillez 等应用抗 CEA 和二乙烯三胺五乙酸的双特异性抗体结合放射性核素[131]I 对 14 例化疗后复发的小细胞肺癌患者进行放射免疫治疗,结果 2 例患者部分缓解,1 例患者病情稳定超过 24 个月。

(七)免疫检查点抑制药

阻断免疫系统的负性调节机制是免疫治疗的重要策略之一。机体免疫抑制信号通路是研究的热点,已知以下几个免疫检查点负责控制 T 细胞的活性,包括细胞毒性 T 淋巴细胞相关抗原 4(CTLA-4)、程序性死亡因子-1(PD-1)及 PD-L1 等。针对 T 细胞活性免疫检查点,现已开发出特异性的检查点靶向阻滞药,并显示出一定的抗肿瘤效果。

1. 抗 CTLA-4 单克隆抗体　CTLA-4 又称为 CD152,是免疫球蛋白超家族成员,可表达在活化的效应 CD4+、CD8+ T 细胞及调节 T 细胞表面,并参与免疫反应的负性调节。在 T 细胞被激活成为效应细胞的早期,CTLA-4 表达于 T 细胞表面,与 CD28 竞争性地结合抗原提呈细胞表面的共刺激分子 CD80(B7.1)及 CD86(B7.2),且 CTLA-4 与 B7 分子的亲和力大于 CD28。CD28 与 B7 分子结合后,通过产生 IL-2 和抗细胞凋亡因子来促进 T 细胞增殖。相反,CTLA-4 与 B7 分子结合后,则减弱由 T 细胞受体与 CD28 诱导的激酶信号,从而影响 T 细胞的进一步活化,导致 T 细胞凋亡。

Ipilimuma 是一种抗 CTLA-4 的人源单克隆抗体,属于新型的 T 细胞增强剂和免疫系统激活剂,可以有效阻断 CTLA-4 相关 T 细胞活性抑制信号,使效应 T 细胞在肿瘤内增殖和浸润,导致肿瘤细胞坏死。

2. 抗 PD-1/PD-L1 单克隆抗体 PD-1 又称为 CD279,属于免疫球蛋白超家族成员,主要表达在 CD4+ 和 CD8+ T 淋巴细胞、B 淋巴细胞和自然杀伤细胞等细胞表面。PD-L1 是 PD-1 的配体,与受体结合后可抑

制 T 细胞的活化和增殖,诱导 T 细胞凋亡,参与免疫反应的负调节。T 细胞经抗原刺激活化后,表面表达 PD-1,并分泌干扰素诱导周围组织 PD-L1 的表达。PD-1 与 PD-L1 结合后会抑制 T 细胞活性。因此,在正常情况下,PD-1/PD-L1 通路通过负性调节免疫应答维持对自身抗原的免疫耐受。然而,PD-L1 在肺癌组织中常过表达,T 细胞表面的 PD-1 与肺癌组织中的 PD-L1 结合后可抑制肿瘤内浸润 T 细胞的增殖、细胞因子释放及细胞毒性反应,导致肿瘤特异性 T 细胞衰竭与凋亡。因此,阻断 PD-1/PD-L1 间相互作用可逆转衰竭的 T 细胞,恢复其抗肿瘤免疫应答。

Nivolumab 和 Pembrolizumab 是人源化的单克隆抗 PD-1 抗体。Atezolizumab 是人源化的单克隆抗 PD-L1 抗体。它们分别通过与 PD-1 或 PD-L1 结合,阻断 PD-1 与 PD-L1 结合所介导的 T 细胞免疫负性调节信号,从而达到增强 T 细胞抗肿瘤免疫应答的效果。

(周 军 李 钧)

第二节 肺癌的基因治疗

基因治疗(gene therapy)是向靶细胞引入正常的有功能的基因,以纠正或补偿致病基因所产生的缺陷,从而达到治疗疾病的目的,手段通常包括基因置换、基因修正、基因修饰、基因失活等。20 世纪 80 年代初,Anderson 首先阐述了基因治疗的概念,1990 年开始了世界上首例临床基因治疗。我国基因治疗研究进展迅速,1991 年首例 B 型血友病基因治疗临床研究获得成功,2003 年全球第一个基因治疗药物(重组人 p53 腺病毒注射液)在我国上市,标志着我国基因治疗产业发展已达到国际先进水平。基因治疗常用方法有两种,即体内疗法和体外疗法。体内疗法通过肌内注射、静脉注射、器官内灌输、皮下

包埋等途径将外源基因导入体内,简便易行,但基因转染率较低。目前研究和应用较多的还是体外疗法。

一、肿瘤基因治疗载体

基因治疗载体可分两大类,即病毒性载体和非病毒性载体。现在约 80% 的基因治疗载体是病毒性载体,其跨膜特性好,可以定向地将目的基因导入靶细胞,转染效率高,但是病毒性载体易引起人的免疫反应,且病毒具有自我复制的功能,安全性值得考虑。近几年非病毒载体取得很大进展,具有使用方便、可大规模生产和无免疫原性等优点。非病毒基因治疗载体主要分为裸露 DNA、阳离

子脂质体、DNA 包装颗粒、基因枪与电穿孔等几种类型。

（一）病毒性载体

病毒性载体包括反转录病毒、腺病毒、腺相关病毒、痘病毒、疱疹病毒等。

1. 反转录病毒　反转录病毒（retrovirus）应用最早，且应用广泛，它最大的优点是稳定持久地表达外源基因。病毒基因组以转座的方式整合，基因组不会发生重排，因此所携带的外源基因也不会改变，而且转染效率高。根据反转录病毒的亲嗜性不同，可将其分为单嗜性反转录病毒、兼嗜性反转录病毒和异嗜性反转录病毒三类。目前研究使用较多的是兼嗜性反转录病毒。

2. 腺病毒　腺病毒（adenovirus）感染宿主的范围比较广，可以感染非分裂期细胞，在体内疗法的基因转移中具有很大的优势，而且其感染细胞时不整合到宿主染色体上，无激活致癌基因或插入突变等风险。

3. 腺相关病毒　腺相关病毒（adeno-associated virus，AAV）是目前人类基因治疗研究中最理想的病毒载体之一，它较其他病毒载体有如下的优点：①没有致病性，AAV 是缺陷型病毒，没有辅助病毒存在时，只能潜伏感染，不能自主复制。②可特异位点整合，AAV 可特异整合于人类 19 号染色体上，从而避免随机整合导致细胞突变的危险，而且染色体的整合可使转导的基因长期稳定表达。③免疫原性弱，重组载体去除了 AAV 的 rep 和 cap 基因，只保留了反向末端重复序列 ITR 部分，因此避免了病毒自身蛋白引起的免疫反应。④能够有效地转染树突状细胞等非分裂细胞。

4. 痘病毒　痘病毒（poxvirus）作为基因治疗载体有其特有的优越性：①人们对痘病毒的认识比较清楚，至少有 2 株痘病毒的全基因序列已经测定；②减毒载体的构建大大降低了其可能引起的损害；③痘病毒容量大，可以表达大片段的外源基因或同时表达多种

外源基因；④痘病毒的宿主广泛，可制备出高滴度的痘苗病毒，有利于进行体内基因转移；⑤痘病毒保存方便，室温下可保存数月；⑥痘病毒对肿瘤细胞具有一定的溶细胞作用，制备疫苗不需要灭活，可在 24～48h 内制成疫苗；⑦痘病毒可以将宿主自身的 MHC 分子及所表达的抗原一同表达于细胞表面，从而诱导更强的免疫反应。随着减毒载体的构建，安全性的提高，采用痘病毒载体介导肿瘤基因治疗前景广阔。

5. 单纯疱疹病毒　单纯疱疹病毒（herpes simplex virus，HSV）的优点在于具有嗜神经性，可用作中枢神经系统靶向基因治疗的良好载体。

（二）非病毒性载体

1. 阳离子脂质体介导的基因治疗　阳离子脂质体本身带正电荷，可以与带有负电荷的质粒 DNA 通过静电作用紧密结合，形成复合物，保护 DNA 不受 DNA 酶降解。阳离子脂质体可以包裹任意大小的 DNA。在脂质体-DNA 复合物上加入配基或加入有助于融合的脂，如二油酰磷脂酰乙醇胺（DOPE）可提高转染效率。阳离子脂质体易于制备，不自我复制，对人体无毒，已经通过美国国立卫生研究院和重组 DNA 咨询委员会批准作为基因治疗的载体进入临床试验研究。

2. DNA 包装颗粒介导的基因治疗　用合成或天然的物质通过电荷作用与质粒 DNA 紧密结合，使 DNA 由伸展结构压缩为体积相对较小的 DNA 粒子，有效提高转染效率。DNA 包装颗粒主要包括多聚赖氨酸、多聚精氨酸、组蛋白、脱乙酰壳多糖、聚乙烯亚胺等多聚阳离子。天然多聚物明胶和壳多糖早已被用作载药微球体。DNA 包装颗粒的优点是易于大量生产，加入目标配基后可实现靶向转移、免疫原性低等，其缺点是体内转染效率不高、基因的表达时间短。

3. 基因枪与电穿孔　基因枪是指将质

粒 DNA 包被在金微粒子表面,利用高压氦粒子流装置将 DNA 加速,直接打入细胞核内,避免了药物 DNA 被酶降解。几十纳克的 DNA 即可获得较强烈的免疫应答。其缺点是操作较复杂,对设备有特殊要求。电穿孔法是指在电流刺激下,细胞膜瞬时出现孔洞,从而使 DNA 进入细胞。

非病毒基因载体介导的基因治疗在成为常规治疗方法前,还有许多亟待解决的问题:①载体如何携带 DNA 进入细胞内? DNA 如何进入细胞核内并发挥作用?药物 DNA 的表达如何调控?②非病毒基因治疗面临着免疫系统、血液循环系统、库普弗细胞及核膜等障碍,这些障碍降低了基因的表达效率;③长期应用的安全性还有待于进一步考察;④缺乏大量的临床数据的支持。非病毒基因治疗现在仍处于其发展的初级阶段,所以仍需根据具体的疾病种类、给药途径等,选择治疗该疾病适宜的载体系统及治疗方法。

二、基因治疗在肺癌中的应用

(一)肿瘤免疫基因治疗

肿瘤免疫基因治疗是指应用基因转移技术将主要组织相容性复合物、共刺激分子、细胞因子及其受体、肿瘤抗原、病毒抗原等与抗肿瘤免疫有关的基因导入肿瘤或免疫效应细胞,通过导入基因表达增强肿瘤细胞的免疫原性和(或)免疫系统的功能,增强机体的抗肿瘤免疫应答,从而达到抑制和杀伤肿瘤细胞的目的。肿瘤免疫基因治疗是肿瘤免疫治疗和肿瘤基因治疗交叉渗透融合发展所形成的新型肿瘤治疗方法,它兼具有两者的优势。一方面抗肿瘤免疫相关基因的应用赋予肿瘤基因治疗新的内容。将 MHC 基因和(或)共刺激分子基因导入肿瘤细胞,可增强肿瘤细胞呈递肿瘤相关抗原、激活 T 淋巴细胞的能力,克服肿瘤通过下调 MHC 分子的表达或缺乏共刺激分子而产生的免疫耐受;将细胞因子基因导入肿瘤细胞或免疫效应细胞,使

其持续分泌细胞因子,可在肿瘤局部形成免疫刺激微环境,打破肿瘤免疫耐受状态;将肿瘤相关抗原基因导入抗原呈递细胞,可制备肿瘤特异性疫苗,诱导抗原特异性抗肿瘤免疫应答。另一方面基因治疗方法为肿瘤免疫治疗提供了新的手段。利用基因治疗方法将抗肿瘤免疫相关基因导入靶细胞,可获得目的基因在靶细胞局部的持续性表达,克服了蛋白质制剂反复、多次、大剂量注射及全身应用所带来的不良反应。

1. 以 DC 为基础的免疫基因治疗 目前认为 DC 是抗原呈递功能最强且唯一能在体内激活初始型 T 淋巴细胞的抗原呈递细胞(antigen presenting cells,APC),是机体免疫应答的始动者,在 T 细胞抗肿瘤免疫应答的启动、调控过程中起着关键的作用。用基因工程技术将抗肿瘤免疫相关基因导入 DC,可提高 DC 的抗原呈递功能。

(1)细胞因子基因导入 DC:细胞因子在 DC 体外成熟和发挥抗原呈递功能的过程中起着重要的作用,利用基因工程技术将细胞因子基因导入 DC,可以使 DC 自身分泌诱导抗肿瘤免疫应答所必需的细胞因子,使细胞因子在局部达到较高的浓度,使之抗肿瘤作用增强。近年来利用基因工程技术将 IL-12、IL-7、TNF-α、GM-CSF、IL-2 等细胞因子基因导入 DC,使其在局部分泌,能明显提高 DC 疫苗诱导的 Th1/Th2 和 CTL 免疫反应。

(2)肿瘤相关抗原基因导入 DC:利用基因工程技术将肿瘤相关抗原基因导入 DC 可制备出肿瘤抗原特异性 DC 疫苗。肿瘤相关抗原可以在 DC 内持续表达并经过加工后与 MHC class Ⅰ 和 MHC class Ⅱ 分子结合,分别呈递给 CD8+ 和 CD4+ T 淋巴细胞,诱导抗原特异性抗肿瘤免疫应答。该方法的优势是:①单一肿瘤相关抗原基因转染的 DC 可在其表面呈递多种已知的和未知的肿瘤相关抗原多肽,刺激多个由宿主 MHC 位点限制

的抗原特异性 T 淋巴细胞反应；②肿瘤相关抗原基因转染的 DC 可持续呈递肿瘤相关抗原多肽，使机体抗肿瘤作用增强。常用的肿瘤相关抗原基因包括前列腺癌特异性抗原 PSA、甲胎蛋白 AFP、黑色素瘤相关抗原 gp100、癌胚抗原 CEA、乳腺癌人表皮生长因子受体 2(HER-2)等。此外，还包括与肿瘤相关的病毒基因，如 HPV 病毒 E6/E7 基因、EB 病毒 LMP 基因、乙肝病毒(HBV)和丙肝病毒(HCV)的抗原基因等。Chiappori 等利用腺病毒将 p53 基因导入 DC，免疫接种治疗小细胞肺癌患者，结果 43 个患者中 18 个诱导出 p53 特异性免疫反应，并且增加了肿瘤对化疗的敏感性。

（3）趋化因子基因导入 DC：利用基因工程技术将趋化因子基因导入 DC，可使 DC 疫苗有效分泌趋化因子，吸引 T 淋巴细胞聚集到 DC 疫苗部位并将其激活。Baratelli 等利用腺病毒载体将趋化因子 CCL-21 基因导入 DC，瘤内注射治疗鼠肺癌模型，结果肿瘤完全消退并产生保护性抗肿瘤免疫。

2. 肿瘤细胞相关免疫基因治疗

（1）细胞因子基因或细胞因子受体基因导入肿瘤细胞：利用基因工程技术将细胞因子基因导入肿瘤细胞，使肿瘤细胞自身分泌具有抗肿瘤活性的细胞因子，一方面可以在肿瘤局部形成较高的细胞因子浓度，更好地发挥细胞因子的抗肿瘤活性，同时避免了全身应用细胞因子所带来的毒副作用；另一方面肿瘤自身分泌细胞因子可打破肿瘤局部的免疫抑制微环境，增强抗肿瘤免疫应答对肿瘤的杀伤作用。Salgia 等利用腺病毒载体携带 GM-CSF 基因转染自体肺癌细胞，用于免疫接种治疗 34 例非小细胞肺癌患者，结果 2 例术后患者的无疾病生存时间分别为 43 个月和 42 个月，5 例患者病情稳定持续时间分别达到 33 个月、19 个月、12 个月、10 个月和 3 个月，1 例患者出现混合反应。Zhang 等将 IL-18 基因转染的 NCI-H460 肺癌细胞株与

DC 融合用于治疗裸鼠移植瘤模型，结果表明可以诱导出有效的抗肿瘤免疫应答。

细胞因子受体基因导入肿瘤细胞可使肿瘤细胞表面细胞因子受体表达增多，使对肿瘤细胞有直接生长抑制或杀伤作用的细胞因子更多地与肿瘤细胞结合，从而大大增强细胞因子的抗肿瘤效果。

（2）主要组织相容性复合体基因导入肿瘤细胞：机体对肿瘤的免疫监视主要是 T 淋巴细胞参与的细胞免疫，T 淋巴细胞通过 TCR 识别与 MHC 结合的肿瘤抗原多肽，产生抗肿瘤免疫反应。研究表明，许多人类肿瘤 MHC class Ⅰ分子表达降低或缺失，使杀伤性 T 细胞不能识别并攻击肿瘤细胞，从而导致肿瘤细胞的免疫逃逸。为了提高肿瘤细胞表达 MHC 分子的能力，可以通过基因工程技术将 MHC 基因导入肿瘤细胞，促进其表达以提高 T 细胞杀伤肿瘤细胞的能力。Raez 等将 B7 和 HLA-A 基因同时转染异基因肺腺癌细胞系，免疫接种治疗 19 例非小细胞肺癌患者，结果 1 例患者部分缓解，5 例患者病情稳定，中位生存期为 18 个月。

（3）共刺激分子基因导入肿瘤细胞：T 淋巴细胞的激活需要双信号，TCR 识别与 MHC 分子结合的抗原多肽提供特异性的第一信号，另外还需要一个非特异性的共刺激信号作为第二信号。提供共刺激信号的分子包括 B 淋巴细胞激活抗原分子(B7)、细胞间黏附分子(ICAM)、淋巴细胞功能相关抗原 3(LFA-3)、血管内皮黏附分子(VCAM-1)、热稳定抗原(HAS)等。在一个免疫功能健全的宿主体内，肿瘤细胞之所以能够逃脱宿主免疫系统的监视，缺乏活化 T 细胞所必需的共刺激分子是其重要原因之一。因此利用基因工程技术将共刺激分子基因导入肿瘤细胞有可能激活宿主的抗肿瘤应答，达到治疗肿瘤的目的。在一项 Ⅰ 期临床试验中，Horig 等利用痘病毒同时携带 CEA 和 B7-1 基因转染肿瘤细胞免疫接种治疗 6 例 CEA⁺ 腺癌患

者,结果 3 例患者病情稳定,并检测到 CEA 特异性 T 细胞免疫反应。

3. 基因修饰 T 淋巴细胞在肿瘤免疫基因治疗中的应用

(1)T 淋巴细胞受体(T cell receptor,TCR)基因导入 T 淋巴细胞:T 细胞过继性免疫治疗通常是将从肿瘤组织中分离纯化的肿瘤特异性 T 淋巴细胞,在体外经过大量扩增后回输体内。但是大多数情况下分离获得足够数量的肿瘤特异性 T 淋巴细胞是非常困难的,限制了该方法的临床应用。T 淋巴细胞受体 αβ 是大多数 T 淋巴细胞表面特异性识别肿瘤抗原的分子,提供 T 淋巴细胞活化的第一信号。为了获得大量的肿瘤特异性 T 淋巴细胞,研究者从肿瘤特异性 T 淋巴细胞克隆 TCR 的 α、β 链基因,利用基因工程技术将该基因转染 T 淋巴细胞,使 T 淋巴细胞表达肿瘤特异性 TCR,增强 T 淋巴细胞的抗原识别能力和特异性杀伤肿瘤细胞能力。

(2)嵌合性受体(chimeric antigen receptor,CAR)基因导入 T 淋巴细胞:利用基因工程技术将肿瘤特异性单克隆抗体的抗原结合区(Fab)或者单链抗体可变区(ScFv)与 T 淋巴细胞的信号转导区相结合,构建成的嵌合体即为 CAR。将嵌合性受体基因导入 T 淋巴细胞,可使 T 淋巴细胞获得特异性识别肿瘤抗原的能力。

(3)细胞因子基因导入 T 淋巴细胞:细胞因子基因导入 T 淋巴细胞可从多个方面提高 T 淋巴细胞的抗肿瘤活性。IL-2 基因导入 T 淋巴细胞可促进 T 淋巴细胞的增殖,并延长 T 淋巴细胞的体内存活时间,此外 IL-7、IL-15、IL-21 也与 T 淋巴细胞的存活时间有关。TNF-α 基因导入 T 淋巴细胞可使 T 淋巴细胞在肿瘤部位聚集、增殖,增强黏附分子和 IL-2 受体的表达,上调 IFN-γ、GM-CSF 的表达。IFN-γ 基因导入 T 淋巴细胞可提高 T 淋巴细胞对肿瘤细胞的杀伤活性。Tan 等在一项 I 期临床试验中,利用反转录

病毒携带 IL-2 基因转染肿瘤浸润淋巴细胞并回输给伴有胸腔积液的进展期肺癌患者。10 个常规治疗失败的伴有恶性胸腔积液的进展期肺癌患者接受了胸腔内注射,6 例患者胸腔积液消失超过 4 周,其中 1 例患者不仅胸腔积液消失,而且肺部原发灶体积缩小,表明该免疫基因治疗方法是安全的,并且可能对进展期肺癌导致的胸腔积液具有一定疗效。

(4)趋化因子受体基因导入 T 淋巴细胞:T 淋巴细胞能否迁移并定位于肿瘤组织部位是 T 淋巴细胞发挥有效抗肿瘤作用的关键。趋化因子和趋化因子受体的相互作用可使 T 淋巴细胞向肿瘤部位趋化迁移。利用基因工程技术将趋化因子受体基因导入 T 淋巴细胞,可以使大量的 T 淋巴细胞向分泌趋化因子的肿瘤部位迁移。

(5)抗凋亡分子基因导入 T 淋巴细胞:肿瘤细胞可以通过其表面的凋亡诱导因子诱导 T 淋巴细胞的凋亡,从而逃脱宿主的免疫监视。而抗凋亡分子如 BCL-2、BCL-X/L 具有抗凋亡作用,利用基因工程技术将抗凋亡分子导入 T 淋巴细胞可使其免于肿瘤诱导凋亡的危险。

免疫基因治疗经历了几十年的迅速发展,在理论研究和临床试验方面均取得了长足的进步。但其要想成为肿瘤治疗的常规方法,则还有很长的路要走。由于在理论和技术上还不成熟,肿瘤免疫基因治疗的疗效尚不理想,为了提高疗效需要在以下几个方面寻求突破:①进一步提高对机体抗肿瘤免疫机制的认识,寻找抗癌作用更强的目的基因。②研发基因转移和表达效率更高的、具有组织和细胞特异性及遗传安全性的基因转移载体,进一步提高目的基因转移的有效率、靶向性、安全性,以满足临床实际需要。③联合免疫基因治疗。由于抗肿瘤免疫应答是一个复杂的网络,单一免疫相关基因导入,往往难以达到抗肿瘤的目的,需要多基因联合应用,从

多个靶点同时发挥作用,方能打破对肿瘤的免疫耐受,诱导强烈而持久的抗肿瘤免疫应答。④寻找能够客观、准确评价免疫基因治疗疗效的方法。

(二)肿瘤抑癌基因治疗

抑癌基因在正常细胞中能抑制细胞过度增殖,它的突变、缺失或失活与肿瘤的发生、发展有关。将抑癌基因导入肿瘤细胞,其产物能抑制肿瘤的生长甚至能逆转肿瘤细胞的恶性表型。关于野生型 p53,p16 等基因的研究已取得了一些令人满意的成果,最具代表性的肿瘤抑制基因为 p53 基因,肺癌中这一基因常常发生突变,在非小细胞肺癌约 50%,在小细胞肺癌约 90%。现已有腺病毒载体携带的 p53 基因治疗药物上市。研究结果显示携带 p53 基因的腺病毒(rAd-p53)有抗瘤活性。一项研究对 12 例伴有气道阻塞的无法手术的肺癌患者进行 rAd-p53 瘤灶注射,其中 6 例患者气道阻塞的症状缓解,3 例患者的肿瘤达到 PR。对 28 例采用传统治疗病情继续恶化的非小细胞肺癌患者瘤灶注射 rAd-p53,2 例患者的肿瘤达到 PR,16 例保持稳定 2～14 个月。另有研究报道瘤灶注射 rAd-p53 联合放疗治疗非小细胞肺癌,治疗完成 3 个月后,83% 的患者局部组织病理活检未见肿瘤组织。

(三)反义基因治疗

反义基因治疗是指应用反义核酸、核酶在转录和翻译水平阻断某些异常基因的表达,阻断细胞内异常信号传导,使肿瘤细胞正常分化或引起细胞凋亡。由于脱氧核苷酸合成容易,在体液中稳定,可以与 RNA 配对结合,所以多采用反义脱氧寡核苷酸。寡核苷酸 G3139 可以抑制 bcl-2,Rudin 等应用 G3139 联合紫杉醇治疗 12 例化疗耐药小细胞肺癌,结果 2 例病情稳定 30 周。随后 Rudin 等又进行了 G3139 联合卡铂和依托泊苷(足叶乙苷)治疗 16 例初治广泛期小细胞肺癌的 I 期临床研究,14 例可评价患者

中,12 例部分缓解,2 例稳定。蛋白激酶 C (protein kinase C,PKC)和许多信号传导通路有关,LY900003 是一种针对 PKCα 的反义寡核苷酸,能够抑制其表达。研究显示,LY900003 联合紫杉醇和卡铂治疗晚期初治的非小细胞肺癌,近期疗效达到 48%,中位生存期 15.9 个月。

(四)自杀基因治疗

自杀基因治疗是将"自杀基因"(suicide gene)导入肿瘤细胞,通过其表达产物将原本对细胞无毒或低毒的物质转变为毒性物质,从而达到杀灭肿瘤细胞目的。所谓"自杀基因"就是指一些前药转化酶基因或称前药敏感基因。自杀基因通过将前药转变为对细胞有毒害的药物造成对肿瘤细胞的直接杀伤,并有一定的旁杀效应,从而降低肿瘤的负荷。临床研究中最广泛应用的基因是单纯疱疹病毒胸苷激酶。将这一基因引入肿瘤细胞后,再给患者注射药物环核苷丙氧鸟苷,后者是无环核苷酸类似物,可被 HSV-TK 磷酸化与鸟嘌呤竞争掺入细胞 DNA,终止细胞周期 DNA 合成期 DNA 链的延长,进而抑制肿瘤生长。

(五)药物抗性基因治疗

增强肿瘤细胞药物敏感性和提高正常细胞对化疗药物的耐受性是药物抗性基因治疗的两个主要方面。耐药性是导致肿瘤化疗失败的重要因素之一。给肿瘤细胞转入某些药物敏感基因可增强肿瘤细胞对化疗药物的敏感性;相反,耐药基因治疗则是对正常细胞进行修饰,使其具有比肿瘤细胞更强的对化疗药物的耐受力。

(六)造血干细胞基因治疗

造血干细胞移植是恶性肿瘤放、化疗后非常有效的支持治疗方法。造血干细胞移植联合传导具有促进造血功能的细胞因子(如 GM-CSF、G-CSF、IL-3 等)的基因或通过转基因增强造血干细胞对化疗药物的耐受力的研究有广阔的应用前景。

(周　军)

参 考 文 献

[1] 姜文奇，张晓实，朱孝峰，等.肿瘤生物治疗学.广州：广东科技出版社，2006

[2] 于金明，左文述.现代临床肿瘤学.北京：中国科学技术出版社，2006

[3] 罗荣城，韩焕兴.肿瘤生物治疗学.北京：人民卫生出版社，2006

[4] 郭其森.现代肺癌诊断治疗学.济南：山东科学技术出版社，2010

[5] 夏建川.肿瘤生物治疗基础与临床应用.北京：科学出版社，2011

[6] Bottomley A，Debruyne C，Felip E，et al. Symptom and quality of life results of an international randomised phase Ⅲ study of adjuvant vaccination with Bec2/BCG in responding patients with limited disease small-cell lung cancer.Eur J Cancer，2008，44(15):2178-2184

[7] Ishida A，Miyazawa T，Miyazu Y，et al.Intrapleural cisplatin and OK432 therapy for malignant pleural effusion caused by non-small cell lung cancer.Respirology，2006，11(1):90-97

[8] Ueda Y，Itoh T，Nukaya I，et al.Dendritic cell-based immunotherapy of cancer with carcinoembryonic antigen-derived，HLA-A24-restricted CTL epitope：Clinical outcomes of 18 patients with metastatic gastrointestinal or lung adenocarcinomas. Int J Oncol，2004，24(4):909-917

[9] Perroud MW Jr，Honma HN，Barbeiro AS，et al.Mature autologous dendritic cell vaccines in advanced non-small cell lung cancer：a phase I pilot study.J Exp Clin Cancer Res，2011，30(1):65-72

[10] Wang K，Zhou Q，Guo AL，et al.An autologous therapeutic dendritic cell vaccine transfected with total lung carcinoma RNA stimulates cytotoxic T lymphocyte responses against non-small cell lung cancer.Immunol Invest，2009，38(7):665-680

[11] Hirschowitz EA，Foody T，Kryscio R，et al. Autologous dendritic cell vaccines for non-small-cell lung cancer.J Clin Oncol，2004，22(14):2808-2815

[12] Um SJ，Choi YJ，Shin HJ，et al.Phase I study of autologous dendritic cell tumor vaccine in patients with non-small cell lung cancer.Lung Cancer，2010，70(2):188-194

[13] Du YC，Lin P，Zhang J，et al.Fusion of CpG-ODN-stimulating dendritic cells with Lewis lung cancer cells can enhance anti-tumor immune responses. Tissue Antigens，2006，67(5):368-376

[14] Raez LE，Cassileth PA，Schlesselman JJ，et al. Allogeneic vaccination with a B7.1 HLA-A gene-modified adenocarcinoma cell line in patients with advanced non-small-cell lung cancer.J Clin Oncol，2004，22(14):2800-2807

[15] Wu C，Jiang J，Shi L，et al.Prospective study of chemotherapy in combination with cytokine-induced killer cells in patients suffering from advanced non-small cell lung cancer.Anticancer Res，2008，28(6B):3997-4002

[16] Shi SB，Ma TH，Li CH，et al.Effect of maintenance therapy with dendritic cells：cytokine-induced killer cells in patients with advanced non-small cell lung cancer.Tumori，2012，98(3):314-319

[17] Zhong R，Teng J，Han B，et al.Dendritic cells combining with cytokine-induced killer cells synergize chemotherapy in patients with late-stage non-small cell lung cancer.Cancer Immunol Immunother，2011，60(10):1497-1502

[18] Krause SW，Gastpar R，Andreesen R，et al. Treatment of colon and lung cancer patients with ex vivo heat shock protein 70-peptide-activated，autologous natural killer cells：a clinical phase Ⅰ trial.Clin Cancer Res，2004，10(11):3699-3707

[19] Chiappori AA，Soliman H，Janssen WE，et

al. INGN-225: a dendritic cell-based p53 vaccine (Ad.p53-DC) in small cell lung cancer: observed association between immune response and enhanced chemotherapy effect. Expert Opin Biol Ther, 2010, 10(6):983-991

[20] Baratelli F, Takedatsu H, Hazra S, et al. Preclinical characterization of GMP grade CCL21-gene modified dendritic cells for application in a phase I trial in non-small cell lung cancer. J Transl Med, 2008, 6(1):38-54

[21] Zhang ZY, Wu JM. Anti-tumor effects induced by fusion of interleukin-18 gene transfected NCI-H460 lung cancer cell line with dendritic cells. Zhonghua Zhong Liu Za Zhi, 2007, 29 (1):17-20

[22] Hörig H, Lee DS, Conkright W, et al. Phase I clinical trial of a recombinant canarypoxvirus (ALVAC) vaccine expressing human carcinoembryonic antigen and the B7.1 co-stimulatory molecule. Cancer Immunol Immunother, 2000, 49(9):504-514

[23] Tan Y, Xu M, Wang W, et al. IL-2 gene therapy of advanced lung cancer patients. Anticancer Res, 1996, 16(4A):1993-1998

[24] Rudin CM, Otterson GA, Mauer AM, et al. A pilot trial of G3139, a bcl-2 antisense oligonucleotide, and paclitaxel in patients with chemorefractory small-cell lung cancer. Ann Oncol, 2002, 13(4):539-545

[25] Rudin CM, Kozloff M, Hoffman PC, et al. Phase I study of G3139, a bcl-2 antisense oligonucleotide, combined with carboplatin and etoposide in patients with small-cell lung cancer. J Clin Oncol, 2004, 22(6):1110-1117

[26] Maung K. LY900003 (Affinitac), an antisense inhibitor of protein kinase C-alpha, in non-small-cell lung cancer. Clin Lung Cancer, 2002, 3(4):237-239

[27] Herbst RS, Baas P, Kim DW, et al. Pembrolizumab versus docetaxel for previously treated, PD-L1-positive, advanced non-small-cell lung cancer (KEYNOTE-010): a randomised controlled trial. Lancet, 2016, 387(10027):1540-1550

第14章　肺癌的中医治疗

第一节　中医对肺癌的病因病机认识

肺癌属于中医学的肺积、痞癖、肺胀、息贲、咯血、咳嗽、痰饮等范畴。正虚邪实是肺癌的基本病机,正气不足是肺癌发生的内在根本因素。肺癌发生多由正气不足,气血阴阳失衡,脏腑功能紊乱,使机体抗病能力下降,邪气乘虚而入所致。邪气入内,留滞不去,阻于胸中,肺气郁滞,宣降失常,气机不畅,气滞血瘀,阻塞脉络,津液输布不利,壅而为痰,痰瘀胶结,从而形成肿块。此乃因虚而得病,因虚而致实,因虚而患癌,虚是病之本,正虚是肺癌发生的基础。

1. 正气内虚　"正气存内,邪不可干","邪之所凑,其气必虚"。正气内虚,脏腑阴阳失调,是罹患肺癌的主要基础。正如《医宗必读·积聚》所说:"积之成者,正气不足,而后邪气踞之。"《外证医案》所云:"正气虚则成岩。"年老体衰,慢性肺部疾病,肺气耗损而生成不足;或七情所伤,气逆气滞,升降失调;或劳累过度,肺气、肺阴亏损,外邪乘虚而入,客邪留滞不去,气机不畅,终致肺部血行瘀滞,结而成块。

2. 烟毒内侵　中医学认为"烟为辛热之魁。"长期吸烟,热灼津液,阴液内耗,致肺阴不足,久则气阴亏虚,加之烟毒之气内蕴,羁留肺窍,阻塞气道,而致痰湿瘀血凝结,形成瘤块。

3. 邪毒侵肺　肺为娇脏,易受邪毒侵袭,如工业废气、石棉、矿石粉尘、煤焦烟炱和放射性物质等,致使肺气肃降失司,肺气郁滞不宣,进而血瘀不行,毒瘀互结,久而形成肿块。

4. 痰湿聚肺　脾为生痰之源,肺为贮痰之器。脾主运化,脾虚运化失调,水谷精微不能生化输布,致湿聚生痰,留于脏腑;或饮食不节,水湿痰浊内聚,痰贮肺络,肺气宣降失常,痰凝气滞;或肾阳不足,失于蒸化水饮,水饮上犯于肺,酿湿生痰,进而导致气血瘀阻,毒聚邪留,郁结胸中,肿块逐渐形成。

5. 七情内伤　七情太过或不及均可引起体内气血运行失常及脏腑功能失调,过怒则伤肝、过喜则伤心、过忧则伤脾、过悲则伤肺、过恐则伤肾,为引发肿瘤奠定了内在的基础。正如《灵枢》曰:"内伤于忧怒……而积聚成矣。"肺癌的发生也与精神因素、情志不遂有关,突然强烈或长期持久的情志刺激,可以直接影响机体的正常生理功能,七情内伤扰及气血,可致气郁、气滞、血瘀等,使脏腑气血功能紊乱,经络不能畅达,郁结胸中,久则癌肿成矣。

(赵　林　司国民)

第二节　肺癌中医治疗的主要治则和治法

一、肺癌中医治疗的主要治则

1. 扶正与祛邪　扶正与祛邪是两大类治则。扶正即是调动机体的抗病能力,提高机体的免疫功能,增加免疫系统的作用,达到防治疾病的目的。祛邪就是抑制、排除、消灭致病因素。疾病的发生、发展及其变化过程，就邪正关系而言，是正气和邪气相互斗争的过程。邪正相争的胜负，不仅决定着疾病的发生，并且影响着疾病的进展，因而任何疾病的治疗都是为了扶助正气，祛除邪气，故调整邪正双方的力量对比，使疾病向痊愈的方向转化。

肺癌的病理特点在于正虚邪实，在其疾病的变化过程中，由于病情复杂，正与邪之间相互消长，不断变化。在治疗上应把扶正与祛邪辩证地结合起来。依据肺癌不同阶段的特点，正确认识扶正与祛邪的辩证关系。根据客观实际病情定攻补，既要看到祛除病邪的积极意义，如手术切除、放射治疗、化学药物治疗的有效作用和积极意义，又要看到扶持正气也是祛邪的重要保证。要更好地接受各种治疗，就必须依靠人体正气。营养状况好、身体抵抗力强、后天脾胃消化功能好的患者，手术后的恢复将更快、更好，耐受放、化疗的能力更大，这就是扶助正气以驱邪外出。

一般而言，早期正气未衰，治则重在祛邪，同时考虑到补，采用大攻小补，攻中有补的原则。中期，癌症发展到一定程度，机体正气日渐耗损，宜攻补兼施。晚期，正气不支，已不任攻伐，治疗采用大补小攻的措施，补虚扶正为主，祛邪抗癌为佐，借大补以增强患者体质，提高抗癌能力，小攻使肿瘤停止发展。

2. 调整阴阳　中医学认为疾病的发生，从根本上来说是机体的阴阳之间失去相对的协调平衡，从而形成阴阳偏盛偏衰的病理状态。调整阴阳是根据机体阴阳失调的具体状况，促使其恢复相对的协调平衡。调整阴阳的方法很多，从狭义上讲，即损其有余，补其不足；从广义上讲，阴阳是辩证的总纲，疾病的各种病理变化均可以用"阴阳失调"来概括，如气血不和、脏腑经络失调、表里出入、升降异常等，所以诸如解表攻里、越上引下、升清降浊、扶正祛邪等均可理解为调整阴阳的范畴。适时调整阴阳变化，是治疗肺癌的关

键之一。因为通过调整阴阳，可以改善机体内环境，使原来失衡的阴阳重新达到动态平衡。

3. 调理脏腑功能　中医学认为肺癌病位在肺，与脾、肾、肝的功能失调有着密切关系。调理脏腑功能是肺癌论治的重要法则之一。调理脏腑功能一般包括两个方向，一是调整肺的某种生理功能的亢进或衰退，二是调整肺与其他脏腑之间生理功能的失调。人体是一个有机整体，各脏腑之间生理功能上相互联系，病理上相互影响。肺癌病情复杂，病理过程中往往涉及多个脏器功能失调，所以治疗中更要注意各脏器间"五行生克、制化"的关系，做到各脏之间的协同调理。如，根据五行生克、制化理论，临床中常用到"虚则补其母"之法，土生金，即脾生肺。若肺气亏虚、宣降失常，可见气短、咳嗽、咳痰无力，甚则痰中带血等症，此时，除了补益肺气外，还常常配以健脾之法，以助肺气宣发、运化痰湿，即"培土生金法"。

4. 调理气血　气和血，是组成人体的基本物质，各有其生理功能，两者存在着相互依存、相互为用的关系。肺癌的发生与气血失调有密切关系，从临床来看，气滞血瘀是肺癌发生的基本病理因素之一。所以，调和气血使气机流畅、血瘀得去，在肺癌治疗中有重要意义。此外，肺癌的进展过程实际上是一个慢性消耗过程，在大多数中、晚期肺癌患者存在气血不足的情况。故调整气血时尤应注意益气养血。气血充足，正气得复，抗癌有力。

5. "三因"制宜　"三因"即指因人、因地、因时。"三因"制宜是指治疗疾病，必须从实际出发，即必须从季节时令、环境、人的体质等实际情况出发，制订适当的治疗大法。这在中医治疗肺癌过程中具有重要意义。

二、肺癌中医治疗的主要治法

1. 扶正固本法　肺癌属慢性消耗性疾病，多为虚证。用扶正固本法，扶助人体正

气,协调阴阳偏盛偏衰。补益人体虚弱状态、调整机体内环境,提高机体免疫功能,加强抵御和祛邪的能力,抑制肿瘤细胞的生长,为进一步治疗创造条件。当然,在临床中扶正的同时应注意扶正与祛邪的辩证关系。

扶正固本的方法很多,如补益肺气、健脾和胃、补肾生津等。常用中药有:天冬、麦冬、沙参、生地黄、龟甲、鳖甲、天花粉、知母、旱莲草、女贞子、鸡血藤、阿胶、熟地黄、黄芪、党参、人参、黄精、白术、山药、附子、淫羊藿、补骨脂、紫河车等。现代药理研究表明,扶正固本法治疗肺癌的作用是多方面的。能提高机体细胞免疫和体液免疫功能,抑制肿瘤生长,并且有利于保护骨髓,增强放、化疗疗效。同时,能促进垂体的肾上腺皮质功能,促进网状内皮系统的吞噬功能,改善机体免疫状态。肺癌发病的最基本病理特点是正虚邪实。因此,扶正固本法在肺癌的防治中具有极其重要的意义,可以说它贯穿了肺癌防治全程。

2. 疏肝理气法 中医学认为肿瘤的发生与气机运行失调关系极为密切。气滞是肿瘤最基本的病理变化之一,因此,理气药在肿瘤治疗中十分重要。现代药理研究证明,理气药既能治癌,又能改善有癌细胞影响机体造成的多种紊乱状态。具有较好抑癌作用的理气药有枳实、香附、郁金、川楝子、大腹皮、佛手、枸杞子、青皮、玫瑰花、九香虫、绿萼梅、厚朴、旋覆花等。

在临床应用中,往往根据病情的兼夹证不同予以适当的配伍。如气滞兼血瘀,在使用理气药时,应配合丹参、赤芍、桃仁、红花、三棱、莪术等活血化瘀药;气滞兼痰凝,应配伍半夏、天南星、昆布、海藻、象贝等化痰软坚药;气滞兼湿阻,则配伍苍术、白术、薏苡仁、猪苓、茯苓等化湿利湿药;气滞兼气虚者,应与黄芪、党参、甘草、扁豆等药合用。理气药大多辛香而燥,重用、久用或运用不当,会有化燥伤津助火等弊病。但只要配伍运用得

当,即可防止上述不良反应。

3. 活血化瘀法 肿瘤多有形,历代医家多认为癥积、结块多与血瘀有关。临床观察表明,多数肿瘤患者普遍存在有瘀血证。如体内或体表肿块经久不消,坚硬如石或凹凸不平;唇舌青紫或舌体、舌边及舌下有青紫斑点及静脉怒张;皮肤黯黑、有斑块、粗糙、肌肤甲错;局部疼痛,痛有定处,日轻夜重,脉涩等。瘀血是肺癌的病因之一,针对瘀血而采用的活血化瘀法是肺癌临床常用治法,活血化瘀法不但能祛邪消瘤,亦可配伍其他法对瘀血引起的发热、瘀血阻络引起的出血、血瘀阻络所致的疼痛等证起到一定治疗效果。临床上对肿瘤患者施用活血化瘀法,可以起到多方面作用。

常用的活血化瘀药物有丹参、赤芍、红花、莪术、郁金、延胡索、乳香、没药、五灵脂、王不留行、水蛭、全蝎、蜈蚣、斑蝥、水红花子、石见穿、血竭等。实验证明,活血化瘀类中药抗肿瘤的作用的主要表现有以下几个方面:①对抗肿瘤药物的增效作用;②调整机体免疫功能;③调整神经内分泌功能;④预防放射性纤维化;⑤对肿瘤的直接破坏作用[据动物实验筛选及临床试验证实,活血化瘀药中具有杀灭癌细胞作用和抑癌作用中药有三棱、莪术、三七、赤芍、当归、丹参、降香、元胡、乳香、没药、穿山甲(代)、生大黄、全蝎、蜈蚣、僵蚕、牡丹皮、石见穿、五灵脂等];对抗肿瘤细胞引起的血小板聚集及瘤栓的形成(如桂枝、丹皮、赤芍、桃仁、红花,在体外均有较强的抑制血小板聚集作用)。

临床中,应用活血化瘀法,使用活血化瘀类药物时应根据辨证与辨病相结合的原则,同时参考现代药理研究,按肿瘤性质和部位不同选择适当的药物。肺癌常加用桃仁、红花、丹参、赤芍、泽兰、石见穿、红梅梢、虎杖、牛膝、地鳖虫等;单发原发灶者加穿山甲(代)、土鳖虫、石见穿、王不留行、急性子;转移灶或伴转移灶者加丹参、赤芍、桃仁、三棱

红花、莪术、水蛭等。

在活血化瘀药物的应用中,还应注意药物处方剂量,以期发挥最大效用而避免或减少其不良反应。

4. 清热解毒法　热毒是肺癌的主要病因之一。特别肺癌中、晚期患者,在病情不断发展,临床常出现发热、疼痛、肿块增大、局部灼热疼痛、口渴、便秘、苔黄、脉数等证。即毒热内蕴或邪热瘀毒表现,故应以清热解毒为大法治疗,清热解毒药既能抑制和清除肿瘤周围炎症和感染,减轻症状,又具有较强的抗肿瘤活性,所以清热解毒法是肺癌中医治疗中较常用的治疗法则之一。

常用的清热解毒药物有金银花、连翘、白花蛇舌草、半枝莲、半边莲、龙葵、山豆根、板蓝根、虎杖、紫草、紫花地丁、蒲公英、鱼腥草、夏枯草、败酱草、穿心莲、黄芩、元参、土茯苓、大青叶等。目前,关于清热解毒药物抗肿瘤的药理研究表明,其抗肿瘤作用机制主要有以下几个方面:①直接抑制肿瘤作用;②抗炎排毒;③调整机体免疫力;④调节内分泌功能;⑤阻断致癌和抗突变的作用。

清热解毒法为防治肺癌的常用治法,属"攻邪"的范畴。临床应用时,应根据疾病的性质,辨清正邪之盛衰,与其他法则和药物相结合运用,能收到事半功倍的效果。

5. 软坚散结法　肺癌肿块为有形之物,《内经》中指出:"坚者削之……结者散之。"所以对于瘤块多用软坚散结法治疗。根据中医理论及经验,一般认为味咸中药能够软坚,如鳖甲的咸平、龟甲的甘咸、海螵蛸的咸涩、海浮石的咸寒等都能软坚。软坚散结法在肿瘤临床中应用很久,但一般不单独应用,通常配合具他治疗肿瘤的治法使用,以达到共同消除肿块的目的。临床中常用的软坚散结类药物有龟甲、鳖甲、生牡蛎、海浮石、海藻、地龙、

瓦楞子、昆布、海蛤壳、夏枯草、莪术、半夏、胆南星、瓜蒌等。

6. 化痰除湿法　化痰除湿法是肿瘤临床常用的治疗法则之一。在临床中,合理应用化痰和除湿法,能提高肿瘤治疗效果。当然,化痰除湿法并非单独使用,应结合病情,根据辨证论治的原则配以其他治疗方法,如化痰法与理气法合用称为理气化痰法,用于气郁痰凝者;与清热药合用称为清热化痰法,用于痰火互结或热灼痰结者等。湿有内外之分,外湿侵袭,每与风邪、寒邪相兼,治法宜祛风除湿;内湿治当除湿利水。同时,根据湿聚部位不同分别采取芳香化湿、淡渗利湿、健脾除湿、温化水湿等法。

临床中常用化痰除湿药有瓜蒌、皂角刺、半夏、山慈菇、象贝母、葶苈子、青礞石、海浮石、前胡、杏仁、苍术、厚朴、茯苓、藿香、佩兰、生薏苡仁、独活、秦艽、威灵仙、徐长卿、萆薢、海风藤、络石藤、猪苓、泽泻、车前子等。

7. 以毒攻毒　瘤之所成,无论是由于气滞血瘀,还是内于痰凝湿聚或热毒内蕴成正气亏虚,久之均能瘀积成毒,毒结体内是肺癌的根本原因之一。内于肿瘤形成缓慢,毒邪形成缓慢,毒邪深居,非攻不可,所以临床常用有毒之品,性峻力猛,即所谓以毒攻毒法。

临床常用的以毒攻毒药有蜈蚣、斑蝥、蜂房、全蝎、守宫、蟾酥、土元、狼毒、硫黄、蚯螂、常山、生半夏、马钱子、洋金花、乌头、生附子、雄黄等。这些药物大多对癌细胞有直接的细胞毒作用。临床中使用该法时,一定要依据中医理论,结合病情、患者体质适可而止。有毒药品,药性峻烈,易伤正气,应用时务必保证患者正气尚充盛,或者适当配伍扶正之品。

(赵　林　司国民)

第三节 肺癌的中医辨证论治

一、辨证要点

(一)辨主要症状的寒热虚实

1. 咳嗽、咳痰 咳嗽,痰白而稀,伴舌质淡,苔白者,多见于寒证;咳嗽气急、痰黄而稠,见于热证;干咳,无痰,或痰少而黏者多为燥邪或阴虚。咳声有力,相兼舌质或红、或暗,脉象有力者为实证;咳声无力,气短,伴见声低懒言、乏力、神疲倦怠、动则尤甚,脉象无力,多见于气虚;咳声嘶哑,口咽干燥,潮热盗汗,形体消瘦,舌红少苔或无苔,脉细,多见于阴虚。

2. 胸痛 胸痛高热,咳痰腥臭或脓血,伴寒战,脉象有力,多见于肺痈;胸痛遇寒加重,面白肢冷,苔白,脉沉迟者,多为寒邪所致;胸部灼痛,伴痰黄质稠,气喘息粗,壮热烦渴,舌红,脉数者为实热;胸部隐痛,多为虚证,若伴咳声无力,气短,乏力,脉象无力,为气虚;若伴干咳、或痰少,口干,潮热盗汗,舌红少苔,脉细,为阴虚;胸痛如刺,或绞痛,痛有定处,伴舌质暗或瘀斑、瘀点,脉涩为血瘀。

3. 咳血 咳血一般见于热证、瘀血、虚证,难见到实寒证。痰中带血,或咳鲜血,色红,舌质红,多为热证;咳痰带血丝,或血块,色暗,伴舌质紫暗或瘀斑、瘀点,为瘀血;咳血量少,日久不愈,血色较淡,伴气短、乏力,舌质淡者为气虚;咳血量少,干咳少痰,五心烦热、低热盗汗,舌红少苔或无苔,为阴虚。

(二)辨证候虚实

肺癌的发生多与肺气不足,痰湿瘀血阻滞有关。肺癌早期,多见气滞血瘀,痰湿毒蕴之证,以邪实为主;肺癌晚期,多见阴虚毒热,气阴两虚之证,以正虚为主。临床上,多病情复杂,虚实互见。

(三)辨邪正盛衰

肺癌是高度恶性的肿瘤,发展快,变化迅速。辨明邪正盛衰,是把握扶正祛邪治则和合理遣方用药的关键。一般说来,肺部癌瘤及症状明显,但患者形体尚丰,生活、活动、饮食等尚未受阻,此时多为邪气盛而正气尚充,正邪交争之时;如病邪在肺部广泛侵犯或多处转移,全身情况较差,消瘦、乏力、衰弱、食少,生活行动困难,症状复杂多变者,多为邪毒内盛而正气明显不支的正虚邪实者。

二、分证论治

(一)气血瘀滞

症状:咳嗽不畅,胸闷气憋,胸痛有定处,如锥如刺,或痰血暗红,口唇紫暗,舌质暗或有瘀斑,苔薄,脉细弦或细涩。

治法:活血散瘀,行气化滞。

方药:血府逐瘀汤加减。

桃仁 15g,红花 15g,当归 10g,桔梗 10g,生地黄 15g,川芎 10g,赤芍 15g,柴胡 10g,枳壳 10g,川牛膝 15g,甘草 5g。水煎,每日 1 剂,分 2 次温服。

本方用桃红四物汤活血化瘀;柴胡、枳壳疏肝理气;牛膝活血化瘀,引血下行;桔梗载药上行,直达病所;甘草调和诸药。

胸痛明显者,气滞血瘀程度多较重,可配伍醋香附 10g、延胡索 10g、郁金 10g 等以理气通络,活血止痛。

若反复咯血,血色暗红者,可减少活血化瘀药物用量,如桃仁、红花减半,并加蒲黄 10g(煎煮时布包,防止粘锅)、三七 5g、藕节 10g、仙鹤草 10g 等以化瘀止血。

瘀滞化热,暗伤气津,可见口干、舌燥者,加沙参 15g、天花粉 10g、知母 10g 等以清热养阴生津。

食少、乏力、气短者,加黄芪 30g、党参 15g、炒白术 10g 以益气健脾。

(二)痰湿蕴肺

症状:咳嗽,咯痰,气憋,痰质稠黏,痰白或黄白相兼,胸闷胸痛,纳呆便溏,神疲乏力,舌质淡,苔白腻,脉滑。

治法:行气祛痰,健脾燥湿。

方药:二陈汤合瓜蒌薤白半夏汤。

陈皮 10g,半夏 10g,瓜蒌 15g,薤白 10g,茯苓 10g,蜜紫菀 15g,杏仁 10g,甘草 5g。水煎,每日 1 剂,分 2 次温服。

二陈汤理气燥湿化痰,合瓜蒌薤白半夏汤以助行气祛痰、宽胸散结之功。

若见胸脘胀闷、喘咳较甚者,可加用葶苈大枣泻肺汤以泻肺行水。

痰郁化热,痰黄稠黏难出者,加海蛤壳 20g、鱼腥草 30g、黄芩 10g、栀子 10g 以清化痰热。

胸痛甚,且瘀象明显者,加川芎 10g、郁金 10g、延胡索 10g 以化瘀止痛。

神疲、纳呆者,加党参 15g、炒白术 10g、鸡内金 15g 以健脾消食。

(三)阴虚邪热

症状:咳嗽无痰或少痰,或痰中带血,甚则咯血不止,胸痛,心烦寐差,低热盗汗,或热势壮盛,久稽不退,口渴,大便干结,舌质红,舌苔黄,脉细数或数大。

治法:养阴清热,解毒散结。

方药:沙参麦冬汤合五味消毒饮。

沙参 15g,麦冬 15g,玉竹 10g,天花粉 10g,桑叶 10g,生扁豆 10g,金银花 15g,野菊花 15g,蒲公英 30g,紫花地丁 10g,天葵 10g,甘草 5g。水煎,每日 1 剂,分 2 次温服。

方中用沙参、玉竹、麦冬、甘草、桑叶、天花粉、生扁豆养阴清热;金银花、野菊花、蒲公英、紫花地丁、天葵清热解毒散结。

若见咯血不止,可选加白及 10g、仙鹤草 10g、茜草根 10g 以收敛止血;白茅根 15g 以清热止血;若见瘀血征象,可加三七粉以 5g 化瘀止血。

若低热盗汗,则加地骨皮 15g、白薇 10g、五味子 5g 以养阴清热敛汗。

若大便干结,则加全瓜蒌 15g、火麻仁 10g 以润燥通便。

(四)气阴两虚

症状:咳嗽痰少,或痰稀而黏,咳声低弱,气短喘促,神疲乏力,面色㿠白,形瘦恶风,自汗或盗汗,口干少饮,舌质红或淡,脉细弱。

治法:益气养阴。

方药:生脉饮合百合固金汤。

人参 10g,麦冬 15g,五味子 5g,百合 15g,生、熟地黄各 10g,玄参 15g,当归 10g,赤芍 10g,桔梗 10g,甘草 5g。水煎,每日 1 剂,分 2 次温服。

生脉饮中人参大补元气,麦冬养阴生津,五味子敛补肺津,三药合用,共奏益气养阴生津之功。百合固金汤用生地黄、熟地黄、玄参滋阴补肾;当归、赤芍养血平肝;百合、麦冬、甘草润肺止咳;桔梗止咳祛痰。

气虚征象明显者,加生黄芪 30g、太子参 15g、炒白术 10g 等以益气补肺健脾。

咯痰不利,痰少而黏者,加川贝母 10g、瓜蒌 15g、杏仁 10g 等以利肺化痰。

若肺肾同病,由阴损阳,出现以阳气虚衰为突出的临床表现时,如畏寒肢冷、得温则舒、小便清长等,可选用右归丸温补肾阳。

上述证候中,如合并有上腔静脉压迫综合征,出现颜面、胸上部青紫水肿,声音嘶哑,头痛晕眩,呼吸困难,甚至昏迷的严重症状,严重者可在短期内死亡。中医治疗从瘀血、水肿论治,活血化瘀,利水消肿可使部分患者缓解。常用方剂如通窍活血汤、五苓散、五皮饮、真武汤等。压迫症状较轻者,可在辨证施治方药中,酌加葶苈子、猪苓、生麻黄、益母草等泻肺除壅,活血利水。

在肺癌长期临床研究过程中,已筛选出一批较常用的抗肺癌的中草药。如清热解毒类的白花蛇舌草、半枝莲、拳参、龙葵、蛇莓、马鞭草、凤尾草、蚤休、山豆根、蒲公英、野菊花、金荞麦、蝉蜕、黄芩、苦参、马勃、射干等;

化痰散结类的瓜蒌、贝母、南星、半夏、杏仁、百部、马兜铃、海蛤壳、牡蛎、海藻等;活血化瘀类的桃仁、大黄、穿山甲(代)、三棱、莪术、鬼箭羽、威灵仙、紫草、延胡索、郁金、三七、虎杖、丹参等;攻逐水饮类的猪苓、泽泻、防己、大戟、芫花等。上述这些具有一定抗肺癌作用的药物,可在辨证论治的基础上,结合肺癌的具体情况,酌情选用。

(赵　林　司国民)

第四节　肺癌围术期的中医治疗

一、手术前中医治疗

肺癌手术前以邪实为主,病理因素为痰瘀、癌毒。治疗以消瘤抗癌、缩小肿块为目的,并尽可能地为患者创造手术条件,若患者全身状况良好,正气尚能耐受,应着重于祛邪,能攻则攻,或以攻为主。具体论治可参考本章第三节"分证论治"中气血瘀滞、痰湿蕴肺、阴虚邪热三个证型情况,酌情单独应用或配合术前化疗应用。

二、手术后中医治疗

肺癌患者手术后的中医治疗应注重培补正气,提高机体免疫功能,减少复发。从中医学的角度看,手术易伤血耗气,应及时中医扶正,其次结合化疗全力祛邪,再后中医扶正祛邪。癌毒深伏,易耗正气,再加上先前的手术也是耗伤大量气血的过程,若不及时扶正,则会造成脏腑功能虚损,正虚邪盛,癌毒失去抑制,易发生复发转移;再则,体内癌毒残存是术后复发转移的根源,经过之前的扶正阶段,患者的免疫功能和骨髓功能已得到恢复,这时以化疗抑杀全身的余毒,然化疗为以毒攻毒之法,同时也会伤正,故需扶正减毒来护卫机体的正气。如此祛邪而不伤正,以达到"养正积自消,邪去正方安"的目的。一般而言,肺癌手术患者,在进食后即可服用中药。

1. 脾胃虚弱　肺癌术后易伤正气,妨害脾胃功能,如出现食欲差、腹胀或大便秘结等。

治法:健脾和胃。

方药:六君子汤。

党参15g,白术15g,茯苓10g,陈皮10g,半夏10g,甘草5g。水煎,每日1剂,分2次温服。

如果患者术后体虚严重,则可加用补气养血、健脾开胃的药物,如人参10g、黄芪30g、当归10g、鸡内金15g、炒麦芽15g、山药15g。

2. 益气固表　肺癌手术需开胸,易伤及肺气,有些患者术后常虚汗淋漓,或动则出汗,或汗后畏冷,或咳喘乏力,此乃术后营卫失调、肺虚不固所致。

治法:益气固表。

方药:玉屏风散加减。

生黄芪30g,炒白术10g,防风5g,浮小麦30g,五味子5g。水煎,每日1剂,分2次温服。

若汗出明显可加糯稻根15g、煅牡蛎30g以加强敛汗。

3. 阴液亏虚　有些患者术后会出现口干、烦躁、干咳、胃纳差、大便干结、舌红无苔等症,此乃术后肺胃阴伤,津液亏损所致。

治法:养阴生津,益气健脾。

方药:百合固金汤。

人参10g,麦冬15g,五味子5g,百合15g,生、熟地黄各10g,玄参15g,赤芍10g,桔梗10g,甘草5g。水煎,每日1剂,分2次温服。

若手术后不再行放疗或化疗,则在术后视患者具体情况,加强抗癌之功,防止复发转移,在辨证施治的基础上选用大剂量的散结抗癌中药如蚤休、白花蛇舌草、瓜蒌、七叶一枝花、山慈菇等,以增强抗癌的作用。

三、术后食疗

1. 饮食原则　肺癌患者手术后,肺气大伤,可酌情多吃一些补益气血的食物,如山药、大枣、桂圆、核桃、莲子、瘦肉、河鱼、鸡蛋及奶制品等。

2. 食疗方

(1)归芪瘦肉汤:当归 10g,生黄芪 30g,水煎取汁。加入猪瘦肉片 200g,煮至肉烂,食肉饮汤。具有补气养血的作用,适用于肺癌术后见有神疲乏力、面色苍白、爪甲不荣者。

(2)参归粥:党参 15g,当归 15g,温水浸泡 30min 后,加水煎取浓汁 100 ml。去渣取汁,加入粳米 50g,大枣(掰开)5 枚,砂糖适量(无糖尿病史患者),再加水 300 ml 左右,煮至米开汤稠为度。每日早、晚空腹,温热顿服,10d 为 1 个疗程。具有补益气血的作用,适用于肺癌术后见有头晕、乏力者。

(3)百合麦冬饮:百合 10g,麦冬 10g,桔梗 5g。开水冲泡 10min,代茶饮,每日 2 次。该茶饮具有滋补肺阴之功效,适用于肺癌术后肺阴亏虚者,可见口干、烦躁、干咳、舌红无苔。

(赵　林　李　钧)

第五节　配合肺癌放疗的中医治疗

一、防治不良反应和后遗症

中医学认为,放射线为热毒之邪,易损伤气血,灼津耗液,伤脾损胃,致使气血生化乏源。辨证多归为脾胃气虚、肺阴亏虚。治疗应以健脾益胃、养阴润肺、滋补气血为主。

1. 放射性肺炎　主要症状是咳嗽、胸痛、气短、发热,严重时出现呼吸困难。中医学认为放射性肺炎是由于辐射的燥热灼伤肺阴。

治法:清热养阴润肺。

方药:清燥救肺汤加减。

沙参 20g,玄参 15g,麦冬 15g,桑叶 15g,枇杷叶 10g,川贝母 10g,杏仁 10g,炙百部 15g,丹参 15g。水煎,每日 1 剂,分 2 次服。

出现咯血者,可酌加仙鹤草 15g、白及 10g、花蕊石 15g、阿胶(烊化)10g 以收敛止血、补血养阴。

2. 放射性肺纤维化　多出现在肺部足量放疗后数月。主要症状是气短、干咳,引起继发感染时则发热、咳吐黄痰。

治法:养阴润肺,佐以活血化瘀。

方药:百合固金汤加活血化瘀药物。

丹参 30g,赤芍 15g,桑白皮 15g,杏仁 10g,川贝母 10g,麦冬 15g,天冬 15g,鱼腥草 30g,沙参 15g,桔梗 5g,黄芩 10g。水煎,每日 1 剂,分 2 次服。

需特别注意,在放疗期间应用中药防止和减轻放射性肺纤维化,疗效比放疗后出现肺纤维化时再用药要好。

3. 消化道反应　放射过程中,可以出现食欲减退、恶心干呕、腹泻、全身疲乏、面色少华等症状,此多为脾胃虚弱。

治法:健脾和胃,降逆止呕。

方药:四君子汤加味。

党参 15g,炒白术 10g,陈皮 5g,茯苓 10g,半夏 10g,竹茹 10g,旋覆花(包)10 g,炒麦芽 12g,神曲 10g,半枝莲 15g,薏苡仁 30g。水煎,每日 1 剂,分 2 次服。

放疗中期常有食欲缺乏、恶心、干呕、低热、多汗、口干、大便不畅、周身乏力等,此时为脾胃气阴两虚,治以健脾和胃,养阴润燥。常用方药四君子汤合沙参麦冬汤加减。党参 15g,沙参 15g,炒白术 10g,陈皮 5g,茯苓

10g,半夏 10g,竹茹 10g,焦神曲 10g,半枝莲 15g,薏苡仁 30g,石斛 15g,麦冬 15g。水煎,每日 1 剂,分 2 次服。

4. 骨髓抑制　主要症状面色无华,头晕目眩,气短乏力,夜寐不宁,血常规可见三系或某一些减低。

治法:补益气血,滋补肝肾。

方药:归脾汤加减。

当归 15g,女贞子 15g,枸杞 15g,菟丝子 30g,生地黄 10g,龟甲胶 10g,玄参 10g,补骨脂 15g,鸡血藤 30g,黄精 15g,石韦 15g,阿胶 10g。水煎,每日 1 剂,分 2 次服。

5. 放射性皮炎　放疗可直接导致皮肤损害,轻者色素沉着,皮肤粗糙,瘙痒,重者皮肤增厚,水肿,丘疹,甚者破溃、渗液、难以愈合。

治法:滋阴养血,解毒除湿。

方药:滋阴丸和除湿解毒汤加减。

当归 15g,熟地黄 15g,阿胶 10g,天花粉 10g,麦冬 15g,地肤子 30g,白鲜皮 30g,苦参 15g,土茯苓 15g,双花 15g,牡丹皮 15g,甘草 5g 等。

轻者局部涂复方蛇脂软膏,重者可局部外涂烧伤膏。

二、中药的放射增敏作用

临床及实验研究证明,中医药配合放疗,对放疗本身有一定的协同增效作用。中日友好医院张代钊等应用扶正增效冲剂(生黄芪、白术、太子参、枸杞子、鸡血藤、红花、苏木、茯苓、鸡内金、石斛、沙参、金银花,每日 40g 相当于生药 178g)能提高肺癌放射治疗的近期疗效,其有效率高于单纯放射治疗组;其癌转移浅表淋巴结缩小率明显高于单纯放射组;其食欲下降、口干咽燥、全身反应出现率明显低于单纯放射组。经实验研究证实,将活血化瘀中药与扶正培本中药合用是中药配合放射治疗肿瘤的一个较好方法。很多活血化瘀的中药,如丹参、红花、川芎、毛冬青、田七等

均可改善微循环,提高肿瘤组织血液的灌注量及血内含氧量,减轻或解除肿瘤局部的乏氧状态,从而增加了放射线对癌细胞的杀伤力。蓝孝筑等将 47 例Ⅲ期、Ⅳ期老年 NSCLC 患者分为放疗加中药治疗组 26 例,单纯接受放疗对照组 21 例。治疗组在放疗同时服用中药[在辨证基础上以治标为主,以穿山甲(代)10g,沙参 30g,川贝母 10g,生黄芪 30g,麦冬 15g,首乌 30g,熟地黄 10g,山药 30g,泽泻 15g,山茱萸 10g,甘草 10g 为基本方],放疗后继服中药巩固治疗[以治本为主,以党参 30g,黄芪 30g,猪苓 60g,茯苓 30g,白术 20g,山茱萸 15g,夏枯草 30g,浙贝母 30g,牡蛎 30g,肉苁蓉 30g,穿山甲(代)10g,蛇舌草 30g,甘草 10g 为基本方]。结果治疗组远期疗效明显优于对照组,表明放疗加中药治疗老年晚期 NSCLC 患者可延长患者的生存期。

三、预防复发转移

放疗后 2 个月内,应在辨证施治的基础上以扶正治疗为主。在 2～3 个月后,视患者体质恢复及肿瘤情况,在辨证施治的基础上,选用扶正培本、散结抗癌中药加强抗癌的功效,防止复发转移。可选用四君子汤或六君子汤加贝母、夏枯草、桔梗、甘草、郁金、白花蛇舌草、蚤休等。

四、放疗后食疗

1. 饮食原则　肺癌患者放疗期间或放疗后,肺阴大伤,津液耗损,饮食宜选用养阴生津的荸荠、梨、枇杷、藕汁、绿豆、西瓜、杏仁、蜂蜜、绿茶等。

2. 食疗方

(1)百合参梨汤:百合 30g,沙参 20g,雪梨 50g。先将沙参及百合浸软后共煎约 30min,取汁,加入雪梨共煮,煮开约 10min,吃梨饮汤。具有滋阴润肺的作用,适用于肺癌患者放疗后肺燥咳嗽、痰少质黏或痰中带

血、口干舌燥者。

（2）银杏橄榄冰糖水：银杏 20 枚，去壳，泡 1d，去膜及心；鲜橄榄 10g，去核，略捣烂；冰糖适量（糖尿病患者慎用）。用清水 3 碗，慢火煎至 1 碗，慢慢咽饮。具有养肺生津的作用，适用于肺癌患者放疗中见咽干、咳嗽者。

（3）天冬茶：天冬 10g，绿茶 10g，将天冬剪（切）成碎片，放入杯中，与绿茶同泡，沸水冲泡后加盖 5min，即可饮用。具有润燥止渴、清热化痰的作用，适用于肺癌放疗后咽喉干燥不适者。

（赵　林　李　钧）

第六节　配合肺癌化疗的中医治疗

一、防治不良反应和后遗症

1. 骨髓抑制　运用中药防治化疗所致的骨髓抑制，作用缓慢但持久，疗效巩固，比西医中的利血生、鲨肝醇等药物毫不逊色，甚至更好。与粒细胞集落刺激因子相比，后者药物起效快，但维持时间短，白细胞虽几天内急速上升，停药后下降也很快，而中药保护骨髓造血功能疗效肯定，还有价格便宜、使用方便等特点。

中医学认为，化疗药物属有毒之品，可耗气伤阴，有损气血，损害人体的脾胃、肝肾等脏腑。脾胃为后天之本，运化水谷精微，濡养五脏六腑、四肢百骸。脾虚则气血化生无源；肾藏精，主骨生髓，为先天之本，肾气虚则髓亏，血不能化，可表现肾气亏虚的症状。

基本治则：补气养血。

基本方药：十全大补汤加减。

黄芪 30g，党参 30g，炒白术 10g，熟地黄 15g，当归 15g，赤、白芍各 15g，阿胶（烊化）10g，补骨脂 15g，龟甲胶 10g。

以白细胞下降为主，加用黄精 30g、鸡血藤 30g、枸杞子 15g、菟丝子 15g 以补肝肾。

以血小板下降为主者，加仙鹤草 15g、茜草 10g、生地黄 10g、玄参 10g 以凉血止血。

红细胞减少者，加紫河车 15g、制首乌 15g、山茱萸 15g、鹿茸 5g 以补益气血。

若出现畏寒肢冷者，酌加制附子 10g、干姜 5g。

出现汗多，可酌加防风 10g、浮小麦 30g、五味子 5g。

2. 消化道反应　常症见恶心呕吐，呃逆嗳气，纳呆，腹胀，大便稀溏或便秘，舌苔白腻，脉细滑。此乃脾失健运，胃气上逆。

治法：健脾和胃理气。

常用方药：香砂六君子汤加减。

太子参 30g，白术 10g，云苓 10g，佛手 10g，木香 5g，砂仁 5g，清半夏 10g，陈皮 10g，大枣 5 枚。

便溏者，可酌加淮山药 15g、焦三仙各 10g 以补气健脾；便秘者，体壮则加大黄（后下）3~6g、枳实 10g；体虚则加火麻仁 10g、肉苁蓉 10g、玄参 10g；腹胀者，加香附 10g、青皮 5g、陈皮 10g；腹痛者，加延胡索 15g、川楝子 10g。

3. 药物性肝损害　表现为肝大，肝区疼痛，甚则出现黄疸，以及肝功能改变。此乃邪毒郁肝，疏泄不及。

治法：疏肝利胆，清热利湿。

常用方药：茵陈蒿汤加减。

茵陈 15g，大黄 5g，丹参 15g，栀子 10g，牡丹皮 10g，柴胡 10g，白芍 15g，郁金 10g，五味子 5g。

若体虚甚，可酌加黄芪 30g、太子参 15g 以补益正气。

4. 肾功能损伤　可出现血尿，蛋白尿及肾功能改变。

治法:益肾健脾利水。

常用方药:五苓散合六味地黄汤加减。

泽泻 15g,猪苓 15g,白术 10g,生地黄 10g,淮山药 15g,牡丹皮 10g,山茱萸 15g,茯苓 10g,肉苁蓉 10g,淫羊藿 15g。

5. 脱发　许多化疗药可引起头发脱落,甚者停药后脱发仍会继续。

治法:补肾养血,活血生发。

常用药物:牡丹皮 15g,赤芍 10g,紫河车 10g,何首乌 10g,鹿角胶 10g,枸杞子 15g,女贞子 30g,黄精 30g,淫羊藿 15g,当归 10g,熟地黄 10g。

6. 化疗局部反应　有的化疗药物如多柔比星、丝裂霉素等,若漏出血管外,可引起局部红肿、疼痛,严重局部组织坏死。如有此情况发生,应立即冰敷和外敷二黄散(黄连、黄柏浓煎)。

二、中药对化疗药物的增效作用

临床及实验研究证明,中医药配合化疗不但能减轻化疗的不良反应,而且对化疗有协同增效的作用。陈乃杰等将 78 例晚期 NSCLC 患者分成综合治疗组和单纯化疗组,前者在化疗的同期及前后按脾虚痰湿型用六君子汤合海藻玉壶丸加减,阴虚内热型用百合固金汤加减,气阴两虚型用四君子汤合沙参麦冬汤加减,气滞血瘀型用血府逐瘀汤加减,热毒炽盛型用白虎承气汤加减,气血两虚型用四物汤加减治疗。结果综合治疗组全身状况及症状改善明显优于单纯化疗组,近期疗效也有提高。邱志楠等用自拟方天龙喘咳灵(青天葵、五味子、熟附子、法半夏、款冬花)为主治疗肺癌术后患者 98 例,并与 80 例术后西药治疗组作比较。结果 5 年生存率分别为 44.89%、15%,治疗组明显高于对照组。治疗组临床症状改善也较对照组为优。唐武军等将 90 例晚期 NSCLC 患者随机分为治疗组,予 MVP 方案化疗,同时服用中药固本抑瘤Ⅱ号(黄芪、党参、白术等),对照组只予

MVP 方案化疗。结果显示固本抑瘤Ⅱ号联合 MVP 方案化疗治疗晚期 NSCLC 能增强机体免疫功能,改善血液高凝状态,减轻化疗不良反应,改善患者生存质量,均优于对照组。

中医治疗在肺癌的综合治疗中要根据病机特点,病情的复杂性,分清主次进行辨证论治。中、晚期肺癌,不仅肿瘤增大,病情日趋严重,而且正气大伤,直接威胁患者的生命,因此"扶正培本",就成为治疗关键。通过合理的"补益",使机体状态得到改善,不仅有助于提高抗癌能力,延缓病情的急剧恶化,同时还能提高机体对抗癌药物的耐受力和敏感性,为抗癌药物的使用创造良好的条件。在应用补益扶正药物时,要掌握补而不滞、温而不燥、通补结合的原则,并注意醒脾、健胃药的使用。注意配合选用具有抗癌作用的中草药。临证时还可根据患者的具体病情,结合针灸等疗法,祛邪扶正,既要治肺,又要注意调理相关脏腑功能,力求提高防治水平。

三、化疗后食疗

1. 饮食原则　肺癌患者化疗期间或化疗后气血两伤,肝肾亏损,饮食宜选用补益肝肾气血的龟、鳖、白木耳、香菇、燕窝、银杏、枸杞子等。

2. 食疗方

(1)燕窝银耳瘦肉粥:燕窝 5g,洗净;银耳 15g,浸泡松软;猪瘦肉 30g,切碎;大米 50g,以慢火熬稀粥,调味服食。具有养肺补虚的作用,适用于肺癌化疗后体虚者。

(2)枣糯山药粥:糯米 200g,大枣 10 枚,鲜山药 100g(或山药饮片 70g),洗净共置锅中加入适量水共熬成粥,调味服食。有健脾和胃补虚的作用,适用于肺癌化疗后脾胃虚弱、气短乏力、纳差,或腹泻者。

(3)芪归补血粥:黄芪 50g,当归 10g,补骨脂 10g,浸泡 30min 后,煎煮约 30min,去

渣取汁,适量兑水加糯米 50g,慢火熬成粥。具有补气生血的作用。适用于肺癌化疗后骨髓抑制(血细胞降低)者。

(赵　林　李　钧)

第七节　治疗肺癌的常用中成药

一、攻 邪 剂

1. 去甲斑蝥素片　如"艾力尤",主要成分去甲斑蝥素。用于肺癌及白细胞低下症,可作为术前用药或用于联合化疗中。

2. 斑蝥酸钠注射剂　如"斑蝥酸钠维生素 B_6 注射液"、"斑蝥酸钠注射液"。主要成分斑蝥酸钠和维生素 B_6。现代药理研究显示,该类药物具有抑制肿瘤细胞蛋白质和核酸的合成,杀灭癌细胞的作用。对骨髓细胞无抑制作用,并能升高白细胞。可用于肺癌的辅助治疗。

3. 雷丸胶囊　主要成分为雷丸。具有软坚散结作用,可用于肺癌的辅助治疗。

4. 西黄丸　主要成分有牛黄、麝香、乳香(醋制)、没药(醋制)。本方源于中药抗癌经典方"犀黄丸"(清·王洪绪《外科证治全生集》)。具有清热解毒、和营消肿作用,可用于肺癌各期的辅助治疗。现代药理研究表明,该药对人体特异性免疫细胞和非特异性免疫细胞,都有明显增强作用,从而抑制癌细胞的生长,增强机体抗癌能力。同时,具有刺激骨髓再生,促进血液生成的功效,在放、化疗的同时配合使用该药,可显著减轻因放、化疗所致的骨髓抑制。

5. 参蟾消解胶囊　主要药物组成有人参、雄黄、蟾酥(酒制)、西红花、人工牛黄、人工麝香、冰片、三七、天竺黄、芦荟。具有化瘀解毒,豁痰消肿的功效。用于肺癌辅助治疗。该药以大量攻邪药物为主,配伍人参,具有一定补益作用,可应用于肺癌各期。

6. 回生口服液　含有益母草、红花、花椒(炭)、水蛭(制)、当归、苏木、三棱(醋炙)、两头尖、川芎、降香、香附(醋炙)、人参、高良姜、姜黄、没药(醋炙)、苦杏仁(炒)、大黄、紫苏子、小茴香(盐炒)、桃仁、五灵脂(醋炙)、虻虫、鳖甲、丁香、延胡索(醋炙)、白芍、蒲黄(炭)、乳香(醋炙)、干漆(煅)、吴茱萸(甘草水炙)、阿魏、肉桂、艾叶(炙)、熟地黄等 34 味中药。具有消癥化瘀的功效,可用于肺癌的治疗。

7. 热毒宁注射液　主要成分有青蒿、金银花、栀子。具有清热、疏风、解毒的功效,可用于肺癌并发感染。该药为解表、解毒之品,易耗气伤正,不宜长期应用。

8. 连花清瘟胶囊　连翘、金银花、炙麻黄、炒苦杏仁、石膏、板蓝根、绵马贯众、鱼腥草、广藿香、大黄、红景天、薄荷脑、甘草。具有清瘟解毒,宣肺泄热的功效。可用于肺癌并发急性感染时热毒袭肺证。

9. 蟾乌巴布膏　由蟾酥、川乌、两面针、重楼、关白附、三棱、莪术、细辛、丁香、肉桂、乳香、冰片等 24 味中药制成。具有活血化瘀,消肿止痛的功效。可用于肺癌引起的疼痛。外敷至疼痛处即可。该药含有马兜铃科植物细辛,有小毒,注意复查肾功能。

10. 乌金活血止痛胶囊　主要成分赤芍、倒提壶(制)、金荞麦。具有活血化瘀,通络止痛的功效。用于气滞血瘀所致的癌症疼痛。

11. 通迪胶囊　药物组成有三七、紫金莲、大青木香、七叶莲、鸡屎藤、细辛。具有活血行气,散瘀止痛的功效。用于气滞血瘀,经络阻滞所致的癌症疼痛,及术后疼痛。该药含大青木香,具有肾毒性,注意监测肾功能,不宜长期应用。

12. 乌头注射液　药物组成有川乌、草乌。具有镇静、止痛的功效,可用于晚期肺癌

— 313 —

的疼痛。注意,该药中川乌、草乌均为有毒中药,应严格按医生处方用药,严格控制剂量。

13. 消癌平　本品有多种剂型,如片剂、口服液、注射剂。主要成分为乌骨藤(通关藤)。具有抗癌、消炎、平喘的作用。可单独用于肺癌治疗,亦可配合放疗、化疗及手术后治疗,并可用于治疗慢性气管炎和支气管哮喘。

二、补益剂

1. 芪胶升白胶囊　主要成分为阿胶、黄芪、人参、淫羊藿、苦参、当归、大枣。具有补血益气的功效。用于防治放、化疗引起的白细胞减少症。

2. 参一胶囊　主要成分人参皂苷。具有培元固本、补益气血的功效。可用于肺癌气虚证。与放、化疗配合用药,有助于提高放、化疗的疗效。

3. 人参多糖注射液　主要成分人参多糖。具有大补元气的作用。主要用于肺癌气虚证。

4. 艾愈胶囊　主要组成有山慈菇、白英、淫羊藿、苦参、当归、白术、人参。具有解毒散结,补气养血的作用。可用于中、晚期肺癌的辅助治疗及放、化疗引起的白细胞减少症属气血两虚者。

5. 地榆升白片　主要成分为地榆。具有升高白细胞的作用。主要用于防治放、化疗引起的白细胞减少症。

三、攻补兼施剂

1. 清肺散结丸　组成有绞股蓝浸膏、三七、苦玄参浸膏、川贝母、白果、法半夏、灵芝、冬虫夏草、珍珠、阿胶、人工牛黄。具有清肺散结,活血止痛,解毒化痰的功效。用于肺癌的辅助治疗。该药含有绞股蓝、灵芝、冬虫夏草补益之品,具有攻补兼施的作用。

2. 参灵蓝胶囊　主要药物组成有黄芪、女贞子、人参、灵芝、莪术、绞股蓝、白术(炒)、茯苓、冬虫夏草、徐长卿、土鳖虫、三七、白花蛇舌草、半枝莲、神曲(炒)。具有健脾补肾,化瘀解毒的功效。适用于脾肾两虚,血瘀蕴毒型肺癌患者放、化疗前后,可以改善精神倦怠,乏力懒言,形体消瘦等症状。

3. 复方红豆杉胶囊　主要成分有红豆杉、红参、甘草等。具有祛邪扶正、通络散结的作用;可用于气虚痰瘀型的中晚期肺癌患者的治疗。

4. 解毒维康片　成分有贯众、半枝莲、土茯苓、青黛、白花蛇舌草、黄芪、狗脊、肉苁蓉、巴戟天、菟丝子、青蒿、枸杞子、乌梅。具有清热解毒,补益肝肾的功效。用于热毒壅盛、肝肾不足证的放疗和化疗引起的血细胞减少。

5. 金刺参九正合剂　主要成分刺梨果(鲜)、苦参、金荞麦。具有解毒散结、和胃生津的功效。可用于肺癌放、化疗引起的白细胞减少、头晕、失眠、恶心呕吐等症的辅助治疗。

6. 康力欣胶囊　主要成分有阿魏、九香虫、大黄、姜黄、诃子、木香、丁香、冬虫夏草。具有扶正祛邪,软坚散结的功效。可用于肺恶性肿瘤气血瘀阻证者。

　　　　　　　　　　　(赵　林　司国民)

参 考 文 献

[1]　谢继增.肿瘤与肺癌证治.北京:中医古籍出版社,2009

[2]　黄云超.临床肺癌学.昆明:云南科学技术出版社,2008

[3]　刘蒲香.实用肺癌诊断治疗学.济南:山东大学出版社,2002

[4]　周道安.新编肺癌综合治疗学.上海:复旦大学出版社,2009

[5]　吴勉华.肺癌的中医特色疗法.上海:上海中医药大学出版社,2004

[6]　张代钊,徐君东,李佩文,等.扶正增效方对肺癌放射增效作用的临床和实验研究.中国中西医结合外科杂志,1998,4(2):71-75

[7]　徐凯.中医药在肺癌围手术期应用的研究进展.中国中西医结合外科杂志,2007,13(6):510-

513

[8]　蓝孝筑,姜玉华.放疗加中药治疗老年晚期非小细胞肺癌 26 例疗效观察.中医杂志,2002,43(2):125-126

[9]　陈乃杰,金源,赖义勤.中医辨证配合化疗治疗晚期非小细胞肺癌 41 例.浙江中西医结合杂志,2000,10(1):6-7

第 15 章　肺癌的外科治疗

近年来，全世界肺癌的发病率及病死率明显上升，并呈逐年增加的趋势。在欧美某些国家和我国的一些大城市中，肺癌的发病率已居男性各种肿瘤的首位，女性肺癌的发病率也呈明显增加趋势，已升至女性肿瘤的第二位，病死率已居各种恶性肿瘤的首位。其原因与环境污染、吸烟、基因突变、遗传等因素有一定关系。目前肺癌的治疗主要采取以手术为主的综合治疗。但是在肺癌确诊时80%的患者已经失去手术机会。

第一节　术　前　准　备

一、心　理　准　备

1. 心理安抚　肺癌患者难免有焦虑、恐惧、不愿承认现实的心理，尤其是对手术感到害怕、紧张，对手术预后充满顾虑。这就需要医务人员从关怀、鼓励、帮助的角度出发，以恰当的语言对患者做适度的解释，用安慰的口气与患者进行交流、沟通，使患者能以正确的态度面对疾病，以积极的态度配合手术及手术后的综合治疗。同时，向患者的委托代理人或者家属及单位负责人详细解释患者的病情，各种治疗方案的利弊，手术的必要性及手术方式的选择，术中与术后可能出现的并发症、意外情况、不良反应、术后治疗及可能的预后。取得他们的理解及支持，协助做好患者的思想工作；在整个治疗过程中，使他们有充分的病情及治疗方案的知情权，也使他们有充分的心理准备，协助医护人员的工作，使整个治疗过程能够顺利进行。术前医护人员应多与患者以适当的方式接触交流，给予全面的指导，使患者感受到对他的重视及尊重，心里感到踏实和放心，增加对医护人员的信任，增加战胜疾病的信心，也有利于减少医患矛盾。

2. 手术指导　根据患者的不同身体情况、心理承受能力、病变特点及手术方式的选择，向患者及家属做恰当的指导。笔者认为肺癌患者术后咳嗽排痰非常重要。因此，术前应向患者及家属讲明术后咳嗽排痰的重要性，教会患者深呼吸和排痰的正确方法，并指导患者练习深呼吸和咳嗽排痰，使患者能在术后克服刀口疼痛等困难，做到有效咳嗽和排痰，对术后促进肺复张，减少肺不张等并发症的发生有重要作用。另外，为了便于术后观察尿量和计算出入量，肺癌手术患者术后都留置导尿管，但部分患者对导尿管耐受性差，术后由于导尿管刺激，总有排尿的感觉，术前应向其讲明以减少术后烦躁及不适感。笔者发现麻醉后再行导尿，尽管可以消除导尿时的痛苦，但是部分患者术后耐受性差，尤其是年轻男性患者；术前清醒状态下导尿，尽管增加了患者的痛苦，但大多数患者术后耐受性较好。肺癌患者手术后，身上均带有胸腔闭式引流管、输液管、吸氧管、各种监护导线，以及术后疼痛、监护室环境都会给患者带来不适与紧张。术前医护人员应耐心详细向其讲明，使患者及家属做到心中有数，积极配合治疗，顺利度过手术难关。

二、呼吸道准备

1. 戒烟　大多数肺癌患者有吸烟习惯，吸烟可以使呼吸道黏膜纤毛运动活性降低或失去活性,影响排痰功能,增加气道阻力。因此,戒烟对改善呼吸道功能、减少术后呼吸道并发症有重要作用。通常要求术前戒烟2周以上,以便于呼吸道纤毛运动恢复,恢复术后排痰功能;但是对于吸烟时间短,每日吸烟量少,无肺部其他并发症的患者,术前给予雾化吸入及祛痰药物应用,可以适当缩短戒烟时间至1周,我们发现术后未明显增加呼吸道并发症。笔者曾经遇到两位隐瞒吸烟史患者,术前1天晚上还在吸烟,术后均出现排痰困难,多次行纤维支气管镜吸痰,其中1例患者术后行气管切开。因此,医护人员在患者入院后除要求其戒烟、向患者及家属讲明吸烟危害和戒烟对手术的重要性外,同时还要与患者家属一起严密观察,确保患者完全戒烟,保证术后安全。

2. 改善气道功能　肺癌患者大多数为中老年人,往往合并慢性支气管炎、肺气肿、间质性肺病,甚至哮喘等肺部疾病。另外,肿瘤也可以引起阻塞性炎症,导致分泌物增加,痰液增多。这些原因均可引起呼吸功能减退,增加术后肺部并发症的风险。术前3天适当给予茶碱类及氨溴索类药物应用,必要时给予适当的抗生素应用,对扩张支气管、促进痰液排出、减轻炎性渗出、改善呼吸道功能,减少术后并发症的发生有积极作用。

三、术前生理状态评估

1. 肺功能　肺癌患者手术治疗会因不同程度地切除部分肺组织而影响术后肺功能,而且肺癌患者多为中老年人,大多数患者肺功能有不同程度的减退。因此,术前充分评估患者肺功能,评价患者的手术耐受性,对减少术后并发症有重要意义。虽然评估肺功能的系统较多,但是尚无一项可以确切预测患者手术的风险。笔者的经验是FVC、FEV1、MVV三项的实测值均占预计值的60%以上可以耐受全肺切除,50%～60%可以行肺叶切除术,40%～50%肺叶切除有风

险,可以行楔形切除或肺段切除。也有学者认为,如患者FEV1>2L,一般肺切除手术的风险极小;FEV1在1～2L手术风险逐渐增加;如果FEV1<0.8L出现严重并发症的可能性较大。除了评估肺的通气功能,还应重视肺的气体交换功能,一氧化碳弥散能力(D_{LCO})可以判断肺组织的交换能力。D_{LCO}实测值大于预期值的50%手术风险较低,实测值为预期值的30%～50%手术风险高,<30%为手术禁忌。血气分析对于手术风险评估有一定参考价值,一般认为PaO_2<60mmHg、$PaCO_2$>45mmHg为肺切除的手术禁忌。如果患者低氧和高碳酸血症是因患侧肺不张引起的通气血流比例失调所致,再结合临床实际情况也可考虑手术,往往术后低氧和高碳酸血症得以改善。笔者曾经为一位PaO_2为63mmHg左主支气管肿瘤并左全肺不张的患者,行左全肺切除,术后氧饱和度达95%以上,PaO_2升至75mmHg以上,术后恢复顺利。除了肺功能检查外,登楼试验及屏气试验对判断心肺储备功能也有重要意义。笔者认为这更能反映患者的实际耐受情况。

(1)登楼试验:一般认为登楼试验后心率及呼吸增加20%以上为有效运动,3～5min恢复,而且不诱发心律失常、心绞痛、支气管痉挛。登5～6层(普通居民楼)能耐受全肺切除,登3层能耐受肺叶切除。

(2)屏气试验:平静呼气相屏气30s为正常,20s为呼吸储备降低,15s以下为呼吸功能障碍明显;深吸气后屏气45s以上为正常,低于30s为心肺功能储备降低。估计肺切除术后的剩余肺功能也十分重要,不仅可以评估手术风险,也可以预测术后是否导致长期肺功能不全,对于大部分患者可以通过FEV1值和需切除的肺段数估计,每个肺段相当于FEV1的5.2%。一般认为低于0.8～1L手术风险极大。

2. 心功能　肺癌患者多为中老年人,往

往合并心脏疾病,术前对心脏功能全面评估,以便得出合理判断,降低手术风险是非常必要的。术前仅根据几项检查结果难以得出准确判断,Goldman 等提出心脏危险指数进行评分判断(表 15-1)。

表 15-1 Goldman 心脏危险指数评分

危险因素	评 分
病史	
年龄>70 岁	5
心肌梗死<6 个月	10
体检	
充血性心力衰竭	11
主动脉狭窄	3
心电图	
心律失常	7
室性期前收缩>5/min	7
其他	
$PO_2<60mmHg$;$PCO_2>50mmHg$	3
$HCO_3^-<20mmol/L$	
肌酐升高;肝病;活动能力下降	
手术类型	
开腹或开胸手术	3
急诊手术	4
总计	53

分级	分数	严重并发症(%)	心源性死亡(%)
1	0~5	0.7	0.2
2	6~12	5	2
3	13~25	11	2
4	>25	22	5.6

3. 肝、肾功能 麻醉、手术创伤、术后用药均可加重肝、肾的负担,影响肝肾功能。在没有症状的患者中肌酐升高的发生率为 0.2%~2.4%,并随着年龄增加而升高。40—60 岁患者中约 9.8%有肌酐的升高。轻至中度的肾功能损害通常没有症状,但可以增加手术并发症的发生率和死亡率。术前应尽量改善肾功能,如果需要透析,应在计划手术 24h 内进行。如有肾功能异常,应慎重选择氨基糖苷类抗生素、非甾体抗炎药和麻醉药物,以免加重肾损害。肝转氨酶(AST、ALT)异常发生率约为 0.3%。Powell-Jack-son 认为目前尚无证据证明轻度肝转氨酶升高与手术风险增加有关,但严重肝功能异常可导致手术并发症和死亡率增加。

四、术前并发症评估及治疗

1. 阻塞性肺病 肺癌患者合并阻塞性肺部疾病不仅影响肺功能,而且也增加术后肺部并发症,因此术前应给予适当的治疗。有学者认为,术前 5d 仍有咳嗽咳痰、双肺闻及湿啰音者,术后肺部并发症的风险明显增加。应用支气管扩张药后 FVC 改善 15%以上者,手术风险较小,改善<15%者手术风险

较大。因此,术前应用支气管扩张药、祛痰药物,必要时应用抗生素甚至适量的糖皮质激素控制肺部炎症,使患者术前处于最佳的肺部功能状态是非常必要的。

2. 糖尿病　肺癌患者合并糖尿病是很常见的,术前及术后将血糖控制在合理的范围对减少术后并发症是十分必要的。糖尿病患者抗感染能力下降,有报道感染结核的概率是正常人的 3～5 倍,术后发生革兰阴性杆菌败血症的概率比正常人高 18 倍。手术使患者处于应激状态,应激使肾上腺素分泌增加,胰岛素分泌受到抑制,同时糖异生增加,血糖水平增高。大手术可使血糖升高 3.3～4.5mmol/L。术前在保证患者营养而且不影响肿瘤治疗的前提下,最好将空腹血糖控制在 7.25～8.34mmol/L,24h 尿糖小于 5～10g(尿糖＋～＋＋),并且无酮症和酸中毒。

3. 缺血性心脏病　在肺癌合并心脏病患者中,冠状动脉疾病是肺切除的最大危险。普通人群全麻手术后心肌梗死的发生率为 0.05%～0.07%。然而,术前 3 个月内曾有过心肌梗死者,术后心肌梗死的发生率将上升到 27%;而心肌梗死后 4～6 个月内手术的心肌梗死发生率降到 15%;6 个月后手术的术后心肌梗死的发生率为 6%。手术时间超过 3h、术前高血压、术中低血压均可增加术后心肌梗死的风险。笔者认为更应该重视无症状的心肌缺血患者,因为患者无自觉症状,容易不被患者重视,但是心肌缺血造成的危害与有症状者相同。无症状的原因可能是心肌内神经末梢发生变性或由于发生梗死局部神经末梢被破坏,患者疼痛阈值升高。对术前检查发现心肌缺血严重的患者,应行冠状动脉造影,根据造影情况决定是否先行冠状动脉腔内支架置入或冠状动脉旁路移植术,待心肌缺血情况改善后再行肺切除术。肺切除术应在冠状动脉旁路移植术后 4～6 周或冠状动脉腔内支架植入后 10～15d 进行。因此,术前应该充分评估心脏并发症的

风险,必要时请心内科医师协助诊治,待患者病情允许时再考虑手术,将手术风险降到最低。

4. 高血压　肺癌患者合并高血压非常常见。高血压不仅是心脑血管疾病的重要危险因素,而且还影响心、脑、肾的功能。有统计资料证实,患者收缩压高于 180mmHg 时,脑出血发生率比正常血压者高 3～4 倍。因此,术前积极处理高血压,对减少肺癌患者术后并发症和死亡率是极为重要的。术前血压控制在 140～160/90～100mmHg 为宜。术前不宜停用降压药物,以免引起血压波动。为了避免进食影响麻醉,术前可以用少量水送服降压药物。

5. 术前放疗与化疗　对于部分肺癌患者,术前通过新辅助化疗和(或)放疗,可以使肿瘤及纵隔淋巴结缩小甚至消失,达到临床降低分期级别的目的,争取外科手术切除的机会,提高治疗效果。但是化疗和放疗也可引起相应的不良反应。化疗可以引起骨髓抑制、免疫力降低、胃肠道反应,使患者一般情况变差。导致术后肺部感染、切口愈合不良、术后渗血量增多等并发症的发生率增高。术前化疗一般以 2 个周期为宜,周期过多可因化疗导致局部纤维瘢痕粘连造成手术困难,同时过多化疗也增加肺部损伤,使术中渗血增多、免疫功能降低、术后并发症增高。一般在化疗结束 2 周,复查血常规、凝血常规无明显异常时再行手术。肺癌患者常伴有慢性阻塞性肺病和吸烟史,放疗后易发生放射性肺炎和肺部纤维化,对放疗后患者应关注肺功能损失。一般在放疗后 2～4 周手术为宜,因为这时肿瘤和淋巴结缩小、局部水肿也已消退,便于手术操作。

五、术前预案准备

1. 体位及切口选择　体位根据所选择的手术切口和手术方式确定。在安排手术时必须将所需要的体位通知手术室,以便按要

求准备手术;同时也要通知病房护士,以便于备皮等术前准备。手术切口的选择在满足手术暴露、保证手术安全的前提下,尽量减少手术创伤,同时尽量使手术切口美观。手术切口的选择取决于手术方式、手术难度及医师操作熟练程度。目前,采用最多的切口为后外侧切口,这种切口大、暴露好,但是切断肌肉多,创伤较大,也不美观。笔者自 20 世纪 90 年代后开始采用腋下小切口进行肺切除术,能够顺利完成肺叶切除、全肺切除、隆凸重建、袖式肺叶切除及淋巴结清扫等,基本弃用后外侧切口。腋下小切口的特点是创伤小、美观、恢复快。近年来电视胸腔镜辅助小切口、完全电视胸腔镜肺叶切除也得到广泛应用,使手术创伤进一步减少。

2. 麻醉方式选择　肺切除术中麻醉的配合也至关重要。一般情况下选用静脉、吸入复合麻醉。我们认为在条件允许情况下,最好选择双腔气管插管,便于双侧肺的隔离,防止分泌物、血液等灌注到对侧;同时在手术操作时可以使术侧肺萎陷,便于手术暴露及操作。在没有双腔气管插管时,将单腔气管插管插到对侧主支气管也能起到隔离的作用。如果行气管、隆凸手术,往往需要手术台上更换气管插管,需要麻醉师密切配合,术前应与麻醉师沟通或请麻醉师、手术护士参加术前讨论,全面了解手术过程,保证术中密切配合,顺利完成手术。笔者认为对于并发症

多、手术风险大、手术复杂的病例,最好请麻醉师、手术护士参加术前手术讨论,做到各自心中有数,术中配合协调,保证手术安全。

3. 术中情况估计　尽管目前影像学技术已非常先进,能够帮助手术医生在术前很好地估计手术难度、相关部位的解剖关系、设计手术方式。但是,由于对肺癌浸润转移的生物学特性尚未完全明了,临床表现大致相同者,术中所见也可能大相径庭。有的原发灶不大,但术中却发现有广泛胸膜转移;有的原发灶很大,但术中发现局部浸润并不明显。因此,术前应该充分考虑到手术的不确定性,多设计几套手术方案。尤其是对于中心型肺癌,应该考虑到心包内处理血管或左心房部分切除的可能。术前考虑得越全面,术中遇到的意外情况就会越少,手术也就越顺利。如果没有术前思想上、器械上、技术上的充分准备,术中一旦遇到意外情况,就容易紧张、慌乱,甚至出问题。

4. 手术组人员配合　胸外科手术需要一个配合默契的团队,不是靠一个人就能完成的。对于复杂的手术一定要求术者和助手技术过硬、配合默契;同时要求器械护士经验丰富、配合到位,麻醉平稳、安全。只有这样才能加快手术速度,减少术中意外情况发生。对于重大、高难手术,切忌临时组合,避免相互之间了解不够、配合不畅。

(朱良明)

第二节　适应证与禁忌证

手术是治疗肺癌的主要方法之一,目前对肺癌的治疗主张采取以手术为主的综合治疗。肺癌手术的原则是最大限度地切除肿瘤组织、最大限度地保护健康肺组织,术中牢记无瘤观念,尽量减少因手术引起的肿瘤转移。目前对于部分手术适应证和禁忌证尚有争议,这可能与手术医师的观念、技术及医院条件等有关。

一、适　应　证

①Ⅰ、Ⅱ期非小细胞肺癌;②Ⅰ期小细胞肺癌;③Ⅱ期小细胞肺癌,术前化疗 12 个疗程后可以手术;④病变局限于一侧胸腔能完全切除的Ⅲa 期及部分Ⅲb 期非小细胞肺癌;⑤临床经各种方法检查均不能排除肺癌,且估计病灶能切除者;⑥原无手术指征,经放、

化疗等综合治疗,病灶明显缩小、全身情况改善,估计能够切除者,应争取手术;⑦非小细胞肺癌排除远处转移,病变侵犯胸壁、心包、大血管、膈肌,但范围局限,技术上能完全切除者;⑧脑、肝、肾上腺等单发转移,排除其他部位转移,原发灶和转移灶均能完全切除者;⑨尽管不能达到根治性手术,但为了取得病理诊断为综合治疗打基础,也可考虑微创手术局部切除。

二、禁　忌　证

①心肺功能差,不能耐受手术者;②严重肝肾功能异常或凝血功能异常;③远处转移,肝、骨骼、肾、脑等广泛转移;④纵隔淋巴结广泛转移并融合,或胸内脏器广泛受累,如心脏、大血管、食管等;⑤对侧肺、对侧肺门及纵隔淋巴结转移;⑥肺动脉主干受累,左右侧距起点均小于 1.5cm;⑦3 个月内心肌梗死、严重心律失常;⑧恶病质。

三、相对禁忌证

①隆凸增宽、固定;②喉返神经或膈神经麻痹;③胸腔积液;④心包受累;⑤肺功能轻中度的减退。

(朱良明　刘海波)

第三节　切口与体位

开胸切口的选择取决于患者的病变部位、病变范围、患者体型、手术方式,以及手术医生的经验、技术熟练程度和习惯。选择一个合适的开胸切口可以为手术者提供一个良好的手术视野和操作空间,选择一个错误或不恰当的开胸切口常常会导致暴露不充分、操作困难,甚至导致手术失败。理想的开胸切口应符合以下要求:①能为手术提供良好的手术视野暴露和操作空间;②术后对机体功能影响最小,避免损伤重要的神经、血管和肌肉等结构,还应兼顾术后胸壁的稳定性,以利于维持良好的呼吸功能;③由切口引起的并发症尽可能少;④尽可能符合审美要求;⑤必要时切口可以延长。

一、后外侧开胸切口

胸部后外侧开胸切口是胸外科手术中最常用的切口之一,除了用于肺切除术外,还适合于食管、纵隔、膈肌及部分心脏大血管手术。因其适用范围广,手术野暴露充分,又称为标准剖胸切口。但是,该切口也有胸背部肌肉切断多、创伤大、出血多、开胸关胸时间长等缺点。

1. 体位　采用后外侧开胸切口时,患者侧卧于手术台上,健侧在下,后背与手术台面成 90°,根据手术要求,也可稍前倾或后仰。健侧腋窝下方胸壁与手术台间放置软垫,防止腋下血管及神经在手术过程中因侧卧而受压。双上肢向前伸直并分别置于托架上固定。骨盆前后以沙袋垫靠,并用宽带固定;也可用专用支架固定。防止躯干前后移动。健侧下肢屈膝、屈髋,患侧下肢伸直,两腿间垫软垫,并用宽带固定膝关节处。

2. 切口　皮肤切口起自腋前线,沿相应的肋间向后绕过肩胛下角下方 2~3cm 处,再向后上方延至肩胛骨与脊柱之间(图 15-1)。女性患者前段切口应置于乳房下缘,不应横切乳房。在皮肤消毒前用甲紫或专业画线笔标记手术切口位置。

3. 胸壁切开　沿画好的后外侧剖胸切口标记线,用手术刀切开皮肤,然后用电刀逐层切开皮下组织、肌肉、壁胸膜进胸,边切边用电凝止血。肌层切开应自肩胛下角内侧肌层最薄处(听诊三角区)开始,切开肌筋膜至肋骨,用示指和中指挑起肌肉全层,向前切开背阔肌、前锯肌,向后切开斜方肌和菱形肌,

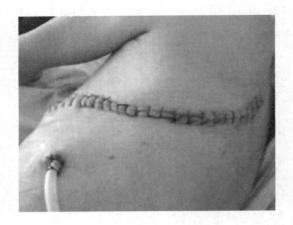

图 15-1　后外侧开胸切口

达竖脊肌外缘。切开相应肋间的肋间肌和壁胸膜,沿肋间进胸。也可为了充分暴露,切除相应的肋骨,沿肋床进胸。用电刀切开拟切除肋骨的骨膜,用骨膜剥离器将骨膜从肋骨上剥离,下缘由后向前剥离,上缘由前向后剥离,前至肋软骨交界处,后至肋骨颈。用肋骨剪剪断肋骨,沿肋床进胸。但该方法创伤大、出血多,现在很少应用。为了暴露也可以切断上下肋骨,这样也能达到有效暴露。当不能准确确定肋骨或肋间时,可以从肩胛骨与肋骨间向上触摸肋骨,所触到的最高位肋骨为第 2 肋,依次向下计数,找到手术入路预定的肋骨或肋间。因已经标记相应肋骨或肋间,而且这种方法可引起肩胛骨与胸壁粘连,导致术后疼痛不适,故现在很少应用。

二、前外侧开胸切口

前外侧开胸切口可完成常规肺部肿瘤的各式手术。术后患者疼痛较后外侧切口轻,对肩部运动功能影响小,创伤也小。笔者的体会是若胸廓前后径大于横径者或胸膜腔广泛粘连者暴露较差。

1. 体位　患者取 30°～45°健侧卧位,用软垫或支架将术侧背部和臀部垫高,健侧上肢放于体侧或托架上,术侧上肢以棉垫包裹固定于头架上,不要过度牵拉,以免损伤臂丛

神经。术侧下肢垫软垫,宽带固定骨盆及下肢。必要时改变手术台面角度改变手术切口位置,以利于暴露。

2. 切口　一般选在第 4、5 肋间,前自锁骨中线,后至腋后线。如果为女性切口应在乳房下缘绕过,避免损伤乳房。

3. 胸壁切开　消毒前标记切口及相应肋间。手术刀切开皮肤,电刀切开皮下组织、胸大肌、前锯肌、相应肋间肌进胸。如果需要扩大切口,可将胸廓内血管结扎并切断。显露不满意,可以切断第 4 肋软骨。

三、腋下开胸切口

尽管后外侧及前外侧开胸切口能完成绝大多数肺切除手术,但是创伤大、不美观。后期还会出现凝肩、切口慢性疼痛、臂力下降及肺功能下降等并发症。腋下小切口不切断背阔肌、斜方肌及前锯肌等主要肌肉,而且具有创伤小、出血少、开关胸快、美观、术后并发症少的特点。但由于切口小,有一定的操作、暴露不便,熟练后可以克服。

1. 体位　同后外侧开胸切口时体位。

2. 切口　起自腋后襞处,沿背阔肌前缘斜向前下方,止于腋中线或腋前线,为了扩大皮肤切口,可以做弧顶向后的弧形切口。切口长为 7～15cm(图 15-2)。

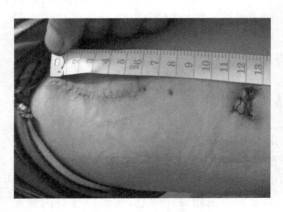

图 15-2　腋下开胸切口

3. 胸壁切开　在皮肤消毒前用甲紫或专业画线笔标记手术切口位置及相应的进胸肋间。手术刀切开皮肤,电刀切开皮下组织、背阔肌前缘,为了便于关胸时辨认层次,也可以顺背阔肌前缘后方约 0.5cm 处切开。向后牵开背阔肌,显露胸壁外侧血管,在拟切开肋间处结扎剪断。顺前锯肌纤维方向钝性分离、牵开。电刀切开肋间肌进胸,前至肋软骨,后至肋角处。用两个小号开胸器垂直交叉放置牵开肋骨,背部肌肉及胸大肌,范围约 10cm×15cm,也能满足暴露(图 15-3),可用该切口完成隆凸重建、袖式肺叶切除等手术。

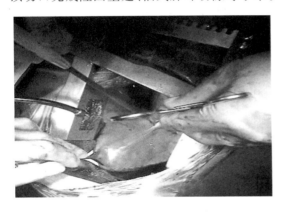

图 15-3　腋下切口手术暴露

四、胸骨正中开胸切口

胸骨正中开胸切口可以满足同期行双侧肺部手术,或清扫对侧纵隔淋巴结。术后疼痛轻,对肺功能影响小。但是,胸骨正中切口对后下部分胸腔显露不良,尤其是左下肺。因此应仔细选择适合该切口的病例,以免造成手术困难。

1. 体位　患者取仰卧位,背部垫软垫。

2. 切口　一般自胸骨上切迹上方 1～2cm 沿正中线向下至剑突下。

3. 胸壁切开　消毒前标记手术切口。手术刀切开皮肤,电刀切开皮下组织。用电刀沿胸骨正中线将胸骨骨膜切开作为锯开胸骨的标志线。用血管钳或手指在胸上切迹处,紧贴胸骨后面向下钝性分离。然后切除剑突,沿胸骨下端后方向上分离,至分离间隙相通。用电锯提起胸骨由上向下沿胸骨正中线锯开胸骨。在锯开胸骨的同时请麻醉师切勿胀肺,骨膜出血用电凝止血,胸骨骨髓出血用骨蜡止血。胸骨牵开器撑开胸骨,根据手术需要切开纵隔胸膜,进入胸膜腔。

五、胸骨部分劈开切口

胸骨部分劈开切口主要用于肺上叶顶部癌的手术,一般肺切除手术不用此切口。

1. 体位　同胸骨正中开胸切口。

2. 切口　于锁骨上缘至胸骨上切迹,沿胸骨正中线向下至第 3、4 肋间向右(或左)侧沿此肋间至锁骨中线稍外侧。

3. 胸壁切开　消毒前标记手术切口。手术刀切开皮肤,电刀切开皮下组织。用电凝沿胸骨正中线将胸骨骨膜切开至相应肋间,作为锯开胸骨的标志线。用血管钳或手指在胸上切迹出处,紧贴胸骨后面向下钝性分离。电锯锯开胸骨至相应肋间,沿相应肋间用电刀切开进入胸腔。在锯开胸骨时麻醉师不要胀肺,以免损伤肺组织;骨膜出血用电凝止血,胸骨骨髓出血用骨蜡止血。胸骨牵开器撑开切开的胸骨。

六、横断胸骨双侧开胸切口

横断胸骨双侧开胸切口适用于双侧肺部肿瘤病变。缺点是手术创伤大、不美观、胸部切口术后疼痛较重、对呼吸功能影响大。因此现已较少使用该切口进行肺切除术。

1. 体位　患者取仰卧位,两上肢外展固定于托架上。肩胛间部垫软垫,使胸部稍向前突,以利于胸腔切口显露。

2. 切口　沿两侧乳房下缘做弧形切口,两侧至腋前线,中部于相应肋间处横断胸骨。

3. 胸壁切开　消毒前标记手术切口。手术刀切开皮肤,电刀切开皮下组织。如果是女性患者,将乳房和皮肤向上翻起,切勿横切乳房。牵拉达胸大肌筋膜,经双侧第 4 肋间隙,切开肋间肌进入胸膜腔。在胸骨左右两侧约 2cm 处解剖胸廓内动静脉,结扎上下端后离断,然后用线锯锯断胸骨。用两把开胸器撑开左右侧胸腔。

七、胸腔镜手术切口

一般选腋中线第 7 或第 8 肋间做 1.5cm 切口作为放置胸腔镜的观察孔,腋前线与锁骨中线之间第 4 或第 5 肋间做 3～5cm 的切口作为主操作孔,腋后线第 6 或第 7 肋间做 1.5cm 切口作为副操作孔(图 15-4)。必要时可在听诊三角处和(或)锁骨中线第 3 肋间增加副操作孔。如果为女性患者,注意保护患者乳房。切口位置因病变部位和个人的操作习惯而定,切口一般 1～5 个。近年来,单操作孔、单孔胸腔镜及剑突下切口的应用越来越多,切口一般 3～5 个。

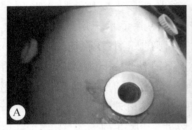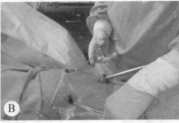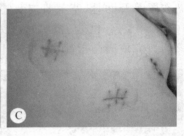

图 15-4　切开皮肤,放置 Truck(A);使用胸腔镜切口操作中(B);胸腔镜手术切口愈合后(C)

(朱良明)

第四节　肺癌外科的基本操作

一、手术探查

手术探查非常重要,是在手术前根据影像资料对病变范围、手术方式的评估的基础上,通过对病灶的直接观察、触摸、适当的局部解剖分离,判断病变的实际情况,决定手术可行性及手术方式。

手术探查要遵循以下原则:①探查应按一定的顺序进行,逐一探查胸膜、肺、肺门及纵隔淋巴结情况。确定肿瘤的大小、位置、形态,以及与支气管、血管、纵隔脏器的关系。淋巴结有无转移及转移范围,胸腔和心包有无积液等。决定手术是否可行及手术方式。②术前已有病理证实或能够通过直视识别的肺部肿瘤就尽量不用手去触摸,防止因触摸不当造成瘤细胞脱落、转移。③需要用手触摸的病变,动作尽量轻柔,避免过度牵拉和挤压,以防导致肿瘤医源性扩散或将病变部位撕裂引起出血或漏气。④对于术前没有病理诊断或术中难以判断病变性质者,术中快速病理检查是十分必要的,可以帮助手术医师决定手术方案,达到理想的手术效果。病理取材要选择有代表性的病变部位,避免从病变周边的炎性反应区、瘢痕区、坏死区等部位取材。探查明确病变的实际情况后,手术医师要根据自己技术熟练程度、现有手术器械条件等决定手术方式及范围。

二、血管的处理

肺血管的解剖、结扎、离断是肺切除的关键步骤。肺动静脉与体循环的动静脉相比,血管壁薄、韧性差、较脆弱,尤其是老年患者在处理肺血管时更应该仔细小心,以防破裂出血。至于先处理肺动脉还是肺静脉,目前尚有一定的争议。有学者认为，先处理肺静脉可以减少因手术引起的血行转移；但是，也有学者认为阻断肺静脉后会引起肺淤血，增加肺毛细血管压，导致淋巴回流增加，从而增加淋巴转移的可能性，同时增加手术的隐性失血，由于肺淤血体积增大、萎陷不良，增加手术困难。笔者认为，根据个人习惯及手术便利原则，在尽量减少肿瘤挤压和翻动的前提下都是可行的。

肺血管主要通过锐性分离。原则上肺动脉应沿其主干进行鞘内分离解剖，逐一结扎相应分支。肺动脉分支往往存在变异，尤其是左肺上叶，可有 2～7 支不等。一定要仔细解剖分离，避免遗漏引起出血。根据切除的病肺的血管分支从主干发出的部位，打开肺动脉鞘膜，锐性及钝性仔细分离，双 7 号丝线紧靠近心端结扎，然后在结扎线远端用两把

血管钳夹闭，从钳间剪断，近心端 4 号丝线缝扎，远心端结扎或缝扎（图 15-5），结扎时避免过度牵拉血管造成撕裂或滑脱。处理肺静脉时一定要防止上、下肺静脉共干，避免肺切除后余肺血液无静脉回流，引起肺淤血，从而导致咯血甚至肺坏死。一旦发生余肺无静脉回流，在肺功能允许的条件下一定切除余肺，如果肺功能不能耐受全肺切除，想办法重新建立肺静脉回流。进行右肺上叶或中叶切除时一定要多加注意，因为上叶静脉与中叶静脉共干。笔者曾见到中叶静脉于水平裂内起于上叶后段静脉的变异。左肺上、下肺静脉也有共干可能，也应注意。另外，肺静脉近心端结扎时要防止静脉滑脱回缩至心包内，造成心脏压塞和难以控制的大出血。如果心包外的肺静脉受累及，应该立即打开心包，进行心包内处理肺静脉。

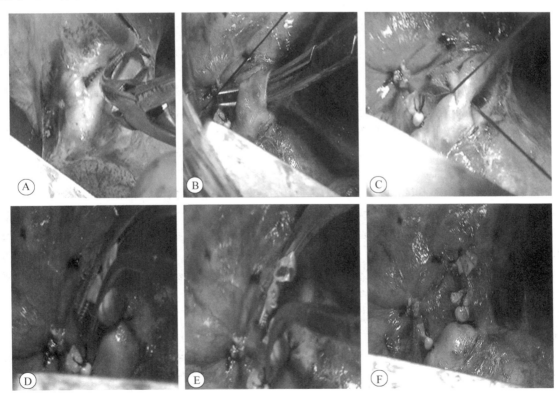

图 15-5 解剖肺动脉（A）；穿入 7 号丝线（B）；结扎肺动脉（C）；切断肺动脉（D）；肺动脉断端二次结扎（E）；肺动脉处理完毕后（F）

三、支气管的处理

支气管处理有多种方法,不论采用哪种方法,目的都是使支气管闭合牢靠,防止支气管胸膜瘘的发生,同时要操作简便易行。

1. 处理原则 ①支气管游离后必须先证实是要切除肺的支气管。可让麻醉师吸痰后,用无创伤血管钳轻轻夹闭该支气管,加压膨肺,这时可见病肺萎陷,健肺膨胀。②支气管周围组织不要游离太多,以免破坏支气管血供,影响支气管残端愈合。③在肺功能许可的前提下,确保支气管残端无癌残留。病灶距切缘最好在1cm以上。如果肉眼难以判断,最好做快速病理切片帮助判断。④支气管残留端不宜超过1cm,一般为0.5cm左右,残端过长易形成盲袋,导致痰液积存、感染。⑤支气管最好夹闭后再切断,以防止支气管内分泌物流出,污染胸腔,支气管切缘用碘伏消毒。也可以先用纱布绕垫在支气管周围加以保护,再切断支气管。

2. 处理方法

(1)开放缝合法:此法的优点是手术野暴露良好、切缘整齐、操作方便、缝合准确。缺点是可能造成支气管内分泌物对胸腔的污染;而且如果麻醉用的是单腔气管插管,在缝合前会造成残端漏气,引起通气不足。为了防止漏气导致的通气不足,也可以在支气管切缘近心端距切缘2～3mm用无创伤血管钳夹闭支气管后再行缝合。因此,采用这种缝合法时最好应用双腔气管插管。具体操作是在支气管远端用直角钳或无创伤血管钳夹闭支气管,于拟切断支气管切线的近心端2～3mm处两侧用4号丝线各缝一针牵引线,切断支气管,移除病肺,吸净支气管内分泌物,用碘伏消毒。在支气管软骨部和膜部的中点先全层缝合一针打结后,再在缝线与牵引线之间全层缝合,针距为2～3mm,缝合支气管残端。

(2)边切边缝法:此法的优点是尽可能避

免了支气管内分泌物对胸腔的污染,减少了支气管断端漏气的影响,降低了对双腔气管插管的依赖;缺点是病肺不能及时移除,影响手术暴露和操作,支气管切缘不够整齐,容易影响愈合。具体操作是在支气管切线的近心端2～3mm处两侧用4号丝线各缝一针牵引线,在切线处剪开3～5mm,用4号丝线全层缝合一针,结扎、闭合切开的支气管残端。用同法边切边缝,直到完全切断支气管。

(3)黏膜外缝合法:此法优点是缝线不穿透支气管黏膜层,减少缝线对支气管的刺激及支气管黏膜肉芽形成引起的刺激性咳嗽;缺点是可因黏膜或黏膜下出血引起咯血,而且非全层缝合有可能导致缝合不牢靠引起撕裂漏气。目前,该方法已经较少应用。具体操作与开放缝合法相似,只是缝线在黏膜外缝合,不经过黏膜层。

(4)潜行缝扎法:此法优点是操作简单、省时,可减少因缝合支气管引起的并发症;缺点有引起支气管残端血供不良的可能。具体操作是于支气管切线的近心端3～5mm处用双7号丝线间断潜行缝合(缝线不穿透支气管壁)支气管一周,结扎支气管,剪断支气管,移除病肺。笔者认为,这种方法只适合支气管较长者,间断潜行,尽可能保证了支气管残端的血液供应。

(5)器械闭合法:此法优点是操作简单、切缘整齐、对合良好、组织反应轻,可减少支气管残端并发症;缺点是费用较高、影响肉眼观察支气管残端。具体操作是在支气管拟切断处用支气管残端闭合器闭合,在其远端离断支气管。目前该方法应用较多。

四、淋巴结的清扫

纵隔淋巴结转移是肺癌重要的不利预后因素,胸部CT检查是术前最常用的判断有无淋巴结转移的无创方法,CT一般把小于1cm的淋巴结作为非转移性淋巴结,其假阴性率可达18%～53%。PET-CT是目前最好的无创检查方法,其准确率在 90% 左右,但检查费用较高。因此,淋巴结的清扫在肺癌手术治疗中是非常重要的步骤。淋巴结清扫不仅可以保证手术的彻底性,而且对于术后准确进行病理分期有重要作用,对于判断患者预后及指导治疗有重要意义。淋巴结清扫分为系统性淋巴结清扫、区域淋巴结清扫、淋巴结采样。对于淋巴结清扫范围目前仍有一定争议。有的学者认为,系统性淋巴结清扫可增加术后并发症,如喉返神经损伤、胸导管损伤、支气管胸膜瘘、术后渗出增加、局部免疫能力降低等。尤其是对 T_1 期患者,系统性淋巴结清扫不能使患者获益,有学者报道 T_1 期患者行系统性淋巴结清扫的 5 年生存率为 70%,而未行系统性淋巴结清扫的 5 年生存率为 90%。因此,我们认为对于术前诊断 I A 期患者可行淋巴结采样,I B 期、II A 期患者行区域淋巴结清扫,II B 期、III A 期患者行系统性淋巴结清扫。

1. 右侧纵隔淋巴结清扫术 清扫右上纵隔淋巴结时,打开气管与上腔静脉之间的纵隔胸膜,上至胸膜顶处锁骨下动脉,下至右主支气管。必要时可将奇静脉弓结扎、切断,以便于暴露术野。可以清扫 1~4 组淋巴结。注意避免损伤喉返神经、膈神经、血管、气管膜部等。清扫右后纵隔淋巴结时,沿右主支气管下缘向下打开纵隔胸膜,显露气管分叉。可以清扫 7、8 组淋巴结及对侧肺门淋巴结。在下肺静脉下缘肺下韧带内可以清扫 9 组淋巴结。注意避免损伤迷走神经、支气管膜部等。

2. 左侧纵隔淋巴结清扫术 清扫左上纵隔淋巴结时,由于受主动脉弓及其分支影响 1~4 组淋巴结清扫较右侧困难,尤其是 4 组和 3p 组淋巴结,一定要仔细分离,不可强行分离,以免损伤大血管引起致命性大出血。清扫 3~6 组淋巴结容易损伤左侧喉返神经,一定要注意保护。也有学者提出切断动脉导管韧带后清扫 4 组淋巴结较容易,也有人认

为可以用胸骨正中切口清扫前上纵隔淋巴结。左下纵隔淋巴结清扫同右侧。

一般认为右肺上叶的区域淋巴结为右侧 2~4 组及 7 组淋巴结,右肺中下叶的区域淋巴结为 7~9 组及 4 组淋巴结。左肺上叶的区域淋巴结为 4、5、6、7 组淋巴结,左肺下叶的区域淋巴结为 4、7、8、9 组淋巴结。

五、放置胸腔引流管

肺切除术后必须放置胸腔闭式引流管,正确放置胸腔闭式引流管是保证术后胸腔渗液和气体顺利流出的关键,防止胸腔积液、积气、肺不张,便于观察病情。胸腔引流管放置后要保持引流通畅,防止引流管脱出、折叠、阻塞而失去作用。肺叶切除后均应放置下胸管,一般放在腋后线第 7 肋间,胸腔较长者也可放在第 8 肋间,胸腔较短者也可放在第 6 肋间。笔者的体会是最好能根据呼气末膈肌的位置决定,这样可以避免因胸腔引流管刺激膈肌引起疼痛,影响患者术后呼吸功能。引流管的最外一个侧孔距壁层胸膜在 3cm 处。放置时最好在固有胸壁外潜行 2cm 左右,避免拔除引流管后形成窦道,引起交通性气胸或渗液流出,尤其体形瘦、胸壁薄的患者。为了防止拔管后胸壁闭合不严密,也可以在手术于引流管皮肤切口中点处预先缝上一根缝线,拔管后立即打结闭合切口。引流管应用缝线固定于皮肤上,防止脱落。上叶切除患者还应在放置上胸管,位置一般在锁骨中线第 2 肋间。全肺切除者有的术者主张放置下胸管,放置后夹闭,定时开放调整胸腔压力及纵隔位置,同时观察引流情况;有的术者主张在锁骨中线第 2 肋间放置较细(2~3mm 管径)的引流管,术后每 2~4 小时观察气管位置,决定是否开放引流管减压。笔者的做法是放置下胸管,夹闭部分引流管至引流管水柱波动不超过 10cm 为宜。这样可以动态观察胸腔引流情况,防止术后出现活动出血而延误;也可防止因观察不及时而出现

纵隔移位影响心肺功能、出现皮下气肿、纵隔气肿等。全肺切除的胸腔引流管一般在 72h 后可以拔除。

六、止 血

手术过程中认真、仔细止血,是防止术后血胸及二次开胸止血的关键。术后出血的原因主要为血管结扎不牢靠而脱落,焦痂脱落,肋间血管损伤,支气管动脉、食管、胸主动脉滋养血管、肺创面出血等。因此,在处理肺血管时应该仔细小心,近心端一般要进行结扎及缝扎双重处理,结扎适度,不可过紧或过松,而且两线结要距离 2mm 左右,不可重叠,以免切割或滑脱。如果近心端距主干过短,不能进行双重处理,最好行缝扎或血管成形处理。注意检查纵隔面、支气管残端、胸壁粘连处有无活动出血,冲洗胸腔时注意水中有无血线,如有血线说明有出血,注意寻找出血点。关胸及放置胸腔引流管时注意避免损伤肋间血管,要观察缝线、胸壁、胸腔引流管内侧端有无活动血流、血滴。如有肋间血管损伤,一定给予缝扎或电凝止血,确保不出血。胸壁肌肉及皮下组织亦应严密止血,防止形成血肿,引起愈合不良和感染。

七、关 胸

各种类型的肺切除术最后的步骤都是关胸。尽管这时胸腔内操作已经完成,但是关胸也不能马虎,关胸的好坏与术后恢复也有直接关系。在关胸前仔细检查确保无活动性出血,支气管残端无漏气,肺表面无严重漏气;用温生理盐水冲洗胸腔 3 遍;认真清点手术器械及用品,确保正确无误;检查血管结扎处,确保结扎牢固可靠;嘱麻醉师吸痰、张肺,确保余肺膨胀良好;打开心包者,要确保心脏不能疝出心包切口;确定胸腔引流管已经放置妥当。然后逐层缝合胸部切口。切除肋骨者,用 7 号丝线间断缝合肋床;从肋间进胸者,用 3～4 针双 10 号丝线缝合上下肋骨,肋间肌肉无需缝合。7 号丝线分层缝合切开的胸壁肌肉。1 号或 4 号丝线缝合皮下组织,4 号丝线缝合皮肤。有条件者可以用无创可吸收线缝合胸壁切口,无创皮肤对合器、医用胶黏合皮肤。无菌敷料包扎切口。

(朱良明 王 栋)

第五节 特殊情况的处理技术

一、胸腔粘连

胸膜腔粘连是肺切除的主要困难之一。如果胸膜腔有粘连,必须将粘连分离至肺门,才能充分暴露手术野,一旦术中发生意外出血,方便及时处理。开胸切口到达壁胸膜时先切开一个小口,胸膜腔没粘连时,可见肺组织萎陷,这时扩大切口,放置开胸器。如果有粘连,先将切口上下粘连分离 4～5cm 后放置开胸器,逐渐撑开,继续分离粘连。疏松粘连还可用钝性分离,即用手指或"花生米"(小纱布球)分离,也可以用电凝分离,同时达到止血目的。条索状粘连一般粘连带内多有血管生成,应用血管钳夹闭后切断,进行结扎或电凝止血。胼胝样粘连一般无间隙可以进入,粘连紧密,强行分离常常进入肺组织或病灶中,导致出血、漏气等不良后果。遇到此情况可采用胸膜外入路,用电刀将粘连边缘的壁胸膜切开,从胸内筋膜层将壁胸膜连同肺组织、病灶一起分离,超过粘连处再回到胸膜腔内;如果粘连广泛,可一直分离到肺门。胸膜外分离一般用钝性分离,往往胸壁有广泛渗血,应用电凝仔细止血。笔者的体会是分离粘连应达到肺叶周围完全游离,术者手指可绕过肺门控制肺根部血管,一旦术中解剖血管时发生意外大出血,可有效采取止血措施,这对手术安全是很重要的一步。

二、肺裂发育不全

肺裂发育不全也是肺切除手术的困难之一。在肺切除手术中,肺裂发育完全者较少,由于胸膜的炎症反应或先天性发育不良,常常引起肺裂部分或完全与邻近肺叶粘连或融合。要想行肺叶切除必须分离肺裂。如果为粘连可以用钝性或锐性的方法分离。如果为融合的肺组织则需要切开,然后缝合肺创面,防止出血和漏气。水平裂发育不全最常见,分离时先将前后肺门的胸膜打开。于中叶静脉和上叶静脉之间,沿肺动脉干的前面顺肺动脉走行方向向后肺门处分离,至上叶后段动脉下方,斜裂与水平裂交界处,打通一隧道,从隧道内过一 7 号丝线做牵引线。用直血管钳在上叶、中叶分界处沿隧道夹闭肺组织,从钳间切开,水平褥式缝合肺切缘。也可以用直线切割缝合器切开,这种方法方便、切缝牢靠、节约时间,但费用较高。右侧斜裂发育不全者较少,部分斜裂发育不全时对手术操作影响不大,可以先在斜裂与水平裂交界处解剖肺动脉予以结扎处理,然后再处理下肺静脉。解剖下叶支气管,夹闭,麻醉师膨肺,沿肺萎陷的边缘,用血管钳夹闭、切开,水平褥式缝合肺切缘或用直线切割缝合器切开。左侧斜裂发育不全,先将前后肺门的胸膜打开,于下叶背段动脉上方沿肺动脉干向前下分离至舌段静脉下方打一隧道,按处理水平裂的方法打开。我们认为,也可以最后处理发育不全的斜裂,如果行左肺上叶切除,可以先处理上肺静脉、尖后段动脉、上叶支气管,然后将上叶向后牵开,显露上叶舌段动脉、前段动脉等,予以结扎、切断。麻醉师膨肺,沿肺萎陷的边缘用处理水平裂的方法切开发育不全的斜裂。如果行左肺下叶切除,可以先处理下肺静脉、下叶支气管,将下叶肺向上牵拉,显露下叶基底段动脉及背段动脉,结扎、剪断,麻醉师膨肺,沿肺萎陷的边缘用

处理水平裂的方法切开发育不全的斜裂。

三、血管变异

肺血管的变异在肺切除手术中要格外重视,一旦忽视损伤,可引起大出血,危及患者生命,影响手术进行和操作。左肺上叶肺动脉变异较多,可以有 2～7 支不等,行左肺上叶切除时一定要注意。右肺上叶尖前段动脉一般是心包外共干,但是也有部分患者在心包内或刚出心包处分支,解剖时注意,避免损伤。也有部分患者中叶内、外侧段动脉共干。双侧肺下叶动脉变异较少。右肺中、上叶肺静脉均经上肺静脉回流至左心房,部分患者分支较晚或进入肺裂后分支,行右肺上叶切除时注意保护中叶静脉,行中叶切除时也要保护上叶静脉。一旦疏忽切断,就需要将该肺叶切除,切勿保留无肺静脉回流的肺叶。部分患者还有上下肺静脉共干,尤其是在肺裂发育重度不全患者,要特别注意,以免误扎总干。另外,还有双上腔静脉畸形的患者,左上腔静脉进入右心房前往往经过左肺门,解剖时注意避免误伤。

四、心包内处理血管

当肿瘤或肿大的淋巴结,在心包外累及或包绕肺动脉和(或)肺静脉,在心包外难以游离足够长度的血管供结扎时,或心包外无法解剖,这时尽量不要放弃手术,可以打开心包,在心包内处理肺动脉和(或)肺静脉,提高手术切除率。在肺门前、膈神经后,沿神经平行方向切开心包,上达肺动脉上缘,下至下肺静脉下缘。将心包牵开,在心包内游离肺动脉,在上腔静脉右侧结扎右肺动脉或动脉导管韧带左侧结扎左肺动脉;也可在上腔静脉左侧缘结扎右肺动脉或动脉导管韧带右侧结扎左肺动脉,注意千万不要将血管撕裂、切割,或损伤肺动脉圆锥处,一旦损伤很难止血,导致致命性大出血。游离肺静脉,结扎。如果心包内有一条肺静脉不够结扎长度,可

以先将肺动脉、支气管处理完,将肺提起,在肺静脉根部用无创伤血管钳夹闭,切断,移除肺组织,在血管钳近侧做间断水平褥式缝合,移开血管钳,再加一层间断或连续缝合,确保无出血。也可以用血管闭合器闭合切断。当仅剩一支血管时,切勿过度牵拉,以免撕裂血管或心房。剪断血管时确保钳夹牢靠,防止剪断后血管滑脱、回缩,引起大出血。

五、意外大出血

手术过程中意外大出血是术者最头痛、最紧张的事情,也是对患者生命威胁最大的手术意外情况。术中大出血可能与以下原因有关:①血管周围紧密粘连;②炎症或年龄原因使血管壁变脆;③血管发生解剖位置变异;④操作技术不恰当;⑤术前估计不足。一旦发生出血,切勿盲目钳夹,以免使破口增大,造成不可控制的大出血。术者必须保持冷静、头脑清醒,立即用手指捏住或压住血管破裂处,吸净周围积血,慢慢放松手指,看清出血处,用无创血管钳夹住破口或用无创缝线缝合破口,达到安全止血。如果不能钳夹或缝合破口,应立即打开心包,游离患侧肺动脉干或相应的肺静脉,暂时阻断,达到控制出血的目的。肺动脉难以分离时,切勿强行分离,可以先在心包外或心包内解剖肺动脉干,并

解剖难以分离的远端肺动脉,分别套阻断带,一旦损伤肺动脉,可以立即阻断破口上下肺动脉,避免大出血。如果是上腔静脉损伤,必要时也可用无创血管钳暂时阻断上腔静脉破口处的远、近心端,控制出血,阻断时间最好不超过 0.5h。如果胸顶部粘连致密广泛,分离时一定小心、仔细,避免损伤锁骨下动静脉或无名静脉等,一旦损伤,尽快、尽量显露手术野,看清损伤部位是止血的关键。如果不能显露,可先压迫止血,尽快分离周围粘连,显露出血部位,缝扎血管破口。

六、漏　气

漏气是肺切除术后引起肺不张、皮下气肿、纵隔气肿、胸腔感染等并发症的主要原因,因此,关胸前仔细检查,尽可能减少肺漏气。肺漏气的原因:①胸膜腔粘连,分离粘连导致肺表面破裂;②肺裂发育不全,切开肺裂后肺创面缝合不全或缝合针眼处漏气;③支气管残端缝合不全或膜部损伤;④钳夹、牵拉肺组织引起损伤;⑤肺大疱破裂。支气管残端、肺大疱破裂、较大的肺表面漏气,必须进行缝合、修补。小的肺表面漏气可以应用生物胶喷涂,细微漏气可以不做处理。

(朱良明)

第六节　肺癌的常规术式

一、肺楔形切除

肺楔形切除是在病灶两侧做尖端指向肺门的三角形或扇形肺组织切除,不做肺血管及支气管解剖。

1. 适应证　①肿瘤位于肺的周边,直径小于 3cm,肺功能不能耐受肺叶切除者;②孤立转移性病灶;③肺内多发病灶或弥漫性病灶,为了明确诊断,需要手术活检者;④肺部小结节,包括实性结节、磨玻璃结节、混杂密度结节。

2. 手术　进胸后轻柔探查病变部位,明确病变位置,在病变的两侧 1～2cm 处,从肺的边缘向中心斜行用两把长血管钳夹闭肺组织,用剪刀或电刀切除夹闭的肺组织。在血管钳的近侧全层间断水平褥式缝合肺组织切缘,用小血管钳分别夹住每根缝线,防止缝线混乱、缠绕。边松血管钳边逐一结扎,为了防止漏气和出血也可以在肺切缘再加一层连续缝合。也可以用直线切割缝合器在距病变两

侧 1~2cm 处切除病灶组织,但价格较贵。笔者认为,有条件的医院和患者可以应用直线切割缝合器,该方法操作简便、省时,切除缝合严密、牢靠。

3. 注意事项　在夹闭肺组织时尽量保持肺萎陷状态,如果是单腔气管插管,可以让麻醉师暂停通气或改为小潮气量通气,防止肺组织撕裂。关胸前应膨肺、试漏气,彻底结扎肺切面的出血点或漏气点。

二、肺 段 切 除

肺段切除是指根据解剖学肺组织分段,解剖相应的肺段动脉、静脉、支气管,沿肺段边缘切除。由于解剖特点不同,通常情况下只做下叶背段、左肺上叶舌段、左肺上叶尖后段、左肺上叶尖后前段。随着切割缝合器械的发展,目前行右肺上叶前段与后段、下叶基底段及联合肺段切除者逐渐增多。

1. 适应证　①肿瘤位于肺的周边,直径<3cm,肺功能不能耐受肺叶切除者;②孤立转移性病灶。

由于近年来早期肺癌所占比重越来越大,且研究表明肺段切除可以达到肺叶切除相同的根治效果,故国内外开展的肺段切除术越来越多。但肺段切除局部复发率高,操作复杂,术后易出血、漏气,因此必须严格掌握适应证。

2. 手术

(1)下叶背段切除:进胸后将斜裂分开,显露下叶背段动脉及基底段动脉,结扎切断背段动脉,保护基底段动脉。右侧需要注意上叶后段动脉和中叶动脉,左侧需要注意上叶舌段动脉,避免误伤。将肺向前牵拉,显露后肺门,打开肺下韧带及后肺门处纵隔胸膜,解剖下肺静脉,其最上方分支即为背段静脉,结扎、剪断。背段静脉上方为背段支气管,前方为基底段支气管。夹闭背段支气管,麻醉师膨肺,确定无误后,离断支气管,缝合或用支气管闭合器闭合近端支气管切缘。过去采

用钝性剥离背段,然后结扎出血、漏气点。笔者一般采用沿背段边缘用血管钳夹闭,电刀切除或剪除下叶背段肺组织,缝扎肺切面。也可以用直线切割缝合器切除肺组织。这样可以减少出血、漏气,也可以减少术后因创面渗出导致的引流量增加。麻醉师吸痰、膨肺,检查有无出血和漏气。放置胸腔引流管,常规关胸。

(2)左肺上叶舌段切除:在斜裂中段打开脏胸膜,显露舌段动脉,一般为 2 支,也有 1 支或 3、4 支变异的,结扎、剪断。注意不要误扎上叶前段动脉,避免损伤下叶背段动脉及基底段动脉。将肺向后牵拉,打开前肺门处脏胸膜,显露上肺静脉,其下方分支即为舌段静脉,一般为 1~2 支,结扎、切断。将肺向上牵拉,显露舌段支气管,从其分叉处夹闭舌段支气管,缝合或用支气管闭合器闭合近端支气管切缘。其余处理同"下叶背段切除"。

(3)左肺上叶尖后段切除:将肺组织向下牵拉,于主动脉弓下方打开脏胸膜,显露尖后段动脉及分支,仔细辨认,确定无误后结扎、剪断。解剖上肺静脉,其前上方分支为尖后段静脉,位于尖后段动脉前下方及段支气管前方,辨认清楚后结扎、剪断。尖后段支气管位于静脉后方及动脉下方,解剖分离,夹闭支气管,麻醉师膨肺,确定无误后,离断支气管。其余处理同"下叶背段切除"。

(4)左肺上叶固有段(尖后前段)切除:将肺组织向下牵拉,于主动脉弓下方打开脏胸膜,显露尖后段动脉及分支。打开斜裂脏胸膜,显露舌段动脉、前段动脉。仔细分离辨认尖后段动脉、前段动脉,确定无误后结扎、剪断。将肺向后牵拉,打开前肺门处脏胸膜,显露上肺静脉,解剖分离其分支,保护其下方的舌段静脉,结扎、剪断尖后前段静脉。于斜裂中段解剖上叶支气管及其分支,保留舌段支气管,夹闭尖后前段支气管,麻醉师膨肺,确定无误后,离断支气管。其余处理同"下叶背段切除"。

3. 注意事项 ①肺切缘容易漏气、出血，一定注意检查；②剩余肺段容易排痰不畅，而且切缘缝合处炎性反应较重，术后多鼓励患者咳嗽、排痰，应用祛痰药物，防止肺部感染；③左肺上叶动脉分支变异较多，结扎切断前一定仔细辨认，避免误扎。

三、肺叶切除

肺叶切除是目前肺癌外科治疗的首选方法，也是最常用术式，适合于病变局限于一个肺叶的大多数周围型肺癌及部分中心型肺癌。如果病变在右侧累及相邻肺叶，也可以做双叶切除，即中、下叶和上、中叶切除。

肺叶切除的适应证：①局限于一个肺叶的周围型肺癌，肿瘤和淋巴结未累及该肺叶支气管、动静脉，或虽然累及支气管、动静脉，但有保证切缘阴性的切除长度；②肿瘤位于叶支气管内或右肺中间支气管内，距离该支气管开口有保证切缘阴性的切除长度，该肺叶动静脉能够游离。

1. 右肺上叶切除 进胸后将右肺上叶向后下牵拉，在奇静脉弓下方打开纵隔胸膜，扩大至肺门的前上方，肺门前方就是上肺静脉。在奇静脉弓下方、上腔静脉后方、上肺静脉后上方可见右肺动脉干，肺动脉第一个分支为尖前段动脉，解剖游离，结扎、切断。于水平裂、斜裂交界处打开脏胸膜，解剖至肺动脉鞘，自肺动脉干向上叶的分支为上叶后段动脉，分离结扎、剪断。解剖游离上叶静脉，结扎、剪断。将上叶肺提起，解剖上叶支气管，夹闭，在距上叶支气管开口约0.5cm处离断支气管，移除病肺，观察支气管切缘是否正常，碘伏消毒，间断全层缝合支气管，也可以用支气管残端闭合器闭合、切断。如果水平裂发育不全，也可以先处理上叶尖前段动脉、上叶静脉、上叶支气管后，将上叶肺向下牵拉，显露肺动脉干，向后上方的分支为上叶后段动脉，结扎剪断。然后让麻醉师膨肺，显示上叶边缘，按肺裂发育不全办法处理。也

可以先将肺裂打开，再按常规顺序切除肺叶。松解肺下韧带，以便中、下叶肺上移，减少残腔形成。切除肺叶后常规清扫淋巴结，止血、修补漏气处，冲洗胸腔，放置胸腔引流管，清点器械无误后关胸。

肺叶切除的注意事项：①分离尖前段动脉时应注意其后方上叶支气管周围有无肿大淋巴结，避免损伤血管后壁；②解剖上叶肺静脉时，一定注意保护中叶静脉，以免损伤；③解剖上叶后段动脉时，注意辨认下叶背段动脉和中叶动脉，避免损伤；④打开发育不全的水平裂时，注意避免损伤动脉干、中叶动脉、上叶后段动脉。

2. 右肺中叶切除 进胸后将肺向后牵拉，显露前肺门，解剖上肺静脉，游离中叶静脉。如果水平裂发育良好，于水平裂、斜裂交界处打开脏胸膜，解剖肺动脉，向前下方进入中叶的分支为中叶动脉，一般为2支，也有1支的。结扎、剪断中叶静脉。将中叶提起，解剖游离中叶支气管，按上叶切除方法处理。如果水平裂发育不全，可以先打开肺裂，再按顺序切除；也可以先处理中叶静脉、中叶支气管，将中叶向后上牵拉，显露肺动脉干，向前下进入中叶的分支为中叶动脉，结扎剪断，然后让麻醉师膨肺，显示中叶边缘，按肺裂发育不全办法处理。移除病肺。其余步骤同"右肺上叶切除"。

右肺中叶切除的注意事项：①解剖肺裂时不要损伤上叶后段及下叶背段动脉；②结扎中叶静脉时避免损伤上叶静脉；③注意上肺静脉有无变异。

3. 右肺下叶切除 进胸后显露斜裂与水平裂交界处，打开脏胸膜，解剖肺动脉下干及分支，向后外侧的分支为下叶背段动脉，与中叶动脉相对，其下方为动脉干的终末支，即下叶基底段动脉，分别结扎、剪断下叶背段动脉、基底段动脉。将下叶肺向上牵拉，打开肺下韧带，向上分离至韧带内淋巴结，其上方即为下肺静脉，游离解剖，结扎、剪断。将下叶

肺提起，游离下叶支气管。其余步骤按"右肺上叶切除"处理。

右肺下叶切除的注意事项：①结扎下叶背段动脉前，尽量向远端游离，注意有无通向上叶后段的分支；②为了不影响中叶动脉，一般下叶背段动脉和基底段动脉分别处理；③如果下叶与中叶或上叶间有肺裂发育不全，可以钳夹后剪开、缝合切面，也可以用直线切割缝合器切开。

4. 左肺上叶切除　进胸后将上叶肺向前下牵拉，在主动脉弓下缘打开纵隔胸膜，切断结扎肺门上方的迷走神经分支及伴随血管，解剖左肺动脉干，其第 1 分支为上叶尖后段动脉，顺动脉干向后下解剖分离至后肺门斜裂处，打开斜裂，从尖后段动脉下方依次分离上叶前段动脉、舌段动脉，分别予以结扎切断。将肺向后牵拉，显露前肺门，解剖上肺静脉，结扎、剪断。提起上叶肺组织，解剖游离上叶支气管，其余步骤同右肺上叶切除。如果肺裂发育不全，也可先打开肺裂，再按顺序切除；也可以先处理上肺静脉、尖后段动脉、前段动脉、上叶支气管，将肺向后下牵拉，解剖舌段动脉，结扎、剪断。再处理肺裂。

左肺上叶切除的注意事项：①左肺上叶动脉变异最多，应仔细解剖分离，避免遗漏或损伤；②解剖游离上叶尖后段动脉及上叶静脉时，因其相邻交叉，避免相互损伤，尤其是肺门或上叶支气管淋巴结肿大时；③下叶背段动脉多数高于舌段动脉，有时舌段动脉发自下叶基底段动脉，注意避免损伤。

5. 左肺下叶切除　进胸后打开斜裂的叶间胸膜，显露肺动脉干，在舌段动脉水平向后下方的分支为下叶背段动脉，肺动脉干的终末支为基底段动脉。分别结扎切断。将下叶肺向上牵拉，打开肺下韧带，向上分离至韧带内淋巴结，其上方即为下肺静脉，游离解剖、结扎、剪断。将下叶肺提起，游离下叶支气管。其余步骤按右肺上叶切除处理。如果肺裂发育不全，也可先打开肺裂，再按顺序切

除；也可以先处理下肺静脉、下叶支气管，将肺向前上方牵拉，解剖基底段及下叶背段动脉，结扎、剪断。再处理肺裂。

左肺下叶切除的注意事项：①结扎基底段动脉时不要损伤舌段动脉；②打开发育不全的肺裂时注意不要损伤舌段动脉及下叶背段动脉。

四、全肺切除

是指一侧肺全部切除，即左侧全肺或右侧全肺切除术。适于健侧肺功能良好，术后可满足日常生活的 65 岁以下患者。

全肺切除的适应证：①肿瘤位于主支气管，距离该支气管开口有保证切缘阴性的切除长度；②一侧肺动脉干受肿瘤或转移淋巴结累及；③肿瘤位于一个肺叶，但肿瘤或转移淋巴结累及其他肺叶的血管，而且不能做血管成形者；④肿瘤跨肺叶生长，伴有淋巴结转移，一叶或双叶肺切除不能达到根治者；⑤肿瘤位于一叶支气管，肿瘤或转移淋巴结累及另一肺叶支气管，不能行支气管成形者。

1. 左全肺切除　进胸后将肺组织向后下牵拉，于主动脉弓下方打开纵隔胸膜。切断、结扎肺门上方的迷走神经分支及伴随血管。向前延伸打开前肺门处脏胸膜。于主动脉弓下方、膈神经后方、左主支气管前方解剖游离左肺动脉干，双 7 号或双 10 号丝线结扎肺动脉近心端，游离远端，距结扎线约 0.5cm 处用两把无创血管钳夹闭，从钳间剪断，近心端缝扎，远心端结扎或缝扎。将肺向后牵拉，解剖游离上肺静脉，双 7 号或双 10 号丝线结扎上肺静脉近心端，游离远端，距结扎线约 0.5cm 处夹两把无创血管钳，从钳间剪断，近心端缝扎，远心端结扎或缝扎。如果上肺静脉分支较早，结扎近心端后，远端可以逐支结扎。将肺向上牵拉，显露下肺韧带，打开肺下韧带，向上分离至韧带内淋巴结，其上方即为下肺静脉，游离解剖，结扎、剪断。结扎方法同上肺静脉。将肺提起，解剖左主支气管，分

离至隆凸附近,距隆凸约 0.5cm 处夹闭左主支气管,离断,移除病肺,4 号丝线间断缝合支气管残端。也可以用支气管残端闭合器闭合支气管残端。麻醉师吸痰、膨肺,检查支气管残端有无漏气,如有漏气,修补缝合。周围组织包埋支气管残端。彻底止血,冲洗胸腔,放置胸腔引流管,清点器械无误,逐层关胸。包扎切口。

心包内处理血管左全肺切除:如果肿瘤或肿大的淋巴结侵犯粘连包绕肺血管或侵犯心包(图 15-6),在心包外无法分离、处理血管时,可以在心包内处理肺血管。打开心包,上至肺动脉上缘,下至下肺静脉下缘。尽量在动脉导管韧带外处分离解剖动脉干,用双 10 号丝线结扎,无创伤血管钳在结扎线远端轻轻夹闭,小心仔细向远端分离尽可能长的血管,然后有两把无创伤血管钳夹闭,从钳间剪断,近心端缝合结扎,远端结扎或缝扎。如

果血管长度不够,也可以从动脉导管韧带内侧分离结扎,或切断动脉导管韧带后结扎。如果血管短不足以结扎,也可用无创伤缝合线连续双重缝合。游离上肺静脉,用双 10 号丝线结扎,无创伤血管钳在结扎线远端轻轻夹闭,小心仔细向远端分离尽可能长的血管,然后有两把无创伤血管钳夹闭,从钳间剪断,近心端缝合结扎,远端结扎或缝扎。如果血管短不足以结扎,也可用无创伤缝合线连续双重缝合。下肺静脉处理方法相同。当肿瘤累及左心房肺静脉入口时,在充分暴露的情况下,可以做部分左心房切除(切除部分不要超过左心房的 1/3),切除时需用两把无创伤心房侧壁钳夹闭左心房切除部分,切除后立即用无创伤缝线间断水平褥式缝合加连续缝合,双重缝合心房切口。心包内处理完血管后,严密止血,缝合心包切口,下端留 2～3cm,便于引流。其他处理同"左全肺切除"。

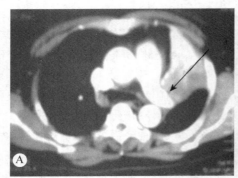
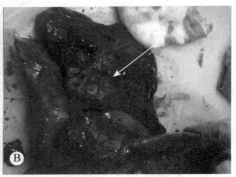

图 15-6 影像学显示肿瘤心包外包绕肺动脉(A);术后证实肿瘤心包外包绕肺血管(B)

注意事项:①解剖左肺动脉干或清扫淋巴结时,避免损伤左侧喉返神经;②心包内处理血管时要确保安全,一旦损伤血管就可引起致命性出血;③处理肺静脉时要注意有无上下肺静脉共干;④左心房部分切除时,要确保钳夹牢靠,防止切断后心房壁回缩、滑脱;⑤尽量在心包外处理未受累的血管。

2. 右全肺切除 进胸后将肺向后下牵

拉,显露前肺门及奇静脉弓,于奇静脉弓下缘打开胸膜,向前下延续至肺门下缘。如果有淋巴结仔细剥离去除,在奇静脉弓下方、上肺静脉上缘、上腔静脉外侧解剖游离右肺动脉干,双 7 号或双 10 号丝线结扎近心端,游离远端,距结扎线约 0.5cm 处用两把无创血管钳夹闭,从钳间剪断,近心端缝扎,远心端结扎或缝扎。如果肺动脉干较短,也可先结扎

切断上叶尖前段动脉后,再游离结扎右肺动脉干。将肺向后牵拉,解剖游离上肺静脉,双7号或双10号丝线结扎近心端,游离远端,距结扎线约0.5cm处用两把无创血管钳夹闭,从钳间剪断,近心端缝扎,远心端结扎或缝扎。如果上肺静脉分支较早,结扎近心端后,上叶静脉及中叶静脉也可分别结扎。将肺向上牵拉,显露下肺韧带,打开肺下韧带,向上分离至韧带内淋巴结,其上方即为下肺静脉,游离解剖,结扎、剪断。结扎方法同上肺静脉。将肺提起,解剖右主支气管,分离至隆凸附近,距隆凸约0.5cm处夹闭左主支气管,离断,移除病肺,4号丝线间断缝合支气管残端。也可以用支气管残端闭合器闭合支气管残端。其余步骤同"左全肺切除"。

心包内处理血管右全肺切除:如果肿瘤或肿大的淋巴结侵犯粘连包绕肺血管或侵犯心包,在心包外无法分离、处理血管时,可以

在心包内处理肺血管。打开心包,上至肺动脉上缘,下至下肺静脉下缘。尽量在上腔静脉外侧分离解剖动脉干,用双10号丝线结扎,无创伤血管钳在结扎线远端轻轻夹闭,小心仔细向远端分离尽可能长的血管,然后用两把无创伤血管钳夹闭,从钳间剪断,近心端缝合结扎,远端结扎或缝扎。如果血管长度不够,也可以从上腔静脉内侧分离结扎,然后将上腔静脉向内侧牵拉,显露上腔静脉后方的右肺动脉干,用两把无创伤血管钳夹闭,从钳间剪断,近心端缝合结扎,远端结扎或缝扎。其余步骤同"心包内处理血管左全肺切除"。

注意事项:①选择右全肺切除一定要慎重,术前充分评估患者心肺功能;②解剖肺动脉时避免损伤上腔静脉、奇静脉弓;③其余同"左全肺切除"。

(朱良明)

第七节　肺癌的特殊术式

一、支气管袖式肺叶切除

肺癌手术治疗的原则是最大限度地切除病变肺组织,最大限度地保留健康肺组织。对于某些肿瘤已经累及主支气管的患者,支气管袖式肺叶切除术既切除了肿瘤组织,又尽量保留了健康肺组织,避免了全肺切除,尤其对心肺功能较差的患者更为适用,而且手术效果良好,避免了因全肺切除引起的并发症。

1. 右肺上叶袖式切除

(1)适应证:①右肺上叶肿瘤累及右肺上叶支气管开口,上叶支气管没有足够的切除缝合长度;②右肺上叶肿瘤累及右主支气管远端或中间支气管近端(图15-7A)。

(2)手术:进胸后探查病灶,如果能行右肺上叶袖式切除,先将肺向上牵拉,松解下肺韧带至下肺静脉。右肺上叶肺动脉、静脉按

常规肺叶切除处理。于奇静脉弓下充分游离右主支气管,沿后肺门向下游离中间支气管,必要时可以切断奇静脉弓,以便于显露支气管。分别用细线绳在上叶支气管两侧牵引右主支气管和中间支气管,在预计切除部位的上、下方各缝一针牵引线,切除上叶肺组织及受累支气管(图15-7B)。吸净支气管内分泌物,残端消毒,有3-0无创缝线或4号丝线先缝合术者对侧3针,一起打结,然后从两侧间断缝合,针距一般为2mm,线结均打在吻合口外面(图15-7C、D)。充分吸痰,膨肺,检查吻合口有无漏气,如有漏气,修补缝合。然后周围组织或胸膜覆盖吻合口。彻底止血,冲洗胸腔,放置胸腔引流管,清点器械无误,逐层关胸。包扎切口。

2. 右肺中、下叶袖式切除

(1)适应证:①肿瘤位于中间支气管开口;②肿瘤位于中叶支气管开口处累及中间

支气管;③下叶支气管肿瘤沿黏膜或黏膜下浸润至中间支气管开口或主支气管远端(图15-8)。

(2)手术:进胸后仔细探查病灶,如果决定行中、下叶袖式切除,先按常规肺叶切除的办法处理中叶及下叶肺动、静脉,游离中下叶

支气管至右主支气管远端,游离上叶支气管,为了便于显露,从右主支气管远端和上叶支气管分别用细线绳牵引右主支气管和上叶支气管,在预计切除部位的上、下方各缝一针牵引线,切除中、下叶肺组织及受累支气管。其余操作同"右肺上叶袖式切除"。

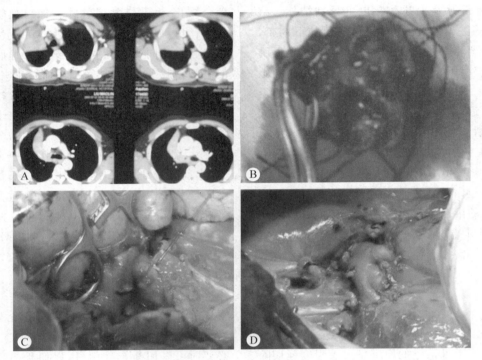

图 15-7　右肺上叶肿瘤累及中间支气管近端(A);切除上叶肺组织及受累支气管(B);吻合支气管(C);支气管端端吻合后(D)

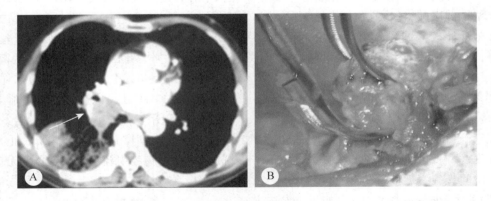

图 15-8　肿瘤位于下叶累及中间支气管及心房(A);切除受累的下肺静脉及左心房(B)

3. 右肺上、中叶袖式切除

(1)适应证:①右肺上叶肿瘤累及中叶支气管开口;②中叶肿瘤累及上叶支气管开口;③中间支气管肿瘤累及上、中叶支气管开口。

(2)手术:进胸后仔细探查病灶,如果决定行上、中叶袖式切除,先将肺向上牵拉,松解下肺韧带至下肺静脉。按常规肺叶切除的办法处理上叶及中叶肺动、静脉,游离上叶支气管、中叶支气管下叶支气管及右主支气管远端,为了便于显露,从右主支气管远端和下叶支气管分别用细线绳牵引右主支气管和下叶支气管,在预计切除部位的上、下方各缝一针牵引线,切除上、中叶肺组织及受累支气管。其余操作同"右肺上叶袖式切除"。

4. 左肺上叶袖式切除

(1)适应证:左肺上叶肿瘤累及上叶支气管开口或左主支气管远端。

(2)手术:进胸后探查病灶,如果能行左肺上叶袖式切除,先将肺向上牵拉,松解下肺韧带至下肺静脉。左肺上叶肺动脉、静脉按常规肺叶切除处理。于主动脉弓下充分游离左主支气管,沿后肺门向下游离至下叶支气管。分别用细线绳在上叶支气管两侧牵引左主支气管和下叶支气管,在预计切除部位的上、下方各缝一针牵引线,切除上叶肺组织及受累支气管。吸净支气管内分泌物,残端消毒,有 3-0 无创缝线或 4 号丝线先缝合术者对侧 3 针,一起打结,然后从两侧间断缝合,针距一般为 2mm,线结均打在吻合口外面。其余同"右肺上叶袖式切除"。

5. 左肺下叶袖式切除

(1)适应证:①左肺下叶肿瘤累及下叶支气管开口;②左肺下叶肿瘤累及或沿黏膜浸润至左主支气管远端。

(2)手术:进胸后仔细探查病灶,如果决定行左肺下叶袖式切除,先按常规肺叶切除的办法处理下叶肺动、静脉,游离下叶支气管至左主支气管远端,游离左肺上叶支气管,为了便于显露,从左主支气管远端和上叶支气管分别用细线绳牵引左主支气管和上叶支气管,在预计切除部位的上、下方各缝一针牵引线,切除下叶肺组织及受累支气管。其余操作同"右肺上叶袖式切除"。

(3)注意事项:①如果病肺体积较大或实变、过度充气不能萎陷,影响操作,也可以先切除病肺组织后再切除受累支气管;②切断支气管后不要让手术野内的血液灌入支气管;③麻醉师吸痰要轻柔,尽量减少对吻合口刺激,同时吸痰要彻底,避免痰液和血凝块阻塞气道;④吻合口张力不能过大,吻合后不能过度牵拉;⑤最好用周围组织覆盖吻合口。

二、肺动脉袖式肺叶切除

1. 左肺上叶肺动脉袖式切除

(1)适应证:左肺上叶肿瘤或淋巴结累及左肺上叶肺动脉的某一分支起始部或上叶部分肺动脉干。

(2)手术:进胸后仔细探查病灶,如果决定行左肺上叶肺动脉袖式切除,先松解下肺韧带及前后肺门。打开心包,在动脉导管韧带左侧游离左肺动脉,再充分游离受累肺动脉近、远心端,常规结扎切断未受累上叶肺动脉分支。在心包内用阻断带暂时阻断左肺动脉干;用阻断带暂时阻断或用无创伤血管钳夹闭受累肺动脉远心端。按常规解剖处理左上肺静脉,游离左肺上叶支气管,距上叶支气管开口约 0.5cm 处用支气管残端闭合器闭合切断支气管,也可剪断缝合支气管残端。切除受累肺动脉,移除病肺。用无创伤不可吸收 4-0 缝合线连续吻合肺动脉断端,当吻合至最后 2 针时,暂不收紧缝线,稍微放开近心端阻断带或血管钳,使血液充盈肺动脉吻合处,排出肺动脉内气体,防止气栓形成。待气体排尽后,收紧缝线,打结,完成肺动脉吻合。松开近心端阻断带或血管钳,检查肺动脉吻合口有无出血,如有出血,修补缝合。吻合口无出血后开放远心端阻断带或血管钳。其他操作同"左肺上叶切除"。

2. 右肺上叶肺动脉袖式切除

(1)适应证:右肺上叶肿瘤或淋巴结累及右肺上叶肺动脉的某一分支起始部或上叶部分肺动脉干。

(2)手术:进胸后仔细探查病灶,如果决定行右肺上叶肺动脉袖式切除,先松解下肺韧带及前后肺门。打开心包,在上腔静脉右侧游离右肺动脉干,再充分游离受累肺动脉近、远心端,常规结扎切断未受累上叶肺动脉分支。如果是上叶后段动脉处受累,有时需要结扎中叶外侧段动脉或下叶背段动脉。在心包内用阻断带暂时阻断右肺动脉干;用阻断带暂时阻断或无创伤血管钳夹闭受累肺动脉远心端。按常规解剖处理右上肺静脉,游离右肺上叶支气管,距上叶支气管开口约0.5cm处用支气管残端闭合器闭合切断支气管,也可剪断缝合支气管残端。切除受累肺动脉,移除病肺。用无创伤不可吸收 4-0 缝合线连续吻合肺动脉断端,当吻合至最后 2 针时,暂不收紧缝线,稍微放开近心端阻断带或血管钳,使血液充盈肺动脉吻合处,排出肺动脉内气体,防止气栓形成。待气体排尽后,收紧缝线,打结,完成吻合肺动脉。松开近心端阻断带或血管钳,检查肺动脉吻合口有无出血,如有出血,修补缝合。吻合口无出血后开放远心端阻断带或血管钳。其他操作同"右肺上叶切除"。

(3)注意事项:①解剖一定要仔细,避免损伤血管;②在处理受累肺动脉前,一定要解剖好肺动脉近心端及远端,并暂时阻断,防止发生大出血;③一定注意排净肺动脉内气体,防止发生气栓;④吻合口不能过小,以免影响远端血供。

三、隆凸切除成形或重建术

隆凸切除重建是将受肿瘤累及的隆凸、左右部分主支气管、下段气管切除,再进行气管、主支气管端-端吻合或端-侧吻合,重新建立气道的手术方式,是肺外科最复杂的手术

之一。因为隆凸是连接左右主支气管的枢纽,所以术中麻醉配合及术后呼吸道管理也较一般肺切除手术复杂,手术难度大,术后并发症多。在做隆凸切除重建手术时要有充分的人员、技术、器械及思想准备,并且争取患者及家属的全力配合与支持。

1. 右全肺切除隆凸成形术

(1)适应证:①右肺肿瘤累及右主支气管距隆凸 0.5~1cm 者,而且中、下叶肺组织无法保留者;②右肺肿瘤累及气管下段右主支气管开口处者,而且中、下叶肺组织无法保留者。

(2)手术:进胸后仔细探查,如果决定行右全肺切除隆凸成形术,则按常规右全肺切除处理右肺动脉、上肺静脉、下肺静脉,必要时心包内处理血管。结扎并剪断奇静脉弓,解剖游离右主支气管、气管下段、左主支气管开口处。于拟切除部位分别缝 1 针牵引线于气管下段和左主支气管开口下方,尽量缝在软骨部并且不穿透黏膜。将气管插管退至气管切口上方,沿气管右侧壁和左主支气管开口处迅速做楔形切除,切缘距病变至少 5mm 以上,移除病肺,引导气管插管进入左主支气管内维持通气,用 3-0 无创伤缝线间断缝合气管下段与左主支气管切口,针距约 2mm,线结打在外面。麻醉师将气管插管退至切口以上,吸痰膨肺,检查切口有无漏气,如有漏气,缝合修补,确保吻合口无出血、漏气后,用周围组织覆盖吻合口。其余操作同"右全肺切除"。

(3)注意事项:①切除肿瘤或缝合切口时切勿损伤气管插管或将缝线误缝在气管插管上;②切除肿瘤及缝合切口时防止血液灌入支气管;③尽量减少吻合口张力;④注意保护上腔静脉。

2. 左全肺切除隆凸成形术

(1)适应证:①左肺肿瘤累及左主支气管距隆凸 0.5~1cm 者,下叶肺组织无法保留者;②左肺肿瘤累及气管下段左主支气管开

口处者,下叶肺组织无法保留者。

（2）手术:进胸后仔细探查,如果决定行左全肺切除隆凸成形术,则按常规左全肺切除处理左肺动脉、上肺静脉、下肺静脉,必要时心包内处理血管。将主动脉弓轻轻牵拉,充分显露左主支气管及隆凸,解剖游离左主支气管、气管下段、右主支气管开口处。于拟切除部位分别缝 1 针牵引线于气管下段和右主支气管开口下方。将气管插管退至气管切口上方,沿气管左侧壁和右主支气管开口处迅速做楔形切除,切缘距病变至少 5mm 以上,移除病肺,引导气管插管进入右主支气管内维持通气,用 3-0 无创伤缝线间断缝合气管下段与左主支气管切口,针距约 2mm,线结打在外面。麻醉师将气管插管退至切口以上,吸痰膨肺,检查切口有无漏气,如有漏气,缝合修补,确保吻合口无出血、漏气后,用周围组织覆盖吻合口。其余操作同"左全肺切除"。

（3）注意事项:①切除肿瘤或缝合切口时切勿损伤气管插管或将缝线误缝在气管插管上;②切除肿瘤及缝合切口时防止血液灌入支气管;③注意保护左侧喉返神经;④切勿损伤主动脉弓。

3. 右全肺及隆凸袖式切除重建术

（1）适应证:右肺或右主支气管肿瘤累及隆凸,伴有全肺不张,而且中下叶肺组织无法保留者(图 15-9A、B)。

（2）手术:进胸后仔细探查,如果决定行右全肺及隆凸袖式切除术,则按常规右全肺切除处理右肺动脉、上肺静脉、下肺静脉,必要时心包内处理血管。结扎并剪断奇静脉弓,解剖游离右主支气管、气管下段、左主支气管开口处。在气管下段和左主支气管近端分别套细线绳做牵引带,协助暴露手术部位。在气管下段拟切断部位的上方和左主支气管拟切断部位的远端分别黏膜外缝 2～3 针牵引线。将气管插管退至气管切口上方,沿气管右侧壁和左主支气管开口处迅速切除病变

部分,切缘距病变至少 5mm 以上,移除病肺。立即牵拉左主支气管,将手术台上消毒好的气管插管插进左主支气管内,连接已经准备好的另一台麻醉机,维持通气,并固定气管插管,有助手专人负责,防止滑脱。用 3-0 无创伤缝线间断缝合气管下段与左主支气管切口,针距约 2mm,线结打在外面,缝合先从后壁开始(后壁也可连续缝合),后壁缝好后再缝合前壁,前壁缝合后先不打结,分别用小血管钳夹住,按顺序放好,拔除台上的左主支气管内插管,让麻醉师将退至切口上的气管插管送入左主支气管内,术者帮助麻醉师,防止气管插管损伤吻合口。将前壁缝合线逐一打结。麻醉师将气管插管退至切口以上,吸痰膨肺,检查切口有无漏气,如有漏气,缝合修补,确保吻合口无出血、漏气后,用周围组织覆盖吻合口。其余操作同"右全肺切除"(图 15-9C)。

（3）注意事项:①切除肿瘤或缝合切口时切勿损伤气管插管或将缝线误缝在气管插管上;②切除肿瘤及缝合切口时防止血液灌入支气管;③左主支气管牵引线一定牢靠,防止左主支气管回缩;④充分游离气管下段和左主支气管,避免吻合口张力过大;⑤术后患者保持颈前屈位,避免后仰引起吻合口撕裂。

4. 左全肺及隆凸袖式切除重建术

（1）适应证:左肺或左主支气管肿瘤累及隆凸,伴有全肺不张,而且下叶肺组织无法保留者。

（2）手术:进胸后仔细探查,如果决定行左全肺及隆凸袖式切除术,则按常规左全肺切除处理左肺动脉、上肺静脉、下肺静脉,必要时心包内处理血管。将主动脉弓轻轻牵拉,解剖游离左主支气管、气管下段、右主支气管开口处。在气管下段和右主支气管近端分别套细线绳做牵引带,协助暴露手术部位。在气管下段拟切断部位的上方和右主支气管拟切断部位的远端分别在黏膜外缝 2～3 针牵引线。将气管插管退至气管切口上方,沿

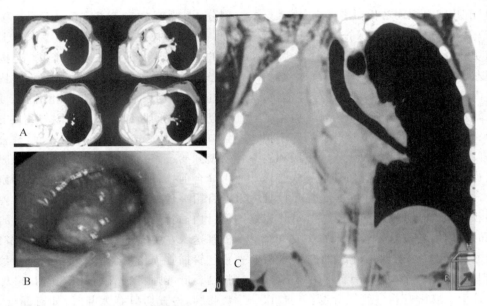

图 15-9　右主支气管肿瘤累及隆凸,伴右全肺不张 CT 表现(A);右主支气管肿瘤累及隆凸,伴右全肺不张纤支镜表现(B);右全肺及隆凸袖式切除术后 CT 表现(C)

气管左侧壁和右主支气管开口处迅速切除病变部分,切缘距病变至少 5mm 以上,移除病肺。立即牵拉右主支气管,将手术台上消毒好的气管插管插进右支气管内,连接已经准备好的另一台麻醉机,维持通气,并固定气管插管,有助手专人负责,防止滑脱。由于右主支气管较短,有可能气管插管气囊阻塞右肺上叶支气管开口,影响右肺上叶通气,需引起注意。用 3-0 无创伤缝线间断缝合气管下段与右主支气管切口,针距约 2mm,线结打在外面,缝合先从后壁开始(后壁也可连续缝合),后壁缝好后再缝合前壁,前壁缝合后先不打结,分别用小血管钳夹住,按顺序放好,拔除台上的右主支气管内插管,让麻醉师将已退至切口上的气管插管送入右主支气管内,术者帮助麻醉师,防止气管插管损伤吻合口。将前壁缝合线逐一打结。麻醉师将气管插管退至切口以上,吸痰膨肺,检查切口有无漏气,如有漏气,缝合修补,确保吻合口无出血、漏气后,用周围组织覆盖吻合口。其余操作同"左全肺切除"。

(3)注意事项:①注意避免损伤左侧喉返神经;②其余同"右全肺及隆凸袖式切除重建术"。

5.右肺上叶及隆凸袖式切除重建术

(1)适应证:右肺上叶肿瘤累及右主支气管和隆凸,而中间支气管和中下叶肺组织正常者。

(2)手术:进胸后仔细探查,如果决定行右全肺上叶及隆凸袖式切除术,则按常规右肺上叶切除处理右肺上叶尖前段动脉、右肺上叶后段动脉、上叶肺静脉,必要时心包内处理血管。结扎并剪断奇静脉弓,解剖游离右主支气管、右肺上叶支气管、中间支气管、气管下段、左主支气管开口处。在气管下段和左主支气管近端分别套细线绳做牵引带,协助暴露手术部位。在气管下段拟切断部位的上方和左主支气管、中间支气管拟切断部位的远端分别黏膜外缝 2~3 针牵引线。将气管插管退至气管切口上方,沿气管右侧壁和左主支气管开口处、中间支气管拟切除部位迅速切除病变部分,切缘距病变至少 5mm

以上,移除病肺。立即牵拉左主支气管,将手术台上消毒好的气管插管插进左主支气管内,连接已经准备好的另一台麻醉机,维持通气,并固定气管插管;中间支气管内放入一无菌尿管或无菌吸痰管接高频呼吸机或氧气管,辅助左肺通气。气管插管及中间支气管供氧管要有一位助手专人负责,防止滑脱。根据吻合方法不同分为以下 4 种:①中间支气管、左主支气管侧侧吻合后与气管端端吻合。用 3-0 无创伤缝线连续缝合中间支气管与左主支气管内侧壁,间断缝合气管与中间支气管、左主支气管后壁,针距约 2mm,缝合后逐一打结,线结打在外面。后壁缝好后再缝合前壁,前壁缝合后先不打结,缝线分别用小血管钳夹住,按顺序放好,拔除台上的左主支气管内插管及中间支气管内的供氧管,让麻醉师将退至切口上的气管插管送入左主支气管内,术者帮助麻醉师,防止气管插管损伤吻合口。将前壁缝合线逐一打结。麻醉师将气管插管退至切口以上,吸痰膨肺,检查切口有无漏气,如有漏气,缝合修补,确保吻合口无出血、漏气后,用周围组织覆盖吻合口。其余操作同“右肺上叶切除”。②左主支气管与气管端端吻合、中间支气管与气管端侧吻合。用 3-0 无创伤缝线间断缝合气管下段与左主支气管切口,针距约 2mm,线结打在外面,缝合先从后壁开始(后壁也可连续缝合),后壁缝好后再缝合前壁,前壁缝合后先不打结,分别用小血管钳夹住,按顺序放好,拔除台上的左主支气管内插管,让麻醉师将退至切口上的气管插管送入左主支气管内,术者帮助麻醉师,防止气管插管损伤吻合口。将前壁缝合线逐一打结。麻醉师将气管插管退至切口以上,吸痰膨肺,检查切口有无漏气,如有漏气,缝合修补,确保吻合口无出血、漏气。在气管与左主支气管吻合口上方 1cm 处,于气管右侧壁软骨部切直径约 1cm 的圆孔,注意不要损伤气管插管。将气管切口的后壁与中间支气管后壁间断或连续缝合。后壁缝好后

再缝合前壁,前壁缝合后先不打结,分别用小血管钳夹住,按顺序放好,拔除台上的中间支气管内插管,将前壁缝合线逐一打结。麻醉师将气管插管退至中间支气管与气管吻合口以上,吸痰膨肺,检查切口有无漏气,如有漏气,缝合修补,确保吻合口无出血、漏气。③左主支气管与气管端端吻合、中间支气管与左主支气管端侧吻合。步骤及方法与“左主支气管与气管端端吻合、中间支气管与气管端侧吻合”相同。只是将中间支气管吻合于左主支气管右侧壁。④气管与中间支气管端端吻合、左主支气管与中间支气管端侧吻合。步骤及方法与“左主支气管与气管端端吻合、中间支气管与左主支气管端侧吻合”类似,只是先行气管与中间支气管端端吻合,然后行左主支气管与中间支气管端侧吻合。气管、支气管吻合完毕后,麻醉师将气管插管退至切口以上,吸痰膨肺,检查切口有无漏气,如有漏气,缝合修补,确保吻合口无出血、漏气后,用周围组织覆盖吻合口。其余操作同“右肺上叶切除”。

6. 隆凸袖式切除重建术

(1)适应证:肿瘤位于隆凸部或累及左、右主支气管开口,但左、右主支气管远端还能保留足够的长度进行吻合,同时左、右肺组织正常者。

(2)手术:手术切口经右胸。手术步骤与“中间支气管、左主支气管侧侧吻合后与气管端端吻合”类似。

7. 全胸膜肺切除　全胸膜肺切除是指肺癌引起同侧胸膜转移或各种原因导致的胸膜腔闭锁,需要行同侧全壁层胸膜及全肺切除的手术。手术创伤大、难度高,尤其是胸膜转移者预后差,现在较少应用。

(1)适应证:①各种原因引起的胸膜腔闭锁,无法分离脏胸膜、壁胸膜,需要壁胸膜外分离者;②肺癌伴同侧胸膜转移,肺部肿瘤及胸内转移淋巴结可同期切除,无其他部位转移者,且全身状况可耐受手术。

(2)手术:进胸后如果发现脏胸膜、壁胸膜广泛粘连,无法分离,可以先在切口上下壁胸膜外分离,放置肋骨牵开器,边分离边撑开,同时干纱布压迫止血,由远侧逐渐向肺门游离,在肺门处切除纵隔胸膜,解剖出肺动脉干及上、下肺静脉,必要时可以心包内处理血管。按"全肺切除"方法处理。如果是肺癌并胸膜转移,而无广泛粘连,可以先按"全肺切除"方法切除全肺后,再剥离壁胸膜。如果心包有转移,可以做大部分心包切除,但膈肌转移灶不易切除干净,可以用电灼或冷冻办法处理。仔细彻底止血,反复冲洗胸腔,必要时

胸腔内放入抗癌药物局部化疗。其他步骤同"全肺切除"。全胸膜肺切除手术创伤大、难度高,尤其是胸膜转移者预后差,现在较少应用。如果进胸探查后发现肺癌并胸膜转移,手术很难达到根治,现在多采用病灶局部切除及胸膜转移灶电灼或冷冻灭活,减少瘤负荷;胸腔内喷撒灭菌滑石粉,使胸膜腔粘连,防止产生恶性胸腔积液。达到减症手术的目的。胸膜全肺切除的中位生存期约12个月,目前尚无术后5年生存率报道。

(朱良明)

第八节　电视胸腔镜在肺癌外科的应用

自从1991年Lewis和Wakabayashi分别报道了应用电视胸腔镜(video-assisted thoracic surgery,VATS)治疗肺大疱和恶性胸腔积液后,VATS在胸外科得到迅速发展和普及。尤其是近几年随着数字高清胸腔镜的问世及手术器械的改进,VATS在肺癌外科治疗中得到广泛应用。与传统开胸手术相比,VATS开创了一种新的手术入路和手术方法。具有手术切口小、美观、不切断胸壁大块肌肉和神经,术后疼痛轻、恢复快、并发症少的特点,而且对淋巴结的清扫能达到甚至超过开放手术。

一、术前准备

①除了常规肺切除手术的必需检查外,还要注意患者肺功能,能否耐受术中单肺通气;②检查仪器设备运行是否正常,除了准备胸腔镜手术必备器械外,还要充分准备术中可能用到的器械,以备应急之用;③常规准备开胸器械,以备胸腔镜手术不能进行,中转开胸时应用;④详细询问患侧有无肺结核、胸膜炎、液气胸、胸外伤及手术病史;⑤评估有无胸膜腔粘连。

二、体位与切口

1. 体位　一般取健侧卧位,具体安排和固定同常规开胸手术体位。根据手术需要也可以调整手术床使患者前倾或后仰。为了增大肋间隙,便于操作,也可以将手术床调整到30°左右。

2. 切口　一般选腋中线第7或第8肋间做1.5cm切口作为放置胸腔镜的观察孔,腋前线与锁骨中线之间第4或第5肋间做3～5cm的切口作为主操作孔,腋后线第6或第7肋间做1.5cm切口作为副操作孔。必要时可在听诊三角处和(或)锁骨中线第3肋间增加副操作孔。切口位置因病变部位和个人的操作习惯而定。切口一般3～5个。

3. 麻醉　需要采用双腔气管插管全麻,其他同常规开胸。

三、电视胸腔镜常用手术

1. 恶性胸腔积液手术治疗

(1)适应证:原发性或转移性胸膜肿瘤引起的恶性胸腔积液,患侧肺可以完全复张或经肺纤维板剥脱术后可基本复张者。

(2)手术:在腋中线第7或第8肋间做约

1.5cm 切口,分离至胸膜腔,探查局部有无粘连,放入 10mm 套管,将胸腔积液吸净。放入胸腔镜探查,在胸腔镜引导下,于腋前线第 4 或第 5 肋间及腋后线第 6 或第 7 肋间各做 1.5cm 切口,分离至胸腔,作为操作孔,放入相应的操作器械。如有粘连尽量分离,尽可

能切除或电凝灭活胸膜转移灶,剥脱肺纤维板,将病灶送病理(图 15-10A)。止血、冲洗胸腔,修补漏气严重的肺粗面。喷撒无菌滑石粉(图 15-10B),放置 1～2 根胸腔引流管。清点器械无误,缝合切口。

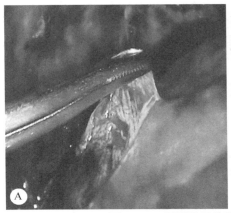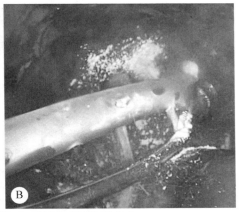

图 15-10　剥脱肺纤维板(A);喷撒无菌滑石粉(B)

(3)注意事项:①剥离胸膜时需在胸内筋膜以内进行,防止损伤肋间血管和神经;②应尽量保留胸壁后方脊肋角以内的胸膜,以免损伤交感神经干;③剥离时要仔细防止出血、漏气;④滑石粉(5～10g)喷撒尽量均匀。

2.肺楔形切除

(1)适应证:①早期周围型肺癌不能耐受常规肺叶切除或术中病理提示为原位癌者;②性质不明的肺肿瘤需行肺活检者;③单发肺周围型转移灶,或多发转移灶需进一步确诊者;④为了明确诊断,为以后治疗提供依据。

(2)手术:在腋中线第 7 或第 8 肋间做约 1.5cm 切口,分离至胸膜腔,探查局部有无粘连,置入 10mm 套管,放入胸腔镜探查,在胸腔镜引导下,于腋前线第 4 或第 5 肋间及腋后线第 6 或第 7 肋间各做 1.5cm 切口,分离至胸腔,作为操作孔,放入相应的操作器械。如有粘连可采用电凝或超声刀切断分离,如果粘连带内有较粗的血管可以用钛夹、

Hemlock 夹闭切断,也可用腔内切割缝合器切断。仔细探查寻找病灶,距肿瘤约 1cm 用腔内切割缝合器切除肿瘤(图 15-11A、B),将肿瘤取出放入标本袋内(图 15-11C)。止血、冲洗胸腔,检查肺创面有无漏气、出血。放置 1～2 根胸腔引流管。清点器械无误,缝合切口。

(3)注意事项:①肿瘤如果位于周边可见局部胸膜凹陷、皱缩,或肺萎陷后局部凸出,易于定位。如果肿瘤位于深部,可以根据 CT 片显示部位,用卵圆钳轻轻挤压探查。也可以将肿瘤所在肺叶托至操作孔处用手指探查。对于估计术中难以寻找的肿瘤,也可在术前经 CT 定位穿刺标记。②切口位置选择适当,便于操作。

3.肺段切除　胸腔镜肺段切除术的适应证及术式、注意事项同开胸手术。胸腔镜肺段切除术对术者水平有较高的要求,在熟练掌握胸腔镜肺叶切除术的基础上可以进一步开展此术式。

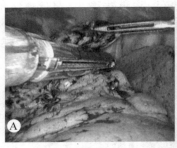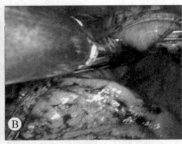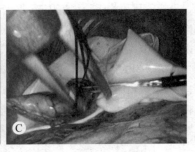

图 15-11　找到肺部肿物,置入腔内切割缝合器(A);用腔内切割缝合器切除肿瘤(B);将肿瘤取出放入标本袋中(C)

4. 肺叶切除

(1)适应证:①Ⅰ期、ⅡA期肺癌患者;②部分ⅡB期、ⅢA期肺癌患者。

(2)手术

①粘连处理:同"肺楔形切除"。

②肺裂发育不全:如果水平裂发育不全,可以于斜裂和水平裂交界处解剖至肺动脉干,沿肺动脉外膜分离至前肺门,于上叶肺静脉和中叶肺静脉之间,打通隧道,从隧道内穿过一根7号丝线,牵引、引导腔内切割缝合器,将水平裂切开,显露肺动脉。如果是左侧斜裂发育不全,在前肺门舌段静脉下缘向后上方分离至舌段肺动脉,沿舌段肺动脉起始部找到肺动脉干,沿肺动脉外膜分离至后肺门,在下叶背段肺动脉上方打通隧道,按上法处理。也有学者主张采用单向式肺叶切除,先处理血管、支气管,最后处理发育不全的肺裂,该方法简单实用。

③肺动脉处理:根据切除肺叶,寻找到相应肺动脉,用血管钳提起肺动脉外膜,用电凝钩或超声刀解剖相应肺动脉,尽量使肺动脉裸化,如果与淋巴结粘连,应仔细分离,避免损伤血管。肺动脉分离解剖后,可以用腔内切割缝合器切断,也可以用 Hemlock 夹闭离断,或者用常规肺切除方法结扎血管。

④肺静脉处理:肺静脉位于前肺门和下肺韧带内,容易寻找。但是肺静脉粗短、壁薄,解剖时更容易损伤,一定仔细。分离方法

同肺动脉。为了安全,一般用腔内切割缝合器切断。

⑤支气管处理:在处理完肺动脉、肺静脉后,将肺叶提起,显露支气管,用超声刀或电凝钩游离支气管周围组织和淋巴结。夹闭支气管,麻醉师张肺,确定无误后,用腔内切割缝合器切断,或切断后间断缝合支气管残端。腔内切割缝合器切断简便、闭合牢靠。

⑥淋巴结清扫:淋巴结清扫方法及范围同常规开放手术。但因在胸腔镜下操作,应仔细辨认、分离,避免损伤周围组织。

由于不同肺叶解剖特点不同,不同术者的操作特点和习惯也不相同。因此,不同肺叶的切除方法也有不同之处。

①右肺上叶切除:右肺上叶尖前段动脉分离有一定困难。将肺向后牵拉,先解剖处理上叶肺静脉(图 15-12A),然后解剖处理上叶尖前段动脉(图 15-12B)。将肺向前牵拉,于水平裂、斜裂交界处解剖处理上叶后段动脉。将上叶肺提起,解剖上叶支气管,确定无误后用腔内切割缝合器切断(图 15-12C),将上叶肺组织,从主操作孔取出放入标本袋。麻醉师张肺,检查有无漏气。清扫淋巴结,止血,冲洗胸腔,放置2根引流管。清点器械无误,缝合切口。也有学者采用先解剖处理上叶后段动脉,然后处理上叶支气管,再处理上叶尖前段动脉,最后处理上叶静脉,优点是易于处理尖前段动脉。还有学者主张采用单向

式肺叶切除,按上叶静脉、尖前段动脉、上叶支气管、上叶后段动脉、叶间裂的顺序处理。如果水平裂发育不全,可以采用单向式肺叶切除,也可以先处理肺裂。

②右肺中叶切除:先打开水平裂,解剖处理中叶内、外侧段动脉,解剖处理中叶静脉,将中叶提起,解剖中叶支气管,用腔内切割缝合器切断,将肺组织放入标本袋取出。如果水平裂发育不全,可以先处理肺裂;也可以采用单项式肺叶切除,按中叶静脉、中叶支气管、中叶动脉、肺裂的顺序处理。其余同"右肺上叶切除"。

③右肺下叶切除:先打开前后肺门处胸膜至下肺韧带,松解下肺韧带,解剖下肺静脉。然后打开斜裂,解剖下叶背段动脉及基底段动脉,常规处理,注意保护中叶动脉及上叶后段动脉。将下叶肺组织向上提起,处理下肺静脉。将下叶肺提起,解剖处理下叶支气管。将肺组织放入标本袋取出。其余同"右肺上叶切除"。

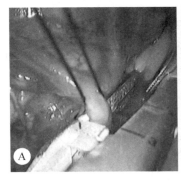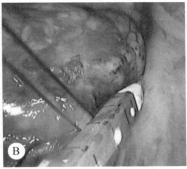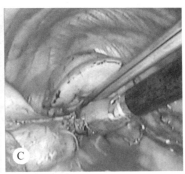

图 15-12　解剖处理上叶肺静脉(A);解剖处理上叶尖前段动脉(B);解剖上叶支气管,用腔内切割缝合器切断(C)

④左肺上叶切除:将上叶肺向前上方牵拉,打开斜裂,分别解剖处理舌段动脉、前段动脉、尖后段动脉(图 15-13A)。将上叶肺组织向后牵拉,解剖处理上肺静脉(图 15-13B)。提起上叶肺组织,解剖处理上叶支气管(图 15-13C、D)。其余同"右肺上叶切除"。

⑤左肺下叶切除:基本同"右肺下叶切除"。因左肺上叶动脉变异较多,注意舌段动脉,避免误伤。

(3)术后处理:同开放肺叶切除。

(4)注意事项:①由于胸腔镜下解剖与开放手术有所不同,应仔细辨认解剖结构及毗邻关系,避免误伤周围组织、器官。②无论用电凝钩还是超声刀切断组织时,最好将其挑起,避免热传导而损伤血管。③术中出现意外出血,切忌慌乱、盲目钳夹,应先明确出血点,如果估计胸腔镜下能够结扎或缝扎,先夹闭出血点,吸净周围积血,再行处理。如果出血凶猛、出血点不能明确,先纱布压迫出血处,立即扩大手术切口,开放止血,避免造成严重后果。④清扫淋巴结时转移避免损伤支气管膜部、喉返神经、上腔静脉等。

5.胸腔镜肺袖式切除术、全肺切除术及隆突切除重建术　具体手术适应证及操作要点同开胸手术,这几种手术属于胸外科极其复杂的腔镜手术方式,由于腔镜下操作,对术者的操作水平有着非常高的要求,有条件的单位可以加以开展。

6.机器人手术　近年来,达芬奇机器人在肺癌的手术治疗中的应用越来越多,其具体的手术解剖同胸腔镜手术。机器人手术具有视野广阔、避免人手抖动等优点,但亦存在费用昂贵、配套器械不完善等缺点,需要进一步完善。

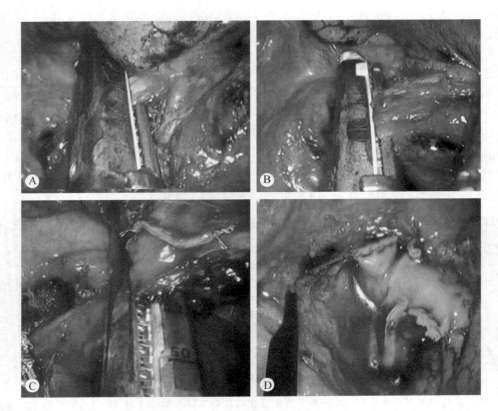

图 15-13　解剖处理尖后段动脉（A）；解剖处理上肺静脉（B）；解剖处理上叶支气管（C）；
　　　　解剖处理完毕后的支气管残端（D）

（朱良明）

第九节　局部晚期非小细胞肺癌的手术治疗

一、概　　述

当前非小细胞肺癌的基本治疗原则总的来说仍是早期患者争取手术治疗，中期、局部晚期患者争取以手术为主的综合治疗，晚期患者采用放、化疗的模式。随着手术技能的提高及监护情况的改善，肺癌的切除率不断提高，并发症发生率及病死率不断下降。术后总 5 年生存率已达 30% ～ 42%。肺癌的外科治疗在不断发展，20 世纪 70 年代人们已意识到最大限度切除肺癌和最大限度保留肺组织的重要性，已开展支气管及隆凸成形术；20 世纪 80 年代，认识到淋巴结清扫在外

科手术中的价值并统一了国际标准；20 世纪 90 年代，心血管外科技术应用于局部晚期肺癌手术，实行扩大切除及心脏大血管重建；最近 10 年，认识到以手术为主的综合治疗能提高生存率，并进行个体化治疗。

局部晚期肺癌（locally advanced non-small cell lung cancer，LANSCLC）是指尚未发生远处血行转移，肿瘤较为局限，但已侵犯邻近的组织或器官，或伴有纵隔淋巴结或颈部淋巴结转移的患者，即主要为 T_4 或 N_2 或 N_3M_0 的患者（ⅢA 期或ⅢB 期肺癌），这里肺癌指的是非小细胞肺癌。据文献报道，LANSCLC 占 NSCLC 的 60% ～ 70%，占全

部肺癌的 50％左右。该部分患者中的一部分适合手术,而手术往往不同于常规手术方式,常需要所谓的扩大切除术。肺癌的扩大切除术是指对于无远处及广泛淋巴结转移而主要是因肿瘤侵及邻近器官的肺癌,手术切除病变及受累组织,并进行必要的器官重建的手术方式。一般包括心包内处理肺血管、肺动脉成形、上腔静脉修补或置换、心房部分切除、隆凸切除重建、主动脉修补和置换、体外循环辅助肺癌切除等,以及食管、膈肌、胸壁切除重建。

就单纯手术技巧而论,肺癌扩大切除术最能体现外科医生的个体化水平,加之患者的个体化差异充满挑战性,使得很多外科医生对此孜孜以求、乐此不疲。应当说,肺癌的扩大切除术一直是肿瘤科医生与外科医生所争议的区域,哪些患者应当手术,哪些患者应放弃手术,作为肿瘤外科医生则应当做出很明智的决断,既不能因手术的风险而明哲保身,也不能一味追求手术技巧而忽视患者的长期生存及生活质量。该部分患者个体化差异大,外科医生个体化亦较大,同样的患者由不同的医生操作其预后可能截然不同,这就需要医生个体化的治疗策略,因此对这部分患者的治疗,一方面应遵循一定的规范、指引,另一方面还要结合患者及医生的具体情况选择最恰当的治疗策略,以最大限度有利于患者。

国内外不少学者认为对部分局部晚期肺癌实行肺癌的扩大切除术可提高其生存率及生活质量(表 15-2)。

表 15-2　部分局部晚期 NSCLC 扩大切除生存概况

研究者	例数	5 年生存率(％)	影响因素
日本 Takahashi	51	13	未彻底切除或 N_2、N_3 者为 0
法国 Bernard	77	20(3 年)	肿瘤位置及淋巴结状态
日本 Shimizu	106	0～51	膈肌为 0,左房为 51％
日本 Yoshimura	43	0～80	T_3 为 80％,T_4 单器官受累为 32％,T_4 双器官受累为 0
华西医院周清华	349	33(5 年)	
山东省立医院彭忠民	131		术前化疗
	46	31(5 年)	N_2 者差(左心房部分切除)
	31	21(5 年)	N_2 者差(上腔静脉成形)
中山大学肿瘤医院	51	23.8	与病理类型、淋巴结状态等无关

日本 Takahashi 等根据受侵器官行相应扩大切除,其中左心房 15 例,上腔静脉 13 例、气管 11 例、主动脉 5 例、脊柱 4 例、食管 3 例、根治 35 例。总 5 年生存率为 13％。影响因素包括是否彻底切除及淋巴结转移情况。彻底切除者,5 年生存率为 18％,未彻底切除者为 0。N_0、N_1 者 5 年生存率为 36％,N_2、N_3 为 0。日本 Shimizu 对 106 例肺癌行扩大切除,包括胸膜 62 例、胸壁 25 例、膈肌 11 例、左心房 7 例、上腔静脉 6 例、主动脉 5 例,5 年生存率依次为 20％、14.9％、0、51.4％、0、20％,其中左心房部分切除中有 2

例存活 5 年 11 个月及 10 年 6 个月,主动脉切除 1 例存活 6 年。日本 Yoshimura 对 43 例肺癌累及心脏大血管的患者手术,单器官受累 32 例(左心房 20 例、主动脉 7 例、上腔静脉 3 例、主动脉外膜 2 例),双器官受累 11 例(主动脉及其他器官或左心房及食管或气管)。T_3 6 例,T_4 24 例单器官受累,T_4 11 例双器官受累,其 5 年生存率分别为 80％、32.2％、0。

山东省立医院于 2001 年总结了 131 例扩大切除的患者,分别行上腔静脉修补或置换术 17 例,左无名静脉与右心耳搭桥术 1

例,肺动脉成形术 86 例,左心房部分切除术 27 例。部分病例经随访结果满意,认为局部扩大切除可提高患者生活质量,延长患者寿命。以后又分别随访统计左心房部分切除及上腔静脉成形的患者,有纵隔淋巴结转移者预后差。华西医院曾报道 349 例肺癌累及上腔静脉、主动脉、主肺动脉、心房等心脏大血管,行切除重建术,其 1、3、5、10 年生存率分别为 79.36%、59.93%、33.14%、23.56%。

总之,就已有的资料来看:就 T 分期而言,单器官受累优于多器官受累,手术相对积极;就 N 分期而言,N_0 应积极手术,N_2 则应谨慎手术;鉴于该类手术的复杂性及创伤性,无论 T 及 N 分期如何,M_1 的患者均不应考虑扩大切除。扩大切除的前提至少应达到肿瘤切除,切缘阴性。此外,应当强调,手术仅是综合治疗的一部分,如何结合其他治疗及掌握手术时机是另一关键所在。

二、心包内扩大切除

Ⅲ期中心型肺癌在临床占相当比例,对于肺门局部呈冰冻状或心包外无法处理肺血管者,切开心包可能达到切除彻底且安全的作用,且就长期生存来看,心包内肺切除患者的生存率令人满意。孙玉鹗报道 91 例心包内切除者占同期肺癌手术的 5.6%,1、3、5 年生存率分别为 79.0%、37.7%、23.8%。赵凤瑞报道 59 例心包内处理血管的全肺切除患者,占同期肺癌的 3.9%,1、3、5 年生存率分别为 86.0%、31.6%、26.3%。

(1)适应证:①中心型肺癌侵及包绕心包外血管干,心包外无法常规处理血管;②肺门淋巴结广泛转移,肺门冻结;③侵及心包或沿肺血管侵至肺血管根部或心房;④术中意外损伤肺血管,心包外无法处理者。

(2)手术要点:①心包内游离血管较长时,可直接结扎,若血管较短或肿瘤沿血管侵至心包内时,应于近端血管或心房夹无创伤钳,再切断血管或部分心房,然后连续缝合。②对某些因肿瘤较大,或即使行心包内处理血管仍较困难的患者,可逆行切除,即先处理其他血管及支气管,最后充分暴露该血管后再处理。③游离时一定要轻柔,不可粗暴,尤其是游离肺动脉后壁更应注意。右肺动脉若游离长度不够,可将上腔静脉近心端及右心房进行锐性解剖,同时将上腔静脉及右心房向前推,可使右肺动脉暴露增长 2cm 左右。④手术后一般应修补心包,以防心脏疝的发生。

三、扩大上腔静脉切除

肺癌合并上腔静脉综合征是晚期肺癌的表现,是最严重的并发症之一,一旦出现,患者多在 3 个月内死亡。虽经导管行血管内支架或外科旁路术可减轻症状,但由于未去除肿瘤,患者多在短期内死于转移或再狭窄。近年来国内外不少学者对单纯上腔静脉受累的患者,行肺肿瘤及受累上腔静脉切除并行上腔静脉修补或置换术,不少患者可获长期生存,生活质量明显改善(表 15-3)。

图 15-14 为一肺癌患者手术前、后的 CT 表现。上腔静脉受累分为肿瘤直接侵犯(图 15-15)及淋巴结的侵犯(图 15-16)两种情况。

表 15-3 上腔静脉置换后的生存概况

研究者	例数	生存情况及影响因素
Doddoli	17	总 5 年生存>28%,彻底切除、有无纵隔转移
Spaggiari	28	5 年生存率为 15%,淋巴结状况
Shargall Y	15	1、3 年生存率为 68%、57%
Spaggiari L	109	5 年生存率为 21%,全肺切除者死亡率高

研究者	例数	生存情况及影响因素
Magnan	10	1、3、5 年生存率分别为 70%、25%、12.5%
周清华	385	1、3、5 年生存率分别为 76.65%、54.68%、29.17%
彭忠民	31	5 年生存率为 20.5%，纵隔淋巴结转移预后差

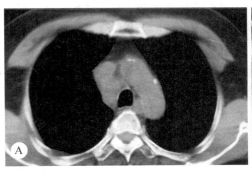 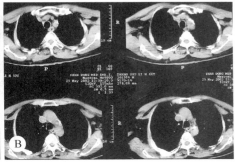

图 15-14　肺癌患者上腔静脉受侵（A），术中切除上腔静脉并置换人造血管，术后随访人造血管通血良好（B）

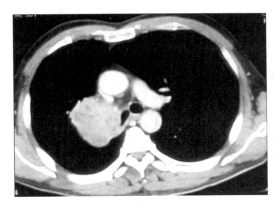

图 15-15　肿瘤侵及上腔静脉，奇静脉弓入口处受侵，术中上腔静脉成形，术后病理为鳞癌，淋巴结无转移，$T_4N_0M_0$

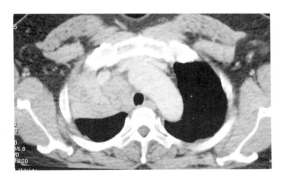

图 15-16　肺肿瘤连同淋巴结侵及上腔静脉

1. **手术适应证的选择**　无论是肺癌本身还是淋巴结侵及上腔静脉均为Ⅲ期（ⅢA 期或ⅢB 期），属局部晚期肺癌，单纯非手术治疗预后不佳，采用手术参与的综合治疗可直接去除病灶，并于术前或术后辅助放或化疗，使总的生存率明显提高，长期存活者并不少见。但该类患者毕竟属晚期肺癌，且手术及术后管理相对复杂，应掌握好适应证。笔者认为其适应证如下：①患者一般情况较好，各脏器功能基本正常，能耐受手术，年龄不作为筛选的决定因素，但老年患者仍应慎重；②经术前充分检查包括头颅、胸腹部 CT、骨 ECT 等证实无远处血行转移，且不为 N_3，广泛 N_2 应慎重，即肿瘤或局部淋巴结转移较局限，可经手术切除者；③一般为非小细胞肺癌，笔者的经验认为小细胞肺癌手术后预后并不差，因此不应构成禁忌，在术前化疗的前提下，如果手术可切除病灶，又无远处转移，仍可将手术作为治疗的一部分，术后再加强辅助治疗；④如果同时合并其他脏器的侵犯需要切除重建者,手术适应证应相对严格些,如需同时切除部分心房或食管时,因手术创伤较大,对患者一般情况的要求应相应有所提高。

2. 术中脑保护注意事项 上腔静脉切除修补或置换一般需阻断血管,上腔静脉阻断后,头颈部及上肢血液回流困难,最易造成脑淤血水肿,一般上腔静脉阻断在 22～65min,最长可达 105min 而无明显脑部并发症的发生。为减少脑损伤,常见的保护措施如下:①上腔静脉阻断前可先控制性降低血压、冰帽降温等。②应尽量缩短上腔静脉阻断时间,包括提高吻合技术、加快吻合速度等。传统的手术方法为首先阻断上腔静脉,再切除受累的上腔静脉,再将人造血管与上腔静脉远心端及近心端或右心房吻合,笔者体会是不首先阻断血管,先完成人造血管与右心房吻合,再阻断并切除受累的上腔静脉,然后完成人造血管与上腔静脉远心端的吻合(图 15-17),这样阻断时间节省将近一半,一般控制在 20min 内,脑损伤大大减轻,可不行控制性降压等措施。③术前经颈静脉或锁骨下静脉置管,上腔静脉阻断后如果吻合时间较长(如超过 40min)或上腔静脉压较高时(如压力较阻断前上升 20 cmH$_2$O),可经静脉置管放血然后回输下肢静脉,或施行无名静脉与右心房插管转流。④上腔静脉回流无阻断,即切除上腔静脉前,先实行右心房与无名血管插管转流,使上腔血液回流不受影响,然后手术切除及吻合,手术从容,无需急迫,但手术创伤大,增加了手术工作量。此外,如果肿瘤侵及上腔静脉分叉处需要切除部分无名血管时,笔者体会可首先于分叉处结扎并切断左无名静脉,先完成左无名静脉与右心耳的吻合,通血后再切除并完成右无名静脉与右心房或上腔静脉近心端的吻合,即左、右无名血管分别与右心房吻合,整个手术过程亦无上腔静脉血液的阻断,可谓一举两得。赵凤瑞等认为先完成左或右无名静脉与右心房的吻合,再切除受累的上腔静脉,无需进行另一支无名静脉与右心房的吻合亦可。⑤术后为减轻脑水肿,应即刻给予呋塞米,对有睑结膜水肿较明显或阻断时间较长的患者可重复用,并加用甘露醇。

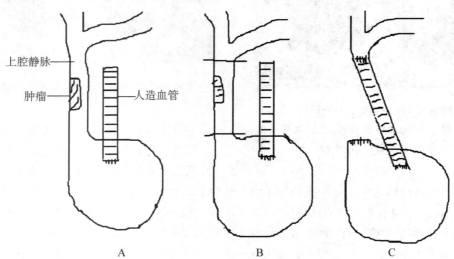

图 15-17 人造血管置换的吻合顺序

A. 先完成人造血管与右心房的吻合;B. 再切除受累的上腔静脉;C. 再完成人造血管与上腔静脉远心端的吻合

3. 手术方式的选择　手术可采用上腔静脉切除置换(包括单纯上腔切除置换及分别左右无名血管置换)、上腔静脉修补及上腔静脉壁部分切除直接缝合三种方式(图 15-18)。对切除肿瘤侵及的上腔静脉如果直接缝合后管腔直径不小于原直径的 1/2,可直接缝合,否则用自体心包片修补较好,对切除较多的病例则考虑血管置换。由于血管置换术后需要抗凝,故不列为首选。人造血管置换可选用国产涤纶人造血管及其他进口材料,如 Gore-Tex 或巴德 IMPRA 人造血管,后两者组织相容性及缝合严密性较好,应列为首选。缝合线为 4-0 proline 无创伤滑线较好。

4. 抗凝　术中及术后抗凝仍有争议,周清华等认为术中应肝素化,术后华法林抗凝终身;有人认为术中应肝素化,术后抗凝 3~

6 个月;赵凤瑞等认为术中仅需局部用肝素水冲洗,若应用 Gore-Tex 人造血管,术后则无须抗凝;彭忠民等认为术中无须全身肝素化,术后每天肌内注射低分子肝素 2 500U,1 周左右渐改为华法林口服,使凝血酶原时间控制在正常时的 1.2~1.5 倍,亦可于 3~6 个月后改为口服双嘧达莫及阿司匹林,应终身服药较妥,但部分患者自动停药后未见血管栓塞。

术后并发症方面需要注意的是术后吻合口出血及血管栓塞,如果术后胸腔引流量较多,考虑吻合口出血时应及时开胸探查,非手术治疗有害无益,一般直接缝合出血部位即可。对术后发生上腔静脉综合征的患者,即考虑为血管栓塞,应及时开胸再次切除人造血管、取出血栓再行吻合。山东省立医院遇到一例胸腺瘤切除加上腔静脉置换的患者,

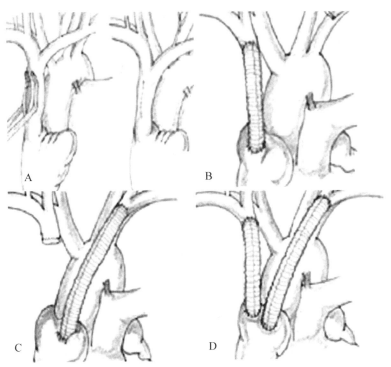

图 15-18　上腔静脉切除置换术
A. 上腔静脉侧壁切除;B. 右无名静脉吻合;C. 左无名静脉吻合;D. 双侧无名静脉置换

术后第二天即出现头面部水肿,经超声诊断为置换的血管发生栓塞,急症手术证实后切除置换的血管,取出血栓并重新吻合置换的人造血管,术后恢复顺利。亦有报道术后发生上腔静脉血栓未手术,而采取全身肝素化治愈。为避免血栓形成,术中可选用较粗的人造血管,且长度适宜,过短易造成牵拉出血,过长则使血管扭曲栓塞;术后近期抗凝是必要的。

5. 影响生存的因素 由于该期肺癌属局部晚期肺癌,以手术参与的综合治疗是较理想的治疗措施。术前化疗优于术后化疗的模式正为越来越多的癌症中心所推荐,有效的术前化疗可消灭微小转移灶,还可使肿瘤缩小,甚至降期,利于手术切除的彻底性。Spaggiari、Shargall 均认为术前化疗能提高患者生存质量或生存率,周清华、彭忠民等认为术前或术中用化疗者比单纯手术或术后化疗者生存率有所提高,术前化疗应当提倡。尤其是小细胞肺癌应加强综合治疗,术前化疗更是不可少。但对于有明显上腔静脉综合征的患者而言,由于化疗的作用迟缓或无效,为尽快缓解上腔静脉综合征,应及时手术,对于一般情况较好,血常规、肝肾功能无异常者可术中化疗一次,可能对已存在的微小转移灶及减少术中播散有积极意义。

对单纯由肿瘤引起的上腔静脉侵犯,手术效果优于淋巴结的侵犯,应积极手术。而对于广泛纵隔淋巴结转移的患者则应相对慎重。肿瘤及淋巴结彻底切除者预后优于未彻底切除者,因此,术中应争取彻底切除肿瘤及清扫相应的淋巴结,不主张行淋巴结摘除术。无论肉眼残留还是镜下残留,术后应给予治疗量的放疗,并对能耐受者同时给予化疗。对血管置换及修补者预后无明显差异,从而提示只要能彻底切除肿瘤,局部切除修补是可行的。

肺癌累及上腔静脉非手术治疗效果不理想,以手术为主的综合治疗可能能延长患者

的生存并提高其生活质量。手术是可行的,手术中应尽可能减少上腔静脉的阻断时间并注意脑保护。无纵隔淋巴结转移者预后较好,应尽可能手术治疗,术前或术中化疗值得推荐。

四、扩大左心房切除

肺癌侵及肺静脉根部或进而侵及左心房均属局部晚期肺癌(T_4)(图 15-19),单纯非手术治疗效果很差,若能完全切除肿瘤包括部分左心房并辅以放、化疗,即采用以手术为主的综合治疗很多患者可获长期生存。扩大左心房切除治疗肺癌,已为国内外许多学者所接受。

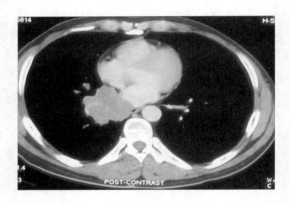

图 15-19　肿瘤侵及肺下静脉及部分左心房,术中切除部分左心房

Doddoli 等报道 29 例侵及主动脉或左心房行手术治疗的局部晚期肺癌,总的 5 年生存率达 28%。国内周清华等报道肺癌行左心房扩大切除 75 例,其 5 年生存率为31.23%。彭忠民等总结了 46 例左心房部分切除的患者,其中 2 例因同时侵及肺动脉分叉处,常规无法处理肺动脉,在体外循环下切除全肺及部分左心房。1 年、3 年、5 年生存率分别为 84%、44%、30%。影响预后的因素为有无纵隔淋巴结转移,术前化疗与否及性别、年龄、病理类型对预后无明显影响。并认为肺癌累及部分左心房或肺静脉根部进行

手术治疗是可行的,无纵隔淋巴结转移者预后较好,应尽可能手术治疗,发现有纵隔淋巴结转移预后差。

1. 手术适应证　①经 CT、ECT 等检查排除颅脑、腹腔、骨骼等远处转移（M$_0$）;②无锁骨上、颈部、对侧纵隔及肺门淋巴结转移（非 N$_3$）;③非广泛成团的纵隔淋巴结转移（非广泛 N$_2$）;④估计手术能彻底切除病灶及受累组织,且受累器官要少,最好仅肺静脉或左心房受累（非多器官受累的 T$_4$）;⑤患者一般情况较好能耐受手术,且为非小细胞肺癌（对无淋巴结转移的小细胞肺癌患者在诱导化疗后亦非绝对禁忌）;⑥无癌性心包积液,且估计心房切除范围小于 1/3;⑦有淋巴结转移或肿瘤较大时应先行新辅助化疗。

2. 注意事项　术前应充分检查,准确分期。常规行胸部螺旋 CT 血管强化扫描,充分了解肿瘤与周围组织尤其与大血管、心房的关系及手术切除的可能性。对肺静脉有癌栓可疑的患者,应行心脏多普勒检查,以排除心房内癌栓,如果心房内有癌栓,为防止术中癌栓脱落,该类患者应在体外循环下进行。对肿瘤同时侵及肺动脉主干,尤其是近左右肺动脉分叉处时,常规无法处理肺动脉,可在体外循环下处理,并同时切除受累的心房。

扩大左心房切除应在保证肿瘤能彻底切除的情况下进行,且注意不要超过心房的 1/3,否则会影响血流动力学。术前应常规行心脏超声检查,了解心脏受累的情况及有无血栓形成,对心脏内有可疑征象的患者应在体外循环下进行较安全。术中应特别注意无瘤原则,通常情况下应先处理肺静脉,以防因手术操作挤压致使癌栓脱落或转移。探查肿瘤较大时,肺静脉暴露较困难,此时可逆行切除,即先处理动脉及支气管,最后提起肺组织,于左心房侧夹无创伤钳,切除肺及肿瘤。彻底清扫各组淋巴结,手术后常规用 43℃ 蒸馏水浸泡胸腔及心包腔,对术中有播散可能的可用抗癌药物浸泡。对肺静脉有癌栓者,缝合心房前应用蒸馏水冲洗残端,以免肿瘤播散。一般认为切除范围应小于左心房的 1/3,否则易引起血流动力学变化,导致心力衰竭。对切除范围较大的患者,术中及术后应控制输液速度及输液量,并加强心电监护,避免心功能不全的发生。

3. 影响预后的因素　①纵隔淋巴结因素。多数学者认为影响该类病人预后的主要因素为有无纵隔淋巴结转移。彭忠民等的一组病例发现无纵隔淋巴结转移（N$_0$/N$_1$）的患者及有转移者（N$_2$）的患者中位生存期分别为 38 个月、19 个月（$P=0.002$）,并认为对淋巴结阴性及肿瘤较局限者应积极手术,对纵隔广泛转移者则应慎重。②细胞学类型方面,各种报道不一,有的认为预后与细胞类型无关,有的认为鳞癌预后相对较好,而小细胞未分化癌无淋巴结转移且病变局限者手术切除也可达到良好的治疗效果。③关于术前化疗与否及化疗周期,一般认为术前新辅助化疗有利于病灶切除,且可能消除微小转移灶值得提倡。但关于化疗周期尚有争论,欧美国家一般主张术前化疗 3 个周期,国内同行则考虑国人的体质等影响因素,术前化疗 2 个周期较妥。彭忠民等认为由于化疗存在耐药性,且可减弱患者免疫力,多周期无效化疗可能会延误手术时机,化疗以 2 个周期为妥,但经 1 个周期化疗发现不敏感者可放弃化疗而转为手术。④术后治疗。由于该类病人属局部晚期肺癌,术后均应化疗和（或）放疗。术后化疗应参考术前化疗的效果,术前化疗无效者应修改方案。术后化疗 2～4 个周期,如果化疗不良反应较重且手术切除彻底又无淋巴结转移,可不必过多周期化疗,减少化疗周期可能对该类患者更有利。对切除不彻底的患者术后可先化疗 1 个周期,再加行足量放疗,对切除彻底而纵隔淋巴结有转移者可加适当放疗,其组织量应低于治疗量,为40～45Gy 较妥,放疗后再行化疗 2～3 个周期。

五、隆凸切除成形

肿瘤侵犯隆凸,手术切除重建难度较大,但做好麻醉准备及配合,彻底切除肿瘤并重建隆凸可获得较好的生存率(表 15-4)。

表 15-4 隆凸切除重建术生存情况

研究者	例数	总生存率及 N_2 患者 5 年生存率(%)
Kawahara	16	23.0
Mitchell	60	42,12
Deperrot	119	44,15
Macchiarim	50	51.0
Philippe	92	43,17

隆凸切除亦不断发展,Kawahara 等对 16 例局部晚期肺癌实行隆凸加相应器官如部分主动脉、部分心房、上腔静脉等切除,5 年生存率达 23%。对较复杂的气管、隆凸和支气管重建手术,可应用体外循环辅助,由于术中无需换气,气管、支气管可任意开放,获得了较好的近、远期效果。

六、肺动脉成形

自 20 世纪 70 年代开展支气管袖状切除以来,在坚持最大限度地切除肺癌组织及最大限度保留正常肺组织的原则下,在实践中不断发展改进,又开展了段支气管袖状切除、肺动脉袖状切除、支气管袖状切除联合肺动脉袖状切除(双袖)(图 15-20),以及支气管、肺动脉、肺静脉袖状切除即自体肺移植等。

1. 手术治疗结果 通过支气管、肺动脉袖状切除成形,可避免全肺切除,最大限度地保全了肺功能,为不能耐受全肺切除的患者提供了手术机会。肺动脉袖状成形术已经开展 40 多年,但该种手术仅限在国内外的少数医疗中心开展。迄今为止,国内外文献报道 2 000 多例。Vogt-Moykopf 及其同事报道 29 例同时施行肺动脉支气管袖状成形术病例,其平均生存时间为 725d。Rendina 等报

道 68 例患者施行肺动脉袖状成形术。国内周清华等报道支气管肺动脉袖状成形术治疗 1 200 多例肺癌的结果,其 5 年生存率达到 34.24%。

袖状切除较全肺切除而言,并发症有所降低,患者的生活质量从某种程度上得到提高,就长期生存率的情况,袖状切除并不低于全肺切除。对于同期支气管、肺动脉成形术后 5 年生存率,Hollaus 等报道为 50%(108 例),Chunwei 等报道为 48.9%(78 例),其中淋巴结转移是影响预后的主要因素。Kawahara 等报道 136 例肺癌支气管成形的患者,37 例同时行肺动脉袖状成形术,其 5 年生存率为 37.1%。

2. 手术适应证 ①左肺癌侵犯左下叶肺动脉干和(或)下叶基底动脉干起始部者;②左肺癌侵犯心包内左肺动脉干和(或)肺动脉圆锥者;③右肺癌侵犯右肺下叶肺动脉干和(或)下叶基底干起始部者;④右肺癌侵犯心包内右肺动脉干者;⑤经临床检查、胸部 CT、MRI、全身放射性核素骨扫描检查,能确定肺癌局限于一侧胸腔,而无对侧胸腔和远处转移者。

3. 手术方式 肺动脉袖状切除长度最长可达 6cm,即将下叶基底动脉在心包内与左肺动脉干起始部吻合,无需间置血管。张国良等报道 2 例双袖状右肺上中叶联合切除,因支气管及肺动脉切除过长,吻合张力过大,遂切断肺下静脉,肺短时间离体后做下叶自体移植,将下肺静脉与上肺静脉断端吻合。

肿瘤侵及肺动脉部分切除缝合后可能出现狭窄,肺动脉成形就显得十分必要。Toomas 指出施行肺动脉成形术,应充分暴露主要动脉干以利吻合,同时钳夹肺动脉,右侧在上腔静脉下,牵拉开暴露手术区,继之分离奇静脉,扩大间隙,使上腔静脉居中。血管吻合左侧较易,行端端吻合,可使血管腔宽大一些。尽量不行长形切线切除或楔形切除肺动脉。

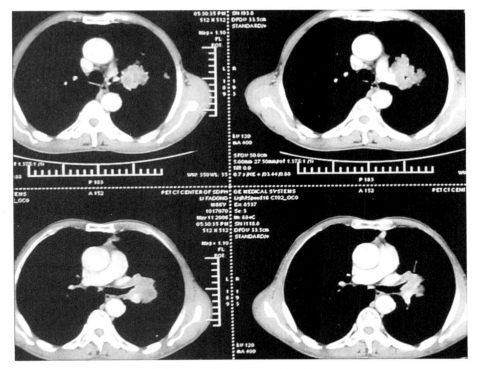

图 15-20 为肺癌患者行双袖切除的术前 CT 横断面图像

患者,男,咳嗽血痰 1 周,术前纤维支气管镜示,左上叶可见支气管黏膜病变,鳞癌,
术中行左肺上叶袖状切除,肺动脉切除成形(双袖)

肺动脉成形术可分下列几种。

(1)标准左肺动脉成形术:切除一段左肺受累的动脉,往往打开心包,要注意循环系统,用 6-0 血管缝线缝合,若切除一部分心包,则缺损可用胸膜修补,也可用冻存的人体硬脑膜修补(human dura),目前已有众多材料可修补。

(2)扩大左肺动脉成形术:肺动脉近端或远端扩大切除,切近端若多,则吻合困难,因影响血管吻合,可打开心包,分离动脉导管,亦更要注意循环系统反应。

(3)标准右肺动脉成形术:上叶三段中第一段切除,则使肺动脉存有相当短的缺损。

(4)扩大右肺动脉成形术:此手术要扩大切除肺动脉,使钳夹肺动脉可能困难。此入路受上腔静脉所阻挡,而非常难以接近动脉端,以至于同时要切除中叶,还要避免下肺静脉到上肺静脉的位置。

(5)支气管与肺动脉联合成形术:此手术几乎全部应用于肺恶性肿瘤,很少应用于良性病变。此手术应先行支气管成形术,吻合后以心包或胸膜覆盖,若行淋巴结清除也应在血管吻合前进行。对细小血管吻合,并不损伤。对此手术应有较熟练者施行。术毕应置两个胸管,一前一后以利肺膨胀。

七、扩大主动脉切除

左肺癌易侵及主动脉弓或降主动脉,通常情况下列为手术禁忌,即使手术切除肿瘤,亦常是肿瘤残留于主动脉的姑息性切除,术后生存率低,放疗常招致肿瘤处主动脉的大出血。近年来开展的扩大主动脉部分切除、血管重建已见于多家报道(表 15-5 为扩大主动脉切除的生存情况),尤其是日本学者在该领域探索较多。Sendai 等报道 3 例 T_4N_0 的患者行扩大主动脉切除,其中 2 例分别 37 个月、26 个月无瘤生存,1 例术后 8 个月肾上腺转移。Sasamoto 对 3 例肺癌累及主动脉行肺及降主动脉切除重建术,1 例行左锁骨下动脉与降主动脉旁路,术后 7 个月死于复发;另 2 例行受累降主动脉上、下插管旁路后切除受累主动脉,术后 1 例存活 21 个月,1 例 5 个月仍健在。Tagawa 等对 4 例肺癌侵及主动脉的患者行根治术,随访 3 例,2 例 1 年内死亡,1 例存活 9 个月仍健在。Shinada 等对

3 例该类患者行根治术,均为降主动脉中层受累,弹力层受侵。1 例患者部分阻断主动脉,2 例在体外循环下完全阻断主动脉,施行主动脉切除。1 例存活 56 个月,1 例 20 个月,另 1 例术后 3 个月并发脓胸,死于主动脉补片缝线出血。国内周清华等报道 4 例扩大主动脉切除的患者,5 年生存率为 33.3%。由于扩大主动脉切除手术操作复杂,手术需要在体外循环下进行,因此,应严格适应证,手术必须保证彻底切除,且根据已有的经验,应限于 N_0M_0 的患者较为合适。

表 15-5　肺癌扩大主动脉切除的生存情况

研究者	例数	生存情况
Sendai	3	2 例 37 个月、26 个月无瘤生存,1 例术后 8 个月肾上腺转移
Sasamoto	3	2 例分别生存 7 个月、21 个月,1 例 5 个月健在
Tagawa	4	2 例不足 1 年,1 例 9 个月健在
Shinada	3	分别为 56 个月、20 个月、3 个月(死于脓胸)
周清华等	4	随访中,其中 1 例已生存 12 年

八、扩大食管切除

　　肺癌累及食管又是另一局部晚期的表现,总的来讲,食管受累的手术治疗效果似不如上腔静脉或左心房受累。但对于单纯食管受累,并无多器官受累及其他转移灶的情况,手术治疗应优于非手术治疗,在综合治疗的前提下,可有选择地实施手术。法国 Bernard 等对 77 例晚期肺癌手术,其中食管切除重建 8 例,总的 1、2、3 年生存率分别为 46%、31%、20%。彭忠民等研究了 18 例肺肿瘤侵及食管的患者,14 例为转移淋巴结累及食管,4 例为肿瘤侵及食管。7 例患者切除局部受累的食管肌层;5 例行食管切除、胃食管吻合术;2 例切除大部受累肌层,部分肿瘤残留;4 例患者单纯探查,未切除肿瘤。14 例切除组患者中,其中 1 例行左全肺切除＋食管局部肌层切除,术后 4d 发生食管瘘,自动出院,2 周后死于器官衰竭,其余随访 3～30

个月。死亡 4 例,均为复发或转移,分别为术后 9 个月、10 个月、13 个月、26 个月;9 例随访中,最长者为 30 个月,1 年生存率达 78.6%。而 4 例探查组无一例生存超过 12 个月。

　　1. 手术适应证　晚期非小细胞肺癌累及食管单纯非手术治疗效果不好,部分患者在术前放、化疗的前提下,可能从手术中获益。手术一次切除肺及受累食管,虽手术损伤较大,但切除了肉眼所见的肿瘤,至少瘤负荷得以减轻,术后再配以化疗(若肿瘤残留可加放疗),进一步清理残存肿瘤细胞,无论从理论上还是实践中均有一定价值。一般认为适应证如下:①患者年轻、体质较好;②经充分检查无远处转移(非 M);无远处淋巴结转移(非 N_3);纵隔淋巴结并非广泛融合(非广泛 N_2);③术前放、化疗的前提下,无论肿瘤是否缩小,对于单纯肿瘤侵及食管的患者可适当放宽手术指征。

2. 术式选择　手术是综合治疗肺癌的重要环节,即使残存少许肿瘤,亦为术后放、化疗奠定了基础,因此应争取彻底切除至少肉眼所见的肿瘤。但是肺癌累及食管时已属晚期,对于仅少许食管肌层受累,尤其是隆凸下淋巴结压迫累及食管外膜或少许肌层,而患者体质较差时,未必行食管切除,可切除受累部分后配以放化疗,效果仍能满意。术中若见剩余肌层薄弱,则可用相邻胸膜包盖,或取相邻心包翻转缝于对侧胸膜包盖,以加固食管,防止术后进食时出现食管黏膜破裂。对全肺切除者,因无肺压迫相应食管,更应特别注意。有 1 例发生食管黏膜的破裂(食管瘘),可能与全肺切除及食管肌层部分切除后未用胸膜或心包片包盖有关。对于受累食管肌层较广较深,甚至达黏膜层者,若患者体质允许,肺肿瘤及淋巴结均可切除时,则应一期行肺癌扩大切除术,胃代食管,为节省时间可用机械吻合。

3. 术后管理的注意事项　若手术未切除食管仅去除部分肌层,术后 2d 可进流质饮食,3～4d 后渐改为普通饮食;若切除食管行胃代术,则按食管癌术后处理。对全肺切除者,可适当推迟进食时间或多进几天流质饮食,以防食管黏膜破裂或吻合口瘘的发生。

九、扩大胸壁切除

近 10% 的周围型肺癌侵及胸膜及胸壁,国际分期属 T_3(区别于肿瘤胸膜广泛转移播散的 T_4),尤其侵及骨性胸壁的患者,以往多采用局部放疗并化疗,近年来该类患者行肺切除并扩大胸壁切除的报道日渐增多,且效果满意。表 15-6 为部分行胸壁切除患者的生存情况。

表 15-6　肺切除加胸壁部分切除者生存率概况

研究者	例数	生存率(%)	影响因素
Dilege	43	34(3 年)	彻底切除及淋巴结状态
Roviaro	146	22.7(5 年)(20 世纪 70 年代)	大块彻底切除
		14.1(5 年)(20 世纪 80 年代)	
		42.7(5 年)(20 世纪 90 年代)	
Facciolo	104	61.4(5 年)	侵犯深度、纵隔转移、彻底切除
Burkhar	94	38.7(5 年)	淋巴结状态及性别
吴一龙	25	1、3、5 年生存率分别为 56%、44%、39%	
Tsuchiya		30%(5 年)	彻底切除

手术范围:对累及壁层胸膜以外,尤其是达肋骨者,应做整块胸壁切除,其范围应超过受累肋骨上、下各一根正常肋骨,前、后缘做肋骨全长或超过病变边缘 5cm 以上的整块切除(包括肋骨、胸膜、肋间肌、必要时浅层胸壁肌),Akay 等认为对肿瘤仅累及部分胸膜者行胸膜扩大切除是可行的,其生存率与胸壁切除无差异。但笔者认为凡是肿瘤累及壁胸膜者,只要患者情况许可,均应争取做肺切除加整块胸壁切除术,避免胸膜外肺切除,但对年老体弱者应适当缩小切除范围,否则,Martin-Ucar 认为可明显增加并发症及死亡率。

胸壁部分切除后,重建缺损的胸壁是必要的。一般认为胸壁缺损超过 6cm×6cm 时应考虑胸壁重建,但后胸壁由于肩胛骨及厚肌层的保护,10cm×10cm 以下无需重建,而肩胛角处的缺损,为防止肩胛骨嵌入胸腔,应重建修补,必要时切除肩胛下角。修补时多采用肌瓣(胸大肌、腹直肌、背阔肌等)覆盖,硬质人造材料植入。较理想的材料有 Mar-lex 网＋骨水泥＋Marlex 网的三明治修补法等。

胸壁扩大切除的辅助治疗：对于侵犯胸壁的肺癌，术前放疗适于侵犯范围广的患者，总量 30Gy，分 10 次进行，放疗结束后 2 周手术。术后放疗能提高生存率，所有该类患者手术后均应放疗。

十、体外循环的应用

对某些局部晚期非小细胞肺癌，尤其累及心脏大血管或隆凸，常规手术无法切除病灶，对该期肺癌的治疗通常采取放、化疗的模式，由于肿瘤耐药的存在，很大一部分患者预后极差，即使化、放疗有效的患者最终以患者体质不能耐受治疗，或逐渐产生耐药发生远处转移而死亡。对肿瘤侵及周围器官估计手术能切除的患者，尤其是无纵隔淋巴结肿大者，采用手术切除并辅以放、化疗的综合治疗无论近期还是远期效果均较满意。但该类手术难度大，很可能需要在体外循环的辅助下，将肿瘤切除，对手术者的操作要求较高，尤其是需要体外循环者还需要相应的仪器设备及心外科技术，可能进一步限制了该类手术的开展，此外，ⅢB 期肺癌的现有治疗模式亦禁锢了外科医生的手脚，使许多本来对手术技巧性要求并不高应该能够切除的局部晚期肺癌失去了手术机会。图 15-21 左肺动脉根部为肿瘤包绕，常规手术不能进行手术，应用体外循环后，操作从容。图 15-22 为肿瘤侵入心房内，常规无法切除，体外循环下切除肿瘤。

Marc 等报道了 7 例体外循环下肺切除术，其中肺肿瘤侵及锁骨下动脉及主动脉弓 2 例，侵及降主动脉 1 例，左心房受累 2 例，隆凸切除 2 例。长期随访中，2 例 17 个月、25 个月无复发，另 3 例 8 个月、13 个月、51 个月无复发；2 例隆凸切除的患者中，1 例患者术后 6 个月死亡，但并非肿瘤所致，另 1 例随访 72 个月无复发。

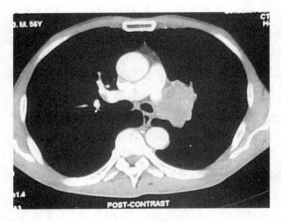

图 15-21　左肺动脉根部为肿瘤包绕的 CT 表现，常规手术不能进行

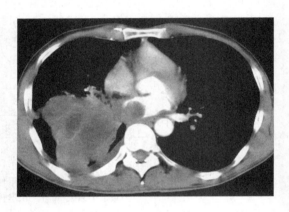

图 15-22　肿瘤侵入左心房，常规手术无法切除

Baron 等在体外循环下对肺癌侵犯左心房的 4 例患者手术治疗，在随访中 2 例患者生存 3 年，1 例生存 72 个月无复发。Homma 等报道 1 例肺癌，肿瘤侵及左心房，并于心房内形成瘤栓，体外循环下切开心房取出瘤栓，术后恢复顺利。周清华报道 4 例肺癌侵犯主动脉，在体外循环下切除肿瘤修补主动脉。

山东省立医院对 3 例肺肿瘤侵及肺动脉分叉处，常规无法处理肺动脉，在体外循环下直接切除肿瘤，并缝合肺动脉切缘，无手术死亡，其中 1 例已存活 5 年余。

1. 手术适应证　①肺动脉根部受侵，如肿瘤侵犯肺动脉至近左、右肺动脉分叉处时，常规方式无法处理肺动脉,或距分叉处较近,手术风险大,或术中分离时肺动脉破裂,此时可在体外循环下直视剪开肺动脉切除肿瘤,然后连续缝合肺动脉残端,达到根治的目的;②肺静脉左心房受侵,尤其是左心房有瘤栓时,不能直接钳夹处理肺静脉,应在体外辅助下,切开心房取出血栓;③主动脉受侵行主动脉切除并修补或置换;④有学者将体外循环技术用于肺癌气管全隆凸成形术,获得较好的近、远期效果。由于体外循环的应用,无需术中肺的交换,术者可从容进行手术。该部分患者采用股动、静脉插管转流即可。

2. 体外循环辅助肺切除有关手术技术方面的注意事项　①该患者应用体外循环主要是因为右肺动脉的处理较困难,体外循环的介入不仅使肺动脉处理较安全,而且可扩大切除范围。此外,对术中因手术意外导致肺动脉干破裂,无法常规止血时可考虑先压迫止血,同时建立体外循环再进一步处理。由于体外循环操作复杂,且就现有的资料来看,远期效果与淋巴结状态密切相关,应最好限于无淋巴结转移者。②尽量减少转机时间,重要操作完成后即可停机。无需心脏停搏,避免了相应的操作及并发症。③注意无瘤操作,区别对待心内吸引器及普通吸引器,最大限度减少术中瘤细胞的播散,术后用温热蒸馏水浸泡胸腔。④鉴于体外循环的复杂性及相应并发症,不宜轻易使用,如有报道对上腔静脉受累的手术可采用体外循环辅助,笔者认为肺癌累及上腔静脉无需体外循环辅助,即使肿瘤侵及左、右无名血管。此外,上腔静脉切除后,应用人造血管采用上腔静脉近、远心端吻合,亦可上腔静脉远心端与左心耳吻合,后者可先将人造血管与左心耳吻合,再切除并阻断上腔静脉,然后与上腔静脉远心端吻合,可大大缩短上腔静脉阻断时间,一般无需在血管置换期间再行上腔静脉搭桥引流。⑤术后应注意体外循环相关并发症,尤其对心脏外科与普胸外科已独立的科室,应

有心外科医生协助为妥。

十一、余肺切除

余肺切除是指曾因肺癌或其他原因,已手术切除部分肺组织,现又发生肺癌复发或第二原发癌等需要将残余肺切除的手术。由于胸腔粘连严重、手术解剖不清、术后疗效难以肯定等因素,很大一部分患者被放弃手术,其疗效很不理想。但对于某些适合的患者而言,再次手术仍可获得较好的远期生存。鉴于该类手术的复杂性,作为特例将其划为肺癌扩大切除术的范畴。

上海市肺科医院报道一组 60 例肺癌再手术的病例,余肺肺癌复发 36 例,第二次原发癌 24 例。术后 1、3、5 年生存率分别为 80%、68.3%、38.3%。中国医科院肿瘤医院报道 20 例肺癌复发再切除,其 1 年、3 年、5 年生存率分别为 94.1%、41.7%、40.0%。协和医科大学肿瘤医院对 20 例肺癌术后复发再手术,1 年、3 年、5 年生存率分别为 94.1%、41.7%、40.0%。手术切除率及根治率分别为 75.0% 及 80.0%。

1. 手术适应证　该类患者手术相对复杂,手术危险性增加,并发症较多,手术适应证应相对严格,既不能盲目追求可能的长期疗效,使手术指征过分扩大,同时应避免担心手术的风险及术后并发症增加而一味非手术治疗的惰性。一般认为:①患者体质较好,心、肺等重要器官的功能可较好地耐受手术;②经充分检查包括骨扫描、颅脑 CT 或 MRI、腹部超声或 CT 等均无其他转移瘤的证据;③如果肿瘤为复发,估计肿块可手术切除,无淋巴结转移;④如果肿瘤是第二原发肺癌,估计肿块可手术切除,即使有肺门淋巴结转移而无纵隔淋巴结转移,亦应积极手术。

2. 手术中的注意事项　二次手术难度大,风险大,主要在于其一是解剖不清晰,其二为术中及术后渗血多。

（1）解剖方面：术中应尽量耐心细致解剖血管及分离粘连，对需要全肺切除的患者可直接打开心包处理血管，这样不仅安全而且使手术变得较为简单，出血明显减少。放疗后肺门粘连更为严重，先处理支气管可能有利于切除。

（2）出血方面：胸膜腔的粘连松解应辨别好层次，胸膜外剥离使手术较为流畅，但术中及术后渗血明显增加；太靠近肺剥离会使肺表面破裂明显增加术中渗血；创面剥离一般用电凝止血，有血供的条索样粘连还是结扎可靠；剥离后的创面应及时用纱布垫压迫止血。

术中心包内处理大血管可减少出血。肺切除后应进一步严格止血，可应用热盐水纱布、止血海绵、电刀或氩气刀、生物蛋白胶、结扎、缝扎等各种措施，确实可靠以避免再次开胸手术。

十二、小　　结

由于局部晚期非小细胞肺癌手术复杂、难度较大，对患者创伤大，且术后并发症较高，因此，开展该项手术应慎重，应注意患者病情的准确分期，尤其是淋巴结状态，此外要综合患者的一般情况，且要把握好时机，结合其他治疗，以便尽可能减少手术的不利因素，最大限度发挥手术在综合治疗中的优势；同时应当明确，对患者身体情况较好，尤其是 T_3 或 $T_4 N_0 M_0$ 的患者，应当果断采取手术治疗，扩大切除相应器官，不要因惧怕手术风险而错过手术时机。

综上所述：①局部晚期非小细胞肺癌，很多患者可采取手术治疗，手术仍是提高其生存率的有力手段；②由于手术医师的个体差异性及医院条件限制，效果仍不十分满意；③术前辅助放、化疗的周期及手术的时机的选择得当，可提高生存率且不增加手术危险性；④多学科综合治疗及使外科治疗达到个体化，应成为下一步胸外科医生努力的方向。

（彭忠民　朱良明　王　栋）

第十节　术后并发症

肺部手术后由于患者自身因素、手术刺激、创伤应激、手术操作等原因，不可避免地产生一些并发症，如不能及时发现及处理，往往产生严重后果，造成不良影响。常见的主要有心血管、肺部、胸膜腔等脏器的并发症。

一、心血管并发症

1. 术后大出血

（1）术后大出血常见原因：①大血管结扎线滑脱或血管撕裂；②术中或关胸时肋间血管损伤；③粘连广泛，创面出血；④凝血功能异常；⑤血液病等。

（2）诊断依据：①术后胸腔引流每小时超过 200ml，连续 3h 或每小时 100ml，连续 5h；②胸腔引流液的血红蛋白含量及红细胞计数与外周血的相近；③血压持续下降，红细胞计数、血细胞比容持续降低，经输血、输液不见好转或不能维持；④X 线检查患侧胸腔内大片高密度影，余肺受压，纵隔向健侧移位，说明胸腔内有较多血凝块。

（3）处理原则：①应用止血药物，如注射用蛇毒血凝酶、维生素 K_3、维生素 K_1，氨甲苯酸、氨甲环酸等；②输血、补液稳定血液循环；③剖胸止血。如果经过止血、输液等治疗不见好转，应立即沿原切口二次开胸止血，一旦开胸，应仔细检查出血点，避免遗漏或匆忙关胸，防止术后引流量仍较多，甚至仍有出血。

2. 术后心律失常

术后心律失常是肺切除术后常见并发症，其主要原因有水电解质紊乱、手术麻醉创伤、术后疼痛、术前心脏原发病、发热、患者精神因素、缺氧等。

肺切除术后患者都要进入监护病房，一般 24～48h 内常规应用心电监护，通过心电监护仪显示的波形，基本可以判断有无心律失常及心律失常的类型，必要时行常规心电图检查，可以更进一步明确，同时观察有无心肌缺血的情况。

窦性心动过速一般由疼痛、发热、紧张、缺氧、血容量不足等引起，只要给予对症处理，多数都能纠正。偶发房性期前收缩、室性期前收缩可以不做特殊处理，密切观察；但是，频发房性期前收缩、室性期前收缩应给予相应处理。房性期前收缩可给予毛花苷 C、维拉帕米、盐酸胺碘酮等治疗，室性期前收缩可给予利多卡因、盐酸胺碘酮等治疗。患者如果出现心房颤动，尤其是快速性心房颤动，影响心脏射血功能，应立即处理，可应用毛花苷 C、盐酸胺碘酮、心律平等药物，必要时使用电复律。室上性心动过速主要针对病因处理，心率超过 160/min，可以引起血流动力学改变，应给予毛花苷 C 或维拉帕米缓慢静脉注射。室性心动过速是严重的心律失常，如不能及时正确处理，可导致患者死亡。一旦发生，应立即给予利多卡因静脉注射；如果应用利多卡因无效，则采用电复律。复律后严密观察，静脉滴注利多卡因维持。心肌梗死是肺切除术后严重而且危险的并发症。如果患者术后出现心前区疼痛、胸闷、血压下降、心电监护或心电图出现 ST-T 的改变，立即行心肌酶谱检查，一旦证实有心肌梗死发生，给予镇静、止痛、扩张冠状动脉、保护心肌、控制心律失常等治疗；同时请心内科医师会诊，协助诊治，病情允许时可急症行冠状动脉支架置入术。

3. 心功能不全　肺切除术后心功能不全是严重并发症之一，应引起足够的重视。常见原因有患者术前心功能较差、术后心律失常、心肌梗死、电解质紊乱、输液过快、肺切除术后肺动脉压增高等。临床表现为患者氧饱和度降低，心率增快，静脉压增高，脉压缩

小，咳粉红色泡沫性痰，肺部出现湿啰音，颈静脉怒张，肝大，下肢水肿等左心或右心功能不全的表现。治疗原则：立即给予强心、利尿、血管扩张药物，控制输液速度计输液量，注意保持血流动力学稳定。如果经上述处理不见好转，可以应用吗啡，必要时应用呼吸机治疗。

4. 肺栓塞　肺栓塞是肺切除术后急、危、重症并发症。常见原因有长期卧床、下肢血管病变、手术损伤、高凝状态、心房颤动、心房附壁血栓等。如果患者突然出现呼吸困难、胸痛、缺氧的症状，排除心源性疾病及手术引起疼痛后，应考虑到肺栓塞的可能，胸部强化CT 及肺动脉造影检查有助于明确诊断。一旦明确诊断，可应用肝素、链激酶、尿激酶等溶栓治疗，必要时手术取出血栓。较大的肺动脉栓塞病死率较高，一定有充足的思想准备。肺栓塞的预防至关重要，主动、被动活动下肢，尽早下床活动，具有高危因素者术后应用低分子肝素钙有积极的预防作用。

5. 心疝　是指心脏经心包切口疝出。发生于心包内处理血管或心包部分切除患者。心疝的发生主要与心包缺损的大小有关。患者突然发生心率加快、休克、心搏骤停或发绀、颈静脉怒张，叩诊或听诊发现心界改变，应想到发生心疝的可能，立即行胸片或CT、心脏彩超检查，如果证实发生心疝，应立即手术复位。如果心包切口不能缝合，可用涤纶片修补或将心包切口完全打开，如果心包切口足够大，即使心脏有时跳出心包切口，也能自行回复。一旦发生心疝，患者死亡率可达 50%。

二、肺部并发症

1. 呼吸衰竭　肺切除术后发生呼吸衰竭常与下列因素有关。胸廓因素，如胸痛、包扎过紧、反常呼吸；呼吸道因素，如分泌物增多、黏稠、咳嗽无力及呼吸道异物等；肺组织病变，如肺炎、肺不张等；动静脉分流；心功能

不全。血气分析显示 $PaO_2 < 60mmHg$ 呼吸衰竭诊断即可成立。如果不伴有 $PaCO_2$ 升高,为 I 型呼吸衰竭;如果伴有 $PaCO_2 > 50mmHg$,为 II 型呼吸衰竭。治疗原则就是纠正缺氧、控制感染、增加通气量、辅助呼吸、畅通气道。

2. 肺不张　肺切除术后肺不张并发症的发生主要与以下因素有关,如痰液或异物阻塞支气管、胸腔积液压迫肺组织、胸痛限制呼吸和排痰。患者可出现缺氧、患侧呼吸音降低、胸腔引流管内水柱波动增大、X 线胸片显示肺不张。治疗主要排出阻塞在支气管的分泌物、止痛、畅通胸腔引流,必要时应用呼吸末正压机械通气。临床常用的排痰方法:雾化吸入以利于稀释痰液、协助患者排痰(叩背、刺激气管、深呼吸)、鼻导管吸痰、环甲膜穿刺刺激咳嗽排痰、纤维支气管镜吸痰并行冲洗,必要时气管切开。同时应用有效的抗生素控制肺部炎症,减少或消除分泌物的产生。

3. 肺炎　是肺切除手术后常见并发症,常与以下因素有关,如口腔细菌下行感染、呼吸器械污染、交叉感染、肺不张。患者可出现体温升高、咳黄痰、肺部湿啰音、X 线胸片或 CT 显示肺部炎症。其治疗主要是选用有效的抗生素进行抗炎治疗,协助患者排痰,促进肺复张。

4. 余肺扭转　是肺切除后较少见的并发症,最常见于中叶肺组织扭转。主要是上叶或下叶切除后,中叶相对游离,尤其是关胸前未将肺组织摆正位置,并且麻醉师未充分张肺。一旦发生扭转,可以出现扭转肺组织坏死。可以先请麻醉师加压张肺,如果不能复位,则手术复位。复位后可与相邻肺叶缝合固定 2~3 针,防止再次发生扭转。预防术后肺扭转的措施是关胸前摆正肺组织位置、相邻肺叶间缝合固定、麻醉师充分张肺。

5. 余肺坏死　是肺叶切除术后少见并发症。多发生在支气管血管与肺血管侧支循环不健全的病例。主要是由于误扎供应余肺的血管引起。误扎肺动脉可致肺干性坏死,结扎肺静脉可致湿性坏死。余肺坏死的临床表现主要是严重的全身中毒症状,如高热、咳嗽、咯血、呼吸急促、心率加快、白细胞计数升高等,胸腔引流液为血性或脓性,漏气严重,X 线胸片显示肺不张。一旦确诊,应立即手术切除坏死肺组织。

三、胸膜腔并发症

1. 胸腔积液　多数由于胸腔引流管位置不当导致引流不通畅,或者胸腔引流管拔除过早有关。术后应注意胸腔引流管是否通畅,有无胸腔积液不能引出,及时调整引流管,必要时根据 B 超或 CT 定位及时行胸腔穿刺。防止形成脓胸或引起肺不张。少量胸腔积液可以不做处理,一般能自行吸收;中量以上积液应给予胸腔穿刺或引流等相应处理。

2. 余肺漏气　多数由于胸膜腔广泛粘连,肺剥离面未能完全愈合;肺裂发育不全,肺组织切开后切面漏气;支气管残端缝合不严;食管损伤;气管、支气管膜部损伤;胸壁切口关闭不严等引起。其表现为胸腔引流管内持续有气体漏出。处理原则为促进肺复张、防止胸腔感染。具体措施是鼓励患者咳嗽、咳痰促进肺复张,持续胸腔内负压吸引,胸腔内注射粘连剂,预防感染。一般在 1 周左右都能愈合,如果超过 2 周不见好转,很难自行愈合,可考虑手术治疗。如果有食管损伤,应禁食、胃肠减压、加强营养、畅通胸腔引流、控制感染、促进肺复张,如果不能愈合可考虑放置带膜食管支架或手术修补。

3. 局限性气胸　也称胸膜腔残腔,多发生在上叶切除术后,余肺胸膜粘连未充分分离或下肺韧带未松解,或者术后早期余肺复张不良,局部粘连后限制了余肺的膨胀。关键在于预防,术中分离粘连要充分、松解下肺韧带;术后鼓励患者咳嗽张肺,促进肺复张;

保持引流管通畅。

4. 脓胸　肺切除术后脓胸的发生主要与胸腔污染、胸腔积液或积血、持续漏气有关。术后如果出现胸腔引流液或胸腔积液为脓性、胸液中查到细菌或脓细胞，即为脓胸。应给予畅通引流、促进肺复张、行细菌培养及药敏检查、使用有效抗生素、胸腔冲洗、必要时手术治疗。

5. 支气管胸膜瘘　支气管胸膜瘘是肺切除术后严重的并发症之一。其发生的常见原因有以下几方面，支气管残端缝合不当、缝合过紧、过密或缝合不严；支气管残端过长，导致感染；支气管过分剥离，影响局部血供；支气管残端被过度钳夹或闭合器过分压榨；支气管残端未用周围组织包埋。早期支气管胸膜瘘多与缝合技术有关，迟发支气管胸膜瘘多发生在术后 2～3 周，多与愈合有关。临床表现主要为脓气胸表现。胸腔内注入亚甲蓝，如果咳出蓝色痰液，即证实为支气管胸膜瘘。一旦确诊，应立即行胸腔闭式引流，应用有效的抗生素，部分小的瘘口，可以愈合；较

大的瘘口，一般需要手术或支气管封堵治疗。

6. 食管胸膜瘘　是肺切除手术少见但非常严重的并发症。主要原因有肺与纵隔粘连或肿瘤侵及食管，解剖关系不清，误伤食管；或游离粘连时，切断破坏了食管营养血管，引起局部缺血坏死。一旦胸腔引流管内有食物残渣、口服亚甲蓝后胸腔引流管内有蓝色液体、上消化道造影检查证实，均可确诊。处理原则是畅通胸腔引流、促进肺复张、有效抗生素、胃肠减压、静脉或肠内营养，部分小的瘘口可以愈合，较大瘘口一般需手术治疗。

四、其他并发症

清扫纵隔淋巴结时引起喉返神经损伤，导致术后声音嘶哑和呛咳；分离脊柱旁粘连引起的交感神经链损伤，引起霍纳综合征、头面部及上肢无汗。打开心包或清扫纵隔淋巴结引起膈神经损伤，导致膈肌麻痹等。

（朱良明）

第十一节　术后监护

患者肺切除术后由于手术创伤、麻醉影响及应激反应等作用，患者的呼吸、循环及全身脏器随之产生相应的变化，有些变化需要严密观察，及时有效的处理，才能减少对机体的影响，防止产生严重的并发症，保证手术取得满意效果。

1. 神志　患者由手术室回到病房监护室后，一定注意意识恢复情况及神志状况。由于麻醉药物影响，患者往往处于嗜睡状态，意识尚未完全清醒。容易出现舌后坠，影响呼吸道的通畅，也有呕吐误吸的可能，可以将患者去枕平卧。如果术后应用催醒药物，一定注意呼吸及氧饱和度变化，部分患者催醒药物作用过后，可能再次进入浅麻醉状态，导致呼吸浅慢甚至暂停，一旦出现这种情况，立

即用简易呼吸器辅助呼吸，同时应用呼吸兴奋药及相关药物。

2. 生命体征　患者由于手术创伤、麻醉影响，术后 6h 以内容易出现生命体征不稳定，一定要严密监测。术中胸腔开放、胸腔冲洗、麻醉引起的代谢降低、患者身体的裸露，均可引起患者体温降低，术后应注意保暖，防止体温过低。同时，术后炎症反应、感染等也可引起患者发热，应密切观察体温变化。术后由于疼痛、紧张或缺氧等原因可引起心率增快，一般肺叶切除后心率可维持在 70～100/min，全肺切除后由于肺循环阻力增加，心率可达 100～120/min。心率过快、过慢都应该引起重视，查找原因。术后疼痛可以使患者呼吸浅快，而麻醉药、镇静药、止痛药的

应用又可使呼吸浅慢，因此，要注意呼吸频率及节律的变化，防止发生意外。血压是术后监测的基本指标，它与心排量、血容量、外周血管阻力等有关，血压正常与否，对重要脏器的灌注有重要影响。患者完全清醒前每5～10min监测血压一次，清醒后15min左右监测一次。如果血压降低要注意有无血容量不足、心功能不全或活动出血等；血压过高要注意患者有无疼痛、烦躁及既往高血压史，给予相应处理。

3. 血氧饱和度　无创血氧饱和度监测具有方便、灵敏的优点。但是，在体温低于35℃或平均动脉压＜50mmHg时，结果往往不准确。正常情况下氧饱和度应该在95%以上。氧分压在90～100mmHg时，氧饱和度可达95%～100%，氧分压在60 mmHg时，氧饱和度也可达到90%。但是，氧离曲线受pH、二氧化碳分压、体温、2,3-DPG的影响，氧饱和度往往不能准确反映动脉氧分压，必要时行动脉血气分析检查。

4. 胸腔引流　肺切除术后均需要留置1～2根胸腔闭式引流管，以便排出胸腔内的液体及气体，促进肺的复张。同样，对胸腔引流管的观察也非常重要。首先要观察胸腔引流管内液体的颜色、性状、引流量，尤其是术后24h内的引流情况。一般24h胸腔引流量为300～600ml，引流液的血红蛋白含量＜50g/L。如果胸腔引流液为新鲜血液，每小时超过200ml，应严密观察，记录单位时间引流量，判断是否为进行性血胸，引流量连续3h超过200ml，引流液血红蛋白与外周血血红蛋白相近，因考虑为进行性血胸。还要注意有无澄清、透明、乳糜样液体流出，必要时

行胸液乳糜试验，判断有无乳糜胸。同时注意观察有无漏气及漏气程度。患者平静呼吸即有大量气体漏出为重度漏气，可能有支气管漏气或广泛肺表面漏气；患者说话或深呼吸时漏气为中度漏气，可能为较小支气管或较多肺表面漏气；患者咳嗽或用力屏气时漏气为轻度漏气，可能仅有小的肺表面或创口漏气。

5. 尿量　患者术后尿量能够反映血容量是否足够，也能反映心功能、肾功能的状态。因此，留置导尿管，观察单位时间的尿量是术后监护的重要部分。同时可以防止因手术时间过长或术后麻醉作用导致的排尿困难、膀胱过度充盈。

6. 咳嗽与排痰　肺切除术后能进行有效的咳嗽及排痰对患者至关重要。有效的咳嗽及排痰可以促进肺的复张、胸液及气体的排出、减少肺部并发症。常用的促进排痰的方法有：①雾化吸入，稀释痰液；②体位排痰；③鼻导管吸痰；④环甲膜穿刺排痰；⑤纤维支气管镜吸痰；⑥气管切开等。

7. 疼痛　术后疼痛是患者最惧怕手术的原因之一，也是术后最常见的问题之一。疼痛可以使患者焦虑、紧张及血压升高、心率加快，也可以使患者呼吸浅快、潮气量减少、咳嗽无力、痰液难以排出，最终导致肺不张、肺炎及心血管系统并发症。因此，术后镇痛至关重要。镇痛方法有术中肋间神经封闭、术后间断应用阿片类药物、镇痛泵自控装置等。但是应用镇痛泵自控装置，应防止患者过量使用，导致呼吸抑制及排痰反射降低。

（朱良明）

第十二节　呼吸机的临床应用

呼吸机是用机械装置改变气道或胸腔的压力，以维持、控制或辅助患者呼吸运动的生命支持性治疗工具。适用于各种原因引起的呼吸停止和呼吸衰竭的患者，以达到维持通气量，改善换气功能，减轻或纠正缺氧及二氧化碳潴留，减少机体氧耗的目的。

呼吸机主要用来治疗呼吸衰竭的患者。呼吸衰竭的发生机制包括以下 3 个方面：①呼吸中枢衰竭，各种中枢神经病变引起的呼吸停止或通气障碍；②呼吸泵衰竭，呼吸肌及支配呼吸肌的神经功能障碍；③肺功能衰竭，各种肺部疾病引起的低氧血症和高碳酸血症。各种呼吸衰竭的患者均可用呼吸机进行呼吸支持或治疗。正常人的呼吸做功耗氧占全身耗氧的 $4\%\sim5\%$，而伴有严重呼吸困难的循环衰竭患者的呼吸做功耗氧占全身耗氧的 40% 以上。所以，呼吸支持是循环支持的重要方面。

一、紧急呼吸支持的指征

①呼吸停止；②急性呼吸衰竭。

二、预防性呼吸支持的指征

一般情况下在发生严重呼吸衰竭前，患者的呼吸功能和血气分析指标已经有了明显的变化。因此，在出现以下情况时可以应用呼吸机进行呼吸支持和治疗，防止病情进一步发展：①呼吸频率 $>35/min$ 或 $<6/min$；②潮气量 $<5ml/kg$；③肺活量 $<15ml/kg$；④$PaO_2<60mmHg$；⑤$PaCO_2>50\ mmHg$；⑥最大吸气负压 $<25cmH_2O$；⑦生理无效腔/潮气量 $>60\%$；⑧肺内分流 $>15\%$。

三、呼吸机应用的相对禁忌证

主要有以下相对禁忌证：①气胸、纵隔气肿患者在应用呼吸机前或同时必须行胸腔闭式引流、纵隔引流；②肺大疱患者在应用呼吸机应预防性行胸腔闭式引流。

四、呼吸机应用禁忌证

①大咯血；②活动性肺结核；③低血容量性休克；④急性心肌梗死伴心功能不全。

五、常用的呼吸机通气模式

1. 自主呼吸　是患者在自然状态下的呼吸过程，吸气时胸内压力为负压，其频率、潮气量均由患者自己调节和控制。

2. 控制通气　是患者无自主呼吸或自主呼吸极弱，由呼吸机控制呼吸的频率、潮气量和吸气时间。这种通气模式在自主呼吸较强的患者有可能引起呼吸机对抗；在无自主呼吸的患者，应用不当可能引起过度换气或通气不足。

3. 辅助通气　是患者有较弱但稳定的自主呼吸，在吸气时产生的气道负压能触发呼吸机产生同步送气。潮气量可以预先设定，由于患者能自主控制呼吸频率，一般不会引起通气不足、过度换气及酸碱平衡紊乱。

4. 辅助/控制通气　是两种通气模式的结合。当患者自主呼吸频率高于呼吸机设定频率且能触发呼吸机送气时，为辅助通气模式；如果患者自主呼吸太弱或频率低于呼吸机设定频率时，呼吸机自动转换为控制通气模式，以保证有足够的通气量。

5. 间歇强制性通气　是在患者自主呼吸的基础上，按一定的时间间隔给予间断的控制性呼吸机通气支持，适于有较强且稳定的自主呼吸，但不能达到正常通气量的患者。

6. 同步间歇强制性通气　是为解决同步间歇强制性通气（synchronized intermittent mandatory ventilation，SIMV）时呼吸机与患者呼吸不同步而设计的，呼吸机在设定的时间间隔内如感知到气道内患者吸气动作产生的负压或低于 PEEP 的压力，即可启动呼吸机送气。如果患者自主呼吸停止或呼吸机未感知到患者吸气动作，就按设定的频率进行控制通气。

7. 呼吸末正压通气　是在呼吸机通气时，通过呼吸机设置使呼气末气道内保持预定的正压状态，从而增加功能残气量、改善肺的顺应性、减少肺内分流、预防肺不张和肺水肿。常用于成人呼吸窘迫综合征和因肺内分流造成的低氧血症。

8. 持续气道正压通气　是指患者在自

主呼吸状态下,由呼吸机向气道内输送恒定的正压气流,使患者气道内吸气相和呼气相均保持正压。其作用与 PEEP 基本相同。

9. 压力支持通气　是患者的自主呼吸触发呼吸机按设定压力向患者气道内输送气流,以辅助患者呼吸。这种通气模式能使患者自行掌握呼吸频率、潮气量、气流速度,感觉较为舒适。主要用于长期呼吸支持患者的脱机过程。

10. 深呼吸/叹气呼吸　是呼吸机每隔一定时间给患者一次深吸气,其送气量为正常潮气量的 2 倍左右,可以预防肺不张,适于长期呼吸支持的患者。

11. 吸气末停顿　是指呼吸机吸气相完成后,在转为呼气相之前有一短暂停顿。停顿时间一般为每一呼吸周期的 10%~20%。这在小气道病变患者中有利于气体进入气道末端和肺泡内,有利于潮气量在肺内均匀有效分布。

六、呼吸机的设置

1. 通气模式选择　根据患者病情选择相应的通气模式。无自主呼吸者选用 CMV,自主呼吸较弱者选用 AMV。长期呼吸支持准备撤离呼吸机者选用 IMV、SIMV 或 PSV。肺内分流造成氧合不满意者,可加用 PEEP。心肺功能差,需要完全性呼吸支持者,选用 CMV 或 AMV。心肺功能较好,仅需部分呼吸支持者,选用 SIMV、PSV 或自主呼吸加 CPAP。必要时同一患者可用多种模式,如 A/CMV + PEEP + EIP、SIMV + PEEP、SIMV+PSV、自主呼吸+PSV 等。

2. 参数设置　潮气量一般为 10~12ml/kg;呼吸频率一般成人为 12~16/min;慢性阻塞性通气障碍患者应设定较大潮气量和较慢的通气频率,限制性通气障碍和 ARDS 患者应设定较小的潮气量和较快的呼吸频率。每分通气量一般为 6~10L/min;吸呼比(I∶E)一般为 1∶1.5~1∶2。

患者心肺功能差者吸气时间不宜过长,以免降低心排血量;阻塞性通气障碍者呼气时间应稍长,I∶E 可以为1∶2~1∶2.5;限制性通气障碍者吸气时间可稍长,I∶E 可以为1∶1~1∶1.5。吸入氧浓度(FiO_2)一般患者应该设定在 50% 以下,严重缺氧、心源性休克、心肺复苏过程中,FiO_2 可设定在 70% 以上,病情允许的情况下逐渐降低 FiO_2,在撤离呼吸机前应降至 30% 左右。如果 FiO_2 在 60% 以上,患者的低氧血症仍不能纠正,说明肺内存在分流,不宜继续提高 FiO_2,应加用 PEEP,一般 PEEP 设定在 5~10cmH_2O,在不影响血压的情况下,可以逐渐增加至有效,但不宜超过 20cmH_2O。无阻塞性通气障碍的患者可以不用 EIP。需要者一般 EIP 设定为每个呼吸周期的 10%~15%,一般不超过 20%。

3. 报警设定　一般将呼吸机参数的 ±20% 设定为报警的上下限。切不可将报警音关闭或将报警值设定的偏离工作参数太远,以免发生意外。

七、呼吸机的撤离

即使最先进的呼吸机,仍然需进行完全符合患者生理的通气。当病情允许时应尽早给患者撤离呼吸机。

1. 呼吸机撤离原则　①确保患者安全;②将撤离过程对患者内环境的影响降到最低;③尽量缩短撤机时间。

2. 呼吸机撤离的条件　①患者清醒;②自主呼吸强而稳定,呼吸频率<25/min;③肺活量>15ml/kg,潮气量>5ml/kg,最大吸气负压>20 cmH_2O;④肌力≥4 级;⑤循环状况满意;⑥FiO_2<40% 时血气分析结果正常;⑦肺部及胸腔内无严重异常情况;⑧血红蛋白基本正常。

短期应用呼吸机而且心肺功能较好的患者可以直接停机,给予氧气吸入,FiO_2 较停机前高 10% 左右,观察 30~60min,如患者呼吸、循环无明显恶化,即可充分吸痰,拔除气管插管,给予面罩或鼻导管吸氧。长期应用呼吸机,而且心肺功能较差者,往往脱机较困难,可以先间断脱机,逐渐增加每天的脱机时间及次数,直至完全脱机。

3. 注意事项 ①接呼吸机后注意两侧胸廓动度,两侧呼吸音是否均等,判断气管插管是否恰当。②机械通气开始后要密切观察患者呼吸动作是否与呼吸机同步,患者有无缺氧征象。如有缺氧征象,应立即改用呼吸囊辅助呼吸,同时检查呼吸机是否工作正常,管道连接是否正常,电源、气源是否正常,故障排除后再接呼吸机。③呼吸机开始工作后常有不同程度的血压降低,注意观察,必要时调整呼吸机参数,同时补液,应用升压药等。④如果出现呼吸机对抗,检查呼吸机参数是否适当,患者有无缺氧、烦躁、疼痛等,给予相应处理,必要时应用镇静药、肌松药、吗啡等,消除患者自主呼吸。⑤如果呼吸机应用超过3d,应行气管切开或经鼻气管插管。⑥应用呼吸机后 30～60min 检查血气分析,根据结果调整呼吸机参数。此后根据病情决定血气分析检查和调整呼吸机参数。

(朱良明)

参 考 文 献

[1] 陈德凤,郎红娟,员俊茹,等.肺切除术后并发症与肺功能相关危险因素分析.现代肿瘤医学,2009,17(6):1104-1106

[2] 王均玲,吴大玮,薛玉文.肺切除术前肺功能与术后并发症的关系探讨.山东医药,2005,45(4):10-11

[3] 陈克能,许绍发.普通胸外科围术期治疗手册.北京:人民卫生出版社,2007

[4] 王洲,刘向燕,刘凡英,等.局部晚期肺癌扩大切除预后分析及手术适应证探讨.中华胸心血管外科杂志,2006,22(3):167-168

[5] 廖美琳.局限性晚期非小细胞肺癌手术治疗的共识和争论.中国癌症杂志,2002,12(6):481-484

[6] 吴一龙,王思愚,黄植蕃,等.Ⅰ～ⅢA期非小细胞肺癌淋巴结清扫范围的前瞻性研究.中华肿瘤杂志,2001,23:43-45

[7] 蒋光耀,周清华.现代肺癌外科学.北京:人民军医出版社,2003

[8] 杨帆,李晓,任斌,等.多中心全胸腔镜肺叶切除手术 600 例.中华胸心血管外科杂志,2010,26(5):307-309

[9] 王俊.胸部疾病胸腔镜全真手术.南京:江苏科技出版社,2007

[10] 陈鸿义,王俊.现代胸腔镜外科学.北京:人民卫生出版社,2001

[11] 刘伦旭,车国卫,蒲强,等.单向式全胸腔镜肺叶切除术.中华血管外科杂志,2008,24(3):156-158

[12] 陈景寒,彭忠民.肺癌的扩大切除研究进展.肿瘤防治杂志,2004,11(7):757-760

[13] 周清华,刘伦旭,刘斌,等.肺切除合并心脏大血管切除重建治疗局部晚期肺癌.中国肺癌杂志,2001,4(6):403-406

[14] 郭永庆,赵凤瑞,梁朝阳,等.肺癌心包内处理血管的全肺切除手术 59 例.中华胸心血管外科杂志,2001,17(2):82-83

[15] 彭忠民,陈景寒,杜贾军,等.肺切除加左心房部分切除治疗局部晚期肺癌.中国胸心血管外科临床,2003,10(2):105-107

[16] 彭忠民,陈景寒,孟龙,等.肺癌累及食管的外科治疗.山东医药,2003,43(33):11-12

[17] 彭忠民,陈景寒,孟龙,等.体外循环下切除累及右肺动脉根部左心房及上腔静脉的肺癌1例.中华胸心血管外科杂志,2005,21(6):333

[18] Ahmedin Jemal,Rebecca Siegel,Jiaquan Xu,et al.Cancer statistics 2010.CA CANCER J CLIN,2010,60:277-300

[19] Jemal A,Siegel R,Ward E,et al.Cancer statistics 2007.CA Cancer J Clin,2007,57(1):43-66

[20] Goldman L. Cardic risks and complications of noncardic surgery. Ann Surg,1983, 1983;780-791

[21] Jeon C Y, Murray M B. Diabetes mellitus increases the risk of active tuberculosis: a systematic review of 13 observational studies. Plos Med, 2008, 5(7):152

[22] Okada M, Sakalnoto T, Yuki T, et al. Selective mediastinal lymphadenectomy for clinicosurgical stage I non-small cell lung cancer. Ann Thorac Sury, 2006, 81:1028-1032

[23] Takahashi T, Akamine S, Morinaga M, et al. Extended resection for lung cancer invading mediastinal organs. Jpn J Thorac Cardiovasc Surg, 1999, 47(8):383-387

[24] Shimizu J, Ishida Y, Hirano Y, et al. Cardiac herniation following intrapericardial pneumonectomy with partial pericardiectomy for advanced lung cancer. Ann Thorac Cardiovasc Surg, 2003, 9(1):68-72

[25] Chunwei F, Weiji W, Xinguan Z. et al. Evaluations of bronchoplasty and pulmonary artery reconstruction for bronchogenic carcinoma. Eur J Cardiothorac Surg, 2003, 23(2):209-213

[26] Kawahara K, Shirakusa T. Carinal resection for lung cancer. Kyobu Geka, 2001, 54(1):36-41

[27] Bernard A, Bouchot O, Hagry O, et al. Risk analysis and long-term survival in patients undergoing resection of T_4 lung cancer. Eur J Cardiothorac Surg, 2001, 20(2):344-349

[28] Karmy-Jones R, Vallieres E, et al. Non-small cell lung cancer with chest wall involvement. Chest, 2003, 123(5):1323-1325

[29] Martin-Ucar AE, Nicum R, Oey I, et al. Enbloc chest wall and lung resection for non-small cell lung cancer. Predictors of 60-day non-cancer related mortality. Eur J Cardiothorac Surg, 2003, 23(6):859-864

彩　图

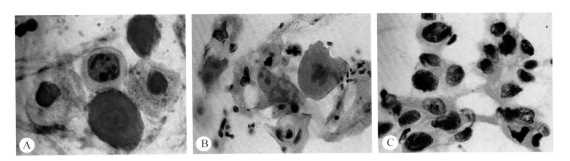

彩图 3-1　痰细胞学检查示鳞状细胞癌(A)、腺癌(B)、肺小细胞癌(C)

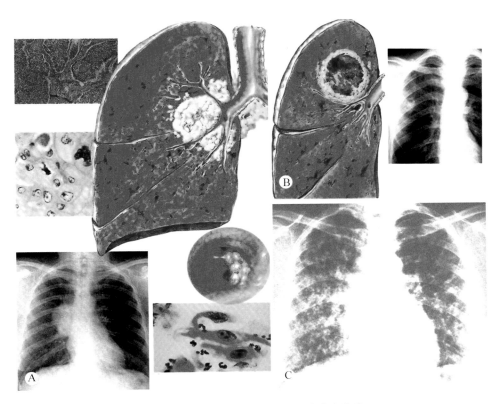

彩图 3-2　根据解剖学部位不同的肺癌分类

A. 中央型肺癌,起源于主支气管、叶支气管及肺段支气管,位置靠近肺门;B. 周围型肺癌,起源于肺段以下支气管,在肺的周围部分;C. 弥漫型肺癌,沿肺泡管、肺泡弥漫性生长

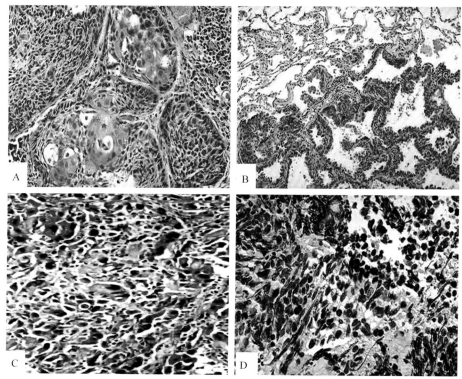

彩图 3-3　根据组织病理学不同的肺癌分类
A. 鳞状细胞癌；B. 腺癌；C. 大细胞癌；D. 小细胞癌

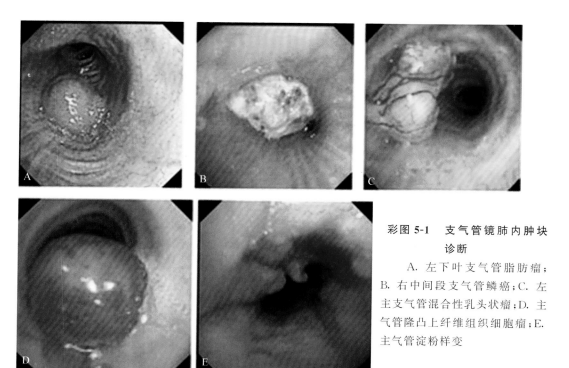

彩图 5-1　支气管镜肺内肿块诊断

A. 左下叶支气管脂肪瘤；B. 右中间段支气管鳞癌；C. 左主支气管混合性乳头状瘤；D. 主气管隆凸上纤维组织细胞瘤；E. 主气管淀粉样变

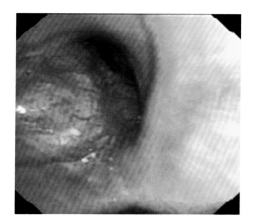

彩图 5-2 肺癌致左主支气管完全堵塞

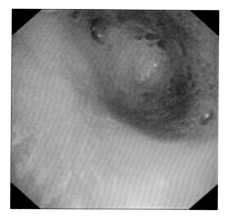

彩图 5-3 吸痰前
右中间支气管管腔被痰液堵塞

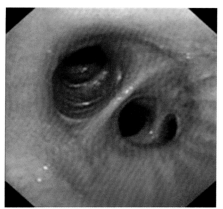

彩图 5-4 吸痰后
右中间支气管管腔通畅

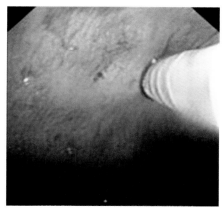

彩图 5-5 肺癌致纵隔淋巴结肿大,右气
管旁淋巴结 TBNA 检查

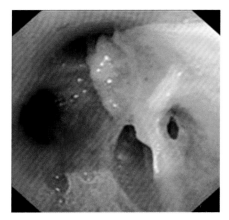

彩图 5-6 肺部炎症致大量脓性分泌物,
右肺上叶各亚段支气管管口
处几近完全阻塞

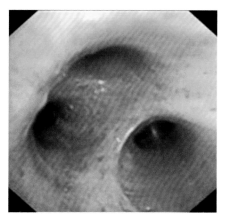

彩图 5-7 右肺上叶冲洗及局部用药后

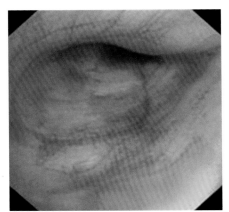

彩图 5-8　右肺中叶支气管明显狭窄

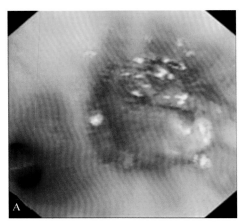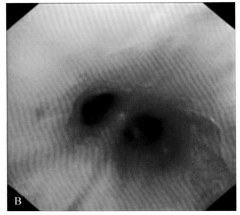

彩图 5-9　左肺下叶异物经支气管镜钳取

A. 治疗前；B. 治疗后

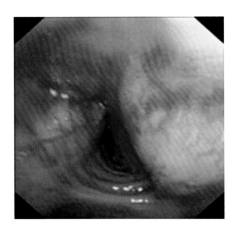

彩图 5-10　支气管镜下可见左肺上叶黏膜
充血肥厚，管腔外压性狭窄

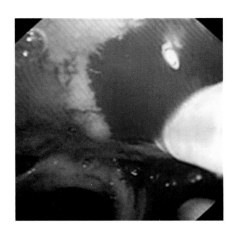

彩图 5-11　支气管镜下活检

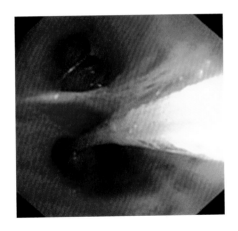

彩图 5-12 支气管镜下左肺下叶刷检

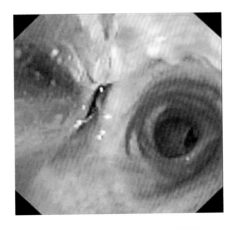

彩图 5-13 支气管镜下全肺灌洗

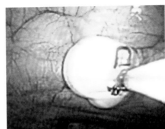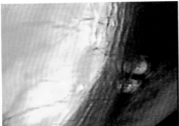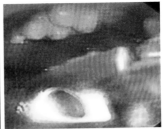

彩图 5-20 胸腔镜下可见壁层胸膜充血,部分区域不均匀增厚,并可见多个大小不等的瓷白色结节

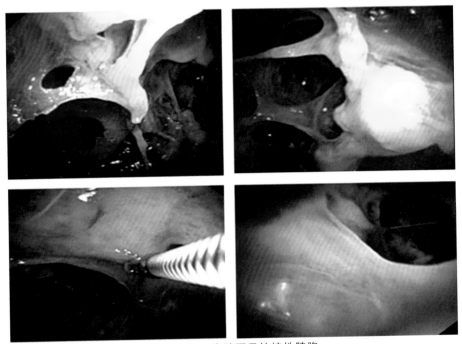

彩图 5-21 胸腔下示结核性脓胸

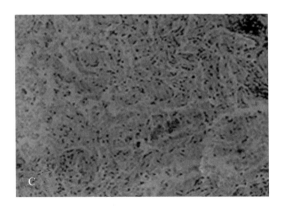

彩图 5-27C　左肺下叶结节行 MR 导引下穿刺活
检术

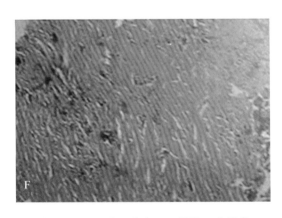

彩图 5-29F　硅沉着病 MR 导引下穿刺术

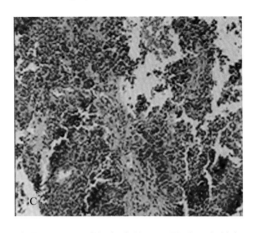

彩图 5-31C　肺门部占位 MR 导引下穿刺术

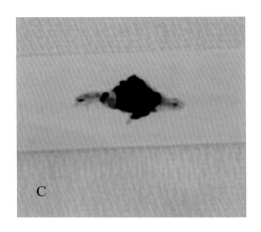

彩图 5-32C　右肺上叶病变 MR 导引下穿刺术

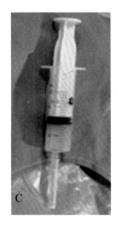

彩图 5-34C　MR 导引下肺内病变穿刺活
检及抽吸术

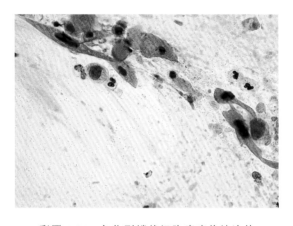

彩图 5-36　角化型鳞状细胞癌痰传统涂片

显示癌细胞大小不一,呈梭形、蝌蚪形,弥散分布;核深染呈墨滴状,
胞质角化呈橘红色。背景中可见颗粒状坏死性肿瘤物质(HE,高倍)

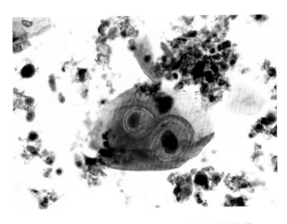

彩图 5-37　角化型鳞状细胞癌痰液基涂片

　　显示一巨大异形鳞癌细胞,胞质丰富红染,核大深染。背景中可见颗粒状肿瘤物质(巴氏染色,高倍)

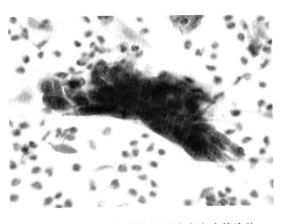

彩图 5-38　非角化型鳞状细胞癌痰液基涂片

　　显示癌细胞排列成拥挤重叠的三维立体团片,团片周边杂乱不齐。细胞为梭形大小差别不大,胞质较少,核浆比增高,核深染(巴氏染色,高倍)

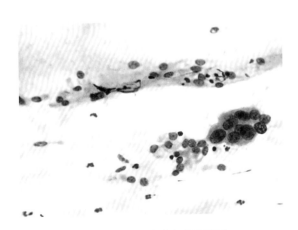

彩图 5-39　腺癌支气管镜刷片

　　图右方显示一团呈腺样排列的腺癌细胞,与其周围的正常纤毛柱状细胞相比,核大深染,核仁明显(HE,中倍)

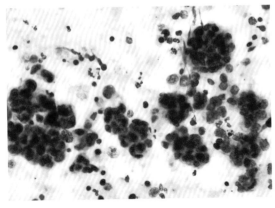

彩图 5-40　腺癌支气管镜刷片

　　图右方显示多团呈腺样、桑葚状及球状结构排列的腺癌细胞,核大深染,核仁明显(HE,中倍)

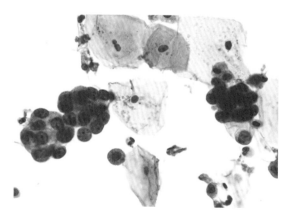

彩图 5-41 腺癌痰液基涂片

图中显示多个正常中表层鳞状细胞及多团呈腺样、桑葚状及球状结构排列的腺癌细胞,细胞团片周边光滑,有花瓣样(扇贝样)凸起。核大深染,核仁明显(巴氏染色,高倍)

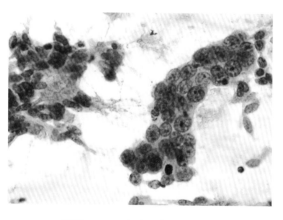

彩图 5-42 腺癌支气管镜刷片

图右方显示一团腺癌细胞呈两维片状排列,腺癌细胞核大圆形,核膜增厚,核染色质旁区空亮,核仁明显;周围可见许多纤毛柱状细胞(HE,高倍)

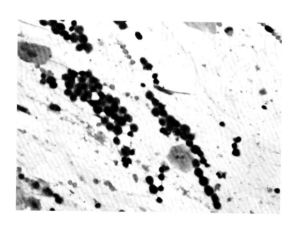

彩图 5-43 小细胞癌痰传统涂片

显示肿瘤细胞体积小,几乎看不见胞质;细胞呈小簇状及单行排列。核深染,背景中可见点状的细胞性坏死(HE,中倍)

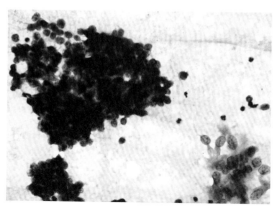

彩图 5-44 小细胞癌支气管镜刷片

显示肿瘤细胞体积小,几乎看不见胞质;细胞呈拥挤的团片排列,核深染。右下角显示一团正常纤毛柱状上皮(HE,中倍)

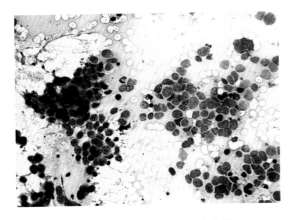

彩图 5-45　小细胞癌痰传统涂片

　　显示肿瘤细胞体积小,几乎看不见胞质;细胞呈小簇状排列。核深染,隐约可见胡椒盐样粗颗粒状染色质;细胞邻接处挤压变形可呈镶嵌样压迹。背景中可见点状的细胞性坏死(HE,高倍)

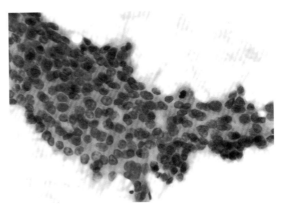

彩图 5-51　淋巴结转移性肺腺癌 FNAC 涂片

　　显示肿瘤细胞呈拥挤的片状排列,细胞片边缘部似有柱状细胞的特点。核增大及异型性明显、染色质明显增多,核形不规则(HE,中倍)

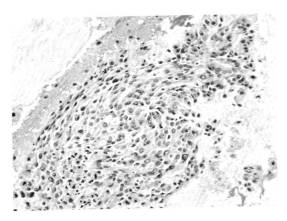

彩图 5-52　淋巴结转移性肺腺癌细胞块切片

　　显示肿瘤细胞构成实性片状结构,腺样结构不明显;细胞中等大小,核圆形及卵圆形,有明显的核仁(HE,中倍)

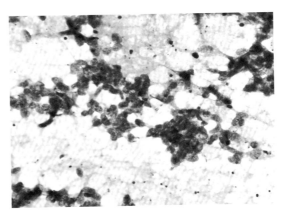

彩图 5-53　淋巴结转移性肺小细胞癌 FNAC 涂片

　　显示肿瘤细胞构成小团片状,小团片中见细胞呈镶嵌样排列。细胞较淋巴细胞稍大呈裸核状;核为燕麦样或类圆形,染色质粗颗粒状"胡椒盐样"(HE,高倍)

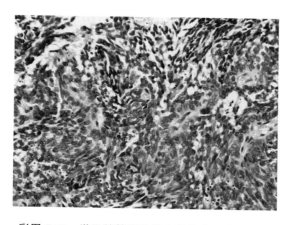

彩图 5-54　淋巴结转移性肺小细胞癌细胞块切片
　　显示肿瘤细胞构成实性片状结构,细胞较淋巴细胞稍大,无明显胞质。核为燕麦样或类圆形,染色质粗颗粒状(HE,中倍)

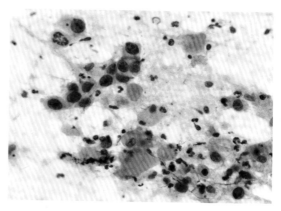

彩图 5-55　淋巴结转移性肺鳞状细胞癌 FNAC 涂片
　　显示肿瘤细胞呈小的簇状排列及弥散分布。细胞核异型性明显,核深染,并可见核分裂及核固缩。一些细胞胞质呈橘红色(HE,高倍)

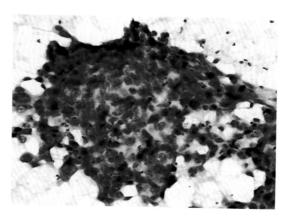

彩图 5-56　淋巴结转移性肺非角化型鳞状细胞癌 FNAC 涂片
　　显示梭形肿瘤细胞呈拥挤的合体片状排列。细胞中等大小,胞质中等量,核深染核仁明显(HE,高倍)

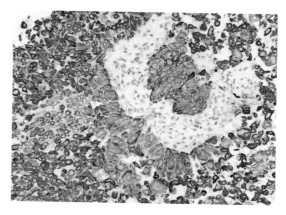

彩图 5-57　淋巴结转移性肺鳞状细胞癌细胞块切片
　　显示肿瘤细胞 CK5/6(+),提示为鳞状细胞癌(IHC,中倍)

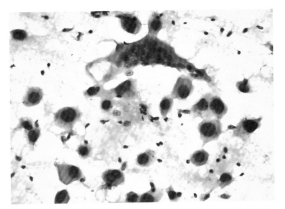

彩图 5-58 淋巴结转移性肺巨细胞癌 FNAC 涂片(一)
　　显示肿瘤细胞体积较大,呈多形性,可见奇异形肉瘤样巨细胞及多核巨细胞(HE,中倍)

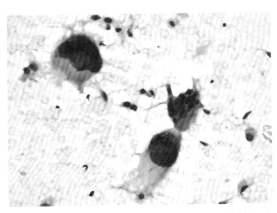

彩图 5-59 淋巴结转移性肺巨细胞癌 FNAC 涂片(二)
　　显示肿瘤细胞体积较大,呈多形性,可见奇异形肉瘤样巨细胞及多核巨细胞(HE,中倍)

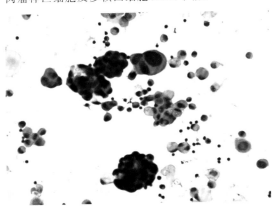

彩图 5-61 腺癌的胸腔积液传统涂片
　　显示细胞大小不一、排列成球形及不规则细胞团块;核异型性明显,核浆比增高,染色质粗颗粒状(HE,中倍)

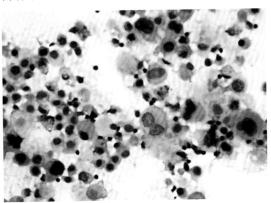

彩图 5-62 鳞状细胞癌的胸腔积液传统涂片
　　显示肿瘤细胞大小不一,呈弥散分布,核深染呈墨滴状,异型性明显,胞质为橘红色(HE,高倍)

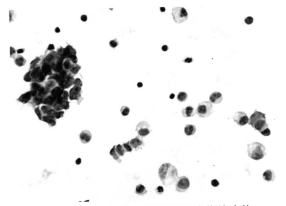

彩图 5-63 小细胞癌的胸腔积液传统涂片
　　显示肿瘤细胞排列成单行及不规则镶嵌的小团簇,核深染(HE,高倍)

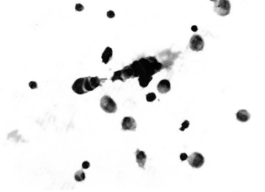

彩图 5-64 小细胞癌的胸腔积液传统涂片
　　显示肿瘤细胞排列成单行,细胞几乎不见胞质,核深染(HE,高倍)

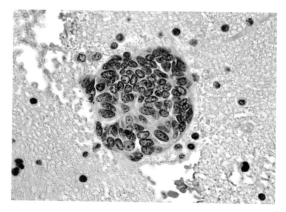

彩图 5-65　小细胞癌的胸腔积液细胞块切片
显示肿瘤细胞排列成一小团片,细胞几乎不见胞质,核为圆形或椭圆形,染色质呈粗颗粒状(HE,高倍)

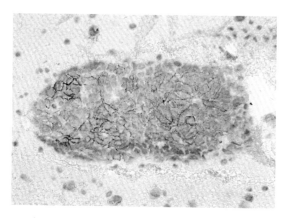

彩图 5-66　小细胞癌的胸腔积液细胞块切片
显示肿瘤细胞排列成一小团片,CD56(+),提示为神经内分泌来源的肿瘤(IHC,高倍)

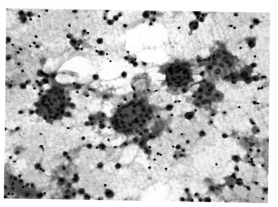

彩图 5-67　恶性间皮瘤的胸腔积液传统涂片
显示肿瘤细胞排列成多个三维立体的球形结构及单个弥散分布(HE,中低倍)

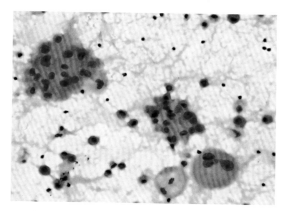

彩图 5-68　恶性间皮瘤的胸腔积液传统涂片
图左上方及中央处见 2 个显示排列成假腺样结构肿瘤细胞团;右下方可见一瘤巨细胞含有 3 个核,并有明显的核仁(HE,高倍)

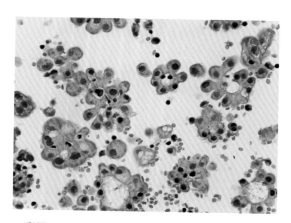

彩图 5-69　恶性间皮瘤的胸腔积液细胞块切片
显示肿瘤细胞排列成多个假腺样结构(HE,高倍)

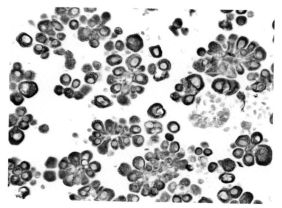

彩图 5-70　恶性间皮瘤的胸腔积液细胞块切片
显示肿瘤细胞排列成多个假腺样结构,肿瘤细胞 calretinin(+)提示间皮细胞来源(IHC,高倍)

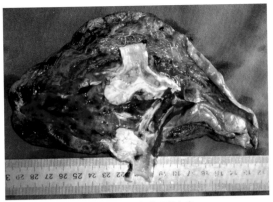

彩图 8-1　中央型肺癌

肿物位于支气管壁,突向管腔

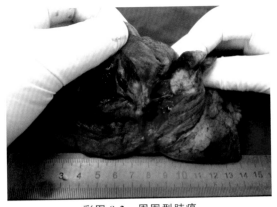

彩图 8-2　周围型肺癌

肿物发生在段以下支气管,可侵犯胸膜

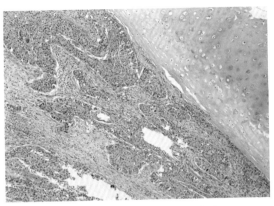

彩图 8-3　肺高分化鳞状细胞癌

癌细胞巢界限清楚,可见角化珠形成(HE×100)

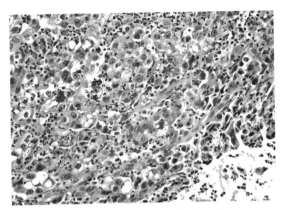

彩图 8-4　肺低分化鳞状细胞癌

无细胞角化现象或角化珠,癌细胞大小不等、松散,核异型性明显,染色质粗颗粒状,核仁大,核膜厚(HE×400)

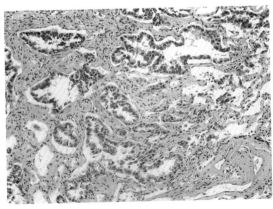

彩图 8-5　肺腺泡状腺癌

肿瘤由立方状或柱状细胞组成的腺泡和小管构成(HE×200)

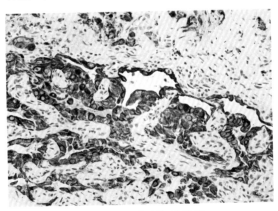

彩图 8-6　肺腺泡状腺癌

CK7 染色阳性(SP×400)

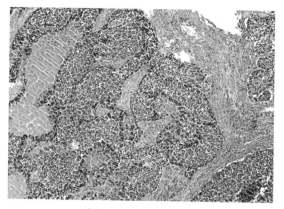

彩图 8-7　肺小细胞癌

癌细胞呈短梭形或淋巴细胞样,有些细胞呈梭形或多角形,胞质甚少,形似裸核,核分裂及坏死常见(HE×100)

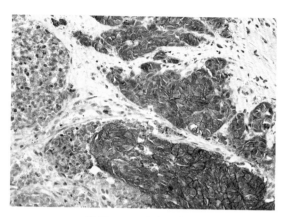

彩图 8-8　肺小细胞癌

CD56 染色阳性(SP×400)

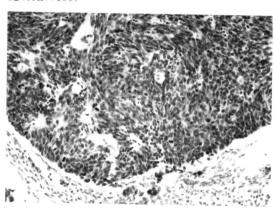

彩图 8-9　肺小细胞癌

TTF-1 染色阳性(SP×400)

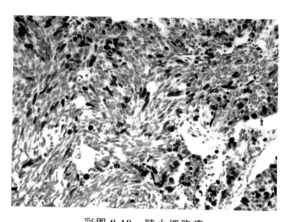

彩图 8-10　肺小细胞癌

Ki-67 增殖指数高,约 50%(SP×400)

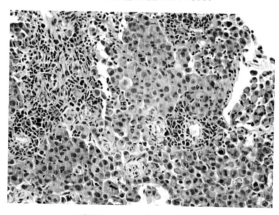

彩图 8-11　肺大细胞癌

癌细胞形成实体性癌巢或较大团块,主要由胞质丰富的大细胞组成,癌细胞高度异型(HE×400)

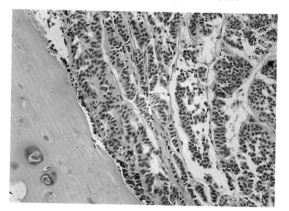

彩图 8-12　肺典型类癌

肿瘤细胞大小形状一致,多排列成实性巢或实性条索小梁状,核分裂象罕见,间质富于血管,一般无坏死(HE×400)

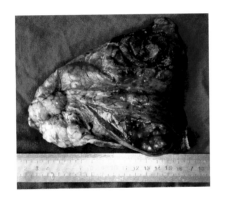

彩图 8-13　肺不典型类癌
多发于外周部，可见肺内圆形或
卵圆形肿块，轮廓光滑或分叶状

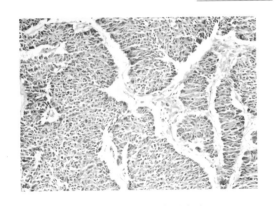

彩图 8-14　肺不典型类癌
肿瘤细胞比肺小细胞肺癌细胞大，胞核深染，可见
梭形细胞，其边缘细胞排列呈栅栏状（HE×100）

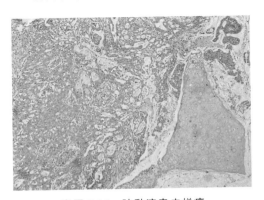

彩图 8-15　肺黏液表皮样癌
可见 3 种特征性细胞成分，即柱状或杯状
的黏液细胞、多角形的表皮样细胞（鳞状细胞）
和较小的中间细胞（HE×100）

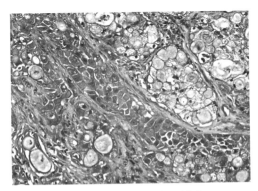

彩图 8-16　肺黏液表皮样癌
黏液细胞及囊腔内容物 PAS 染色阳性
（SP×400）

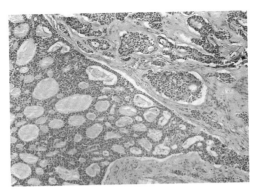

彩图 8-17　肺腺样囊性癌
肿瘤有 2 种细胞成分：一是肌上皮细胞，
似基底样细胞，具有圆形深染的核，细胞界限
不清；二是导管上皮细胞，具有嗜酸性胞质、空
泡状核的立方形排列成腔（HE×200）

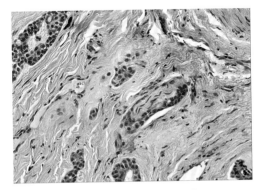

彩图 8-18　肺腺样囊性癌
可见神经受累（HE×400）

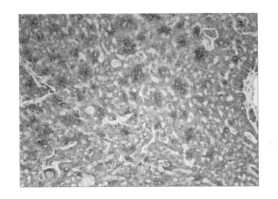

彩图 8-19　肺腺样囊性癌

可见腺腔中央导管上皮细胞呈 CK5/6 染色阳性(SP×400)

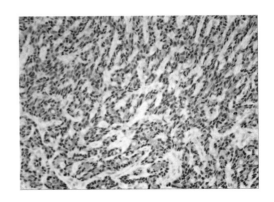

彩图 8-20　肺腺样囊性癌

可见周围肌上皮细胞呈 p63 染色阳性(SP×400)

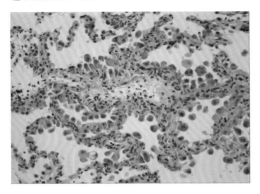

彩图 8-21　不典型腺瘤样增生

增生细胞呈圆形、立方形、低柱状或钉样,有轻至中度异型性,核圆形或卵圆形,细胞间有空隙、相互不延续,沿肺泡壁生长(HE×400)

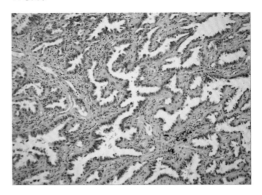

彩图 8-22　原位腺癌

癌细胞完全沿着原来的肺泡壁呈贴壁性生长,肺泡壁增厚硬化,但没有浸润和破坏肺泡壁(HE×200)

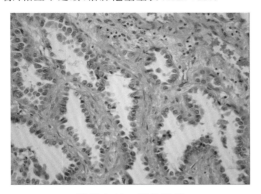

彩图 8-23　原位腺癌

癌细胞完全沿着原来的肺泡壁呈贴壁性生长,细胞间无空隙、肺泡壁增厚硬化,但没有肺泡壁浸润和肺泡腔内生长(HE×400)

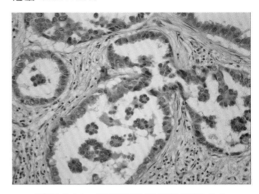

彩图 8-24　微浸润性腺癌的浸润成分

肿瘤除贴壁生长外,肺泡腔内见微乳头状生长方式(HE×400)

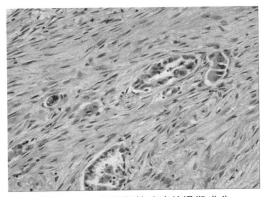

彩图 8-25　微浸润性腺癌的浸润成分
癌细胞浸润至肌成纤维细胞间质中,成纤维细胞增生明显(HE×400)

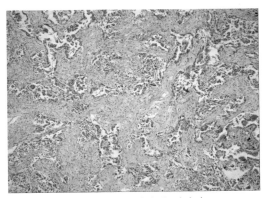

彩图 8-26　贴壁为主型腺癌
贴壁生长方式,肿瘤细胞广泛浸润肌成纤维细胞间质(HE×100)

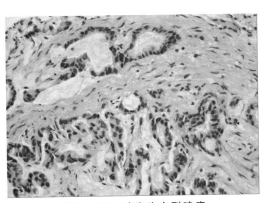

彩图 8-27　腺泡为主型腺癌
圆形或卵圆形的腺泡和腺管,中心具有管腔,细胞质和管腔内可见黏液(HE×400)

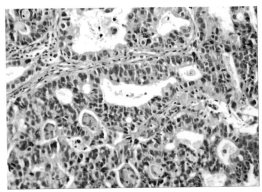

彩图 8-28　腺泡为主型腺癌
圆形或卵圆形的腺泡和腺管,中心具有管腔,细胞胞质和管腔内可见黏液,可见筛状结构(HE×400)

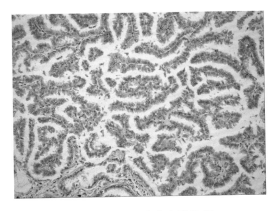

彩图 8-29　乳头为主型腺癌
主要由具有纤维血管轴心的分支乳头构成,乳头表面被覆立方或低柱状细胞(HE×200)

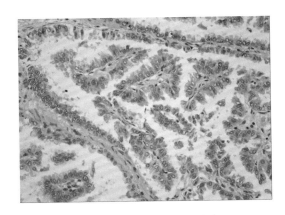

彩图 8-30　乳头为主型腺癌
高倍镜可见乳头表面被覆立方或低柱状细胞(HE×400)

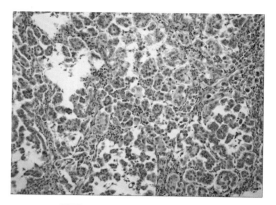

彩图 8-31　微乳头为主型腺癌

肿瘤细胞形成无纤维血管轴心的乳头状细胞簇,与肺泡壁连接或彼此分离或呈环样、腺样结构"漂浮"在肺泡间隙内(HE×400)

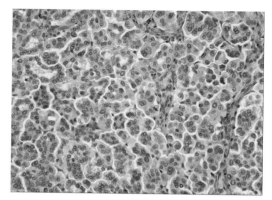

彩图 8-32　微乳头为主型腺癌

肿瘤细胞小,立方形,核有轻度异型(HE×400)

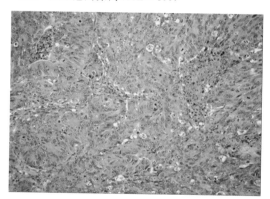

彩图 8-33　实体为主型腺癌伴黏液产生

肿瘤呈实性生长,缺乏可辨认的腺癌结构,但常有黏液出现(HE×200)

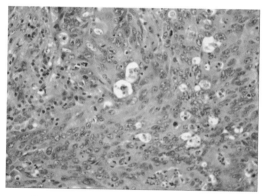

彩图 8-34　实体为主型腺癌伴黏液产生

每2个高倍视野中有1个视野至少有5个肿瘤细胞含有黏液(HE×400)

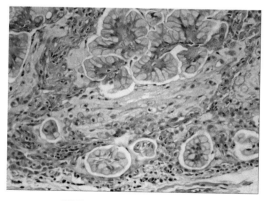

彩图 8-35　浸润性黏液腺癌

绝大多数黏液性 BAC 都具有浸润成分(HE×400)

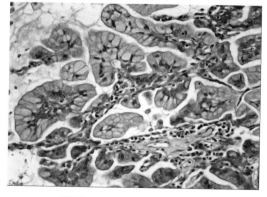

彩图 8-36　浸润性黏液腺癌

由含有黏液的杯状细胞组成,细胞异型性不明显(HE×400)

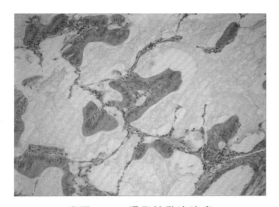

彩图 8-37　浸润性黏液腺癌
由高柱状细胞组成，腔内充满黏液（HE×200）

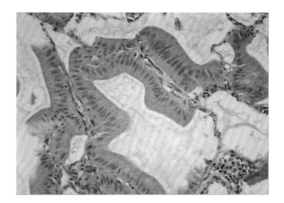

彩图 8-38　浸润性黏液腺癌
由高柱状细胞组成，腔内充满黏液，细胞核位于基底部，异型性不明显（HE×400）

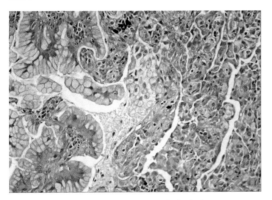

彩图 8-39　浸润性黏液腺癌
除贴壁生长形式外，还见乳头、微乳头及实性结构的相互混合，浸润间质时肿瘤细胞显示胞质内黏液减少和异型性增加（HE×400）

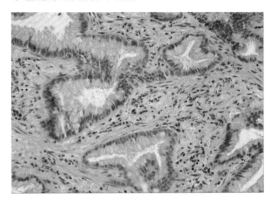

彩图 8-40　浸润性黏液腺癌的间质浸润成分（HE×400）

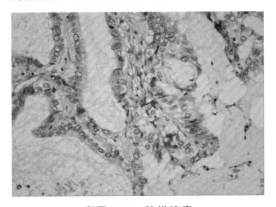

彩图 8-41　胶样腺癌
腺泡上皮呈柱状，胞质较透亮，腺腔内充满黏液（HE×400）

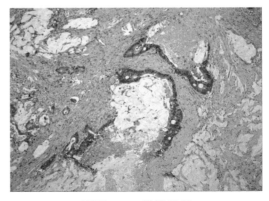

彩图 8-42　胶样腺癌
间质内见黏液湖形成（HE×100）

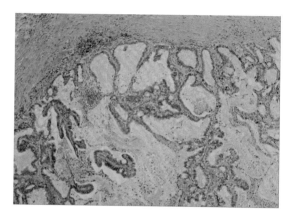

彩图 8-43　胶样腺癌伴囊性变
见充满黏液的囊腔,肿瘤细胞沿肺泡壁生长
(HE×100)

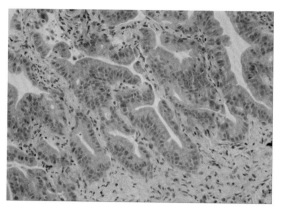

彩图 8-44　肠型腺癌
肿瘤细胞呈高柱状假复层排列,构成腺样结构
(HE×400)

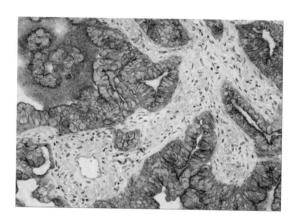

彩图 8-45　肠型腺癌 CEA 表达阳性(HE×400)

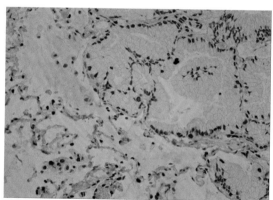

彩图 8-46　肠型腺癌 TTF-1 表达阳性(HE×400)